全国高等卫生职业教育创新型
人才培养"十三五"规划教材

供医学影像技术专业使用

# 医学影像诊断学

主　编　廖伟雄　韩晓磊　谭理连

副主编　蒋　蕾　于　勇　徐　明

编　委　（以姓氏笔画为序）

于　勇　（陕西中医药大学）

马晓晴　（铁岭卫生职业学院）

刘　扬　（唐山职业技术学院）

刘荔萍　（唐山职业技术学院）

李　杨　（南阳医学高等专科学校）

李　野　（白城医学高等专科学校）

林志艳　（甘肃中医药大学）

徐　明　（辽宁医药职业学院）

唐宁宇　（周口职业技术学院）

黄静君　（广州卫生职业技术学院）

蒋　蕾　（南阳医学高等专科学校）

韩晓磊　（陕西能源职业技术学院）

廖伟雄　（肇庆医学高等专科学校）

谭理连　（广州医科大学附属第二医院）

U0278631

华中科技大学出版社
http://www.hustp.com
中国·武汉

# 内 容 提 要

本书是全国高等卫生职业教育创新型人才培养"十三五"规划教材。

本书主要介绍了全身各系统的影像学检查方法、正常影像学表现、异常影像学表现和常见疾病的影像学诊断和鉴别诊断。全书引入大量病例、插图,设置了学习目标、知识扩展、本章小结、思考题和病例分析等特色栏目。

本书可供医学影像技术专业使用。

**图书在版编目(CIP)数据**

医学影像诊断学/廖伟雄,韩晓磊,谭理连主编.—武汉:华中科技大学出版社,2018.4(2024.8重印)

全国高等卫生职业教育创新型人才培养"十三五"规划教材

ISBN 978-7-5680-3458-6

Ⅰ.①医… Ⅱ.①廖… ②韩… ③谭… Ⅲ.①影像诊断-高等职业教育-教材 Ⅳ.①R445

中国版本图书馆 CIP 数据核字(2018)第 027890 号

**医学影像诊断学**
Yixue Yingxiang Zhenduanxue

廖伟雄　韩晓磊　谭理连　主编

策划编辑:史燕丽
责任编辑:余　琼　张　琴
封面设计:杨玉凡
责任校对:何　欢
责任监印:周治超
出版发行:华中科技大学出版社(中国·武汉)　　电话:(027)81321913
　　　　　武汉市东湖新技术开发区华工科技园　　邮编:430223
录　　排:华中科技大学惠友文印中心
印　　刷:武汉市首壹印务有限公司
开　　本:880mm×1230mm　1/16
印　　张:24
字　　数:773千字
版　　次:2024 年 8 月第 1 版第 6 次印刷
定　　价:59.80 元

# 全国高等卫生职业教育创新型
# 人才培养"十三五"规划教材
## （医学影像技术专业）
### 编委会

# 前 言

QIANYAN

随着医学影像设备的不断更新,成像技术和检查技术的不断涌现,医学影像诊断从早期单纯依赖形态学变化进行疾病诊断发展为目前集形态、功能和代谢改变为一体的综合诊断体系,在临床疾病诊断、治疗方案制订和疾病随访等方面具有十分重要的作用。

"医学影像诊断学"是医学影像技术专业的专业核心课程。本书紧扣实用型人才的专业培养目标,基于医学影像技术职业对专业知识、能力和素质的要求,参照放射技师执业资格考试标准,在其他同类教材的基础上,遵循必需、够用和实用的原则,对本课程知识结构和内容进行了优化整合。针对本专业课程特点,全书引入了大量病例、插图,便于学生直观理解;同时,设置了学习目标、知识拓展、本章小结、思考题和病例分析等特色栏目,使教材更加符合医学影像实用技能型人才的培养要求。

本书共分九章。第一章总论,简要介绍了 X 线、CT 和 MRI 成像原理和方法,并阐述了医学影像图像观察分析与诊断原则等内容;第二章至第九章分别介绍了全身各系统的影像学检查方法、正常影像学表现、异常影像学表现和常见疾病的影像学诊断与鉴别诊断。本教材在内容上注重与其他专业课程之间的紧密联系,既强调影像解剖、疾病病理与临床概要等相关学科的知识关联与巩固,又注重影像判读能力及诊断思维锻炼,有利于培养学生在影像技术岗位工作中发现问题和解决问题的能力。

本书参编者均为来自教学与临床经验丰富的一线影像学教师和医师。在整个编写过程中,华中科技大学出版社及编者所在的单位给予了多方面的关注、支持和建议,在此一并致谢;对为本书提供参考的其他同类教材的编写人员,在此也表示诚挚的敬意和衷心的感谢。

由于编者经验和水平有限,加之编写时间紧迫,书中难免存在错误和不足之处,谨请广大师生和读者给予批评指正,以便再版时修正。

编 者

# 目 录

MULU

# 第一章 总 论

## 学习目标

**一、知识目标**

1. 掌握 X 线、CT、MRI 成像技术的基本原理和图像特点。

2. 熟悉 X 线、CT 和 MRI 的常用检查方法。

3. 掌握医学影像诊断的基本原则。

4. 了解医学影像技术的新进展。

**二、素质目标**

1. 能够正确识别 X 线、CT 和 MRI 成像技术的图像特点。

2. 培养良好医学影像职业素养和诊断质量意识。

3. 树立医学影像专业自豪感和爱岗敬业精神。

　　医学影像诊断学(medical diagnostic imaging)是应用医学成像技术获取的影像来显示人体内部组织器官的形态和生理功能状况,以及疾病所造成的病理改变,借以达到疾病诊断的目的的一门学科。随着医学影像技术的快速发展,医学影像诊断从早期单纯依赖形态学变化进行疾病诊断发展为目前集形态、功能和代谢改变为一体的综合诊断体系;它包括 X 线诊断、超声诊断、CT 诊断、MRI 诊断及核医学等,是临床诊断疾病的主要手段之一,对临床疾病的诊断、治疗方案的选择具有十分重要的作用。

　　本书只包含 X 线诊断、CT 诊断和 MRI 诊断内容,超声诊断和核医学另有专门教材叙述。

##  第一节　X 线成像技术

　　X 线成像技术应用于临床疾病诊断已有 100 多年历史,至今仍然是医学影像学检查的重要组成部分。

### 一、X 线成像原理

　　**1. X 线的特性**　X 线是一种电磁波,波长范围为 0.0006～50 nm,是在真空管内高速运行的电子束撞击钨(或钼)靶时而产生的。X 线除具有光的一般物理性质外,还具有下列与 X 线成像相关的特性。

　　(1) 穿透性:X 线具有很强穿透性,能穿透可见光不能穿透的物体,在穿透过程中有一定程度的吸收即衰减。X 线的穿透性与 X 线管电压相关,管电压越高,所产生的 X 线穿透性越强;反之,X 线穿透性越弱。穿透性是 X 线成像的基础。

　　(2) 荧光效应:X 线能激发荧光物质(如硫化锌镉及钨酸钙)产生可见光。荧光效应是透视检查的基础。

　　(3) 感光效应:X 线可引起感光材料感光,如使感光胶片乳剂中的溴化银放出银离子形成潜影,经显影、定影药液处理后,即可获得具有不同灰度的 X 线片。感光效应是 X 线胶片成像的基础。

　　(4) 生物效应:X 线能使组织细胞和体液中的原子分离,产生生物学方面的改变,亦称电离效应。生物效应是放射治疗的基础,也是在 X 线检查时要注意 X 线防护的原因。

**2. X线成像的基本原理**　X线能使人体组织结构在荧屏上或胶片上形成影像,一方面是基于X线的穿透性、荧光效应和感光效应;另一方面是基于人体组织结构之间有密度和厚度的差别。

人体组织结构依密度不同大致分为三类:①高密度的有骨和钙化灶等。②中等密度的有软骨、肌肉、神经、实质器官及体液等。③低密度的有脂肪组织及含有气体的肺组织、胃肠道、鼻窦和乳突气房等。

在人体X线摄影时,高密度组织如骨对X线吸收多,X线片感光少,呈白影;低密度组织如含气的肺,与之相反,呈黑影;中等密度组织如实质器官,则介于前两者之间,呈灰影(图1-1)。此外,透过组织结构的X线量的多少也与其厚度有关,厚度越大,则透过的X线就越少。因此,X线片上影像的黑白程度除与组织结构的密度有关外,也受其厚度影响。当X线透过人体不同组织结构时,由于密度和厚度的差别,X线被吸收的程度不同,所以到达胶片上的X线量即有差异。这样,在X线片上的感光度不同就形成明暗或黑白对比不同的影像。这就是应用X线检查进行人体疾病诊断的基本原理。

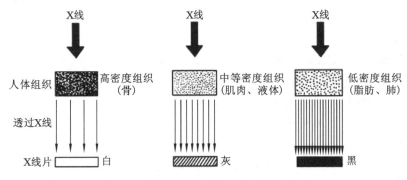

**图1-1　不同组织密度与X线成像的关系**

## 二、X线设备

传统X线设备包括通用型X线机、胃肠X线机、心血管造影X线机、床旁X线机、乳腺X线机和牙科X线机等,它们性能各异,分别有不同的用途。X线机主要由X线管、变压器、操作台及检查床、支架等辅助装置等部件构成。现在应用的X线设备包括传统X线机和数字X线机,应用传统X线设备进行摄影时,是以胶片为载体,对透过人体的X线信息进行采集、显示和存储。现代的X线设备逐渐实现了计算机化、数字化和自动化。

**1. 数字化X线设备**　主要包括计算机X线成像(computed radiography,CR)、数字X线成像(digital radiography,DR)及数字减影血管造影(digital subtraction angiography,DSA)。应用CR或DR进行摄影时,将透过人体的X线信息进行像素化和数字化,再经计算机进行各种处理,最后转换为模拟X线图像。不同的是CR以影像板(image plate,IP)代替胶片,作为透过人体X线信息的载体,而DR则用平板探测器(flat panel detectors,FPD)。数字化X线成像的优点是:①摄影条件的宽容度大,可明显地降低X线辐射剂量。②提高了图像质量,可更加清晰地显示不同密度的组织结构(图1-2)。③具有测量、边缘锐化和减影等多种图像处理功能。④图像的数字化信息既可存储在光盘、硬盘中,还可通过图像存储与传输系统(picture archiving and communication system,PACS)进行传输。CR不足之处在于成像速度慢,图像质量也有待提高;与CR相比,DR不但大大缩短了成像时间,还最大限度地降低了辐射剂量等。

**2. 数字减影血管造影(DSA)设备**　DSA设备是一种特殊的专用于心血管造影和介入治疗的数字化X线设备。以往应用传统心血管造影设备进行血管造影检查时,血管影与邻近骨和软组织影相重叠,影响了血管的显示。DSA检查则可避免这种影像重叠。DSA的基本方法是:应用计算机对血管内注入对比剂图像(血管造影片)与注入对比剂前图像(蒙片)的数字矩阵进行相减处理,这样便可消除骨与软组织影像,仅留有清晰的血管影像(图1-3)。目前,DSA检查仍然是诊断心血管疾病的金标准,也是血管内介入治疗不可缺少的成像手段。

## 三、X线检查技术

**1. 普通检查**

(1) 透视:透视是利用透过人体被检查部位的X线在荧光屏上形成影像的检查方法。目前多采用平

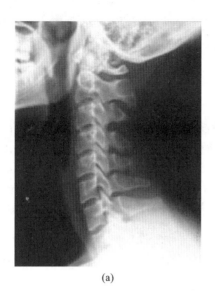
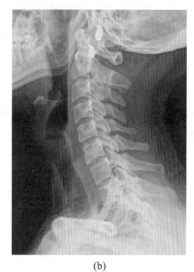

(a)　　　　　　　　　　　(b)

**图 1-2　胶片 X 线成像与数字 X 线成像比较**

(a) 颈椎胶片 X 线成像；(b) 颈椎 DR 显示图像更清晰，组织结构层次更丰富

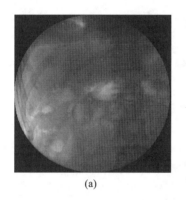
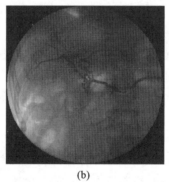
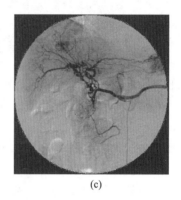

(a)　　　　　　　　(b)　　　　　　　　(c)

**图 1-3　DSA 成像原理**

(a) 蒙片；(b) 血管造影片；(c) 蒙片和血管造影片相减后，仅保留肝动脉内对比剂的数字化影像

板探测器（FPD）和影像增强电视系统代替荧光屏。透视下可转动患者体位，从不同方位进行观察；可了解器官的动态变化，如心和大血管的搏动、膈的运动及肠胃蠕动等；操作方便，费用低。透视主要用于胃肠道钡剂造影检查、介入治疗和骨折复位等。

（2）X 线摄影：常简称为拍片，其影像对比度及清晰度均较好，广泛用于检查人体各个部位。X 线摄影时，常需行两个方位摄影，如正位和侧位。目的是更好地发现病变，显示病变的特征和空间位置。

**2. 造影检查**　造影检查是将造影剂（对比剂）引入缺乏自然对比影像的器官内或其周围间隙，使之产生人工密度差，形成黑白对比影像，以显示器官形态结构和功能的方法。造影检查的应用，显著扩大 X 线检查范围。

造影剂（对比剂）按其密度高低分为两类。高密度（阳性）造影剂有钡剂和有机碘溶剂；低密度（阴性）造影剂为气体。

钡剂为医用硫酸钡粉末，加水配成钡混悬液，主要用于消化道造影（图 1-4），并可用气钡双重造影，提高诊断正确率。

有机碘溶剂分两类：①离子型（如泛影葡胺）具有高渗性，易

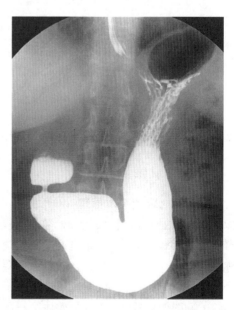

**图 1-4　胃肠钡餐造影**

口服造影剂显示胃肠形态

出现毒副反应,已趋于淘汰;②非离子型(如碘普罗胺)具有相对低渗性、低黏度和低毒性特点,减少了毒副反应的出现,临床应用广泛;主要用于心血管和尿路等造影检查。

## 四、X 线图像特点

(1)X 线图像是黑白灰阶图像。图像的黑白灰度反映了物质的密度高低和受检部位的厚度。

(2)X 线图像是立体结构的平面投影,有结构重叠。X 线图像是 X 线束穿透某一部位的不同密度和厚度组织结构后的投影总和,是该穿透路径上各个结构影像相互叠加在一起的影像。例如,正位 X 线投影中,既有前部,又有中部和后部的组织结构。

(3)X 线呈锥形投射,X 线影像有一定的放大。X 线束从 X 线管向人体做锥形投射,X 线影像有一定程度放大和使被照体原来的形状失真;被照体与探测器越远,放大率和失真度越大。因此,X 线摄影检查时,要求被照体尽量接近探测器。

## 五、X 线临床应用

近年来一些先进影像技术(如 CT 和 MRI 等)显示了很大的优越性,但它们并不能取代 X 线检查。肺部、胃肠道、骨关节及心血管等部位仍主要使用 X 线检查。X 线检查具有整体成像、成像清晰、经济和简便等特点,仍然是影像诊断中使用最广泛和最基本的检查方法。

## 六、X 线防护

X 线照射人体将产生一定的生物效应。若接触的 X 线量超过容许辐射量,就可能产生放射反应,甚至放射损害。要严格掌握 X 线检查的适应证,避免不必要的照射,尤其是孕妇和小儿,早孕者应属禁忌。但是,如 X 线量在允许范围内,则少有影响。因此,也不应对 X 线检查产生过度疑虑或恐惧,而应重视防护。

X 线检查时应遵循辐射防护基本原则:①屏蔽防护:用高密度物质作为屏蔽物,遮挡敏感部位和器官,如含铅的防护服、眼罩、颈套和三角裤等。②距离防护:利用 X 线量与距离成反比的原理,适当扩大检查室的空间,减少散射线的辐射。③时间防护:每次检查的照射次数不宜过多,并尽量避免重复检查。

(廖伟雄)

#  第二节　CT 成像技术

计算机断层成像(CT)是由英国工程师 Hounsfield 设计并于 1972 年应用于临床。CT 的应用,明显扩大了医学影像诊断的应用领域,提高了病变的检出率和诊断的准确率,促进了医学影像学的发展。为此,Hounsfield 获得了 1979 年诺贝尔生理学或医学奖。

## 一、CT 成像原理

**1. CT 成像的基本原理**　CT 是利用 X 线束从多个方向对人体某部位一定厚度的层面进行扫描,由探测器接收透过该层面的 X 线,将其转变为可见光后,由光电转换器转变为电信号,再经模拟/数字转换器转为数字信号,输入计算机处理并重建图像。图像处理时将选定层面分成若干个体积相同的长方体,称之为体素。扫描所得信息经过计算而获得每个体素的 X 线衰减系数或吸收系数,再排列成数字矩阵。经数字/模拟转换器把数字矩阵中的每个数字转换为由黑到白的等灰度小方块,即像素,并按矩阵排列,构成 CT 图像。CT 图像常为人体某一部位多个连续的轴面断层图像(图 1-5)。

## 二、CT 设备

CT 主要由以下三部分组成:①扫描系统:包括 X 线发生装置、准直器、探测器、扫描机架和检查床等,

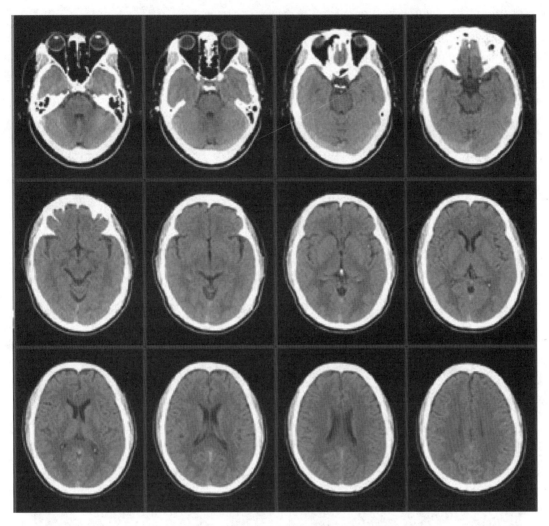

**图 1-5 头颅 CT 图像**

用于不同部位和层厚的扫描。②计算机系统：负责整个 CT 装置的运行，进行 CT 图像重建和后处理，以及 CT 设备故障的检测。③图像显示和存储系统：包括显示器、激光打印机和光盘刻录机等，可进行图像显示、照片摄制和图像资料存储。

CT 设备发展迅速，由单层采集 CT 发展到多层螺旋 CT（multi-slice spiral CT，MSCT）。MSCT 采用了滑环技术，X 线管和探测器可单方向连续旋转，床和人体匀速前进或后退，连续产生 X 线，连续取样，围绕人体的一段体积螺旋式地采集数据，故也称容积 CT（volume CT）。此外，MSCT 在扫描速度和层厚方面也有了很大改进，单周 360° 的扫描速度已达 0.27～0.40 s，层厚可小至 0.5～0.625 mm。如此，不但显著提高了成像的时间分辨率，有利于活动器官如心脏的成像；而且进一步提高了图像的空间分辨率，提高了图像质量。目前，多层螺旋 CT 已成为主流机型，包括 4 层、16 层、64 层、256 层和 320 层螺旋 CT。MSCT 的最新机型还有双源 CT 和能谱 CT。

### 三、CT 检查技术

**1. CT 检查方法**

（1）平扫：指未用血管内造影剂的 CT 扫描。CT 检查一般都是先行平扫。一些病变，如急性脑出血、支气管扩张、肝囊肿和肾结石等，平扫即能诊断；但是，更多见的是平扫虽显示病变，但难以明确诊断。

（2）增强扫描：是经静脉注入水溶性有机碘溶剂作对比剂后再行扫描的方法，较常应用。血管内注入碘对比剂后，器官与病变内碘的浓度可产生差别，形成密度差，可使病变显影更为清楚；还可观察某些器官或病变中对比剂分布与排泄的特点，以利于疾病的定性诊断。平扫显示病变而未能明确诊断或可疑异常，均应行增强扫描。增强扫描时，正常组织结构及病变内可因其内含有碘对比剂而密度增高，称之为强化。通过病变有无强化、强化的程度和方式等，常有助于定性诊断。

根据对比剂注入后的扫描延迟时间和扫描次数，分为以下几种增强扫描方法：①普通增强扫描常用于头颈部疾病的诊断。②多期增强扫描能够动态观察病变强化程度随时间所发生的变化，有利于定性诊断（图 1-6），主要用于腹、盆部疾病的诊断。③CT 血管造影（CT angiography，CTA）用于血管病变的诊断，如肺动脉栓塞、血管瘤和主动脉夹层等。

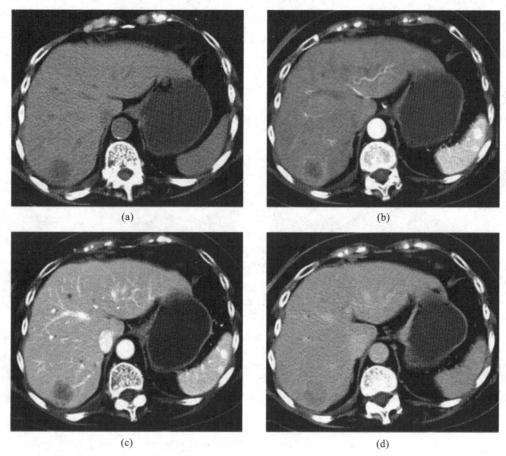

**图 1-6 肝脏 CT 多期增强扫描**
（a）平扫；（b）动脉期；（c）门脉期；（d）平衡期

（3）高分辨率 CT 扫描：高分辨率 CT 扫描（high resolution CT，HRCT）是通过薄层扫描，大矩阵、骨算法重建图像，获得良好空间分辨率 CT 图像的扫描技术。常用于骨、内耳、肾上腺或肺等细微结构及微小病变的观察。

**2. CT 图像后处理技术** 螺旋 CT 扫描层厚较薄并获得连续横断层面容积数据，应用计算机软件，能够进行多种图像后处理，获得新的显示方式，以供观察和分析。

（1）二维显示技术：①薄层面重组：可以提高图像的空间分辨率，有助于微小病灶的显示。②多平面重组（multiplanar reformation，MPR）：包括冠状、矢状及任何方位的图像重组，有利于确定病变位置及毗邻关系（图 1-7（a））。③曲面重组（curved planar reformation，CPR）：能够整体显示走行弯曲的结构，如冠状动脉（冠脉）等。

（2）三维显示技术：①最大密度投影（maximum intensity projection，MIP）：可于不同方位上整体观察高密度结构，如增强后的血管显示（图 1-7（b））。②最小密度投影（minimum intensity projection，MinIP）：可于不同方位上整体观察低密度结构，如支气管树（图 1-7（c））。③表面遮盖显示（surface shaded display，SSD）和容积再现（volume rendering，VR）：两者均能三维显示复杂结构的全貌，立体感强（图 1-7（d））。其中，VR 技术还可进行透明化和伪彩处理，形象逼真。主要用于立体显示心血管和骨骼系统以及与毗邻结构的关系。

（3）其他后处理技术：包括 CT 仿真内镜（CT virtual endoscopy，CTVE）、各种结构分离技术、肺结节

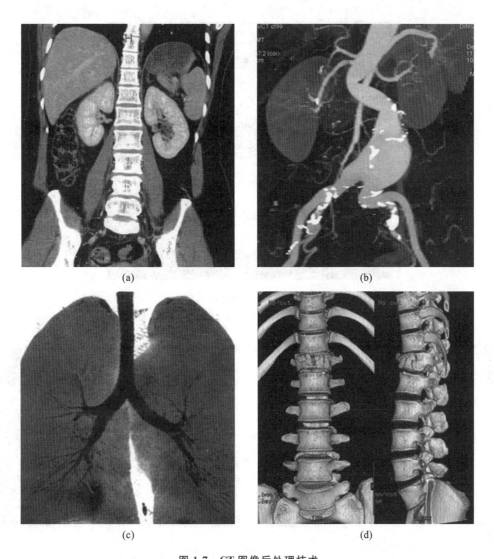

**图 1-7 CT 图像后处理技术**

（a）腹部 MPR 冠状面重组；（b）腹部血管最大密度投影；（c）支气管最小密度投影；（d）脊柱容积再现

分析技术、骨密度分析技术、心功能分析技术和冠状动脉分析技术等。

## 四、CT 图像特点

**1. CT 图像为层面图像** CT 图像是人体断面图像，解剖结构清晰，无影像重叠，明显提高了病变的检出率。但是，为了显示器官和组织结构的全貌，需要多个连续断面图像。

**2. CT 可行密度量化分析** CT 图像以不同灰度反映器官和组织对 X 线的吸收程度。与 X 线图像一样，密度高的组织为白影，密度低的组织为黑影。CT 测量组织密度的量化指标是 CT 值，可以更精确地反映组织密度高低，CT 值单位为亨氏单位（Hounsfield unit，HU）。水的 CT 值为 0HU，人体中密度最高的骨皮质 CT 值为 +1000HU，最低密度的气体 CT 值为 -1000HU，人体中密度不同的各种组织的 CT 值为 -1000~+1000HU。人体软组织的 CT 值为 25~60HU，脂肪的 CT 值为 -90~-70HU（图 1-8）。

**3. 需要调整 CT 窗口技术显示不同组织结构** 由于 CT 的密度分辨率高，人体组织的 CT 值有数千个，而一般人眼只能区分 16 个灰阶，CT 值的数量大大地超出了人眼识别灰阶的能力。为了使图像上感兴趣的组织结构达到最佳的观察效果，需根据其 CT 值范围，选用不同的窗口设置，其中包括窗位和窗宽。窗位和窗宽的设定较为复杂，通常的设定原则是以主要观察组织的平均 CT 值为窗位，窗宽则要包含层面中所观察最高密度组织的 CT 值和最低密度组织的 CT 值。例如在胸部 CT 图像上，肺窗（窗位 -700HU、窗宽 1500HU）可最佳显示肺组织及其病变，而纵隔窗（窗位 35HU、窗宽 300HU）才能最佳显示纵隔及其病变（图 1-9）。

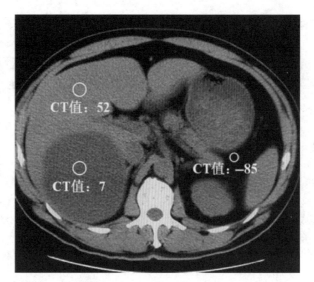

**图 1-8　人体 CT 值的测量**

肝实质 52HU,脂肪－85HU,肝囊肿 7HU

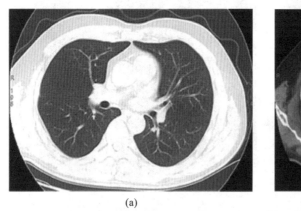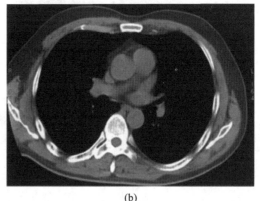

(a)　　　　　　　　　　　　　　　　　　(b)

**图 1-9　CT 窗口技术**

(a)肺窗:窗位－700HU、窗宽 1500HU;(b)纵隔窗:窗位 35HU、窗宽 300HU

**4. CT 可以进行图像后处理**　螺旋 CT 能够运用计算机软件对成像数据进行多种后处理,可做任意平面的二维图像重组、三维立体图像重组及其他多种分析技术,可以从不同角度多方位观察,有利于直观地显示正常结构及病变的形态及毗邻关系。

**5. CT 值受到部分容积效应影响**　当 CT 图像中同一体素内含有两种密度不同组织时,则该像素所显示的密度或测得的 CT 值并非代表其中任何一种组织,此即部分容积效应;部分容积效应影响了小病灶的观察。采用更薄的扫描层厚或重建层厚,可克服部分容积效应的影响。

## 五、CT 临床应用

**1. CT 能无重叠地显示人体断面解剖结构**　CT 检查获取的图像是人体组织器官真正的横断面或冠状断面的图像,这些图像既避免了不同组织器官病变影像相互重叠,又能提供受检组织器官和病灶等的解剖细节;并可通过特殊的软件功能,对 CT 图像进行多方位重组,从而更好地对病变或组织器官的形态、大小、部位及邻近关系等作出准确和立体的判断,为临床诊断提供更有价值的依据。

**2. CT 图像的密度分辨率高**　CT 和普通 X 线检查最大的不同是 CT 可把组织间的微小 X 线吸收差异以不同的灰阶表现在图像上。CT 所摄取的是一极薄层的人体横断面,将其显示在二维空间的画面上,不含有其他组织结构的重叠干扰。因此,CT 图像具有较高的组织密度分辨率。

**3. CT 为非侵袭性检查**　与普通 X 线检查、同位素和超声波检查一样,均无须损伤身体即可完成检查,故称之为"无损伤性诊断方法",而且 CT 检查全过程中所接受的照射均在安全允许范围内。

**4. CT 具有很高的诊断价值** CT 对脑部疾病的诊断价值已无可置疑,它对颈部、纵隔、肺、大血管、脊柱、腹膜后、肝、脾、肾、胰、胆囊、肾上腺、子宫、卵巢和膀胱等软组织病变的发现,病变位置及其侵犯程度的确认都有其特殊价值。CT 不但对诊断有帮助,对疾病治疗效果的追踪也有很大的参考价值。

(廖伟雄)

# 第三节 MRI 成像技术

磁共振成像(MRI)是利用强外磁场内人体中的氢质子($^1$H)在特定射频(radio frequency,RF)脉冲作用下发生磁共振现象所产生的信号,经图像重建的一种成像技术。1946 年发现了原子核磁共振这一物理现象,1973 年 Lauterbur 应用该物理现象获得了人体 MRI 图像。MRI 的应用极大地促进了医学影像诊断学的发展。为此,Lauterbur 获得了 2003 年诺贝尔生理学或医学奖。

## 一、MRI 成像原理

### 1. MRI 成像的基本原理

(1)物质基础:人体内广泛存在氢原子核,氢核内的质子($^1$H)带正电荷,并因自旋运动而产生磁矩,$^1$H 犹如一个小磁体。通常体内无数的小磁体呈随机无序排列,磁力相互抵消。

(2)纵向磁化与质子进动:当把人体放入一个强外加磁场中,氢质子将沿外加磁场方向排列,产生纵向磁化(图 1-10)。同时,这些质子的自旋轴围绕着外加磁场的磁力线做快速锥形旋转运动,称为进动,每秒旋转的次数为进动频率。

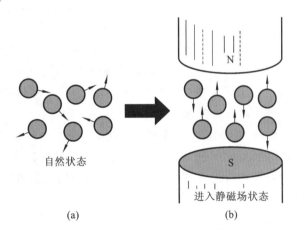

**图 1-10 进入静磁场前后人体组织中氢质子的核磁状态变化**

(a)进入静磁场前氢质子杂乱无章地排列;(b)进入静磁场后,质子的磁场方向与主磁场方向平行排列,平行同向者略多于反向者,互相抵消后产生一个与主磁场方向一致的宏观磁化矢量

(3)纵向磁化减少与横向磁化出现:向人体发射与质子进动频率相同的射频脉冲而产生磁共振现象,一些质子吸收能量,发生相位变化及跃迁到高能状态,使纵向磁化减少和出现横向磁化(图 1-11)。

(4)弛豫与弛豫时间:当射频脉冲停止后,处于高能状态的质子相位及能级恢复到原来的状态称为弛豫。弛豫有两种:纵向磁化恢复的过程为纵向弛豫,纵向磁化由零恢复到原来数值的 63% 所需的时间为纵向弛豫时间,简称 $T_1$;横向磁化消失的过程为横向弛豫,横向磁化由最大减少到最大值的 37% 所需的时间为横向弛豫时间,简称 $T_2$。人体不同器官的正常组织和病理组织的 $T_1$ 和 $T_2$ 是相对固定的,但有一定差别,这种组织弛豫时间的差别是 MRI 成像的基础。

(5)MR 信号的产生:在弛豫的过程中,高能状态的质子将能量释放并产生 MR 信号,这信号由一个绕在人体四周的接收线圈探测,通过计算机处理,形成 MR 图像。

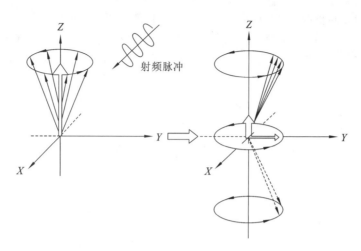

**图 1-11　纵向磁化减少与横向磁化**

发射射频脉冲,一些质子吸收 RF 脉冲能量而跃迁到高能状态,从而纵向磁化减少;同时导致质子同步同速运动,即同相位,其磁力叠加起来而出现横向磁化

## 二、MRI 设备

MRI 设备通常由主磁体、梯度系统、射频系统、计算机系统及其他辅助设备等五部分构成。

**1. 主磁体**　作用是产生一个均匀的静磁场,使处于该磁场中的人体内氢原子核被磁化。MRI 设备的主要指标是磁场强度即场强,单位为特斯拉(Tesla,T)。目前临床应用的 MRI 设备有超导型和永磁型两种机型。①高场强 1.5T 和 3.0T 超导型 MRI 机:场强稳定,图像质量好,功能齐全,能够进行功能磁共振成像(functional magnetic resonance imaging,FMRI)检查。②低场强 0.2～0.35T 永磁型 MRI 机:图像质量尚佳,但成像脉冲序列受限,难以获得较佳的 FMRI 图像。

**2. 梯度系统**　主要由 X、Y、Z 三组梯度正交线圈组成,作用是产生梯度磁场,动态地叠加在静磁场上,使受检体在不同位置的磁场值有线性的梯度差异,实现成像体素的选层和空间位置编码的功能,即是为人体 MR 信号提供空间定位三维编码的条件。此外,在梯度回波和一些快速成像序列中,梯度磁场的翻转还起着射频激发后自旋系统的相位重聚,产生梯度回波信号的作用。

**3. 射频系统**　主要包括射频发生器、发射线圈和接收线圈。发射线圈发射射频脉冲激发人体内的质子发生共振;接收线圈接收人体内发出的 MR 信号。MRI 设备有多种射频线圈类型,包括全容积线圈(头线圈、体线圈)、表面线圈、腔内线圈和相控阵线圈等,适用于检查不同部位和组织器官的需要。

**4. 计算机系统**　主要包括模拟/数字转换器、阵列处理器及计算机等,控制磁共振的射频脉冲激发、信号采集、数据运算和图像显示等功能。

**5. 其他辅助设备**　如检查床及定位系统、液氦及水冷系统和磁屏蔽体等。

## 三、MRI 检查技术

MRI 检查技术种类繁多,包括各种 MRI 检查序列、MRI 对比增强技术、磁共振血管成像技术、磁共振电影成像技术、磁共振水成像技术、磁共振波谱技术和功能性磁共振成像技术等,它们各具特点和应用目的。

**1. MRI 检查序列**　MRI 检查序列是指应用特定的射频脉冲组合、采集时间和编码方式等所进行的 MRI 检查技术。当这些参数不同时,就组成了不同的 MRI 检查序列,获得了不同性质的 MRI 图像,用于不同的检查目的。

(1)自旋回波(spin echo,SE)序列:是 MRI 经典成像序列,采用 90°和 180°射频脉冲组合(图 1-12)。根据发射射频脉冲类型、间隔时间和信号采集时间不同,所获得的图像代表 $T_1$ 值或 $T_2$ 值的权重亦不同。其中,相同射频脉冲的间隔时间称为重复时间(repetition time,TR),自发射射频脉冲至信号采集的时间称为回波时间(echo time,TE)。若使用短 TR、短 TE,则所获得的图像主要反映 $T_1$ 值,代表组织间 $T_1$ 值的差异,称为 $T_1$ 加权像($T_1$ weighted imaging,$T_1$WI);如使用长 TR、长 TE,则图像主要反映 $T_2$ 值,代表组织间 $T_2$ 值的差异,称为 $T_2$ 加权像($T_2$ weighted imaging,$T_2$WI)(图 1-13)。快速自旋回波(fast SE,FSE)序列则能明显缩短成像时间。

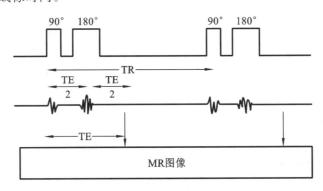

图 1-12 自旋回波脉冲序列

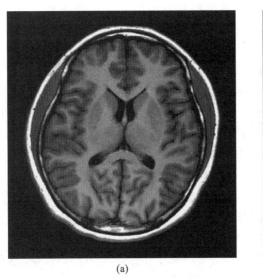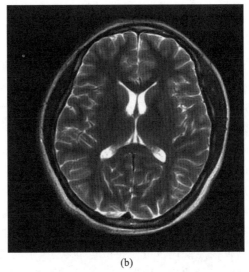

(a)                                      (b)

图 1-13 MR 多参数成像

(a) $T_1$ 加权像;(b) $T_2$ 加权像

(2)反转恢复(inversion recovery,IR)序列:亦是临床上常用的序列。采用 180°、90° 和 180° 脉冲组合,并在第一个 180° 反转脉冲之后,经一定时间即反转时间(inversion time,TI)再施加 90° 脉冲。依 TI 长短,分为短 TI 反转恢复(short TI inversion recovery,STIR)序列、长 TI 反转恢复序列即液体衰减反转恢复(fluid attenuated inversion recovery,FLAIR)序列。STIR 序列可抑制具有短 TI 值组织的信号,如脂肪等;FLAIR 则抑制 $T_2$WI 上自由水的信号强度,使邻近的长 $T_2$ 高信号病变,例如脑室周围和脑沟旁的小病灶,显示更为清楚。

(3)梯度回波(gradient echo,GRE)序列:可提高磁共振成像速度,临床上常用。在 GRE 序列中,激励脉冲小于 90° 并施加梯度磁场代替 180° 脉冲,从而明显缩短了成像时间。快速梯度回波序列则能进一步提高成像速度。主要用于 MRI 动态增强检查及心脏、血管成像。

(4)平面回波成像(echo planar imaging,EPI):为目前 MRI 速度最快的成像技术,是在一个 TR 期间内利用一次射频脉冲激发,采集多个梯度回波。EPI 几乎能与所有常规成像序列进行组合,如与 SE 序列组合,即在 90° 和 180° 脉冲之后进行平面回波数据采集。因此,明显缩短了成像时间,并可获得较高质量的图像。EPI 适用于心脏快速成像、腹部快速成像、脑功能成像和介入 MRI 的实时监控。

(5)特殊检查序列:①预饱和脂肪抑制技术(frequency selective fat suppression):是先施加与脂肪中质子进动频率相同的 RF 脉冲及扰相位梯度脉冲,使其磁化量为零,其后再行 SE 等序列检查,此时脂肪质子不产生 MR 信号,即受到抑制。应用该检查技术能够明确病变内有无脂肪组织,有利于含脂肪病变的诊断。与前述 STIR 序列不同，该脂肪抑制技术对于确定脂肪组织是特异性的，而 STIR 序列则是非特异性的。②GRE 序列同、反相位 $T_1WI$：是利用脂质中质子和水中质子的进动分别处于同相位和反相位时成像，同相位成像时采集的 MR 信号为两者信号之和，反相位时则为两者信号之差。因此，同一体素内若含丰富的脂质和水，则与同相位相比，反相位上的信号强度有明显下降。同、反相位成像在临床上主要用于检查脂肪肝和鉴别肾上腺腺瘤与非腺瘤。③水抑制 $T_2WI$：能够抑制自由水信号，脑灰、白质信号对比同普通 $T_2WI$ 图像，有利于脑室、脑沟旁长 $T_2$ 高信号病灶的检出。④磁敏感加权成像（susceptibility weighted imag-ing，SWI）：为一种反映组织间磁敏感性差异的特殊成像技术，能够清晰显示小静脉、微出血和病灶内铁沉积（图 1-14（a））。

**2. MRI 对比增强技术**  MRI 对比增强检查是经静脉注入顺磁性或超顺磁性对比剂后，再行 $T_1WI$ 或 $T_2WI$ 检查的方法。目前，普遍采用的对比剂是二乙烯三胺五乙酸钆（gadolinium diethylene triamine pentaacetic acid，Gd-DTPA），为顺磁性对比剂，主要作用是缩短 $T_1$ 值，可使 $T_1WI$ 图像上组织与病变的信号强度发生不同程度增高，称之为强化，从而改变其间的信号对比，有利于病变的检出和诊断。其他对比剂：①超顺磁性氧化铁（superparamagnetic iron oxide，SPIO）：为超顺磁性对比剂，主要作用是缩短 $T_2$ 值，使 $T_2WI$ 图像上信号减低，是网状内皮系统 Kupffer 细胞特异性对比剂。②钆塞酸二钠（Gd-EOB-DTPA）：为顺磁性对比剂，主要作用是缩短 $T_1$ 值，是一种新型肝细胞特异性对比剂。

**3. 磁共振血管成像技术**  磁共振血管成像（magnetic resonance angiography，MRA）主要用于血管性疾病的诊断（图 1-14（b）），分以下两种方法：①普通 MRA：检查无须注入对比剂，但对于小血管显示欠佳。②增强 MRA：需经静脉注入 Gd-DTPA，对于血管细节尤其小血管的显示效果要优于普通 MRA。

**4. 磁共振水成像技术**  利用重 $T_2WI$ 序列检查，不用任何对比剂，就能够整体显示含有液体的器官和间隙（图 1-14（c））。常用于包括磁共振胰胆管成像（magnetic resonance cholangiopancreatography，MRCP）、磁共振尿路成像（magnetic resonance urography，MRU）和磁共振脊髓成像（magnetic resonance myelography，MRM）等。

**5. 功能磁共振成像（FMRI）技术**  FMRI 是近十多年发展起来的一类全新成像技术，它们是以组织结构的生理功能及其异常改变为成像信息，并以图像形式反映出来的成像技术。

（1）扩散加权成像和扩散张量成像技术：扩散加权成像（diffusion weighted imaging，DWI）是用特定的脉冲序列反映组织内水分子扩散运动状态，不同类型病变对水分子扩散产生不同的影响，这种功能改变早于病变形态学改变。DWI 应用广泛，除常规用于超急性期脑梗死诊断外，也用于肿瘤性病变诊断与鉴别诊断（图 1-14（d））。扩散张量成像（diffusion tensor imaging，DTI）是在 DWI 的基础上发展而来，反映组织中水分子扩散的各向异性。目前常用于脑白质纤维束成像，能够清楚地显示其因病变所造成的移位、破坏和中断。

（2）灌注加权成像技术：灌注加权成像（perfusion weighted imaging，PWI）是在静脉内快速注入顺磁性对比剂 Gd-DTPA，对感兴趣部位进行平面回波快速连续成像，计算出相对血容量、相对血流量、平均通过时间和达峰时间等参数，并由此组成伪彩图。主要用于缺血性病变诊断、肿瘤性病变诊断与鉴别诊断以及肿瘤恶性程度评估的研究。

（3）脑功能定位成像技术：利用血氧水平依赖性（blood oxygenation level-dependent，BOLD）MRI 技术来标识脑功能活动所致的血氧浓度改变，在 MRI 上直接实时显示脑功能变化。目前已用于脑肿瘤手术方案的制订，以尽可能避免损伤重要的脑功能区，也用于致癫灶异常活动脑区的定位。

**6. 磁共振波谱技术**  $^1H$ 磁共振波谱（$^1H$ magnetic resonance spectroscopy，$^1H$-MRS）通常获取的是代表组织内不同代谢物的生化成分中 $^1H$ 共振谱线图，进而能够明确其生化成分的组成和浓度；也可根据某一生化成分的空间分布和浓度转换成检查层面的伪彩图，并与普通平扫 MRI 图像叠加，以便直观分析。$^1H$-MRS 检查对脑肿瘤、前列腺癌和乳腺癌等肿瘤的诊断与鉴别诊断有很大帮助。

## 四、MRI 图像特点

**1. 具有多参数成像**  弛豫时间的差别，是 MRI 诊断的基础。人体不同组织和病变具有不同的 $T_1$、$T_2$ 值，在 $T_1WI$ 和 $T_2WI$ 上产生不同的信号强度，具体表现为不同的灰度。因此，可分别获取同一解剖部

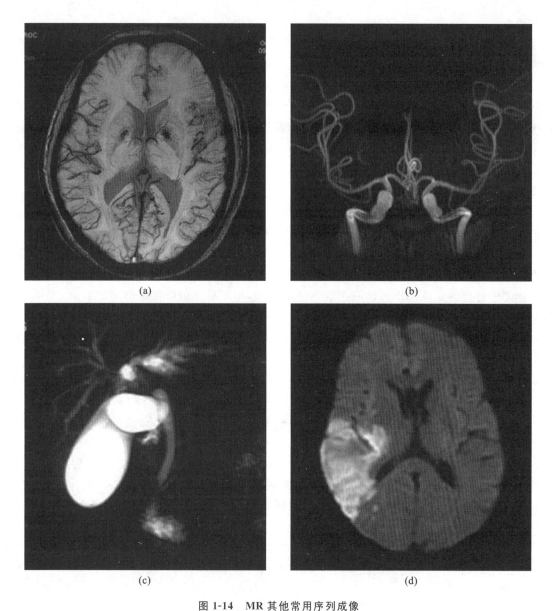

(a)                 (b)

(c)                 (d)

**图 1-14 MR 其他常用序列成像**

（a）磁敏感加权成像；（b）磁共振血管成像；（c）磁共振胰胆管水成像；（d）扩散加权成像

位、同一层面的 $T_1WI$、$T_2WI$。$T_1WI$ 有利于观察解剖结构，而 $T_2WI$ 对显示病变组织较好。一般情况下，组织信号越强，图像上相应部分就越亮；组织信号越弱，图像上相应部分就越暗。在 $T_1WI$ 上，短 $T_1$ 值的呈高信号，如脂肪组织等；长 $T_1$ 值的呈低信号，如脑脊液等。在 $T_2WI$ 上，短 $T_2$ 值的呈低信号，如骨皮质等；长 $T_2$ 值的呈高信号，如脑脊液等。

**2. 具有多种成像序列** MRI 能进行多种序列成像，最常用的是自旋回波（SE）序列和快速自旋回波（FSE）序列，其他成像序列包括梯度回波（GRE）序列、反转恢复（IR）序列和平面回波成像（EPI）等。这些成像序列和成像方法具有不同的组织对比和不同的成像速度，因而有不同的临床应用价值。

**3. 直接获取多方位断层图像** MRI 检查常规获得轴位断层图像，根据临床需要，还可以直接进行冠状位、矢状位及任意方位倾斜面的断层成像，能清楚地显示组织结构间的解剖关系，有利于明确病变的起源及范围。

**4. 具有高的组织分辨率** MRI 图像基于成像原理和多参数、多序列成像的特点，因而具有高的组织分辨率。在不同的扫描序列上，不同的组织表现出不同的信号特点，采用一些特定的成像序列和成像方法还有利于进一步确定病变的组织学特征。例如，亚急性出血和脂肪组织在 $T_1WI$、$T_2WI$ 上均表现为相似的高信号，但采用预饱和脂肪抑制技术，脂肪组织特征性被抑制为低信号，而亚急性出血仍呈高信号。因此，MRI 应用不同的成像序列及成像方法，能准确识别正常结构和病变的不同组织学类型，有助于病变的检出和诊断。

**5. 受流动效应影响**  在 MRI 上,流动的液体信号比较复杂,取决于液体的流速、流动的类型和成像序列等多种因素。例如,在 SE 序列上,高速的血流由于流空效应,表现为信号丢失;而在 GRE 序列图像上,血流因流入增强效应而呈高信号。此外,流体的流速还可诱发流动的质子发生相位改变。流入相关增强效应和流速诱导的流动质子的相位改变,分别为磁共振血管成像(MRA)时间飞跃(TOF)和相位对比(PC)法成像的物理基础。MRA 检查不仅能显示血管的形态,且能提供血流方向和流速等方面的信息。

### 五、MRI 临床应用

**1. MRI 成像的主要优势**

(1) 组织分辨率高:MRI 为多参数、多序列成像,不同病变内的组织在这些成像序列和检查技术上,有不同的信号强度表现,从而有助于病变的检出、诊断和鉴别诊断。

(2) 直接进行水成像:磁共振水成像技术可不用对比剂,就能够整体显示含有液体的器官,类似 X 线造影检查效果;如磁共振胰胆管水成像、磁共振尿路水成像和磁共振内耳水成像等。

(3) 直接进行血管成像:MRA 能利用液体流动效应,不用对比剂即能整体显示血管,类似 X 线血管造影效果。

(4) 在体分析组织和病变代谢物的生化成分:$^1$H 磁共振波谱($^1$H-MRS)检查能够检测活体组织和病变内代谢物的生化成分及其含量。

(5) 能够进行 FMRI 检查:DWI 能够反映组织和病变内水分子扩散运动及其受限程度;而 DTI 则能反映水分子扩散运动的各向异性。PWI 可通过灌注参数值反映组织和病变的血流灌注状态。脑功能定位成像利用(BOLD)原理进行脑功能活动区的定位和定量。

**2. MRI 成像的局限性**

(1) 检查时间相对较长:常规 MRI 检查为多序列成像,耗时较长,不利于急症患者和难以制动者检查。快速成像序列和技术,如平面回波成像(EPI),可在一定程度上缩短检查时间。

(2) 识别钙化有限度:常规 MRI 检查多不易识别钙化,磁敏感加权成像对识别钙化有所帮助,但总体而言,MRI 对钙化识别不及 CT 检查。

(3) MRI 检查的安全性:置有心脏起搏器者和体内有金属性(铁磁性)手术夹、支架、假体和假关节者,以及孕三个月以内者和幽闭恐惧症者,均不得进行此项检查。

(廖伟雄)

# 第四节  图像观察分析与诊断思维方法

### 一、图像的观察和分析

图像的观察和分析是影像诊断必须掌握的基本技能。对图像进行观察和分析,要遵守一定的原则和步骤,并养成良好的习惯,才能做出符合临床实际的解释及正确诊断。图像的观察和分析包括以下原则和步骤。

#### (一) 图像观察和分析前的准备

图像观察和分析前,要认真做好如下准备工作,切忌就图像而论图像,进行盲目的观察和分析。

**1. 核对图像上患者信息**  当前各种影像学检查的图像上大多标有患者的相关信息,包括姓名、性别、年龄、检查号以及检查日期等。应认真核对这些信息,避免在图像观察和分析时发生"张冠李戴"的错误,导致医疗差错,甚至发生重大医疗事故。

**2. 图像应符合观察和分析的需求**  ①图像的成像技术、检查方法、技术条件及检查范围等,应符合观察和分析的需求。如胸部 X 线检查仅有正位图像,而无侧位图像,一般不能对病灶做出准确的定位;又如多期增强 CT 扫描时,对比剂用量少,扫描延迟时间不恰当、未包全需要检查的器官等,则不能进行观察和分析,否则将会导致错误结果。②图像质量应满足观察和分析的需求。进行各种影像学检查时,设备性能、技术因素和患者自身原因(不能配合检查、体表或体内有干扰成像的物质)等,均会造成图像质量下降。对于质量较差的图像,尤其图像上有各种原因造成的伪影者,不能勉强进行观察和分析,否则难以做出合理解释,并有可能导致误诊。

**3. 识别图像为何种影像技术和检查方法** 获取的各种影像学检查获取图像的大多为黑白灰度图像,这些图像有某些相似之处,尤其是常规 CT 和 MRI 横断层图像,初学者易于混淆。然而,识别图像的类型是进行正确观察和分析的前提条件。这是因为在不同类型图像上,同一病变的表现完全不一样。例如,颅脑 CT 图像上:颅骨为高密度白色影,头皮下脂肪为低密度黑色影,脑脊液为低密度黑色影;而颅脑 MRI 图像上,颅骨在 $T_1WI$、$T_2WI$ 均为低信号黑色影,头皮下脂肪在 $T_1WI$、$T_2WI$ 均为高信号白色影,脑脊液在 $T_1WI$ 为低信号黑色影、$T_2WI$ 均为高信号白色影(图 1-15)。又如,肝脏海绵状血管瘤在 CT 平扫图像上为低密度的灰黑色影;MRI 平扫 $T_1WI$ 和 $T_2WI$ 图像上分别为低信号的灰黑色影和显著高信号的白色影。因此,只有在明确图像类型的基础上,才能对图像进行正确的观察和分析。

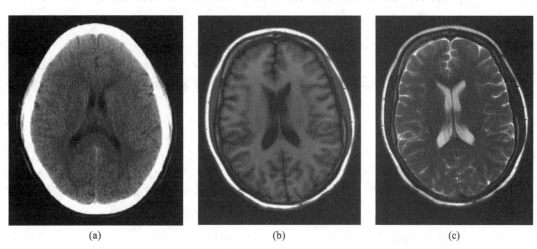

(a)　　　　　　　　(b)　　　　　　　　(c)

**图 1-15 颅脑 CT 与 MRI 图像对照**

(a) CT 图像;(b) MRI $T_1WI$ 图像;(c) MRI $T_2WI$ 图像

## 二、医学影像诊断原则

影像诊断是临床诊断的重要组成部分,起着举足轻重的作用。X 线、CT 和 MRI 都是以图像改变为依据的,因此熟悉图像的正常表现,发现和辨认异常表现是正确诊断的前提条件。当发现异常后,还要进行分析归纳,明确异常表现所反映的病理变化。最后,综合各种异常表现,结合临床资料,进行逻辑推理,才可能提出比较客观、正确的诊断。因此,医学影像诊断的基本原则是:熟悉正常、辨认异常、分析归纳、综合诊断。

(一)熟悉正常影像学表现

熟悉正常影像学表现是辨认异常影像学表现的先决条件。熟悉和掌握正常影像学表现应具备以下条件:①要有良好的人体解剖学基础。②要认识不同成像技术的成像原理和图像特点。③要清楚同一种成像技术但不同检查方法之间的差异。④要注意性别、年龄以及个体之间的差异。⑤要识别各种正常解剖变异。

(二)辨认异常影像学表现

异常影像学表现是进行疾病影像诊断的主要依据,识别异常表现过程中,注意受检器官和结构的形态、密度和信号强度是否发生改变。当发现图像有可疑异常时,应进一步运用所掌握的知识判断是否为病理改变所引起的异常表现。

为了避免遗漏图像上的异常表现,应当有序、全面、系统地进行观察,并养成良好的阅片习惯。例如,在观察和分析胸部正位 X 线片时,应由外及里依次观察和分析胸壁、肺、肺门、纵隔和心脏大血管等影像。在观察和分析肺部时,亦应自肺尖至肺底、自肺门向肺周有顺序地进行。否则,很容易遗漏某些具有重要临床意义的病灶,如忽略肋骨的骨质破坏等,这些情况并非少见。对于 CT 和 MRI 的多幅横断层图像,也要逐层认真全面观察和分析,稍不细心就容易遗漏小病灶。

（三）异常影像学表现的分析归纳

对于所见异常影像,要按照影像学表现的特点进行分类和概括,进一步分析异常表现所代表的病理意义。要注意从病变的部位及分布、数目及大小、形态及边缘、密度信号及均匀度、周围情况、功能变化和动态发展等方面逐一进行分析。

（1）部位及分布:一些病变常有其好发部位。如骨巨细胞瘤常位于长骨骨端,而骨肉瘤多位于长骨干骺端。

（2）数目及大小:如原发性肿瘤多为单发病灶,转移性肿瘤常为多发病灶。

（3）形态及边缘:反映了病变的大体形态。如类圆形且边缘光整肿块常为良性病变,而形态不规则、边缘不清者,可能为恶性肿瘤或急性炎症。

（4）密度（信号）及均匀度:密度（信号）的高低可大致反映病变的组织结构和成分。例如含液囊肿在 CT 上为均匀水样密度,畸胎瘤常为含有脂肪的不均匀密度肿块;CT 对比增强扫描能反映病变组织的血供情况。

（5）周围情况:邻近器官和结构改变对诊断常有较大帮助。例如发现肺内肿块,若同时有同侧肺门淋巴结增大,提示为周围型肺癌并淋巴结转移。

（6）功能变化:某些器官的病变既有形态学改变,也可见功能的异常。如胃肠道蠕动改变,有时甚至是疾病诊断的重要依据。

（7）动态发展:不同时期的病变随访结果对比较疾病的治疗效果很重要,同时对一些初诊不能定性的疾病有很大帮助。例如,发现肺部孤立性结节,若结节长期无明显变化,常指示为良性结节;若结节短期内明显增大,则提示肺癌的可能性。

（四）结合临床资料进行综合诊断

由于疾病的异常表现常常缺乏特异性,同样的异常表现可见于不同疾病,同一病不同类型或进展阶段也可有不同的异常表现,即所谓"异病同影"或"同病异影"。因此,发现病变时,根据异常影像学表现的特征获得初步病理结果后,还须结合临床进一步推断是何种疾病所致。

**1. 年龄和性别**  不同年龄和性别,考虑的疾病也有差异。如肺门肿块,在儿童常为淋巴结结核,在老年人则多考虑中央型肺癌;肝内肿块,肝细胞癌易发生于男性,肝细胞腺瘤则多见于中年妇女。

**2. 职业史和接触史**  职业史和接触史是诊断职业病和一些疾病不可或缺的依据,例如,尘肺的诊断须具有粉尘职业史。

**3. 生长和居住史**  生长和居住史对地方病诊断有重要作用,如肝棘球蚴病多发生在西北牧区,而肝吸虫病则以华东、华南一带多见。

**4. 家族史**  家族史对某些疾病诊断具有重要意义。如神经纤维瘤病、结节性硬化和多囊肾等均为遗传性疾病,常有阳性家族史。

**5. 临床症状、体征和实验室检查**  临床症状、体征和实验室检查是进行最终影像诊断所必须参考的内容。例如影像学检查根据肝内病灶的异常表现,考虑为肝细胞癌,实验室检查血中甲胎蛋白明显增高,则支持肝细胞癌诊断;如 CT 上显示肺内大片实变影,据此考虑为常见的肺炎性病变,当患者并无发热和血白细胞增高,则不支持最初考虑,而有可能为细支气管肺泡癌。因此,结合临床资料进行综合分析,是做出正确影像诊断的至关重要环节。

（廖伟雄）

# 第五节 各种成像技术的比较和综合应用

## 一、不同成像技术的临床应用

随着医学影像技术迅速发展，目前已形成了X线、CT和MRI等多种成像技术检查体系。基于这些成像技术成像原理不同，它们在临床应用上各具不同的适用范围和诊断价值。

**1. X线检查** X线具有经济、简便、设备普及和成像较清晰等特点，是影像诊断中使用最广泛和最基本的方法。临床上主要用于：①普通X线摄影：检查具有良好自然密度对比的器官和部位所发生的病变，如肺部、骨关节和乳腺疾病；检查能够与周围结构产生明显密度对比的病变，如尿路结石、胆石症、气腹和肠梗阻等。②X线造影：检查消化道、泌尿系统和心血管系统疾病，如胃肠钡餐和静脉肾盂造影等。

**2. CT检查** CT的密度分辨率高，易于发现病变，临床上应用广泛。适用范围几乎涵盖了人体各个系统和解剖部位的检查，其中包括中枢神经系统、头颈部、胸部、心血管系统、腹盆部以及骨骼、肌肉系统等疾病；并可做X线、超声的进一步检查手段。

**3. MRI检查** MRI的组织分辨率高，易于发现病变并显示其特征，而且能进行$^1$H-MRS和多种功能成像检查。临床上主要用于：①检查中枢神经系统、头颈部、乳腺、纵隔、心脏大血管、腹盆部、肌肉软组织及骨髓等疾病，并可作为X线、超声和CT的进一步检查手段，如用于检查乳腺肿块、肝脏肿块和肾上腺病变等。②检出X线、超声和CT检查难以或不能发现的病变，如脑内微小转移瘤、骨挫伤、关节软骨退变和韧带损伤等。③FMRI和$^1$H-MRS也常用于疾病的早期发现、诊断与鉴别诊断，如应用DWI检查超急性期脑梗死、鉴别脑转移瘤与脑脓肿，应用$^1$H-MRS诊断前列腺癌并与良性前列腺增生鉴别等。

## 二、不同成像技术和检查方法的选择

不同成像技术在检查的易行性、创伤性、安全性和费用等方面有明显不同，更重要的是对于不同系统和解剖部位病变的检出和诊断能力也有很大差异。例如：①在中枢神经系统疾病诊断上，X线检查的密度分辨率低，加之组织结构影像的重叠干扰，因而价值有限，已基本不再使用；CT和MRI检查则分别具有高的密度分辨率和组织分辨率，已成为目前中枢神经系统疾病广泛应用的检查技术。②在呼吸系统疾病诊断方面，X线平片检查由于具有良好的自然对比，仍是常用和首选的检查技术；CT检查基于密度分辨率高和无重叠影像干扰等优点，对疾病的检出和诊断明显优于X线平片，已成为呼吸系统疾病的主要检查技术；由于肺组织的质子密度低，MRI很少用于呼吸系统疾病的检查。③在胃肠道疾病诊断上，尽管CT和MRI对于检出某些胃肠道疾病及显示壁外侵犯有较高的价值，但X线钡剂造影检查简便易行，能观察胃肠蠕动、排空等功能变化，仍是首选和主要检查技术。

上述示例说明，造成不同成像技术适用范围和诊断能力差异的主要原因，除了与各种成像技术的成像原理及成像性能密切相关外，还取决于不同系统和解剖部位组织结构的差异。因此，影像学检查时，首先要综合性考虑是否简单易行、安全，有无创伤和费用高低，同时要针对性选择易于检出病变且诊断价值高的成像技术。

每一种成像技术还包括不同的检查方法，这些检查方法适用范围和诊断能力同样有很大差别。例如：①怀疑急性脑血管病变时，需选用CT或MRI检查，但在超急性期脑梗死时，常规CT或MRI检查常不能发现病灶，而需进一步选用CT灌注检查或MRI的DWI检查，方能发现病灶和明确诊断。②在肝脏肿瘤病变的鉴别诊断上，多种常见肝脏肿瘤CT平扫检查可表现为相似的局灶性低密度病变，但采用多期增强CT扫描检查，根据病变的强化特征，常能作出明确诊断。因此，不同检查方法各有其适用范围和应用价值。当确定所用成像技术后，还要根据具体情况进一步选用合适的检查方法以反映病变的特征。

## 三、不同成像技术和检查方法的综合应用

影像学检查时，常常需要综合应用两种或以上的成像技术和检查方法，目的是为了更好地检出病变、

提高病变的诊断准确性。①不同成像技术的综合应用:根据某一成像技术的初次检查表现,进一步选用另一种成像技术进行检查。例如,胸部 X 线平片检查时发现肺内孤立性结节,需进一步选用胸部 CT 平扫检查,以明确肺结节形态、密度及结节周围情况的细节,以利肺结节的定性诊断。②不同检查方法的综合应用:影像学检查也经常综合应用同一种成像技术中的不同检查方法。例如,MRI 检查对前列腺病变具有较高的诊断价值,除常规采用平扫 $T_1WI$ 和 $T_2WI$ 检查外,还常需行 DWI、[1]H-MRS 和 PWI 检查才能进一步明确前列腺病变的性质。

(廖伟雄)

## ▌知识拓展▐

### 能谱 CT 成像

#### 一、能谱 CT 成像基本原理

能谱 CT 是一种具有崭新能谱成像功能的 MSCT。通常 CT 成像所应用的 X 线包含不同能量的光子,为混合能量成像。在成像过程中,低能量光子被吸收,导致穿透后的 X 线束硬化,因而 CT 值测量不精确并产生线束硬化性伪影。能谱 CT 是在扫描中由两种电压(80 kVp 和 140 kVp)的瞬时切变,利用所获得的两组 X 线吸收系数数据,经公式计算出不同物质(如水和碘)空间分布的密度值,而该物质密度值与 X 线能量无关。然后,根据已知的各种物质(如水和碘)不同单能量下的 X 线吸收系数,用所计算出的物质(如水和碘)的密度值,再经计算并重建出各种单能量(如 40 keV、41 keV、42~140 keV)下的 CT 图像,也可计算并重建出不同物质(如水和碘)密度的 CT 图像。

#### 二、能谱 CT 的临床应用

1. 去除 CT 硬化伪影 　能谱 CT 去伪影技术可以对金属及金属周边的组织提供准确的投射数据,能有效抑制常见的金属伪影,而对于一般射线束硬化伪影则可以使用能谱 CT 单能量图像来去除。能谱 CT 单能量图像在骨关节金属植入物复查中获得良好的成像效果(图 1-16)。

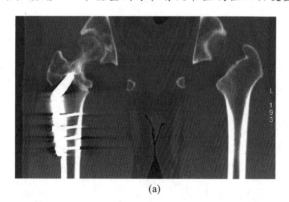 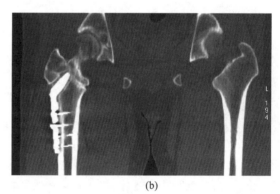

(a)　　　　　　　　　　　　　　　　(b)

**图 1-16　单能量图像去除金属伪影**

(a)和(b)均为右股骨骨折钢板固定术后。(a) 常规混合能量图像可见大量金属伪影;(b) 单能量图像有效降低金属伪影干扰

2. 优化图像质量、提高病变检出率 　能谱成像能同时获得 40~140 keV 共 101 个不同 keV 的单能量图像,并可获得物质分离图像。由于物质在不同能量水平的衰减不同,在某一能量水平病灶与实质脏器之间的衰减差异可以达到最大而噪声值最小,这一能量水平就是该病灶的最佳 keV 值,最佳 keV 单能量图像具有最佳对比噪声比,有利于实质脏器病灶的检出(图 1-17)。

3. 物质定量分析 　能谱 CT 成像可以对基物质(如水和碘)进行物质密度成像和定量分析,从而可以直接测量甲状腺的碘浓度,也可以同时测量周围其他正常组织的碘浓度,并用其比值来评估甲状腺功能。CT 能谱成像还可以对钙、铁、尿酸、脂肪等其他物质进行定量分析,在泌尿系统结石成分的分析、痛风患者痛风结节成分分析及肝脏脂肪化程度精确的定量诊断方面发挥作用。

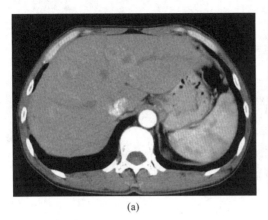 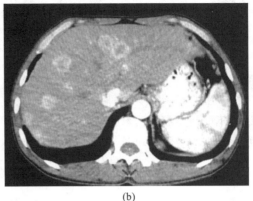

(a)                              (b)

**图 1-17  优化对比结构的显示**

(a) 常规 CT 混合能量图像隐约可见肝内结节性病变;(b) 50 keV 单能量图像与混合能量图像相比,病灶显示更清楚

4. 肿瘤的定位、定性、分级诊断与鉴别诊断  不同脏器的肿瘤、同一脏器不同组织起源的肿瘤以及同一肿瘤内的不同组织成分,它们的单能量衰减曲线不同,其物质分离图像、物质含量分布图(散点图、直方图)的表现也不一样。对这些能谱特征进行综合分析,有望在肿瘤的浸润程度、病理类型、恶性程度、淋巴结的转移及远处转移灶的诊断方面提供有效信息,在肿瘤诊断与治疗中发挥其作用。

目前,双能量 CT 技术已经在许多领域展示其临床应用价值,这些成果正在丰富着影像学内容,从而引领 CT 从单一形态学成像走向多元化成像时代。

(廖伟雄)

## 本章小结

本章介绍了 X 线、CT 和 MRI 的基本原理和设备、检查技术、图像特点和临床应用,不同成像技术的选择和综合应用,影像图像观察分析和诊断思维方法。

X 线成像包括:①X 线成像的原理和设备,包括 X 线的产生和特性,X 线成像的基本原理和数字化 X 线设备;②X 线检查技术,包括普通检查、造影检查;③X 线图像特点和临床应用。

CT 成像包括:①CT 成像的原理和设备;②CT 检查技术,包括 CT 检查方法和 CT 图像后处理技术;CT 检查方法有 CT 平扫、CT 增强扫描;CT 图像后处理技术有二维显示技术、三维显示技术和其他后处理技术;二维显示技术有多平面重组和曲面重组等,三维显示技术有最大密度投影、最小密度投影、表面遮盖显示和容积再现,其他常用的后处理技术有 CT 仿真内镜和结构分离技术等;③CT 图像特点和临床应用。

MRI 成像包括:①MRI 成像的原理和设备;②MRI 检查技术,包括 MRI 检查序列(包括自旋回波序列、反转恢复序列、梯度回波序列和平面回波成像等)、MRI 对比增强技术、磁共振血管成像技术、磁共振水成像技术、磁共振波谱技术、功能性磁共振成像(包括扩散加权成像、灌注加权成像和脑功能定位成像)技术等;③MRI 图像特点和临床应用。

图像观察分析与诊断思维方法包括:①影像图像观察分析方法;②医学影像诊断原则是熟悉正常、辨认异常、分析归纳、结合临床和综合诊断;③病变的观察分析应包括:病变部位、形态、大小、数目和分布、边缘、密度与信号、邻近器官和结构变化、器官功能改变、强化特点和动态发展等。

各种成像技术的比较和综合应用包括:①基于各种成像技术的原理不同,首先要有针对性地选用易于检出病变且诊断价值高的成像技术;②不同成像技术的综合应用也十分重要,常根据初查结果,进一步选用其他成像技术,发挥它们的各自优势,则能显著提高诊断的准确率。

## 思考题

1. 简述 X 线成像的基本原理。
2. X 线防护有哪些基本原则?
3. 简述 X 线、CT 和 MRI 图像特点。
4. CT 包括哪些常用的图像后处理技术?
5. 试述不同医学成像技术的临床应用价值。
6. 发现异常影像学表现时,需要分析和归纳哪些诊断要素?

# 第二章 呼吸系统

影像学检查是呼吸系统疾病检查和诊断的重要手段。因为胸部具有良好的自然对比,X线平片和CT检查对呼吸系统疾病的诊断及鉴别诊断起着非常重要的作用。MRI检查对软组织分辨率高和具有流空效应,常用于纵隔病变的定位和定性诊断。

## 第一节 影像学检查技术

呼吸系统疾病的影像学检查主要包括X线检查、CT检查和MRI检查。三种检查各具优势,在临床中应注意选择合适的方法进行检查。

### 一、X线检查

**1. 胸部透视** 胸部透视操作方便、费用较低,可以多方位观察器官的形态和动态变化,对于观察心脏、大血管的搏动情况,鉴别肺内肿块囊实性以及观察膈肌运动和纵隔摆动等具有一定的意义。但胸部透视影像对比度和清晰度不高,对于密度差别较小、厚度较大的部位显示不清。目前,仅作为胸部X线摄影的补充检查。

**2. 胸部X线摄影** 胸部X线摄影是呼吸系统最常用、最基本的检查方法;常用的摄影体位有后前位、侧位、前后位和前弓位。胸部X线摄影能明确大部分肺部及胸膜的病变。X线摄影的优点是影像对比度和清晰度较高,可以客观记录,便于复查对照。

### 二、CT检查

**1. 平扫检查** 平扫是CT检查常规应用方法。对于大多数胸部病变,平扫检查多可明确诊断。常规行横断面扫描,获取胸部各个横断层面的肺窗和纵隔窗图像。其中,肺窗主要显示肺组织及其病变;纵隔窗主要显示纵隔结构及其病变,并用于观察肺组织病变的内部结构,确定有无钙化、脂肪和含气成分等。

**2. 增强检查** 通常是在平扫检查发现病变的基础上进行,对病变的定位与定性诊断有较大帮助。方法是经静脉快速注入含碘对比剂,并根据需要选择不同的注射速率、不同扫描期相(不同的延迟时间),对感兴趣部位进行连续或间歇性横断面扫描。增强检查适用于:鉴别肺和纵隔病变的血管与非血管性病变;了解病变的血供;明确纵隔病变与心脏大血管的关系等。

**3. 后处理技术** 对于平扫和增强检查发现的病变,常应用不同的后处理技术,目的是更好地显示病变,发现病变特征,确定病变位置及其在三维方向上与毗邻结构的关系,为病变的诊断和临床治疗提供更多的信息。后处理技术多种多样,应根据病变平扫和增强检查表现和后处理目的进行选用,常用后处理技术如下:

(1)薄层面重组技术:是对 MSCT 扫描采集的容积数据,重组为 0.3~2.0 mm 层厚图像的后处理技术;若应用高分辨率算法则其效果相当于 CT 逐层扫描的高分辨率 CT(HRCT)图像。薄层面重组技术消除了部分容积效应的影响,提高了图像的空间分辨率,有利于观察细微病灶;常用于评估肺结节,对于弥漫性肺间质病变及支气管扩张等病变也有较高的诊断价值。

(2)多平面重组技术:应用 MSCT 容积数据,重组为冠状、矢状或任意倾斜方位的体层图像,目的是进一步显示病变与毗邻结构的关系。

(3)支气管树成像:是利用 MinIP 技术获得全气管和支气管树整体观图像的方法,可以旋转观察;用于检查气管和支气管病变,如支气管肿瘤、支气管扩张等。

(4)CT 仿真内镜:应用软件对 MSCT 容积数据进行处理,可在显示屏上产生模拟纤维支气管镜进、出和转向效果;主要用于观察支气管腔内的改变,但不能进行组织活检。

(5)肺结节分析技术:应用灰度直方图技术能够获得整体结节内不同 CT 值体素的比例;肺结节容积定量技术可自动量化结节的容积,通过不同检查时间结节容积的对比,就能计算出结节的倍增时间。肺结节分析技术对肺结节的良、恶性鉴别有一定帮助。

**4. 低剂量 CT** 低剂量 CT(low-dose CT,LDCT)是在 CT 扫描时通过适当降低电压与电流、增加螺距、减少扫描次数及结合相关图像后处理技术等,在保证图像质量能满足诊断要求的情况下,尽可能减少患者接受的辐射剂量。由于胸部具有良好的天然对比,因此胸部是低剂量扫描应用的最佳部位。目前胸部低剂量 CT 主要应用于肺癌的筛查。

### 三、MRI 检查

**1. 平扫检查** 常用的扫描序列有自旋回波序列、梯度回波序列、反转恢复序列,常规先行平扫检查,获得横断面 $T_1WI$ 和 $T_2WI$ 图像。为了多方位观察病变,可行冠状位和(或)矢状位成像。平扫检查能够发现纵隔和胸壁病变,其中少数病变如囊肿性病变,可以明确诊断。MRI 检查对纵隔和肺内较大结节或团块病变有重要价值,如应用脂肪抑制序列(抑脂序列)有助于含脂肪病变如畸胎瘤的诊断;扩散加权成像则为肿块病变的良、恶性鉴别提供了有价值信息。

**2. 增强检查** 对于平扫检查发现的胸部病变,大多需行 MRI 增强检查,以进一步评价病变的血供情况,确定是否存在囊变或坏死,明确病变与大血管的关系等。增强检查常为胸部病变的诊断与鉴别诊断提供有价值的信息。

(刘荔萍)

 ## 第二节　正常影像学表现

### 一、正常 X 线表现

胸部 X 线图像是胸部各种组织和器官重叠的影像,因而胸部摄影常规体位为正位(后前位)和侧位,认识胸部 X 线片(简称胸片)上各种组织结构的正常 X 线表现是胸部疾病 X 线诊断的基础。

（一）胸廓

正常胸部 X 线影像是胸壁软组织、骨骼、心脏大血管、肺、胸膜和膈肌等结构的综合投影。一些胸壁软组织和骨骼可以投影于肺野内,注意不要误诊为病变。正常胸廓左右对称。

**1. 软组织**　在胸片上需要注意观察的软组织主要有以下几种(图 2-1)。

（1）胸锁乳突肌:由两侧颈部斜向内下,在肺尖处形成倒"八"字形,呈外缘清晰致密的阴影。

（2）锁骨上皮肤褶皱:为锁骨上皮肤和皮下软组织的影像,显示为锁骨上缘 3～5 mm 宽的条带状阴影,与锁骨平行。

（3）胸大肌:胸大肌发达的男性,于两肺中野中外带显示扇形淡薄密度增高影,下缘较清晰,斜向外上与腋部皮肤褶皱相连。

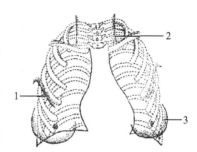

图 2-1　胸廓软组织影
1-胸大肌;2-胸锁乳突肌;3-乳房

（4）乳房及乳头影:青春期后的女性乳房影重叠于两肺下野,呈对称分布的半圆形高密度影,下缘清晰,向上逐渐变淡。第 5 前肋间水平有时可见小圆形致密影,大多两侧对称,为乳头影;诊断时需要注意与肺内小结节鉴别。

**2. 骨骼**　骨性胸廓由肋骨、肩胛骨、锁骨、胸骨和胸椎组成。

（1）肋骨:肋骨自后上斜向前下走行,后肋较平直,一般第 6 肋骨的前端相当于第 10 肋骨后端的高度。第 1～10 肋骨前端由软骨与胸骨相连,软骨在胸片上不显影;仅钙化时可见斑片状、条状不规则高密度影。有时可见颈肋、叉状肋或肋骨联合,为先天性变异。

（2）肩胛骨:胸片正位图像上,两肺上野外带有时可见肩胛骨内缘的影像,边界较清晰,诊断时注意与胸膜病变相鉴别。

（3）锁骨:一般两侧锁骨影像对称,呈横"S"形,上下边缘光整。内侧缘与胸骨柄构成胸锁关节,内端下缘有时可见半圆形凹陷,为菱形韧带附着处,称为"菱形窝"。

（4）胸骨:胸片正位图像上,胸骨和纵隔影重叠,仅可见部分胸骨柄影像。胸片侧位图像中,胸骨位于肺野前方,胸骨柄、胸骨体交界处向前突出为胸骨角,此位置相当于第 2 肋前端,常作为定位的标志。

（5）胸椎:胸片正位图像上仅能显示第 1～4 胸椎,其余胸椎均与纵隔重叠,偶可见纵隔外高密度横突影。

（二）气管和支气管

**1. 气管**　气管腔呈低密度影像,边界清楚;正位图像上与脊柱重叠。气管长为 10～13 cm,宽为 1.5～2.0 cm,上缘起于喉部环状软骨下缘,相当于第 6～7 颈椎水平,下缘相当于第 5～6 胸椎水平,分为左、右主支气管。气管分叉部下壁形成隆突,称为气管隆突;分叉角度为 60°～85°,一般不超过 90°。

**2. 支气管及其分支**　左主支气管细长,斜行向下,长为 4～7 cm,与垂直轴的夹角为 40°～55°;右主支气管短粗,长为 1～4 cm,走行较陡直,与垂直轴的夹角为 20°～30°。左、右主支气管分出段支气管,两肺叶段支气管的分支及命名见表 2-1。

表 2-1　两肺叶段支气管的分支及名称

| 左　肺 | | 右　肺 | |
|---|---|---|---|
| 上叶支气管 | 1+2 尖后段支 | 上叶支气管 | 1 尖段支 |
| | 3 前段支 | | 2 后段支 |
| | | | 3 前段支 |
| | 4 上舌段支 | 中叶支气管 | 4 外侧段支 |
| | 5 下舌段支 | | 5 内侧段支 |

续表

| 左　　肺 | | 右　　肺 | |
| --- | --- | --- | --- |
| 下叶支气管 | 6 背段支 | 下叶支气管 | 6 背段支 |
| | 7＋8 前内基底段支 | | 7 内基底段支 |
| | 9 外基底段支 | | 8 前基底段支 |
| | 10 后基底段支 | | 9 外基底段支 |
| | | | 10 后基底段支 |

**（三）肺**

**1. 肺野**　肺野指充满气体的两肺在 X 线胸片上表现为均匀一致的透亮区域。临床上为了便于病灶定位,通常将两侧肺野分别纵向分为三等份,称为内、中、外带;通过第 2、4 肋骨前端下缘画一条水平线,分为上、中、下野;这样肺野就分成九个区域(图 2-2)。此外,习惯上将第 1 肋骨外缘以内的部分称为肺尖区,锁骨以下至第 2 肋骨外缘以内的部分称为锁骨下区。

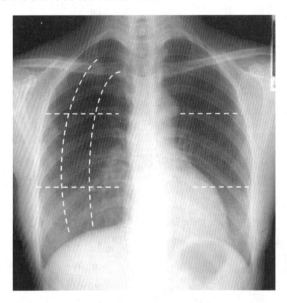

图 2-2　肺野分区 X 线示意图

**2. 肺门影**　肺门影是肺门部肺动脉、肺静脉、支气管和淋巴组织在 X 线胸片上的复合投影。肺门位于两肺中野内带,一般左肺门较右肺门高 1～2 cm。两侧肺门均可分为上、下两部。在胸片正位像上,右肺门上部由上肺静脉干、上肺动脉、下肺动脉干后回归支构成;右肺门下部由下肺动脉干构成,宽度不超过 15 mm;右肺门上、下部相交形成一个钝角,称为肺门角。左肺门上部由左肺动脉弓形成,显示为边缘光滑的半圆形影,需要与肺门肿块鉴别;左肺门下部由下肺动脉及其分支构成。侧位图像上,两肺门大部分结构重叠,呈逗号状。右肺门偏前,前缘为右上静脉干,后上缘为左肺动脉弓,逗号的尾巴由两下肺动脉干构成。

**3. 肺纹理**　肺纹理指在胸片上由肺门向肺野分出的树枝状阴影,由肺动脉、肺静脉、支气管、淋巴管以及结缔组织支架构成;主要有肺动脉、肺静脉显影。肺动脉影一般密度较高,分支逐渐变细,分支间夹角为锐角,呈放射状走行;肺静脉影密度较淡,分支不均匀,分支角较大,略呈水平状走行。

**4. 肺叶**　肺叶叶间裂由分隔而成,右肺分为上、中、下三肺叶,左肺分为上、下两肺叶。叶间裂菲薄,正常胸片上一般不显影,但借叶间裂的大致走行常可推断各肺叶的大致位置(图 2-3)。

（1）右肺:①叶间裂:斜裂在侧位片上,上端起自第 4、5 胸椎水平,向前下方斜行并止于前肋膈角后方 2～3 cm 处。水平裂在正位片上大约在第 4 肋前端平面,呈水平方向指向肺门角;侧位片上大约从斜裂中部水平走向肺的前缘。②肺叶:在侧位片上,以斜裂和水平裂为界,上肺叶位于前上部,中肺叶位于前下部,下肺叶位于后下部;在正位片上,以水平裂为界可区分上肺叶与中肺叶,但上肺叶下部与下肺叶上部

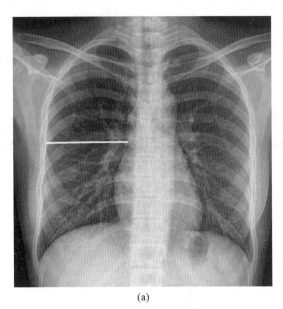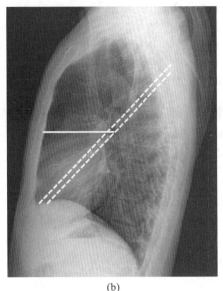

(a)　　　　　　　　　　　　　　　(b)

**图 2-3　右肺叶间裂 X 线示意图**

(a) 正位胸片,实线为水平裂走行;(b) 侧位胸片,实线为水平裂走行,虚线为斜裂走行,前虚线为左侧斜裂,后虚线为右侧斜裂

重叠,中肺叶与下肺叶下部重叠。

(2) 左肺:①叶间裂:斜裂在侧位片上,上端起自第 3、4 胸椎水平,向前下方斜行,止于膈面前肋膈角处。②肺叶:在侧位片上,以斜裂为界,上肺叶位于前上部,下肺叶位于后下部;在正位片上,上肺叶下部与下肺叶上部重叠。

(3) 肺副叶:肺副叶属于肺分叶的先天变异,是由副裂深入肺叶内而形成,常见的有奇叶、下副叶(心后叶)等。

**5. 肺段**　每个肺段支气管及其所属的肺组织称为支气管肺段,简称肺段。每个肺叶由 2～5 个肺段组成。每个肺段有其单独的肺段支气管,肺段通常呈圆锥形,尖端指向肺门,底部朝向肺的外围。X 线片不能显示肺段的界限;但病理情况下,单独肺段受累,可显示肺段轮廓。

肺段的命名与其相应的支气管名称一致。右肺上叶分为尖段、后段和前段,中叶分为外侧段和内侧段,下叶分为背段、内基底段、前基底段、外基底段和后基底段;左肺上叶分为尖后段和前段,舌叶分为上舌段和下舌段,下叶分为背段、前内基底段、外基底段和后基底段。

**6. 肺实质和肺间质**　肺实质是指具有气体交换功能的含气间隙及结构,包括呼吸性细支气管、肺泡管、肺泡囊、肺泡及肺泡壁。肺间质是指肺的结缔组织所构成的支架和间隙,包括支气管、小叶间隔、肺泡间隔、血管及其周围的结缔组织。

(四)纵隔

纵隔位于胸骨之后、胸椎之前,介于两肺之间;上至胸廓入口,下达膈肌,两侧为纵隔胸膜和肺门。正常纵隔居中,在卧位或呼气时短而宽,立位或吸气时窄而长。

纵隔的分区有助于判断纵隔病变的来源和性质。纵隔的分区方法有多种,主要有四分法、六分法和九分法,目前最常用的为六分法。六分法,即在侧位胸片上,从胸骨角至第 4 胸椎下缘画一水平线,将其分为上纵隔、下纵隔;以气管、升主动脉及心脏前缘的连线作为前、中纵隔的分界线,再以食管前壁及心脏后缘连线作为中、后纵隔的分界;从而将上、下纵隔各分为前、中、后三区,共六区。

(五)膈

膈为胸腹间薄的肌腱性间隔,一般呈圆顶状,轮廓光整。胸片正位像,两侧横膈均呈圆顶状,内侧高外侧低;膈内侧与心脏形成心膈角,外侧与胸壁间形成肋膈角。横膈一般位于第 9、10 后肋水平,相当于第 6 前肋间隙;通常右膈比左膈高 1～2 cm。侧位图像上,横膈前面高后面低,前端与前胸壁形成前肋膈角,后部明显向后、下倾斜,与后胸壁形成后肋膈角;后肋膈角是站立位时胸腔最低点。

透视下可观察膈的运动状态。平静呼吸时,横膈运动幅度为 1~2.5 cm;深呼吸时可达 3~6 cm,横膈运动两侧大致对称。横膈的局部发育较薄弱或张力不均时,向上呈一半圆形凸起,称为局限性膈膨升;因膈肌附着于不同的肋骨前端,深吸气时,受肋骨的牵引横膈可呈波浪状,称为"波浪膈"。这两者为常见的变异。

## 二、正常 CT 表现

胸部的组织密度差异很大,主要包括含气的肺组织、脂肪组织、肌肉组织及骨组织。胸部 CT 常规检查时,需要肺窗和纵隔窗观察肺野和纵隔情况;有时还需采用骨窗,以观察胸部骨骼的情况。胸部 CT 图像通常是胸部不同层面的横断面图像,必要时可行冠状面及矢状面图像重组。

(一)胸壁

胸壁结构一般左右对称,包括软组织和骨骼。

**1. 胸壁肌肉**  前胸壁的外侧有胸大肌与胸小肌覆盖;女性被检者可见乳房,在脂肪影衬托下其内的腺体组织呈树枝状或珊瑚状致密影。后胸壁肌肉包括脊柱两旁的背阔肌、斜方肌、大小菱形肌、肩胛提肌以及肩胛骨周围的肩胛下肌、冈下肌等。

**2. 胸部骨骼**  胸骨柄呈前凸后凹的梯形,胸骨体呈长方形,胸骨剑突多呈三角形致密影。胸椎在 CT 上可分辨为椎体、椎板、椎弓、椎管、横突、棘突、小关节突和黄韧带。CT 横断面上可同时显示多根肋骨的部分断面。第一肋软骨可钙化,若钙化影突向肺野内,应与肺内病变鉴别。肩胛骨于胸廓背侧呈长形斜条状结构,前方可见喙突,后方可见肩峰及肩关节盂的一部分。必要时可行螺旋 CT 三维重组,立体显示胸部骨骼。

(二)肺

**1. 肺野**  CT 图像上,两肺表现为大致对称的低密度阴影,其中可见由中心向外围走行的高密度肺血管分支影,由粗变细;上下走行或斜行的血管表现为圆形或椭圆形的断面影。两侧主支气管、叶支气管、段支气管与部分亚段支气管呈管状或条状低密度影(图 2-4)。肺动脉与同级别的支气管相伴走行,两者的断面直径相近。

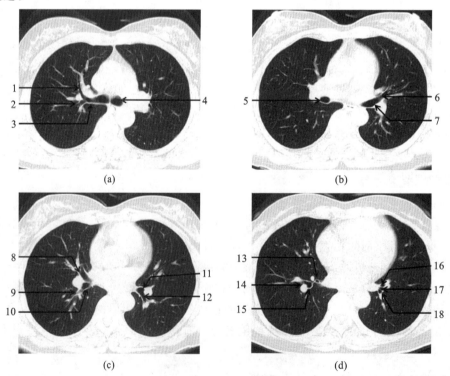

**图 2-4  肺部典型层面支气管 CT 解剖**

1-右上叶前段支气管;2-右上叶后段支气管;3-右上叶支气管;4-左主支气管;5-中间支气管;6-左上叶舌段支气管;7-左上叶支气管;8-右中叶支气管;9-右下叶背段支气管;10-右下叶支气管;11-左下叶支气管;12-左下叶背段支气管;13-右下叶内段支气管;14-右下叶前段支气管;15-右下叶支气管;16-左下叶内前段支气管;17-左下叶外段支气管;18-左下叶后段支气管

**2. 肺门** 肺门影主要由肺动脉、肺叶动脉、肺段动脉以及伴行的支气管与肺静脉构成,分为右肺门与左肺门。右肺动脉在纵隔内分为上、下肺动脉,继续分出肺段动脉分支;左肺动脉跨越左主支气管分出左上肺动脉后延续为左下肺动脉。肺静脉包括两上肺静脉干和两下肺静脉干,均汇入左心房。

**3. 肺叶和肺段** 在 CT 横断面图像上,各肺叶的位置主要是依据叶间裂,即两肺斜裂和右肺水平裂的位置关系来确定的。两侧斜裂的后方为下叶,右侧斜裂前方从上至下分别为上叶和中叶,而水平裂将右肺中、下叶分隔;左侧斜裂前方为上叶和舌叶。各肺段之间没有明确边界,在 CT 上只能依据叶间裂、肺段支气管、肺段动静脉的分支走行来判定。

**4. 肺小叶** 肺小叶由小叶间隔、小叶核心和肺小叶实质组成。常规 CT 扫描时,一般不能显示肺小叶;在 HRCT 上,正常小叶间隔呈薄而直的线状影。肺小叶多呈多边形或锥体形,底部朝向胸膜,尖部指向肺门;大多数完整的肺小叶分布于肺的周边,每个肺小叶的大小为 10~25 mm(图 2-5)。

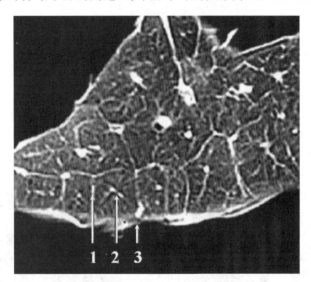

**图 2-5 肺离体标本肺小叶 CT 示意图**
1-小叶间隔;2-小叶中心动脉;3-胸膜

**(三)胸膜**

正常胸膜菲薄,CT 上无法显示;但叶间胸膜可显示,是 CT 图像上划分肺叶的主要标志。两斜裂在普通 CT 扫描时呈无肺纹理的"透明带",在 HRCT 扫描时呈高密度的"线状影"(图 2-6)。水平裂呈三角形或椭圆形无或少肺纹理区。

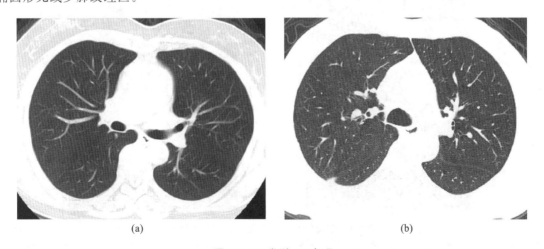

(a)                 (b)

**图 2-6 正常裂 CT 表现**
(a) 常规 CT,叶间裂表现为缺乏血管透明带;(b) HRCT,叶间裂呈细线状

（四）纵隔

CT 显示纵隔内结构较平片有明显优势。主要通过纵隔窗来观察纵隔内的组织结构，分为前、中、后纵隔三部分观察。

**1. 前纵隔** 位于胸骨后方，心脏大血管之前，主要有胸腺组织、淋巴组织、脂肪组织和结缔组织。胸腺位于上纵隔血管前间隙，略呈三角形，分左右两叶，随年龄增长萎缩、密度减低；10 岁以下胸腺外缘多隆起，10 岁以上外缘常凹陷，20～30 岁外缘平直，密度低于肌肉，30～40 岁胸腺密度明显降低，60 岁以后几乎被脂肪组织替代。

**2. 中纵隔** 为心脏、主动脉及气管所占据的部位。中纵隔结构包括气管与支气管、大血管及其分支、膈神经及喉返神经、迷走神经、淋巴结及心脏等。心腔内血液与心肌密度相等，所以图像上不能区分。CT 横断面上，根据解剖结构，心脏四腔的位置为左心房位于心脏后上方，右心房居右，右心室居前，左心室位于前下偏左。心包呈线状致密影。在左、右心膈角区有时可见三角形心包脂肪垫影。

中纵隔淋巴结多数沿气管、支气管分布，主要有气管旁淋巴结、气管支气管淋巴结、奇静脉淋巴结、支气管肺淋巴结、隆突下淋巴结等。CT 可显示正常淋巴结，直径多小于 10 mm。通常将淋巴结直径 11～14 mm 视为临界性，≥15 mm 视为病理性，≥20 mm 多为恶性或转移性。CT 不能显示走行于纵隔内的神经。

**3. 后纵隔** 为食管前缘之后，胸椎前及椎旁沟的范围。后纵隔内有食管、胸导管、降主动脉、奇静脉、半奇静脉及淋巴结等。

正常纵隔典型层面大血管 CT 解剖见图 2-7。

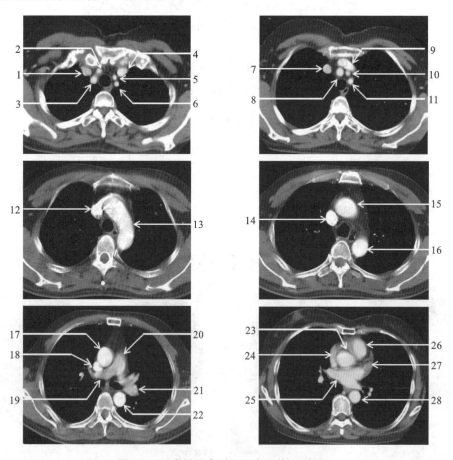

**图 2-7 正常纵隔典型层面大血管 CT 解剖**

1-右头臂静脉；2-右颈总动脉；3-右锁骨下动脉；4-左头臂静脉；5-左颈总动脉；6-左锁骨下动脉；7-右头臂静脉；8-头臂干；9-左头臂静脉；10-左颈总动脉；11-左锁骨下动脉；12-上腔静脉；13-主动脉弓；14-上腔静脉；15-升主动脉；16-胸主动脉；17-升主动脉；18-右肺上静脉；19-右肺动脉干；20-肺动脉主干；21-左肺动脉干；22-胸主动脉；23-升主动脉；24-右心房；25-左心房；26-右肺动脉干；27-左心耳；28-胸主动脉

（五）膈

横膈的前部附着于剑突与两侧肋骨上，呈光滑或波浪状线形影。横膈的后下部形成两侧膈肌脚，右侧者附着于腰 1～3 椎体的前外侧，左侧附着于腰 1～2 椎体的前外侧，表现为椎体两侧弧形软组织影，有时右侧较厚。

### 三、正常 MRI 表现

（一）胸壁

胸壁肌肉在 $T_1WI$ 和 $T_2WI$ 上均呈较低信号。肌腱、韧带、筋膜在 $T_1WI$ 和 $T_2WI$ 上均呈低信号。脂肪组织在 $T_1WI$ 上呈高信号，$T_2WI$ 上呈较高信号。肌肉间可见线状的脂肪组织信号及流空的血管影。

胸骨、胸椎、锁骨和肋骨的骨皮质在 $T_1WI$ 和 $T_2WI$ 上均显示为低信号，骨松质因含有脂肪，显示为较高信号。

（二）气管和支气管

气管和支气管腔内为气体，无 MRI 信号。气管和支气管壁在 MRI 图像上不易分辨，其轮廓由管腔周围的脂肪组织形成的高信号勾画衬托。

（三）肺

MRI 图像中，正常肺野基本呈黑影。肺动脉、肺静脉均呈管状无信号影，肺门部的支气管也呈无信号影；在应用快速梯度回波序列时，肺动、静脉均呈高信号影，有助于鉴别。

（四）纵隔

胸腺在 MRI 图像中，信号较均匀，$T_1WI$ 上信号强度低于脂肪，$T_2WI$ 上信号强度与脂肪相似。血管腔内无信号。气管与支气管无信号。食管壁的信号强度与胸壁肌肉相似。

淋巴结在 $T_1WI$ 和 $T_2WI$ 上均表现为中等信号的小圆形或椭圆形结构，通常前纵隔淋巴结、右侧气管旁淋巴结、右气管支气管淋巴结、左上气管旁淋巴结及主、肺动脉淋巴结和隆突下淋巴结较易显示。

（五）膈

在冠状面及矢状面图像上，膈的高度和形态能较好显示，呈弧形线状影，信号强度低于肝、脾的信号强度。横断面图像上膈肌脚显示清楚，呈较纤细、向后凹陷的曲线状软组织信号影，前方绕过主动脉，止于第 1 腰椎椎体的外侧缘。

（刘荔萍）

# 第三节 异常影像学表现

### 一、异常 X 线表现

（一）肺部病变

**1. 渗出性病变** 肺泡腔内的渗出是机体对急性炎症的反应。病理改变为肺泡腔内的气体被血管渗出的液体、细胞成分所取代，形成肺实变。渗出性病变多见于各种急性炎症、渗出性肺结核、肺出血及肺水肿等。

X 线表现：①病变呈片状密度增高影，边缘模糊不清，大小不等；小范围实变可融合为大片状实变。②如扩展至叶间胸膜处则表现为以叶间胸膜为界清晰锐利的边缘。③当病变扩展至肺门附近时，可在实变的密度增高影中显示含气的支气管影，称为空气支气管征（air bronchogram）。④渗出性病变变化较快，经恰当治疗，1～2 周内可吸收（图 2-8）。

**2. 增殖性病变** 肺的慢性炎症在肺组织内形成的肉芽组织,其主要病理特点是以成纤维细胞、血管内皮细胞和组织细胞增生为主。增殖性病变多见于各种慢性肺炎、肺结核等。

X 线表现:①病变一般不大,多呈小结节状;炎性机化可为片状,炎性假瘤呈肿块状。②病变密度较高,边缘较清楚,无融合的趋势;多个病灶在一起时,病灶边界也较分明。③动态变化缓慢。

**3. 纤维性病变** 肺部慢性炎症或增殖性病变在修复愈合过程中,纤维成分逐渐替代细胞成分而形成的瘢痕,又称为纤维化;可分为局限性和弥漫性两大类。局限性纤维化常常是慢性肺炎及肺结核的愈合后果;弥漫性纤维化原因各异,多见于间质性肺炎、肺尘埃沉着病、特发性间质纤维化及结缔组织病等。

X 线表现:①局限性纤维化表现为结节状、网状、线状及索条影,密度较高,边缘清晰,走行僵直。纤维索条与正常肺纹理不同,可引起肺门、纵隔移位。②弥漫性纤维化表现为小结节、网状、线状及蜂窝状改变,呈弥漫性分布。

**4. 钙化** 变质性病变,一般发生在退行性变或坏死组织内。受到破坏的组织内钙离子以磷酸钙或碳酸钙的形式沉积称为钙化。钙化可为病变愈合的一种表现,如肺结核、淋巴结结核等;也可见于肺肿瘤,如错构瘤钙化较常见。

X 线表现:病灶呈很高密度、边缘清楚锐利的阴影(图 2-9)。根据病变不同,其形态各异:①结核表现为单发或多发斑点状钙化;②错构瘤为爆米花样钙化;③硅肺钙化多为两肺散在多发结节状钙化,淋巴结钙化呈蛋壳样改变。

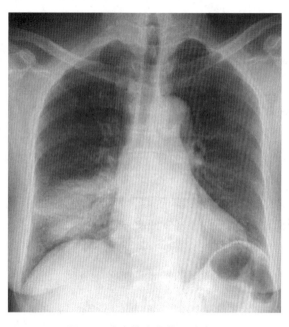

图 2-8　渗出性病变的 X 线表现

右下肺野大片状密度增高影,边缘模糊

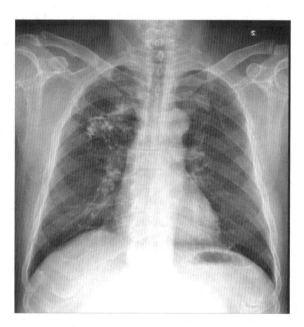

图 2-9　钙化 X 线表现

右上肺野斑点及斑片状高密度影,边缘清楚锐利

**5. 结节与肿块** 一般认为肺内结节直径≤3 cm,直径>3 cm 者则为肿块。肺内结节或肿块可单发,也可多发;单发者常见于肺癌、结核球、炎性假瘤等,多发者见于肺转移瘤等。

良性肿块多有包膜,常为边缘光滑的球形,呈膨胀性生长,生长缓慢,无坏死(图 2-10)。恶性肿块呈浸润性生长,形状不规整,边缘可有分叶或出现毛刺征等,生长速度快(图 2-11);较大的恶性肿瘤中央易发生坏死、液化形成厚壁空洞,以鳞状细胞癌多见。结核球易出现钙化,周围常伴卫星灶。

**6. 空洞与空腔** 空洞是肺内病变组织发生液化坏死,坏死组织经支气管引流排出,吸入气体后形成的透亮区;见于肺结核、肺脓肿、肺癌、霉菌病等。

根据洞壁的厚度可分为以下三种:①无壁空洞:又称虫蚀样空洞,为大片致密阴影中多发的边缘不规则的虫蚀状透亮区,常见于干酪性肺炎。②薄壁空洞:洞壁厚度≤3 mm,表现为边界清晰、内壁光滑的类圆形透亮区,常见于肺结核。③厚壁空洞:洞壁厚度>3 mm,表现为圆形、椭圆形或不规则的厚壁透亮影,常见于肺癌、肺结核及肺脓肿(图 2-12)。

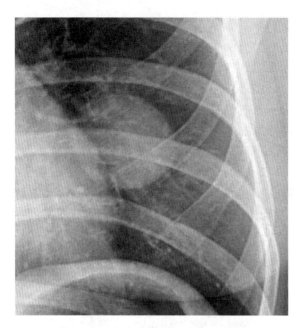

**图 2-10 肺良性肿块 X 线表现**

肺内圆形肿块,边缘光滑

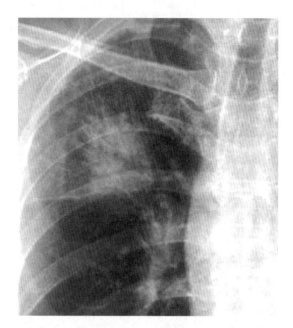

**图 2-11 肺恶性肿块 X 线表现**

肺内不规则肿块,边缘见毛刺征

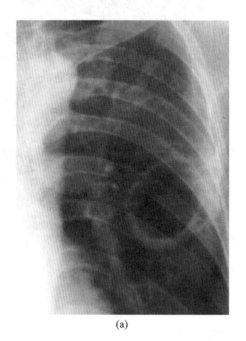

(a)

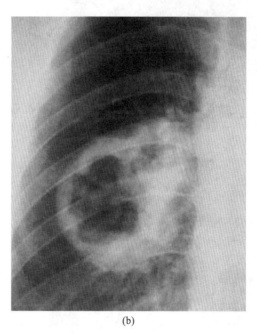

(b)

**图 2-12 肺部空洞 X 线表现**

(a)薄壁空洞;(b)厚壁空洞

空腔是指肺内生理腔隙的病理性扩大,如肺大泡、肺囊肿及肺气囊等都属于空腔。X 线表现为囊壁菲薄而均匀的圆形透亮区,腔内一般无液体,囊壁周围肺组织无异常。

**7. 肺间质改变** 肺间质改变是指以侵犯肺间质为主的病变。病理改变可以是渗出或漏出、炎性或肿瘤浸润、肉芽或纤维结缔组织增生等。常见于感染、癌性淋巴管炎、肺尘埃沉着病、结缔组织病、特发性肺间质纤维化及间质肺水肿等。

X 线表现:①较大的支气管、血管周围的间质病变表现为肺纹理增粗、模糊、紊乱;②发生于小支气管、血管周围间质及小叶间隔的表现为网格状、细线状或蜂窝状影。

**(二)支气管病变**

支气管病变主要为支气管阻塞性改变,由腔内阻塞或腔外压迫所致。腔内阻塞的原因为异物、肿瘤、炎性狭窄、结核、分泌物淤积、水肿、先天性狭窄等;腔外压迫阻塞主要由邻近肿瘤或肿大淋巴结压迫所致。阻塞的病因、程度和时间不同,可引起不同的表现。部分阻塞可引起阻塞性肺气肿,完全阻塞可引起阻塞性肺不张。

**1. 阻塞性肺气肿** 可分局限性和弥漫性阻塞性肺气肿,是指局部肺叶、一侧肺或两侧肺过度充气、体积异常增大的状态,可伴有不可逆性肺泡壁的破坏。

(1)局限性阻塞性肺气肿:一个较大支气管发生的部分阻塞,产生的活瓣作用,吸气时支气管管腔略有扩张空气进入,呼气时空气不能完全呼出,致使阻塞远侧肺泡过度充气。X线表现为肺部局限性透亮度增高,肺纹理稀疏变细;其范围取决于阻塞的部位,常见于一侧或一个肺叶的肺气肿(图2-13)。

(2)弥漫性阻塞性肺气肿:系终末细支气管慢性炎症、狭窄或痉挛,形成活瓣性呼气性阻塞,终末细支气管以远的肺泡过度充气,可伴有肺泡壁破坏。常见于慢性支气管炎及支气管哮喘。X线表现:①两肺透亮度增高,肺纹理稀疏、纤细、变直;②胸廓呈桶状,肋骨走行变平,肋间隙增宽;③横膈低平,活动度降低;④心影狭长呈垂位心型,心后间隙增宽(图2-14)。

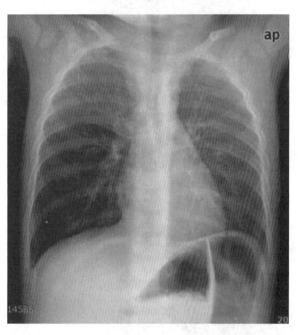

图2-13 局限性阻塞性肺气肿X线表现
右中下肺野透亮度增高,肺纹理稀疏,右膈肌下移

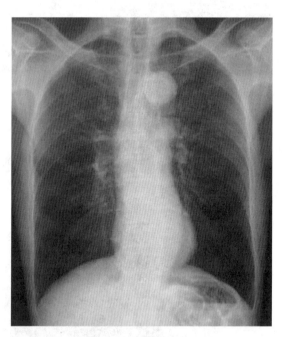

图2-14 弥漫性阻塞性肺气肿X线表现
双侧肺野透亮度增高,膈肌低平,心脏呈垂位心型

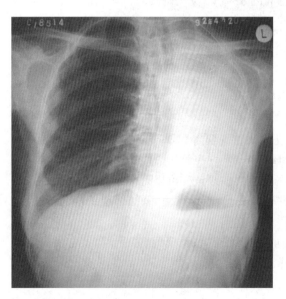

图2-15 左侧肺不张X线表现

**2. 阻塞性肺不张** 系支气管完全阻塞后,肺内气体在24 h内被吸收,使相应肺部分或全部无气而不能膨胀导致肺体积缩小。肺不张的影像学表现与阻塞部位、阻塞时间和肺内是否存在病变有关。

(1)一侧性肺不张:为一侧主支气管完全阻塞所致。X线表现:①患侧肺野呈均匀一致密度增高影;②患侧胸廓塌陷,肋间隙变窄;③纵隔向患侧移位;④患侧膈肌升高;⑤健侧代偿性肺气肿(图2-15)。

(2)肺叶不张:为肺叶支气管完全阻塞所致。肺叶不张的共同特点为:①肺叶体积缩小,密度增高,相邻叶间裂向患处移位,肋间隙变窄;②纵隔及肺门可不同程度地向患部移位;③邻近肺叶可出现代偿性肺气肿(图2-16)。

(三)胸膜病变

**1. 胸腔积液** 各种疾病累及胸膜均可产生胸腔积液。X线检查可确定积液的量和位置,但无法区分其性

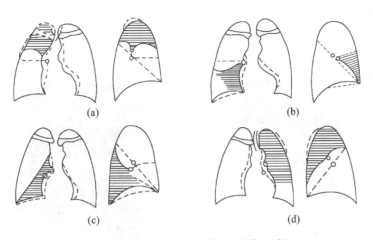

**图 2-16 各叶肺不张示意图(实线区域)**
(a)右上叶肺不张;(b)右中叶肺不张;(c)右下叶肺不张;(d)左上叶肺不张

质。根据液体在胸膜腔内是否可以随体位移动,可分为游离性胸腔积液和局限性胸腔积液。

(1)游离性胸腔积液:根据液体量的多少,可分为以下三种:①少量胸腔积液:胸腔积液量在 250 mL 左右。在立位胸片上,最初仅表现为患侧肋膈角变浅、变钝;随积液量增加,可依次封闭外侧肋膈角,掩盖膈顶,进而呈外高内低的弧形凹面,其上缘在第 4 肋前端以下。②中等量胸腔积液:在立位胸片上,液体上缘在第 4 肋前端以上,第 2 肋前端以下。患侧中下肺野呈大片状均匀致密影,上缘为外高内低、边缘模糊的弧线影,肋膈角及膈面消失(图2-17)。③大量胸腔积液:在立位胸片上,液体上缘达第 2 肋前端以上,表现为患侧肺野呈大片均匀致密阴影,有时或仅见肺尖透明;并可见肋间隙增宽,横膈下降,纵隔向健侧移位。

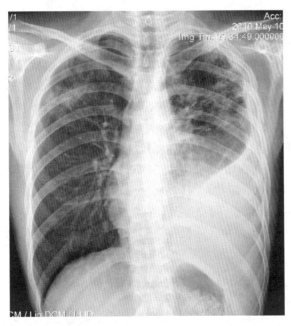

**图 2-17 左侧中等量胸腔积液 X 线表现**
左侧中下肺野高密度影,上缘达第 4 肋前端,呈外高内低弧线影

(2)局限性胸腔积液:脏、壁层胸膜发生粘连而使积液局限于胸腔的某一个部位。影像学表现与积液位置有关,包括以下三种:①包裹性胸腔积液:多见于侧后胸壁,在切线位上表现为自胸壁向肺野突出的半圆形或扁丘状阴影,其上下缘与胸壁夹角呈钝角,边缘光滑,密度均匀(图2-18);非切线位观察时,表现为肺野内片状密度增高影。②叶间胸腔积液:积液局限于水平裂或斜裂内,表现为沿叶间裂方向分布的梭形致密影,密度均匀,边缘清楚(图2-19)。③肺底胸腔积液:积液位于肺底与横膈之间的胸腔,以右侧

多见;被积液推向上的肺下缘呈圆顶状,形似横膈升高。肺底胸腔积液所致的"横膈升高"最高点位于偏外 1/3 处,且膈肋角深而锐利;仰卧位透视或摄影,积液流向后胸腔,使患侧肺野呈均匀密度增高影;膈肌位置显示正常。

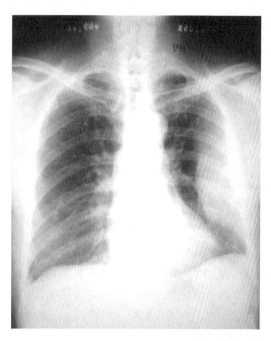

**图 2-18　左侧包裹性胸腔积液 X 线表现**
自左胸壁呈扁丘状向肺内突出高密度影

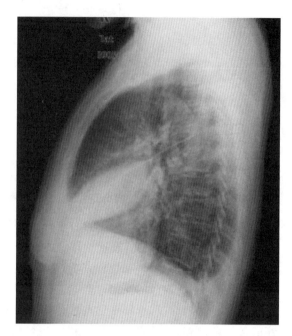

**图 2-19　叶间胸腔积液 X 线表现**
侧位胸片示斜裂前下部梭形致密影

**2. 气胸与液气胸**　因脏层或壁层胸膜破裂导致气体进入胸腔,称为气胸。胸腔内液体与气体同时存在,称为液气胸。气胸区表现为气体密度,内无肺纹理。①少量气胸时,气胸区位于肺野外带呈新月状或带状,同时可见被压缩肺的边缘。②大量气胸时,气胸区可占据肺野的中外带,内带为受压缩的肺组织,呈密度均匀软组织影(图 2-20);同侧肋间隙增宽,横膈下降,纵隔向健侧移位。③液气胸时,立位胸片可见横贯一侧胸腔的气-液平面;如胸膜粘连时,可形成局限性或多房性液气胸。

**3. 胸膜肥厚、粘连及钙化**　胸膜炎性纤维素渗出、肉芽组织增生、外伤出血机化均可引起胸膜肥厚、粘连及钙化。常见于结核性胸膜炎、脓胸、出血机化。

X 线表现:①轻度胸膜肥厚、粘连表现为患侧膈角变钝,膈变平,运动受限。②广泛胸膜肥厚、粘连表现为患侧肺野呈均匀性致密影,胸廓塌陷,肋间隙变窄,膈升高;有时有纵隔向患侧移位及脊柱侧弯等。③胸膜钙化时表现为不规则的点状、条状、片状高密度影;大量钙化呈壳状包绕于肺表面(图 2-21)。

**4. 胸膜肿块**　常见于胸膜纤维瘤、间皮瘤及转移瘤。X 线表现为半球形、扁丘状或不规则形肿块,密度均匀,边缘清楚,与胸壁的夹角呈钝角。弥漫性胸膜间皮瘤常伴有胸腔积液或肋骨破坏。

**(四)纵隔改变**

**1. 形态改变**　最常见的是纵隔影增宽。脓肿、炎症、肿瘤、出血、脂肪组织或血管性病变均可使纵隔增宽,其中以纵隔肿瘤最常见。

**2. 密度改变**　畸胎瘤并有牙齿、淋巴结结核钙化时,X 线表现为纵隔更高密度影;纵隔气肿、腹内空腔脏器疝入时,X 线表现为纵隔内出现气体密度影。

**3. 位置改变**　胸腔、肺内及纵隔病变均可使纵隔移位。胸腔积液、气胸、较大的肺肿瘤、胸膜肿瘤、偏侧生长的纵隔肿瘤等可推压纵隔向健侧移位;肺不张、肺硬化、广泛性胸膜肥厚、肺切除及胸改术后等,可牵拉纵隔向患侧移位。支气管异物引起一侧主支气管不完全阻塞时,可引起纵隔摆动。

**(五)横膈改变**

**1. 形态改变**　当膈肌局部薄弱时可出现局限性膈膨出,以右侧多见;X 线表现为横膈局限性向肺下野膨出的半圆形高密度影。结核或炎症引起膈顶胸膜粘连时,X 线表现为横膈顶呈幕状阴影。严重肺气

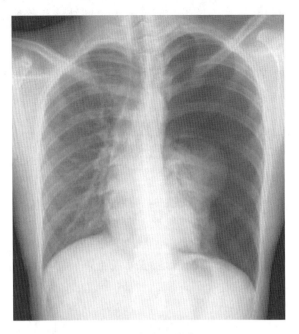

**图 2-20　气胸 X 线表现**

左侧肺野外中带呈无肺纹理的特别透亮区，

左肺被压缩至肺门，密度增高，边界清楚

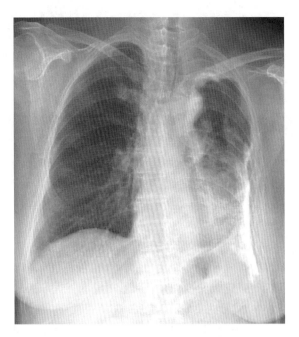

**图 2-21　胸膜肥厚及钙化 X 线表现**

左侧胸廓塌陷，肺外围并可见条状钙化影

肿时可见两侧膈肌穹隆平直或呈阶梯状改变。

**2. 位置改变**　肺不张、膈肌麻痹、肺叶切除术后、腹部巨大肿瘤等可使患侧横膈升高；明显阻塞性肺气肿时，可见两侧膈肌下降。

**3. 运动改变**　在胸部 X 线透视时观察，膈肌运动减弱或消失见于膈肌粘连、膈膨出及肺气肿等；由于肿瘤、外伤或手术等引起一侧膈神经损伤时，可见膈肌矛盾运动，即吸气时患侧膈肌位置升高，呼气时却下降，与健侧膈肌的运动恰好相反。

## 二、异常 CT 表现

（一）肺部病变

**1. 渗出性病变**　CT 肺窗上表现为片状高密度影，纵隔窗上呈软组织密度影，大的病灶内常可见空气支气管征；病灶密度均匀，边缘多显示不清，靠近叶间胸膜的边缘则可清楚显示。渗出性病变早期，肺窗上呈磨玻璃样密度，其内可见肺血管纹理影；纵隔窗上病灶可完全不显示或部分显示（图 2-22）。

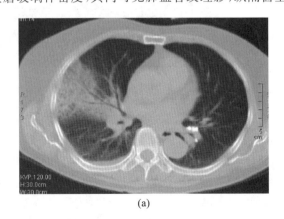

(a)

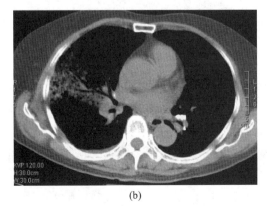

(b)

**图 2-22　渗出性病变 CT 表现**

（a）肺窗示右肺中叶见片状高密度影，边缘模糊，其内见空气支气管征；（b）纵隔窗示病灶部分显示

**2. 增殖性病变**　CT 表现多为数毫米至 1 cm 的小结节灶，密度较高，边缘清楚，即使多发病灶聚积在

一起,也无融合趋势;肺窗和纵隔窗观察,病变区密度、范围相差不大。增殖性病变常见于肺结核和各种慢性肺炎;较大的增殖性病变可呈肿块状,见于炎性假瘤。

**3. 纤维化**　局限性纤维化CT肺窗上表现为局部肺纹理增多、紊乱,可见僵直的索条状高密度影,其走行及分布均与肺纹理不同,纵隔窗病灶可不显示或部分显示;较大范围的纤维化常形成斑片状或团块状高密度影,形态多不规则,周围可见局限性肺气肿。弥漫者表现为自肺门向外伸展的条索状、网状或蜂窝状影,有时在网状影背景上可见弥漫分布的小结节影。

**4. 钙化**　CT显示钙化十分敏感,表现为形态多样、边界清楚的致密影,CT值常达100HU以上。通常钙化在病灶中所占比例越大,良性的可能性就越大。层状钙化多见于肉芽肿性病变,"爆米花"状钙化多见于肺错构瘤,肺门淋巴结蛋壳状钙化常见于尘肺。

**5. 结节与肿块**　CT显示结节和肿块的细节更加明确,分析其形态、内部结构、边缘特征等征象,常有助于定性诊断。

(1)良性者:多见于肺结核球、肺良性肿瘤、炎性假瘤、肺囊肿等。CT表现:①形态:多呈圆形或椭圆形,少有分叶。②密度:多均匀,也可见钙化、脂肪、液体和气体等。③边缘:清楚光滑,无毛刺。④增强扫描:不强化或轻度均匀性强化。

(2)恶性:多见于肺癌。CT表现:①形态:多不规则,有分叶或切迹(分叶征)。②内部结构:早期结节与肿块内部有时可见1～3mm的气体样低密度影,称为空泡征(图2-23);若肿瘤发生坏死可见偏心性空洞,洞壁凹凸不平。③边缘:可有不同程度的棘状或短而细的毛刺突起,称棘状突起或毛刺征。④邻近结构的改变:邻近胸膜的肿块由于纤维反应牵拉胸膜可形成线状或幕状阴影,称胸膜凹陷征(图2-24);肿块肺门侧可见一支或数支血管影向肿块聚拢,称血管集束征;支气管在肿块边缘呈截断或管腔狭窄改变。⑤增强扫描:多为明显均匀或不均匀强化。

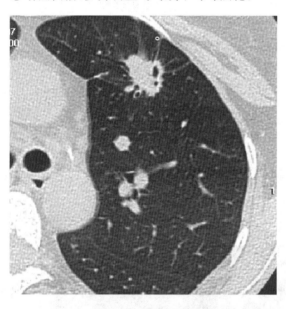

图2-23　空泡征CT

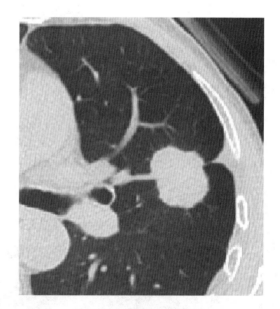

图2-24　胸膜凹陷征CT

**6. 空洞与空腔**　CT观察空洞应当注意以下内容:①空洞的壁:薄壁空洞多呈圆形、边缘清楚,壁厚薄一致,常见于肺结核;厚壁空洞可形态不一,常见于肺脓肿、肺结核和肺癌。癌性空洞常呈偏心性,内壁多凹凸不平,外壁不规则或呈分叶状(图2-25)。②空洞的内部:急性肺脓肿空洞内常见较明显的气-液平面;结核空洞和癌性空洞内通常无或仅有少量液平面。③空洞的周围:结核性空洞周围多可见纤维条索影、结节状或斑片状卫星病灶;脓肿空洞周围可有斑片状渗出性病变;癌性空洞有时可见支气管狭窄或阻塞等征象。④虫蚀样空洞:又称无壁空洞,表现为大片实变影中多发边缘不规则的虫蚀状透亮区,无洞壁;常见于干酪性肺炎(图2-26)。

空腔表现为局限性的边缘清楚的圆形、椭圆形透亮区,壁薄常在1mm以下,一般腔内无液体,周围肺野干净。

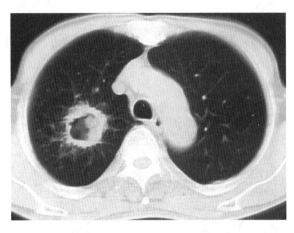

图 2-25 肺癌空洞 CT

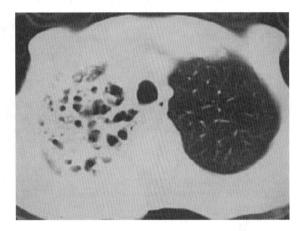

图 2-26 虫蚀样空洞 CT

**7. 肺间质改变** CT 对肺间质病变的检出很敏感,尤其是 HRCT 更有诊断价值。CT 可以发现早期轻微纤维化,显示小叶间隔增厚等细微改变。①肺间质病变初期:小叶间隔增厚,常表现为与胸膜相连的线状影,长为 1～2 cm,病变明显时可呈多角形的网状影。②肺间质病变进展期:由于广泛性小叶间隔增厚,相邻增厚的小叶间隔相连,在胸膜下 1 cm 以内,可见与胸壁平行的弧线状影,长为 2～5 cm,称胸膜下线。③肺间质病变晚期:两中、下肺野的胸膜下区可见蜂窝状影并可向内累及中、内带和向上累及上肺野(图 2-27)。

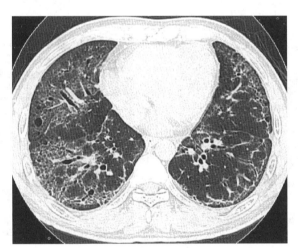

图 2-27 弥漫性肺纤维化 CT 表现

两肺弥漫性分布网状、蜂窝状影,并可见胸膜下线形成

## (二)支气管改变

**1. 阻塞性肺气肿** 基本表现类似 X 线胸片所见,但显示各种征象更敏感。CT 可分辨不同病理类型的肺气肿:①小叶中心型肺气肿:表现为小圆形低密度区,位于小叶中央。②全小叶型肺气肿:为广泛密度减低区,肺血管影变细、稀疏。③间隔旁型肺气肿:为胸膜下局限性低密度区,一般直径在 1 cm 以内。④瘢痕旁型肺气肿:为肺纤维化及瘢痕病变周围的异常扩张的含气腔隙。

**2. 阻塞性肺不张** CT 可充分显示肺体积缩小、邻近结构移位等肺不张的基本征象。①肺叶不张:CT 表现与 X 线所见相仿(图 2-28);②一侧全肺不张:表现为一侧肺完全实变呈软组织密度影,肺体积缩小,主支气管影消失;纵隔、心脏向患侧移位,健侧肺代偿性肺气肿并疝入患侧胸腔。

## (三)胸膜病变

**1. 胸腔积液**

(1)游离性胸腔积液:少量、中等量胸腔积液 CT 表现为后胸壁下弧形窄带状或新月形液性密度影,边缘光滑整齐,局部肺组织可轻度受压(图 2-29)。大量积液 CT 表现为整个胸腔几乎被液体样密度影占

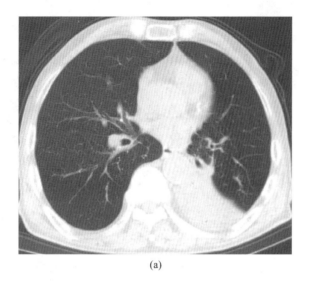 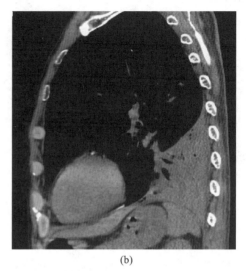

(a)          (b)

**图 2-28 左下叶肺不张 CT 表现**

（a）轴位肺窗示左下肺呈楔形高密度影、向内侧脊柱靠拢；（b）同一病例，矢状位 MPR 纵隔窗示左肺下叶缩小呈楔形
软组织密度影，靠近后胸壁，膈肌升高

据，受压的肺组织于肺门处呈软组织密度影，纵隔向健侧移位。

（2）包裹性胸腔积液：多见于侧、后胸壁，CT 表现为自胸壁向肺野突出的凸透镜形液性密度影，与胸
壁呈钝角，邻近胸膜可有增厚，局部肺组织可受压（图 2-30）。

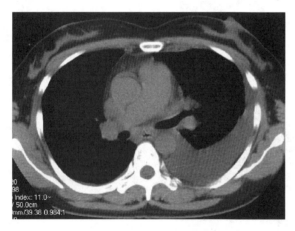 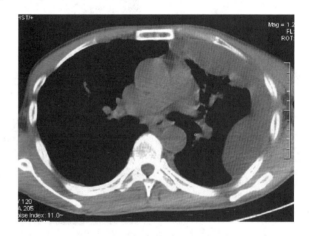

**图 2-29 游离性胸腔积液 CT**

左侧后胸腔内缘见新月形液性密度影积聚

**图 2-30 包裹性胸腔积液 CT**

左侧前外侧胸壁内缘突向肺野的液性密度影，基底宽而紧贴胸壁

（3）叶间胸腔积液：为叶间裂位置的梭形液性密度影。积液量大时可呈肿块状，其两端的叶间胸膜常
有增厚。矢状位或冠状位 MPR 重组易于明确诊断。

**2. 气胸与液气胸**

（1）气胸：肺窗上表现为肺外上侧带状无肺纹理的低密度透亮区，其内侧可见与胸壁平行的弧形细线
状软组织密度影为脏层胸膜。肺组织可有不同程度萎缩，气体多时整个肺被压缩至肺门呈团块状；纵隔
向对侧移位（图 2-31）。

（2）液气胸：仰卧位检查时液体位于背侧，气体游离到腹侧，可见明确的液-气平面。

**3. 胸膜肥厚、粘连及钙化**

（1）胸膜肥厚：CT 表现为沿胸壁带状软组织影，薄厚不均，表面多欠光滑，增厚大于 2 cm 和纵隔胸膜
增厚提示恶性。胸膜粘连常与胸膜肥厚并存。

（2）胸膜钙化：多呈点状、弧形或带状高密度影，CT 值接近骨骼。

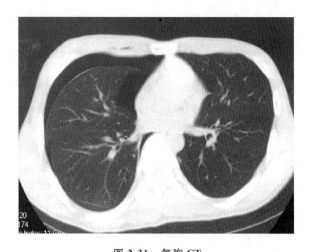

**图 2-31 气胸 CT**

右侧胸腔肺外侧呈新月状气体区,其内侧为细线状的脏层胸膜

（四）纵隔改变

**1. 形态改变** 常见的形态改变为纵隔增宽,见于炎症、出血、心脏大血管的异常扩张或纵隔内有较大占位。CT 检查可明确纵隔占位的部位、形态和边缘情况等。

**2. 密度改变** 实性病变平扫表现为软组织密度影,CT 值为 50～70HU,增强扫描良性病变多均匀强化,恶性病变多不均匀较明显强化。囊性病变平扫为圆形、类圆形液体密度影,CT 值为 10～20HU,增强扫描仅可见囊壁轻度强化。脂肪密度病变平扫 CT 值为 －120～－30HU,与周围组织分界清楚,增强扫描仅可见其内的血管影。血管性病变增强检查可明确显示动脉瘤、动脉夹层及附壁血栓。

**3. 位置改变** 纵隔向患侧移位见于肺不张、广泛的胸膜增厚等;纵隔向健侧移位多见于气胸、大量胸腔积液、肺内巨大肿瘤等。CT 检查多能明确纵隔移位的原因。

### 三、异常 MRI 表现

（一）肺部基本病变

**1. 渗出性病变** MRI 对液体的显示较敏感,肺泡腔内的渗出性病变在 $T_1WI$ 上表现为片状略高信号影,边缘不清楚,$T_2WI$ 上呈较高信号影。

**2. 增殖性病变** MRI 表现为圆形或类圆形的小结节灶,数毫米至 1 cm,中等强度信号,边界较清晰。

**3. 纤维化** 小病灶显示不清或不显示,比较大的病灶在 $T_1WI$ 和 $T_2WI$ 上均呈中等或略低信号。

**4. 钙化** MRI 上呈无信号影,较大的钙化灶表现为信号缺损区。

**5. 结节与肿块** 肿块内的成分决定 MRI 信号。慢性肉芽肿、干酪样结核或错构瘤等由于含有较多纤维组织与钙质,在 $T_1WI$ 和 $T_2WI$ 上均呈低信号;肺癌或转移瘤 $T_2WI$ 多呈高信号。囊性病变在 $T_1WI$ 上呈低信号,在 $T_2WI$ 上呈高信号;血管性肿块由于流空效应表现为无信号。MRI 易于发现肺周围部的结节影,对肺门部结节与流空的血管影也易于鉴别。但 MRI 对显示肿块中的钙化、空泡征、空气支气管征不如 CT,对肿块的分叶、毛刺等重要征象也不易观察。

**6. 空洞与空腔** 空洞内多为气体,在 $T_1WI$ 和 $T_2WI$ 上均呈低信号影,空洞壁的信号则因病变性质、病程长短等而不同。MRI 对空腔显示不佳。

**7. 肺间质改变** MRI 上多不能显示网状及细线状影,较大纤维化病灶在 $T_1WI$ 和 $T_2WI$ 上呈中等信号。

（二）支气管病变

（1）阻塞性肺气肿显示不佳。

（2）阻塞性肺不张:肺不张在 $T_1WI$ 上多呈中等或略低信号,$T_2WI$ 上呈高信号。MRI 有助于区分肺不张内的肺门区肿块,表现为 $T_2WI$ 上肺不张的信号强度比肿块信号强度高,在 $T_1WI$ 增强图像上肺不张增强的程度较肿块更明显。

**(三) 胸膜病变**

**1. 胸腔积液**　MRI 不仅可以显示胸腔积液的存在,而且 MRI 信号可对液体的性质进行鉴别。非出血性积液在 $T_1WI$ 多呈低信号;结核性胸膜炎积液由于蛋白质含量较高在 $T_1WI$ 可呈中-高信号。胸腔积液无论何种性质,$T_2WI$ 上均呈高信号。

**2. 气胸与液气胸**　MRI 不能显示气体信号,仅能显示液气胸的液体信号。

**3. 胸膜肥厚、粘连及钙化**　MRI 对胸膜肥厚、粘连与钙化的显示不如普通 X 线和 CT。

**4. 胸膜肿块**　在 $T_1WI$ 上呈中等信号,$T_2WI$ 上呈不同程度高信号。伴有胸腔积液时可见液体信号。

**(四) 纵隔病变**

**1. 实性肿块**　$T_1WI$ 上信号强度常略高于正常肌肉组织,$T_2WI$ 上信号强度多较高。坏死组织在 $T_1WI$ 上呈低信号,$T_2WI$ 上呈明显高信号。

**2. 囊性肿块**　MRI 表现为形态规则,多为圆形或类圆形,信号均匀,边缘清楚。单纯性浆液性囊肿 $T_1WI$ 上呈低信号,$T_2WI$ 上呈显著高信号。黏液性囊肿或囊液含丰富蛋白质时,在 $T_1WI$ 和 $T_2WI$ 上均呈高信号。囊内含胆固醇结晶或出血时,$T_1WI$ 上也呈高信号。

**3. 脂肪性肿块**　$T_1WI$ 和 $T_2WI$ 上均呈高信号,应用脂肪抑制技术,脂肪性肿块由高信号变成低信号。

**4. 血管性病变**　流速慢的血液 $T_1WI$ 呈中等信号,$T_2WI$ 呈高信号。流速很快的血液 $T_1WI$、$T_2WI$ 均为无信号影。

(刘荔萍)

# 第四节　支气管疾病

## 一、慢性支气管炎

慢性支气管炎(chronic bronchitis)是一种由多种病因引起的,支气管黏膜及其周围组织的慢性非特异性炎症,是常见的呼吸道疾病。多见于老年人。

**【病理与临床】**

病理改变:①黏膜炎性改变:支气管黏膜充血、水肿、糜烂,黏液腺体增生肥大、分泌亢进。②肺纤维化改变:支气管周围间质纤维化可引起小血管的扭曲、变形,肺泡壁纤维化可形成纤维小结节。③小支气管阻塞:较小的支气管管壁软骨变性萎缩,导致支气管塌陷、分泌物淤积,从而产生支气管不完全阻塞;肉芽组织与纤维组织增生导致管壁增厚及管腔狭窄,也可导致支气管不完全性阻塞。

临床上冬季好发,早期主要表现为慢性咳嗽、咳白色泡沫样痰,合并感染时咳黄色脓性痰;晚期表现为气急、呼吸困难、心悸等。

**【影像学表现】**

**1. X 线表现**

(1) 早期 X 线检查无异常征象。

(2) 当病变发展到一定阶段,表现为:①肺纹理改变:主要表现为肺纹理增多、紊乱、扭曲及变形,以两肺中下野显著(图 2-32);合并肺实质性炎症时,表现为两肺多发斑片状阴影。②弥漫性肺气肿:表现为双侧肺野透亮度增高,肋间隙增宽,心脏呈垂位型心,膈肌低平(图 2-33)。③肺动脉高压:表现为肺动脉段膨出,近肺门处肺血管纹理增粗(右下肺动脉横径超过 15 mm),而外围分支细、少。

**2. CT 表现**　①支气管改变:支气管管壁增厚,管腔不同程度狭窄或扩张。②肺气肿改变:表现为肺

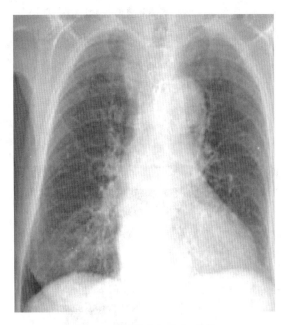

图 2-32　慢性支气管炎 X 线

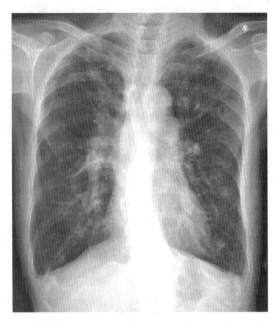

图 2-33　慢性支气管炎合并肺气肿 X 线

透亮度增高,小血管影稀疏、细小。③肺泡炎性改变:合并感染时肺内可见散在斑片状阴影。④肺间质纤维化改变:肺纹理增多、紊乱,可呈网格状,以肺外周明显。⑤肺动脉高压:中心肺动脉明显扩张,但周围小动脉纤细减少,呈残根状。

【诊断与鉴别要点】

慢性支气管炎影像学无特征性表现,但结合临床上多年咳嗽、咳痰的病史,一般不难做出提示性诊断。本病需与支气管扩张、间质性肺炎等相鉴别。

**1. 支气管扩张**　慢性支气管炎与单纯轻度柱状支气管扩张 X 线影像十分类似,诊断时需要结合临床症状;若出现囊状阴影,提示支气管扩张的可能。

**2. 间质性肺炎**　病变以两肺门区及中、下肺野分布为主,呈弥漫分布的网状影、小片状影、小结节影,并有小叶间隔增厚等改变。

## 二、支气管扩张

支气管扩张(bronchiectasis)是指支气管腔内径不可逆的异常扩大。好发于儿童及青壮年。近年来随着急、慢性呼吸道感染的恰当治疗,其发病率呈减少趋势。

【病理与临床】

病因可为先天性和后天性,多数为先天性。后天性常见的病因是慢性或反复发作性感染,也可继发于肿瘤、黏液、异物等引起的气道阻塞或外力的牵拉。其主要发病机制为:①支气管管壁组织破坏:多由慢性感染引起。②支气管内压增高:由于支气管腔内分泌物淤积,和(或)长期剧烈咳嗽。③外在性牵引:多因肺不张及肺纤维化牵拉支气管壁形成。

根据支气管扩张的形态可分为三型:①柱状支气管扩张:扩张支气管的远端与近端宽度相似。②囊状支气管扩张:扩张支气管的远端呈球囊状改变。③曲张型支气管扩张:支气管扩张的程度略大于柱状,支气管形态不规则,形似曲张的静脉。三种类型可同时混合存在或以其中一种为主。

临床上三大主要症状为咳嗽、咳痰和咯血,并发感染时咳大量脓臭痰,伴发热、胸痛等。如病变广泛,可有胸闷、气促、呼吸困难、发绀及杵状指等。

【影像学表现】

**1. X 线表现**　轻度支气管扩张 X 线检查无异常,较严重支气管扩张可表现为肺纹理增粗、模糊、紊乱,或呈蜂窝状透亮影,合并感染时可见小斑片状模糊阴影(图 2-34)。

**2. CT 表现**　CT 检查为目前诊断支气管扩张最常用的检查方法。

（1）柱状支气管扩张：病变支气管管腔增宽，直径大于与其伴行的肺动脉，管壁增厚。当支气管走行与 CT 扫描层面平行时，增厚的支气管管壁呈双轨状改变，称"轨道征"（图 2-35）。当支气管与 CT 扫描层面垂直时，扩张的支气管呈圆形透亮影，与伴行的肺动脉共同形成"印戒征"。

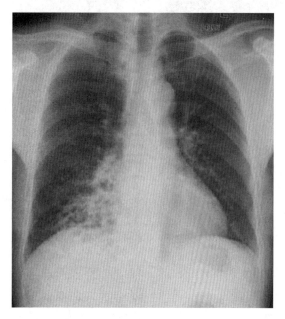

**图 2-34　支气管扩张 X 线**

右下肺多发薄壁小囊透光区，聚集成蜂窝状

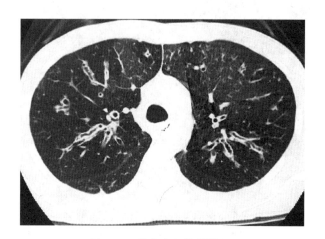

**图 2-35　柱状支气管扩张 CT**

HRCT 示双肺柱状支气管扩张呈"轨道征"

（2）囊状支气管扩张：分布较集中，支气管远端呈球囊状膨大，多发囊腔阴影呈蜂窝状或葡萄串状改变；合并感染时囊壁增厚，囊内可见气-液平面（图 2-36）。

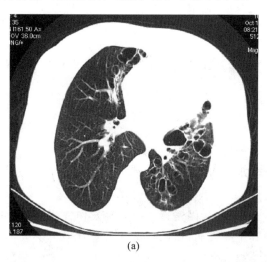

(a)

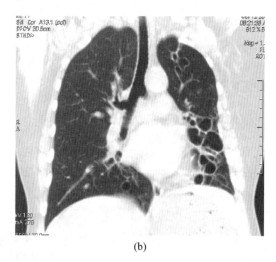

(b)

**图 2-36　囊状支气管扩张 CT**

(a)、(b)左肺上下叶及右肺中叶见多发大小不等薄壁囊腔透亮影，部分囊内有气-液平面

（3）曲张型支气管扩张：表现为扩张的支气管管腔粗细不均，管腔形态不规则，可呈串珠状。如扩张的支气管腔内充满黏液，则表现为棒状或结节状高密度影，称"指状征"。

**【诊断与鉴别要点】**

绝大多数支气管扩张，根据影像学表现并结合临床咳嗽、咳痰和咯血病史，即可诊断为本病。同时能清楚地反映病变的大体病理形态以及病变的范围、并发症的情况；但有时需与慢性支气管炎和多发性肺囊肿等病变鉴别。

**1. 慢性支气管炎**　严重的慢性支气管炎有时伴有支气管扩张，影像学表现可见肺纹理增粗、模糊，肺气肿、肺纤维化与肺感染的征象，其临床症状也有所不同。

**2. 多发性肺囊肿**　囊肿相对较大,囊壁相对较薄,囊腔内一般无液平面,周围肺野多无感染征象。

## 三、支气管异物

支气管异物(bronchus foreign body)是外来物体经气管进入并停留于支气管内;多见于儿童,是儿科常见急诊疾病。常见的异物为花生、瓜子、豆粒等植物性异物和义齿、金属制品等。

【病理与临床】

异物引起的病理改变主要是机械性阻塞、异物的损伤刺激和继发感染等。由于异物的刺激,可引起支气管黏膜充血、水肿或肉芽组织增生;还可引起阻塞性肺气肿、阻塞性肺不张和阻塞性肺炎改变。

临床上当异物吸入时患儿均有刺激性呛咳,并可有呼吸困难、喘鸣等症状,异物进入支气管后可出现一段无症状期,可被忽视而拖延诊治;并发肺部感染时可出现发热、咳嗽、咳痰等症状。

【影像学表现】

**1. X线表现**

(1)直接征象:不透X线的金属等异物在透视及胸片上可直接显示其形态、大小与位置。

(2)间接征象:是诊断支气管可透X线异物的重要依据。①阻塞性肺气肿:表现为相应部位肺野透亮度明显增高,肺纹理稀少;呼气时表现明显。②阻塞性肺不张:支气管被异物完全阻塞可引起所属的一侧肺、肺叶或肺段的不张,表现为一侧肺或某个肺叶、肺段的透亮度减低、密度增高及肺叶体积缩小,纵隔向患侧移位。③阻塞性肺炎:若异物在支气管内阻塞存留时间较长,则可发生相应肺叶或肺段的炎症,表现为相应肺叶或肺段呈密度不均匀的片状影,边缘模糊。④纵隔摆动:当一侧支气管发生不完全性阻塞时,呼气、吸气时两侧胸腔内压力失去平衡,使纵隔发生两侧摆动。纵隔摆动一般在透视下即可观察到,也可分别摄深吸气和深呼气相对比观察。

**2. CT表现**　CT对显示异物的直接征象、间接征象及其并发症的敏感性和特异性均较高,明显优于胸部透视或X线平片,比较适合儿童支气管异物的急诊检查。MSCT结合多种图像后处理能更直观地显示支气管异物(图2-37)。

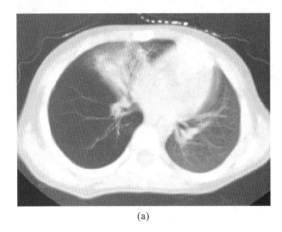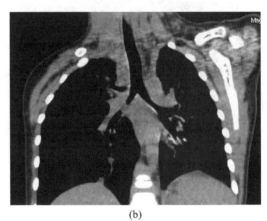

(a)　　　　　　　　　　　　　　　　　(b)

**图 2-37　右侧中间支气管异物 CT**

(a)轴位肺窗显示右肺中叶阻塞性炎症,呈大片状高密度影,边缘模糊,右下叶肺气肿,纵隔向健侧移位;
(b)MPR 图像纵隔窗显示右侧中间段支气管阻塞

【诊断与鉴别要点】

X线检查可明确诊断不透X线的支气管异物;对可透X线的支气管异物可通过间接征象推测其停留的位置及继发性改变;对于部分无异常X线表现的支气管异物患者则应做进一步CT检查,CT能直接显示异物的大小、形状及在气管、支气管内的准确位置。

(刘荔萍)

# 第五节 肺先天性疾病

## 一、肺隔离症

肺隔离症(pulmonary sequestration)是指胚胎时期一部分肺组织与正常肺隔离而单独发育的先天性畸形。分离的肺组织不接受肺动脉供血,仅接受体循环异常血管的供血。

【病理与临床】

肺隔离症可分为肺叶内型和肺叶外型:①肺叶内型的隔离肺组织与邻近的正常肺位于同一脏层胸膜内,内部多为囊样结构,囊内充满黏液,一般不与支气管相通,其供血动脉多来自胸主动脉,经肺静脉回流;以左下肺脊柱旁沟多见。②肺叶外型的隔离肺组织被独立的脏层胸膜包裹,病变多为实性肺组织,多由腹主动脉供血,经下腔静脉、门静脉或奇静脉回流;多位于肺下叶与横膈之间。

肺隔离症以青年人多见。患者多无症状,合并感染时可有发热、咳嗽、咳痰、胸痛,甚至痰中带血等症状。

【影像学表现】

**1. X线表现**

(1)肺叶内型:表现为肺下叶后基底段团块状密度增高影,边缘清楚,下缘多与膈相连;合并感染时,病灶与邻近支气管相通,可形成单发或多发含气的囊腔。

(2)肺叶外型:表现为下叶后基底段部位的软组织密度影,通常密度较均匀(图2-38)。

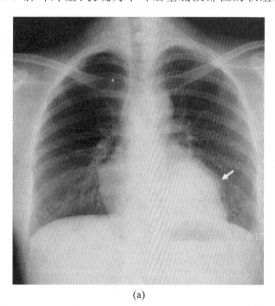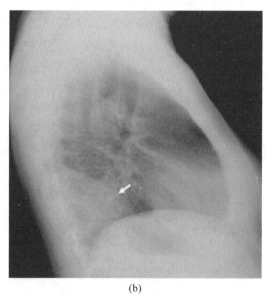

(a)　　　　　　　　　　　　　　　　(b)

**图2-38 肺隔离症X线表现**

(a)左下肺野心影重叠区密度增高影;(b)侧位示病灶位于后基底段,呈三角形致密影

**2. CT表现**

(1)平扫:①肺叶内型:表现为肺下叶后基底段、膈上区脊柱旁软组织密度影,边缘清楚,密度不均,典型者呈蜂窝状或多发囊状透光区;合并感染时,病灶边缘模糊,其内可见液-气平面。②肺叶外型:表现为边缘清楚的软组织密度影,密度多均匀。

(2)增强扫描:肺叶内型多呈不规则强化,实质部分强化明显;肺叶外型多呈均匀较明显强化。CTA可显示病灶的供血来自主动脉,此征象可确诊肺隔离症(图2-39)。

【诊断与鉴别要点】

肺隔离症好发于下肺后基底段,位于脊柱旁沟,呈类圆形软组织密度影,CT扫描可见其内囊性结构,增强扫描实质部分强化,并显示体循环供血动脉时可确诊。肺隔离症合并感染时,与肺脓肿表现相似,但

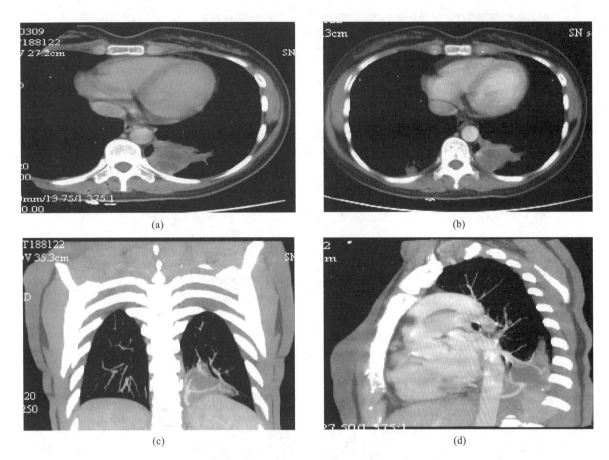

**图 2-39 肺隔离症 CT 表现**

（a）横断面平扫显示纵隔窗显示多个囊状低密度形成的不规则团块影；（b）横断面增强病灶囊性部分未见强化，边缘实性部分可见
强化；（c）和（d）增强冠状位及矢状位显示病变供血来自降主动脉

后者多发生于上叶后段或下叶背段，无异常体循环供血。

## 二、肺动静脉瘘

肺动静脉瘘（pulmonary arteriovenous fistula）又称肺动静脉畸形，是肺部的动脉和静脉直接相通而
引起的血流短路。

【病理与临床】

肺动静脉瘘的基本病理改变是扩张的动脉经过菲薄囊壁的动脉瘤样囊腔直接与扩张的静脉相连。
输入血管多为肺动脉，输出血管是肺静脉。在输入动脉的压力及血流的作用下，血管囊及异常扩张血管
逐渐扩大。

患者多无症状，常偶然发现。病变较大时主要表现为活动后呼吸困难、胸痛、心慌、气短、发绀、杵状
指及红细胞增多等。动静脉瘘破裂常见的症状为咯血。

【影像学表现】

**1. X 线表现**　单发或多发的结节状影，以单发为主，下叶多见。结节直径多为 1～3 cm，密度均匀；常
可见一支或数支粗大扭曲的血管影引向肺门，为输入血管（图 2-40）。

**2. CT 表现**

（1）平扫：表现为圆形或分叶状致密影，并常可见供血动脉及注入左心房的引流静脉。

（2）增强扫描：病灶明显强化，供血动脉及引流静脉显示更清楚，MPR、MIP 和 VR 技术可以清晰显
示供血动脉、囊状扩张的畸形血管团及引流静脉（图 2-41）。

【诊断与鉴别要点】

胸部影像学检查发现肺内结节并有条粗大扭曲的血管影与肺门相连，应考虑本病可能。CT 增强扫
描见供血动脉及引流静脉则可确诊，其影像学表现典型，结合病史，诊断多不困难。X 线平片表现需与肺

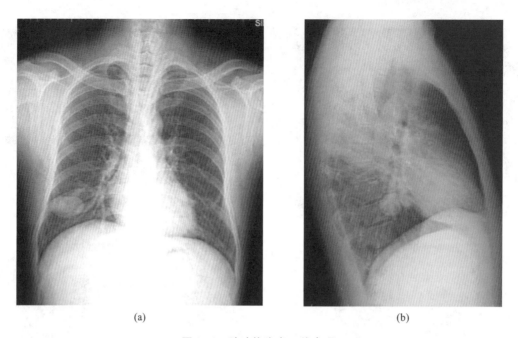

(a)
(b)

图 2-40　肺动静脉瘘 X 线表现

（a）右下肺野椭圆形结节影，密度均匀，边缘清楚，内侧缘见两条索影引向肺门；
（b）侧位示病灶位于下叶，边缘呈浅分叶

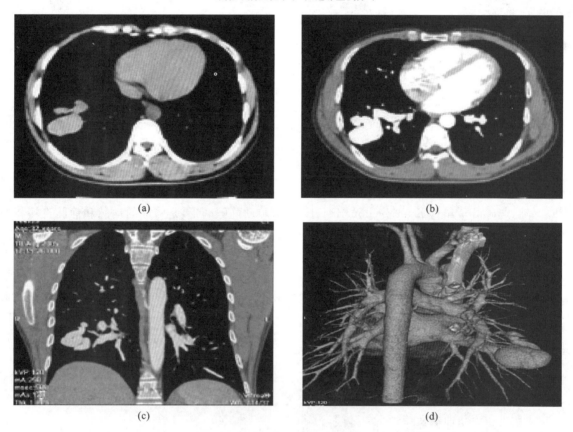

(a)
(b)
(c)
(d)

图 2-41　肺动静脉瘘 CT 表现

（a）平扫示右下肺叶椭圆形软组织密度肿块；（b）和（c）增强示肿块强化程度与邻近血管相仿，并与周围扩张迂曲的血管相
连；（d）VRT（容积再现技术）清晰显示供血肺动脉、扩张的血管团及引流的静脉

结核球、肺癌及肺良性肿瘤鉴别。肺结核球常伴卫星灶；肺癌分叶多明显，边缘常见毛刺；肺良性肿瘤无
向肺门延伸的条状阴影。

（黄静君）

# 第六节 肺部炎症

肺炎(pneumonia)是常见的肺部疾病。按病因学可分为感染性、理化性、免疫和变态反应性,其中感染性最常见。实际上单从影像学观察来判断肺炎是由何种病原体所致常有困难,但X线检查可以发现病变、确定病变部位,为观察疗效提供重要诊断信息。临床上通常根据发病的部位分为大叶性肺炎、小叶性肺炎及间质性肺炎。

## 一、大叶性肺炎

大叶性肺炎(lobar pneumonia)为细菌引起的急性肺部炎症,是细菌性肺炎中最常见的一种,主要致病菌为肺炎链球菌。炎症可累及整个肺叶或多个肺叶,也可呈肺段分布。本病多见于青壮年,在冬、春季节发病较多。

【病理与临床】

大叶性肺炎的炎性渗出主要在肺泡,而支气管及间质很少有改变。其病理改变可分为四期:①充血期:发病后1~2天,此时肺部毛细血管扩张、充血,肺泡内有少量浆液渗出。②红色肝样变期:发病后3~4天,肺泡内充满大量纤维蛋白及红细胞等渗出物,肺组织切面呈红色肝样改变。③灰色肝样变期:发病后5~6天,肺泡内红细胞减少而代之以大量的白细胞,肺组织切面呈灰色肝样改变。④消散期:发病1周后,肺泡内的纤维性渗出物开始溶解而被吸收、消失,肺泡重新充气。

临床上起病急,以突然高热、寒战、胸痛、咳嗽、咳铁锈色痰为临床特征。不同病变期间可有不同的阳性体征,如叩诊浊音,触觉语颤增强,呼吸音减低和肺部啰音等。血化验检查白细胞总数及中性粒细胞明显增高。

【影像学表现】

**1. X线表现** 大叶性肺炎的基本X线表现为不同形状及范围的渗出与实变。其X线表现与病理分期密切相关。

(1)充血期:由于很多肺泡尚充气,往往无明显异常的X线征象,或仅可见病变区局部肺纹理增强。

(2)实变期(包括红色肝样变期与灰色肝样变期):表现为斑片状、云絮状密度较均匀的阴影,形态与肺叶的轮廓相符合(图2-42)。病变叶间裂一侧显示有鲜明平直的界限,而在其余边缘则表现为模糊不清。由于实变肺组织与含气的支气管相衬托,其内有时可见透亮的支气管影,称空气支气管征。近年来,由于抗生素的广泛应用,往往使大叶性肺炎的发展被抑制,因此,临床上大叶性肺炎的典型X线表现并不多见,病变多局限在肺叶的一部分或某一肺段。

(3)消散期:实变区密度逐渐减低,由于病变的消散不均,表现为大小不等、分布不规则的斑片状阴影。炎症最终可完全吸收,或只留少量索条状阴影,少数病例可因长期不吸收而演变为机化性肺炎。

**2. CT表现** 由于CT密度分辨率高,在充血期即可发现病变区呈磨玻璃样阴影,边缘模糊,其内血管隐约可见。实变期呈大叶或肺段分布的致密阴影,在显示空气支气管征方面CT较X线胸片更清晰(图2-43)。消散期随着病变的吸收,实变阴影密度减低,呈散在大小不等的斑片状阴影。

【诊断与鉴别要点】

大叶性肺炎的影像学表现较具特征,呈某一肺叶或肺段的大片状实变,临床症状亦较典型,一般不难诊断。大叶性肺炎实变期需与肺叶不张鉴别,不张的肺叶体积缩小,叶间裂凹陷,邻近组织器官向患叶移位,而肺炎体积基本不变。大叶性肺炎消散期应与肺结核、支气管肺炎等疾病鉴别。

## 二、支气管肺炎

支气管肺炎(bronchopneumonia)又称为小叶性肺炎,常见的致病菌为链球菌、葡萄球菌和肺炎链球菌等。本病多见于婴幼儿、老年人及极度虚弱的患者或为手术后并发症。

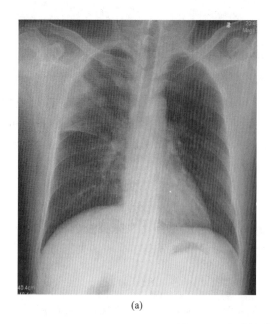
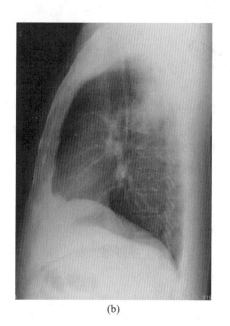

(a) (b)

**图 2-42　大叶性肺炎 X 线表现**

（a）右上肺中野云絮状密度增高影，边缘模糊，下缘清晰；（b）侧位示病灶位于上肺叶后段

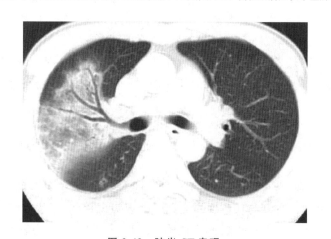

**图 2-43　肺炎 CT 表现**

右上肺叶大片状密度增高影，边缘模糊，肺实变影中示空气支气管征

【病理与临床】

支气管肺炎多由支气管炎和细支气管炎发展而来，病变以小叶为中心，经过终末细支气管延及肺泡，在支气管和肺泡内产生炎性渗出物。由于细支气管炎性充血水肿及渗出，易导致细支气管不同程度的阻塞，可引起阻塞性小叶性肺气肿、小叶性肺不张。

临床上以发热为主要症状，可有咳嗽、呼吸困难、发绀及胸痛；极度衰弱或老年患者，因机体反应力低，体温可不升高，血白细胞计数也可不增多。

【影像学表现】

**1. X 线表现**　小叶性肺炎多见于两肺中下野的内、中带，典型者表现为肺纹理增粗、模糊，沿肺纹理分布大小不一的斑点状或斑片状密度增高影，边缘较淡且模糊不清，病变呈散在分布，可融合成大片状影（图 2-44）。病灶液化坏死可形成空洞，表现为斑片状影中可见环形透亮影。

**2. CT 表现**　由于支气管炎及支气管周围炎，CT 可清晰地显示肺纹理增粗、模糊，并可见沿肺纹理分布的多发散在腺泡结节状及小斑片状实变影，或融合成大片状，边缘模糊（图 2-45）。CT 易于显示病灶中的小空洞。

【诊断与鉴别要点】

支气管肺炎好发于两中下肺的内、中带，呈多发散在的斑片影，常合并阻塞性小叶性肺不张和肺气

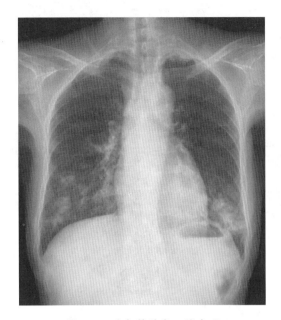

**图 2-44 支气管肺炎 X 线表现**

双侧中下肺野内、中带可见散在斑片状密度增高影,边缘模糊

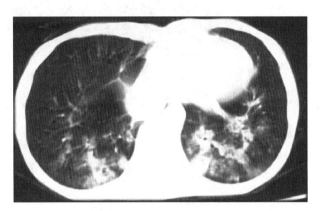

**图 2-45 支气管肺炎 CT 表现**

两下肺见散在斑点、斑片状密度增高影,边缘模糊

肿,结合临床发病人群及临床症状和体征,多可做出诊断。病灶内液化、坏死、小脓肿形成时需与肺脓肿鉴别。

### 三、间质性肺炎

间质性肺炎(interstitial pneumonia)是以肺间质炎症为主的肺炎,病因有感染性与非感染性之分。感染性间质性炎症主要由病毒感染致病。本病多见于小儿,常继发于麻疹、百日咳或流行性感冒等急性传染病。

【病理与临床】

间质性肺炎主要累及支气管和血管周围、肺泡间隔、肺泡壁、小叶间隔等肺间质,而肺泡多不受累。炎症沿间质内的淋巴管蔓延,引起淋巴管炎和淋巴结炎。终末细支气管炎可引起细支气管部分或完全阻塞,导致局限性肺气肿或肺不张。

临床上常有发热、咳嗽、气急及发绀等症状。

【影像学表现】

**1. X 线表现** 肺纹理增粗、模糊、紊乱,相互交织呈网状,其内可见斑点状密度增高影。病变以两肺中、下肺野内、中带显著,肺门影增大,密度增高,结构紊乱(图 2-46(a))。有时由于细小支气管炎症性梗阻而导致两肺弥漫性肺气肿,可见两肺野透亮度增高,膈肌低平。

**2. CT 表现** 常规 CT 可见肺纹理增粗、扭曲、相互交织呈网状影,两肺弥漫分布小片状或小结节状影,边缘清晰或模糊。在间质性肺炎早期,由于肺泡腔内少量炎性渗出,可呈磨玻璃样密度影。HRCT 可见小叶间隔及小叶中心结构增厚。肺小叶间隔增厚,表现为与胸膜相连 1～2 cm 的线状或多角形的网线影(图 2-46(b))。小叶中心增厚表现为 2～3 cm 的小结节状影。有时可见小叶肺气肿或肺不张征象。

【诊断与鉴别要点】

间质性肺炎的影像学表现缺乏特异性,X 线表现为肺纹理增粗、呈网状影及弥漫分布的小结节影,应考虑该病可能。多种病因(如结缔组织疾病、尘肺、结节病等)引起的肺间质性病变,影像学表现可相似,需结合临床进行鉴别诊断。

### 四、肺脓肿

肺脓肿(lung abscess)是由多种化脓性细菌引起的肺实质化脓性炎症。常见的病原菌为金色葡萄球菌、肺炎双球菌及厌氧菌,常为混合感染。按病程及病变演变的不同,肺脓肿分为急性肺脓肿与慢性肺

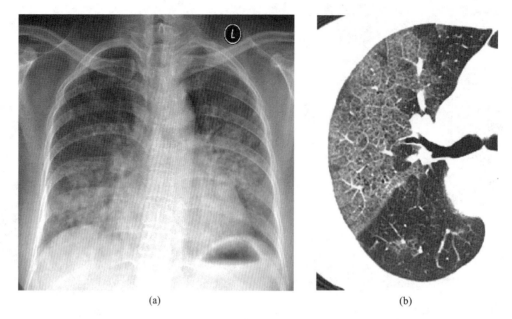

(a)　　　　　　　　　　　　　　　　　　(b)

**图 2-46　间质性肺炎 X 线、CT 表现**

（a）胸片示双侧肺野肺纹理增粗、紊乱,其内可见斑点及斑片状密度增高影,以中、下肺野明显;（b）另一病例,HRCT 示肺内磨玻璃样密度片状影,其内见网格状改变(小叶间隔增厚)

脓肿。

**【病理与临床】**

肺脓肿的感染途径可为吸入性、血源性或直接蔓延,以吸入性最常见。病原菌吸入终末细支气管或呼吸性支气管后,引起肺部急性炎性渗出,然后病灶中心发生坏死、液化,液化物经支气管排出,空气进入其内则形成空洞。急性肺脓肿若治疗不彻底可转为慢性肺脓肿,洞壁有大量肉芽组织和纤维组织增生。

急性肺脓肿发病急剧,发热、咳嗽、胸痛、咳脓臭痰或脓血痰,白细胞总数明显增加。慢性肺脓肿临床上以咳嗽、咳脓痰或脓血痰、胸痛、消瘦为主要表现,白细胞总数可无明显变化。

**【影像学表现】**

**1. X 线表现**

（1）急性肺脓肿:早期表现为大片状实变影,边缘模糊,与普通肺炎相似。病变发生液化坏死后,坏死物经支气管排出即形成空洞,空洞内壁光滑或凹凸不平,常见液平面,空洞外缘因炎性渗出而模糊（图 2-47）。

（2）慢性肺脓肿:由于炎症吸收,纤维组织和肉芽组织增生,表现为内壁光滑、外缘清楚的厚壁空洞,无或少许液平面。病变周围可有斑片或条索影,邻近胸膜可有增厚、粘连。

**2. CT 表现**　CT 能提供较 X 线胸片更为清晰的图像,发现平片不能显示或难以定性的空洞,有助于肺脓肿的早期诊断与鉴别诊断。病变早期表现为大片状实变影,边缘模糊。病灶坏死、液化呈低密度,其内可见含有气-液平面的空洞。增强扫描显示脓肿壁呈较明显的环形强化,坏死部分不强化（图 2-48）。

**【诊断与鉴别要点】**

急性肺脓肿主要表现为空洞病变,其内有气-液平面,周围有炎性渗出,结合临床起病急、高热、咳脓臭痰、白细胞总数增多等临床表现,不难诊断。慢性肺脓肿的厚壁空洞,应与肺结核空洞、肺癌空洞鉴别。肺结核空洞内多无气-液平面,周围常伴卫星病灶。肺癌空洞壁厚薄不均,内壁呈结节状凹凸不平,外缘可呈分叶状,常可见毛刺。

**五、肺炎性假瘤**

肺炎性假瘤(pulmonary inflammatory pseudotumor)的本质为增生性炎症,由多种细胞增生形成的肿瘤样团块,是慢性炎症的一种特殊大体形态。

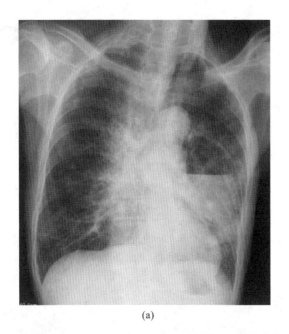
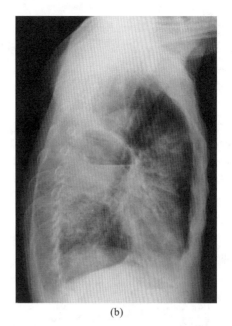

(a) (b)

**图 2-47 肺脓肿 X 线表现**

（a）左中下肺野见大片状密度增高影，边缘模糊，其内见空洞影，空洞内壁光滑，外壁模糊，空洞内可见液平面；（b）侧位示空洞位于下肺叶背段

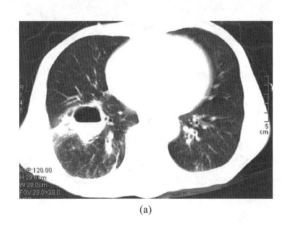
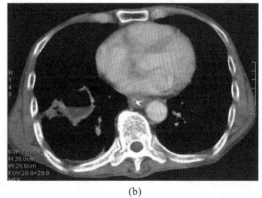

(a) (b)

**图 2-48 肺脓肿 CT 表现**

（a）平扫肺窗增强纵隔窗右肺下叶见一空洞影，空洞内壁光滑，外壁模糊，洞内可见液平面；（b）增强扫描纵隔窗示空洞壁强化

【病理与临床】

炎性假瘤是由成纤维细胞、淋巴细胞、浆细胞、异物巨细胞、组织细胞、泡沫细胞等组成的肉芽肿。病变大体形态呈肿瘤样，为圆形或椭圆形。由于炎性假瘤与肺的界面病理组织不同，可有或无假性包膜，有包膜者边缘清楚，无包膜者周围可有增殖性炎症和轻微渗出性炎症。

肺炎性假瘤发病年龄以 30～40 岁多见。常见的临床症状是咳嗽，也可无任何临床症状。

【影像学表现】

**1. X 线表现** 肺炎性假瘤可发生于两肺的任何部位，多位于肺的表浅部位。可为圆形、椭圆形、类圆形或不规则形等不同形态，多数密度均匀，直径多小于 5 cm，有假性包膜者边界清楚；部分炎性假瘤边缘可有与周围型肺癌边缘毛刺相类似的表现（图 2-49（a））。位于肺周围部的炎性假瘤，其邻近胸膜可表现为局限性增厚粘连。随访观察假瘤在数年之内可无明显增大。

**2. CT 表现** 多表现为圆形或类圆形高密度影，边缘多清晰光滑，少数可毛糙或有长毛刺样改变。病变内部密度较均匀，少数可见钙化、小空洞或充气支气管征。周围肺纹理受压移位，有时可见不规则条索影。部分患者肿块胸膜侧可见尖角样粘连带，宽基底贴近肿块，尖角指向胸膜。增强扫描大多数肿块呈较明显的均匀强化（图 2-49（b）至图 2-49（d））。

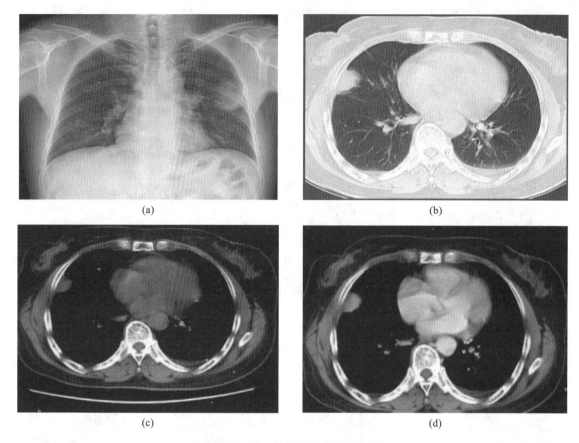

图 2-49 肺炎性假瘤 X 线、CT 表现

（a）胸片示左中肺野胸膜下圆形肿块影，密度均匀，外侧缘光滑，内侧缘可见长毛刺；（b）另一病例肺窗显示右中叶胸膜下肿块影，边缘清楚；（c）和（d）纵隔窗平扫及增强扫描示肿块呈明显均匀性强化

【诊断与鉴别要点】

肺炎性假瘤的影像学表现缺乏特征性，常位于肺表浅部位，轮廓光整，周围结构受压移位，其胸膜缘可出现尖角状粘连，动态观察长时间无变化。本病需与结核球、周围型肺癌鉴别。

（黄静君）

 # 第七节 肺 结 核

肺结核（pulmonary tuberculosis）是由结核杆菌在肺内引起的一种常见的呼吸系统慢性传染病。X线及 CT 检查在发现病变、鉴别诊断及动态观察方面均有重要作用。

【病理与临床】

肺结核的基本病变为渗出、增殖及变质性病变，三者常同时存在于同一病灶内，而以其中某一种为主。①渗出性病变：渗出性肺泡炎。②增殖性病变：结核结节肉芽肿增生，增殖性病灶须经纤维化才能愈合。③变质性病变：渗出性病灶可以融合扩大、干酪化溶解、形成空洞，并沿支气管播散，也可经过血行发生肺内以及全身性的播散。

肺结核的临床表现与感染的结核杆菌的数量、机体免疫反应和变态反应状态以及病变的发展阶段有关。有的可无任何临床症状，也可仅有咳嗽、咯血及胸痛，部分患者全身中毒症状明显，表现为低热、盗汗、乏力、食欲减退及消瘦等。

【结核病分型】

**1. 原发型肺结核（Ⅰ型）**　Ⅰ型包括原发综合征和胸内淋巴结结核。

**2. 血行播散型肺结核（Ⅱ型）** Ⅱ型包括急性粟粒型肺结核和亚急性或慢性血行播散型肺结核。

**3. 继发型肺结核（Ⅲ型）** Ⅲ型包括浸润型肺结核和慢性纤维空洞型肺结核。

**4. 结核性胸膜炎（Ⅳ型）** Ⅳ型包括结核性干性胸膜炎、结核性渗出性胸膜炎和结核性脓胸。

**5. 其他肺外结核（Ⅴ型）** 按部位及脏器命名,如骨结核、肾结核和结核性脑膜炎等。

## 一、原发型肺结核

原发型肺结核(primary pulmonary tuberculosis)为初次感染结核,包括原发综合征和胸内淋巴结结核。原发型肺结核常见于儿童,少数可见于青年。

【病理与临床】

**1. 原发综合征** 结核杆菌经呼吸道吸入后,在肺实质内产生急性渗出性肺泡炎,这种局限性炎性实变称为原发病灶。原发病灶内的结核杆菌迅速经淋巴管蔓延至所属的肺门淋巴结,引起结核性淋巴管炎和淋巴结炎。肺内原发病灶、局部淋巴管炎和所属淋巴结三者合称为原发综合征。

**2. 胸内淋巴结结核** 原发综合征的原发病灶吸收较快,结核性淋巴结炎常伴有干酪样坏死而吸收较慢,当原发灶完全吸收时,可有纵隔和(或)肺门淋巴结肿大,称为胸内淋巴结结核。肿大的淋巴结周围有炎性渗出浸润时,边缘模糊,称为炎症型;肿大的淋巴结周围炎性吸收,边缘清晰,称为结节型。

原发型肺结核临床症状多不明显,可有低热、盗汗、乏力、咳嗽、食欲减退,部分患者有高热似肺炎症状。

【影像学表现】

**1. X线表现** 原发病灶呈斑片状、云絮状密度增高影,边缘模糊,可见于肺的任何部位,病变进展可累及肺段或整个肺叶。淋巴管炎表现为自原发病灶引向肺门的一条或数条边缘模糊的条索状密度增高影。淋巴结炎表现为肺门或纵隔淋巴结肿大。原发病灶、淋巴管炎与淋巴结炎连接在一起,形成哑铃状,为典型的原发综合征表现(图2-50),但这种表现在临床上并不常见。

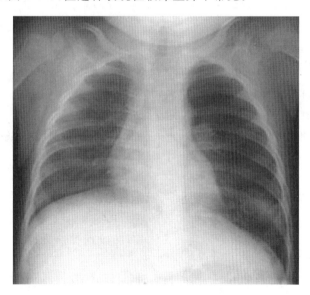

**图2-50 原发综合征X线表现**
左下肺斑片状原发病灶,左肺门淋巴结肿大,原发病灶与肺门之间见细线状影

由于淋巴结炎的吸收较原发病灶缓慢,当原发病灶完全吸收时,肺门或纵隔淋巴结肿大,即为胸内淋巴结结核。X线表现为突出于肺门、纵隔轮廓之外的结节影,伴有周围组织炎性渗出时边缘模糊,称为炎症型;结节边缘清晰,称为结节型。数个相邻淋巴结增大可呈分叶状或波浪状边缘。

**2. CT表现** CT可清楚显示原发病灶、引流的淋巴管炎和肿大的淋巴结,可发现X线平片上不能显示和难以确认的肺门及纵隔淋巴结肿大,并显示淋巴结的分布与其内部结构(图2-51),也易于显示肿大淋巴结压迫支气管引起的肺叶或肺段不张,并能敏感发现原发病灶邻近的胸膜改变。

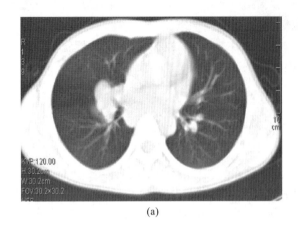
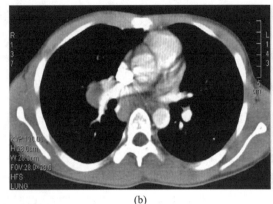

(a)　　　　　　　　　　　　　　　　　　　　(b)

**图 2-51　胸内淋巴结结核 CT 表现**

（a）肺窗显示右肺门肿块，边缘清晰；（b）增强扫描示肺门及纵隔肿大的淋巴结未见明确强化

**【诊断与鉴别要点】**

原发型肺结核表现为典型的哑铃状时，诊断不难。原发病灶需与肺炎鉴别，肺炎抗感染治疗 2～3 周内可以吸收或有明显变化，一般不伴有淋巴结肿大；肺结核原发病灶吸收缓慢，伴有肺门或纵隔淋巴结肿大。胸内淋巴结结核需与结节病鉴别，结节病肺门淋巴结肿大多为双侧对称性，CT 增强扫描呈均匀强化；胸内淋巴结结核多为一侧性，容易钙化，CT 增强扫描多呈环形强化。

## 二、血行播散型肺结核

血行播散型肺结核（hematogenous disseminated pulmonary tuberculosis）为结核杆菌进入血液循环所致。根据结核杆菌毒力、数量和机体免疫功能状况等，可分为急性粟粒型肺结核和亚急性或慢性血行播散型肺结核。

（一）急性粟粒型肺结核

**【病理与临床】**

急性粟粒型肺结核又称急性血行播散型肺结核，是大量结核杆菌一次或短时间内多次进入血液循环所致。结核杆菌经毛细血管进入肺间质，在肺间质内形成大量针尖至粟粒大小的结节，均匀分布在支气管血管束、小叶中心、小叶间隔、胸膜下间质区域，直径为 1～2 mm，为典型的增殖性病灶。

临床上多起病急骤，寒战、高热、咳嗽，或出现呼吸困难、头痛、昏睡等症状和脑膜刺激征等。

**【影像学表现】**

**1. X 线表现**　发病初期，X 线仅见肺纹理增多，约两周可见典型粟粒样结节。表现为两肺弥漫性分布的粟粒样密度增高影，直径为 1～2 mm，边缘多较清晰。其特点为病灶分布均匀、大小均匀、密度均匀，即所谓"三均匀"（图 2-52）。由于病灶数量多且分布密集，肺纹理被遮盖观察不清，两肺野密度减低呈磨玻璃样改变。病变发展，多发粟粒可融合成片状实变影。

**2. CT 表现**　CT 易显示粟粒样结节，尤其是 HRCT 更有助于急性粟粒型肺结核的早期诊断。肺窗可显示粟粒影在肺小叶中心、支气管血管束、小叶间隔、肺泡间隔及胸膜下肺间质区域广泛而均匀分布。

**【诊断与鉴别要点】**

急性粟粒型肺结核根据临床症状及典型的"三均匀"粟粒影，多可诊断。有时需与弥漫型细支气管肺泡癌、血行粟粒型转移瘤相鉴别。弥漫型细支气管肺泡癌的粟粒或结节影大小不等，分布不均，以两中下肺野为著。转移瘤有原发恶性肿瘤病史，形成的粟粒结节较急性粟粒型肺结核少且小，大小不一，分布不均，以两肺下野、肺周边部或胸膜下多见，1～2 个月内可明显增大、数量增多。

（二）亚急性或慢性血行播散型肺结核

亚急性或慢性血行播散型肺结核是由于较少量的结核杆菌在较长时间内多次进入血液循环所致。

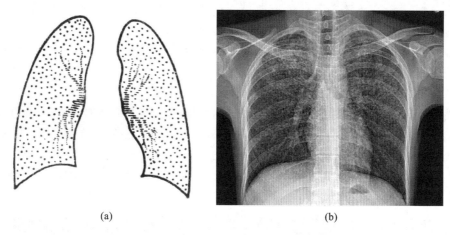

**图 2-52　急性粟粒型肺结核 X 线表现**

（a）双肺粟粒影示意图,呈"三均匀"表现;（b）X 线胸片图

【病理与临床】

亚急性或慢性血行播散型肺结核病理以增殖性病灶为主,由于病程长,并具有反复性,表现为新旧病灶自下向上依次排列。

临床上起病多不明显,可有低热、盗汗、咳嗽、咯血、乏力、消瘦等症状。

【影像学表现】

**1. X 线表现**　病灶为大小不一,从粟粒状至直径 10 mm 的小结节。病灶密度不均,病灶分布不均;两中上肺野密集,下肺野较少,陈旧性纤维、钙化灶大多数位于肺尖及锁骨下,新的渗出、增殖灶多位于下部。此即所谓"三不均匀"。少数病例粟粒病灶融合,产生干酪样坏死,形成空洞和支气管播散。

**2. CT 表现**　与 X 线表现相似,能更清晰地显示病灶大小、密度、分布的情况,可显示更细小的钙化灶及结节的融合情况。

【诊断与鉴别要点】

亚急性或慢性血行播散型肺结核的影像主要特点是多种性质病灶并存,粟粒或结节"三不均匀",结合临床多能诊断。需与弥漫型细支气管肺泡癌、转移瘤相鉴别。弥漫型细支气管肺泡癌和转移瘤均以两中、下肺野分布为主,密度较均匀。

### 三、继发型肺结核

继发型肺结核（secondary pulmonary tuberculosis）是成人肺结核中最常见的类型。多为已静止的原发病灶重新活动或外源性再度感染所致,病变多位于肺尖、锁骨下区及下叶背段。

【病理与临床】

继发型肺结核病理改变复杂多样,基本的病理改变为渗出、增殖和干酪性病变共存,互为因果。病变好转时渗出及增殖性病灶可吸收、纤维化、钙化,病变发展可发生干酪性坏死、液化,常形成空洞,可经支气管播散形成新的病灶。结核球为干酪性病变被纤维组织包裹而形成的直径为 2～3 cm 大小的球形病灶。干酪性肺炎为大量结核杆菌经支气管侵入肺组织而迅速引起的干酪样坏死性肺炎。慢性纤维空洞型肺结核病理上以纤维厚壁空洞、广泛的纤维化及支气管播散病灶为主,是结核病发展的晚期类型。

临床上轻者可无症状,病变发展可引起结核中毒症状,表现为低热、盗汗、咳嗽、咯血、乏力、消瘦等。干酪性肺炎起病急,有高热,痰菌阳性率高。慢性纤维空洞型肺结核者查体可有杵状指、患侧胸廓塌陷,痰检结核杆菌常为阳性。

【影像学表现】

**1. X 线表现**　继发型肺结核 X 线表现为与病变性质有关的多性质改变。

（1）渗出浸润为主型:多见于上叶尖后段和下叶背段,病灶表现为多发、大小不等的斑片状、小结节状及条索状病灶阴影共存,其中斑片状影边缘模糊;有时可见其内的空洞影,可呈薄壁或厚壁空洞（图 2-53(a)）。病灶还可沿支气管播散至同侧或对侧肺野,呈大小不等的斑点或斑片状影。

（2）干酪为主型：病灶以干酪样变为主，包括结核球和干酪性肺炎。①结核球呈圆形或椭圆形，单发多见，直径多为 2～3 cm，边缘清楚，轮廓光滑，密度多较均匀，部分病灶内可见环形或斑点状钙化，部分病灶内可见小空洞。结核球邻近肺野常伴有增殖性或纤维性病灶，称为"卫星病灶"。②干酪性肺炎以上叶多见，表现为肺段或肺叶的实变影，边缘模糊，与大叶性肺炎相似，高千伏摄影可见实变中有多发虫蚀样空洞，病变同侧或对侧肺野内常可见沿支气管播散的斑片状影。

（3）空洞为主型：此型亦称慢性纤维空洞型肺结核。X 线表现为单侧或双侧中、上肺野形态不规则的纤维厚壁空洞，周围伴有广泛纤维条索和形态各异、新旧不一的病灶。在同侧或对侧肺野常可见斑点状支气管播散病灶。由于广泛的纤维化牵拉，常使同侧肺门上提，肺纹理垂直向下呈垂柳状，未累及的肺野呈代偿性肺气肿。病灶邻近胸膜增厚、粘连，肺实质广泛纤维化及胸膜增厚、粘连使肺体积缩小，患侧胸廓塌陷，肋间隙变窄，纵隔向患者移位（图 2-53（b））。

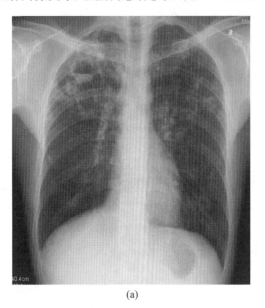
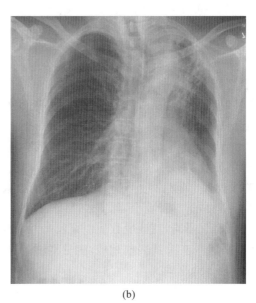

(a)                                    (b)

**图 2-53　继发型肺结核 X 线表现**

（a）浸润性肺结核，双上肺野见多发斑点、斑片状密度增高影，边缘模糊，右上肺病灶内可见小空洞；（b）慢性纤维空洞型肺结核，左上肺锁骨下区见不规则厚壁空洞影，周围有广泛的纤维条索影，左侧肺门上提，肺纹理呈垂柳状，纵隔向患侧移位

**2. CT 表现**　与 X 线表现类似。CT 可以发现胸片不能显示或难以明确的小空洞、钙化及渗出性病灶，能更清晰地显示病灶大小、形态、轮廓、内部结构及与邻近组织的结构关系，尤其有助于结核球、干酪性肺炎及结核空洞的诊断与鉴别诊断（图 2-54）。结核球 CT 增强扫描不强化或边缘轻度环形强化。干酪性肺炎实变内可见多发虫蚀样空洞。结核空洞内壁光整，液平面少见，洞周有纤维条索、斑点或斑片状卫星灶。

**【诊断与鉴别要点】**

继发型肺结核好发于两肺上叶尖后段和下叶背段，多种性质病灶共同存在是主要的影像学诊断特征。①结核球需与周围型肺癌和炎性假瘤鉴别，结核球边缘多清晰光滑，其内钙化、周围卫星灶常见，增强扫描无强化或轻度环形强化；周围型肺癌边缘多不光滑，分叶及毛刺常见，胸膜侧可见胸膜凹陷征，增强扫描较明显不均匀强化；炎性假瘤钙化较结核少见，无卫星灶，增强扫描多呈较明显均匀强化。②干酪性肺炎需与大叶性肺炎鉴别，大叶性肺炎实变内密度均匀，其内见充气支气管征；干酪性肺炎实变期密度较大叶性肺炎高且不均匀，其内见多发虫蚀样空洞，两中下肺野可见支气管播散病灶。③结核性空洞需与癌性空洞和脓肿空洞鉴别，结核空洞内壁光整，液平面少见，洞周有纤维条索、斑点、斑片状等卫星灶；癌性空洞内壁凹凸不平，可见附壁结节，外缘常见分叶及毛刺；脓肿空洞内壁可光滑或不光滑，常见液平面，外周常见边缘模糊的炎性浸润灶。

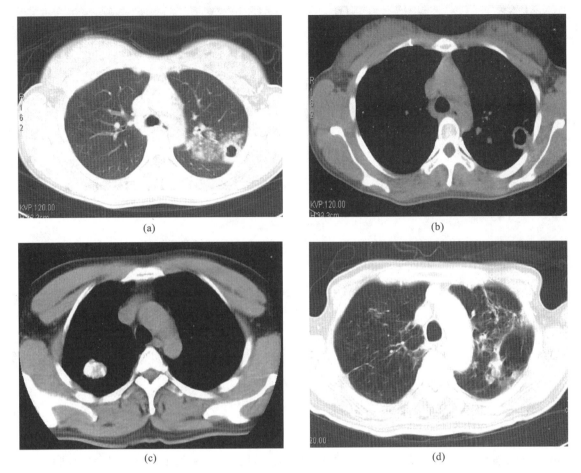

**图 2-54 继发型肺结核 CT 表现**

（a）和（b）浸润型肺结核：左上肺尖后段见斑片、斑点状不均匀密度增高影，边缘模糊，其内见薄壁小空洞；（c）结核球，右上肺见一类圆形高密度影，边缘较光滑，其内可见多量点片状钙化影；（d）慢性纤维空洞型肺结核，左上肺见薄壁空洞，周围及右上肺见广泛纤维条索影

## 四、结核性胸膜炎

结核性胸膜炎（tuberculos pleuritis）是结核杆菌及其代谢物侵入胸膜所致的胸膜炎性病变。结核性胸膜炎可与肺结核同时发生，也可以单独发生。

【病理与临床】

结核性胸膜炎临床上分为干性及渗出性两个类型，后者较常见。干性胸膜炎多由邻近胸膜的结核性干酪样坏死组织直接侵及胸膜引起，机体对结核杆菌敏感性较低，胸膜腔内无明显渗出液或仅有少量纤维渗出。渗出性胸膜炎多发生于初次感染的后期，多由淋巴结中的结核杆菌经淋巴管逆流累及胸膜所致，机体对结核杆菌的敏感性高，易产生浆液性渗出，也可为血液或脓性渗出，积液常为游离状态，以单侧多见，也可局限于胸腔的某一部位。病程较长者，有大量纤维素沉着，则引起胸膜增厚、粘连或钙化，也易引起包裹性胸腔积液。

临床上多见于儿童与青少年。主要临床症状为发热、胸痛、胸闷、气促。

【影像学表现】

**1. X线表现** 结核性胸膜炎 X 线表现为胸腔积液及胸膜增厚、粘连、钙化。胸腔积液可为游离性胸腔积液，也可为肺底积液、叶间积液、包裹性积液。（详见胸膜病变的影像学表现）

**2. CT表现** CT 具有较高的密度分辨率，能清晰显示病变的部位、形态及密度，明确诊断 X 线难以发现的少量游离积液、叶间积液、包裹性积液及粘连性局限性肺底积液（图 2-55），对结核性胸膜炎的早期诊断及定性诊断有意义。

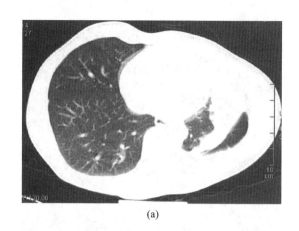

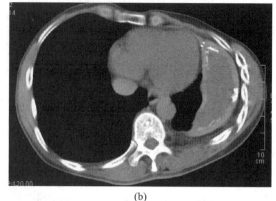

(a) (b)

**图 2-55 结核性胸膜炎 CT 表现**

(a)肺窗示左侧胸廓塌陷;(b)纵隔窗见左侧包裹性胸腔积液,胸膜增厚、钙化

【诊断与鉴别要点】

胸腔积液及胸膜增厚、粘连、钙化是结核性胸膜炎的主要影像学表现,结合低热、盗汗、咳嗽、胸痛等临床症状及肺内原发结核病灶,诊断不难。

(黄静君)

 # 第八节 肺 肿 瘤

肺肿瘤分原发性肿瘤与转移性肿瘤。原发性肿瘤又分良性肿瘤和恶性肿瘤。原发良性肿瘤少见,其中较常见的是错构瘤及腺瘤。原发恶性肿瘤以支气管肺癌常见,肉瘤少见。

## 一、支气管肺癌

支气管肺癌(bronchogenic carcinoma)简称肺癌,是肺内最常见的恶性肿瘤,近年来发病率与病死率有逐渐增高趋势,吸烟、大气污染及工业致癌物质为致病的主要因素。

【病理与临床】

支气管肺癌起源于支气管黏膜上皮、细支气管肺泡上皮及腺上皮。根据肺癌的组织学特点,分为非小细胞癌和小细胞癌两大类,前者包括鳞癌、腺癌、大细胞癌及腺鳞癌、类癌等。根据肺癌的发生部位,分为中央型、周围型和弥漫型。

中央型肺癌是指发生在肺段或肺段以上支气管的肺癌,多见于鳞癌、小细胞癌,少数为腺癌。肿瘤生长方式可分为三种:①管内型:肿瘤呈结节状向腔内生长。②管壁型:肿瘤沿支气管壁浸润生长,管壁不规则增厚。③管外型:肿瘤越过支气管壁向肺内突出生长,形成支气管周围肿块。这些生长方式可单独或同时存在。肿瘤的生长使支气管狭窄或阻塞,可继发阻塞性肺炎、阻塞性肺气肿和阻塞性肺不张,即所谓“三阻征”。

周围型肺癌是指发生于肺段以下支气管的肺癌,可见于各种组织学类型的肺癌,主要是腺癌和细支气管肺泡癌。大体病理形态为肺内结节或肿块。较大的肿块可发生坏死,坏死物经支气管排出后形成厚壁癌性空洞。

弥漫型肺癌是发生于细支气管或肺泡上皮的肺癌,又称为细支气管肺泡癌。可表现为多发结节型或肺炎型。多发结节型是癌组织沿淋巴管蔓延,表现为多发粟粒状大小至 10 mm 不等的结节;肺炎型是癌组织沿肺泡壁蔓延,表现为一叶或多叶肺实变,如肺炎样。

肺癌早期多无症状,进展期主要表现为咯血、刺激性咳嗽和胸痛。间断性痰中带鲜血是肺癌的重要临床表现。当肿瘤发生转移后,出现相应的临床症状和体征。

（一）中央型肺癌

【影像学表现】

**1. X线表现**

（1）直接征象：癌灶小时X线可无任何异常，或仅有肺门轻度增大或结构稍模糊。肿瘤增大后肺门肿块是中央型肺癌的直接征象，表现为肺门不规则高密度肿块影，边缘较清楚（图2-56(a)）。

（2）间接征象：癌肿引起支气管阻塞的间接征象包括阻塞性肺气肿、阻塞性肺炎、阻塞性肺不张，其中阻塞性肺气肿为最早的间接征象。①阻塞性肺气肿：表现为相应肺体积增大，透亮度增高，肺纹理稀疏，纵隔、横膈及叶间裂推压移位。②阻塞性肺炎：表现为斑片状实变影，边缘模糊。③阻塞性肺不张：表现为相应肺体积缩小、密度增高，周围结构向病变处移位。右上叶肺不张与肺门肿块的下缘形成横置或倒置的"S"形，称为反"S"征或横"S"征，是右上叶中央型肺癌的特征性表现（图2-56(b)）。

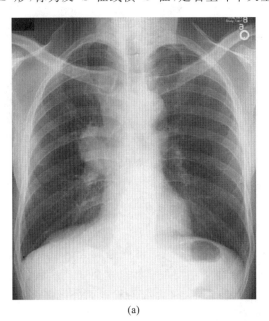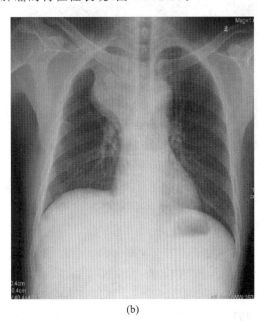

(a)　　　　　　　　　　　　　(b)

**图 2-56　中央型肺癌 X 线表现**

(a) 右肺门肿块形成；(b) 另一病例，中央型肺癌并右上叶阻塞性肺不张，显示肺不张与肺门肿块的下缘相连，呈反"S"征

（3）转移征象：中央型肺癌胸部转移征象最常见的是肺门和纵隔淋巴结转移。肺门淋巴结转移表现为肺门影增大，常与肺门原发灶融合。纵隔淋巴结转移表现为纵隔影增宽。其他胸部转移征象有肺内结节、胸腔积液、肋骨破坏等。

**2. CT表现**

（1）直接征象：CT能直观地显示支气管腔、支气管壁的形态，有助于早期中央型肺癌的诊断。当肿瘤局限于支气管时，CT表现为支气管管壁不规则增厚及腔内、外小结节，引起支气管不同形态的狭窄甚至截断（图2-57(a)、图2-57(b)）。病变进展时可见肺门肿块，边缘光整或呈分叶状，增强扫描呈较明显强化。螺旋CT多平面重组（MPR）及三维（3D）容积再现可清晰显示支气管狭窄的部位、程度、范围和肿块向管腔外侵犯的程度（图2-57(c)）。支气管仿真内镜可直观显示支气管腔内病变的表面形态以及管腔内的情况。

（2）间接征象：CT可发现胸部平片不能显示或难以确定的间接征象。局限性肺气肿X线不易发现，CT肺窗上可见局部透亮度增高区。阻塞性肺炎表现为小片状、肺段或肺叶的实变影，常合并支气管血管束增粗、模糊。阻塞性肺不张可见边缘较清晰的实变影，肺体积缩小，肺门肿块影突出于肺不张内生长，增强扫描可见肺不张内的肿块轮廓，有时可见肺不张内有条状或结节状不强化的低密度影，为支气管内潴留黏液，即黏液支气管征。

（3）转移征象：CT能清晰地显示肺门和纵隔淋巴结转移灶，表现为单个或多个圆形、类圆形结节影，直径大于1 cm。增强扫描时在周围明显强化的血管衬托下肿大的淋巴结显示更清楚。

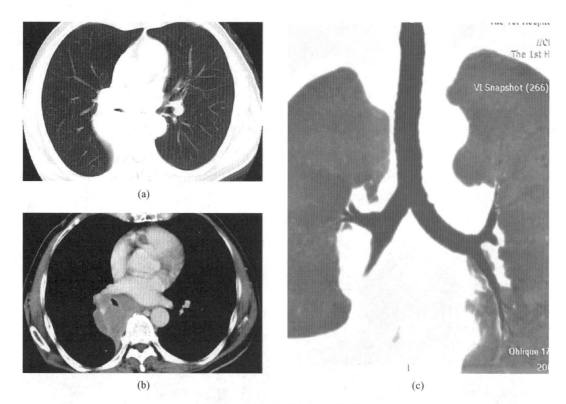

图 2-57　中央型肺癌 CT 表现

(a)和(b)横断面示右肺门软组织肿块,右下叶支气管变窄;(c) MPR 更清楚显示右下支气管狭窄及阻塞

**【诊断与鉴别要点】**

　　肺门区肿块及支气管狭窄和阻塞引起的"三阻"征,常伴有肺门、纵隔淋巴结肿大是中央型肺癌的影像诊断要点,结合患者多为中、老年人,有咳嗽、胸痛、痰中带血等主要临床特征多可作出诊断。有时需与支气管内膜结核鉴别,支气管内膜结核管壁增厚较轻,范围较广泛,壁内缘不规则而外缘多光整,管壁可见钙化,临床上以年轻人为主,病程较长,进展缓慢,常伴低热、盗汗、乏力等结核中毒症状。

　　(二)周围型肺癌

**【影像学表现】**

　　**1. X 线表现**　常表现为肺内圆形或类圆形孤立性结节或肿块影(图 2-58、图 2-59)。

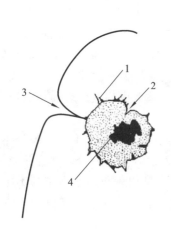

图 2-58　周围型肺癌影像模式图

1-毛刺;2-分叶;3-胸膜凹陷;4-偏心空洞

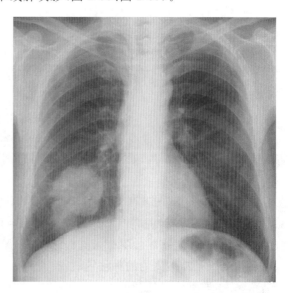

图 2-59　周围型肺癌 X 线表现

右下肺不规则肿块,边缘见分叶及毛刺

（1）形态与密度：病灶较小时（直径≤2 cm）密度多较均匀，其内可见空泡征，为肿瘤内部残留的正常支气管肺组织。病灶较大时（直径＞3 cm）密度可不均匀，中心可发生坏死液化，形成癌性厚壁空洞，多为偏心性，洞壁厚薄不均，内壁凹凸不平，可见壁结节，洞内多无液平面。

（2）边缘与邻近结构：肿瘤轮廓多不规则，边缘毛糙，可见分叶、短毛刺征，肿瘤胸膜侧常见胸膜凹陷征，表现为肿瘤与胸膜间的线形或幕状影，有时可见粗大的血管向肿瘤集中分布，为血管集束征。

（3）转移征象：胸部转移包括肺门和纵隔淋巴结肿大、肺内多发结节、胸腔积液、胸膜结节、心包积液、胸椎及肋骨破坏等。

**2. CT 表现** CT 能更好地显示周围型肺癌的形态、密度、邻近结构的改变，有助于周围型肺癌的早期诊断及鉴别。

（1）形态与密度：肿瘤分叶征较常见。周围型肺癌病灶分为肿块、实性结节、磨玻璃样密度结节和混合密度结节（图 2-60(a)、图 2-60(b)）。磨玻璃样阴影常见于直径 2 cm 以下的肺癌，呈小片状，密度较低，边缘稍模糊；实性结节或肿块影呈圆形或类圆形，密度稍高，可均匀或不均匀，边缘较清楚。若瘤灶内见直径小于 5 mm 的小透亮区或支气管气像，为空泡征。病灶内偏心厚壁空洞形成常见于较大肿块，洞壁凹凸不平，可见附壁结节。病灶内钙化较少见。肺癌增强扫描后呈均匀或不均匀强化，CT 值比平扫增加 20HU 以上，动态增强的时间-密度曲线呈逐渐上升的形态。

（2）边缘与邻近结构：CT 可更清晰地显示肿瘤边缘的毛刺征、胸膜凹陷征、小叶阻塞性肺炎等征象；有时可见较粗大血管向肿瘤集中，称血管集束征（图 2-60(c)、图 2-60(d)）。螺旋 CT 多平面重组（MPR）和三维（3D）容积再现图像可以更加清晰地显示病变与周围结构间的立体关系。

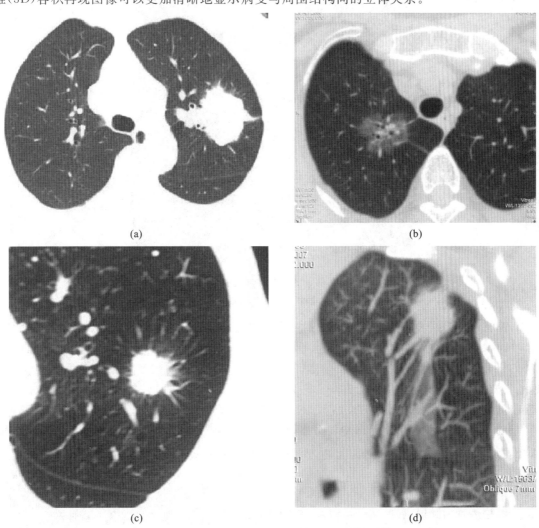

(a)　　　　　(b)

(c)　　　　　(d)

**图 2-60 周围型肺癌各种 CT 征象**

(a) 分叶状肿块；(b) 磨玻璃样密度结节；(c) 边缘毛刺征；(d) 血管集束征

（3）转移征象：肺尖癌易引起邻近胸椎及肋骨破坏；肿瘤在肺内血行转移可形成多发结节或粟粒状；肿瘤侵犯淋巴道形成癌性淋巴管炎，表现为支气管血管束增粗，有小结节及不规则细线、网状影；转移到胸内淋巴结引起肺门及纵隔淋巴结肿大；胸膜转移表现为胸膜结节和胸腔积液。

【诊断与鉴别要点】

肺内孤立性结节或肿块，有空泡征，边缘分叶、毛刺，周围血管集束征和胸膜凹陷征是周围型肺癌的主要影像特点。有时需与结核球、错构瘤、炎性假瘤鉴别。结核球边缘光滑，分叶和毛刺少见，球内钙化常见，周围常伴"卫星灶"，增强扫描无或边缘轻度强化；错构瘤边缘清楚，无分叶及毛刺，瘤内有爆米花样钙化及脂肪，增强扫描多无明显强化；炎性假瘤边缘多光滑，密度均匀，无空泡征，分叶、毛刺少见，无周围血管集束征和胸膜凹陷征。早期磨玻璃样密度肺癌需与局灶性肺炎鉴别，薄层或 HRCT、螺旋 CT 多平面重组（MPR）和三维（3D）容积再现技术均有利于此期疾病的诊断，其内出现小空泡征、扭曲的细支气管影、血管影、边缘毛糙，则提示肺癌的可能，局限性肺炎缺乏这些征象。

（三）弥漫型肺癌

【影像学表现】

**1. X 线表现**　弥漫型肺癌 X 线多表现为两肺弥漫分布结节影，结节呈粟粒大小至 1 cm 不等，密度相似，以两肺中、下野较密集（图 2-61）。少数弥漫型肺癌可表现为肺段、肺叶的实变影，近肺门可见充气支气管征，与肺炎 X 线表现类似。

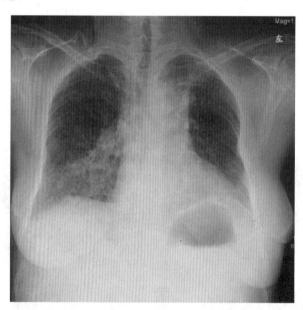

**图 2-61　弥漫型肺癌 X 线表现**
两肺见弥漫分布粟粒、小结节影，以两肺中下肺野为主

**2. CT 表现**　与 X 线表现类似，可见两肺弥漫分布的结节影，直径在 0.1～1 cm 之间。表现为肺段、肺叶的实变时，CT 见充气支气管征及其细节，呈不规则狭窄、扭曲及僵硬感，细小分支消失截断，是肿瘤侵犯及肺间质异常的表现。病变内还可见空泡征，是细支气管及肺泡内残存的含气影。

【诊断与鉴别要点】

弥漫型肺癌表现为两肺弥漫型粟粒结节影时需与血行播散型肺结核和血行粟粒型肺转移瘤鉴别。急性粟粒型肺结核呈"三均匀"征象，即粟粒分布、大小、密度均匀；亚急性或慢性血行播散型肺结核病灶分布、大小、密度不均，以两肺中、上肺野分布为主，上肺野病灶密度高于下肺野；血行粟粒型肺转移瘤以两肺中下肺野分布为主，多见于中、老年人，有原发肿瘤病史；弥漫型肺癌以两肺中下肺野分布为主，粟粒结节直径在 0.1～1 cm 之间，大小不等，密度相似。

弥漫型肺癌表现为肺段、肺叶实变影时需与普通肺炎鉴别。普通肺炎充气支气管征光滑、锐利，抗感染治疗可吸收；肺炎型肺癌充气支气管征呈不规则狭窄、扭曲及僵硬感，实变内可见空泡征，常伴肺门和纵隔淋巴结肿大，抗感染治疗无效。

### 二、肺转移瘤

肺的血供和淋巴组织丰富,是转移瘤的好发部位,几乎全身所有脏器的恶性肿瘤均可以发生肺转移。

【病理与临床】

原发恶性肿瘤可经血行转移、淋巴道转移或直接蔓延至肺内,以血行转移最为常见。肿瘤细胞经血行到达肺小动脉及毛细血管后,可浸润并穿过血管壁,在周围间质及肺泡内生长,形成肺转移瘤。淋巴道转移是肿瘤细胞穿过血管壁侵入周围淋巴管,在淋巴管内形成多发的小结节病灶。胸膜、胸壁、纵隔或横膈的恶性肿瘤可通过直接蔓延的方式侵犯到肺部。

肺转移瘤初期可无任何临床症状,随后可有咳嗽、咯血、胸闷、胸痛及呼吸困难等。部分肺转移瘤患者先有原发肿瘤的临床症状及体征。

【影像学表现】

**1. X线表现**

(1)血行转移:表现为两肺多发大小不等的结节及肿块影,以两肺中、下野分布为主,病变密度均匀,边缘清楚(图2-62)。少数为单发的结节或肿块,常位于肺周边或胸膜下,边缘光滑锐利,可有分叶,无毛刺。小结节及粟粒影常见于甲状腺癌、肝癌、胰腺癌及绒毛膜上皮癌转移;多发及单发的较大结节及肿块常见于肾癌、结肠癌、骨肉瘤及精原细胞瘤的转移。鳞癌转移灶可见空洞,骨肉瘤及软骨肉瘤转移灶可见钙化。

(2)淋巴道转移:表现为肺门和(或)纵隔淋巴结肿大,两肺弥漫分布线状、网状及多发粟粒状结节影,以两肺中、下野为主,常合并胸腔积液。

**2. CT表现**

(1)血行转移:与X线所见相似,表现为两肺多发或单发结节或肿块影,大小不一,密度均匀,边缘清楚,以两肺中下肺野、胸膜下为主(图2-63),增强扫描时较明显强化。CT能早期发现粟粒样转移灶、单发或数量较少的转移灶。

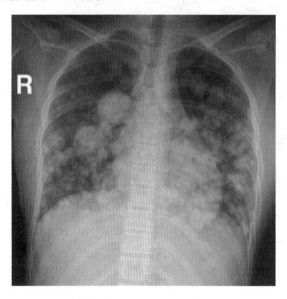

**图2-62 肺转移瘤X线表现**
两肺见多发、大小不等的结节及肿块影,以两肺中、下野分布为主

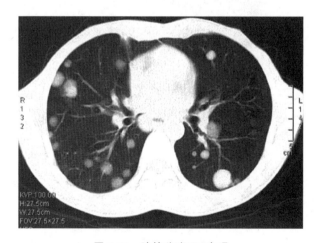

**图2-63 肺转移瘤CT表现**
两肺多发大小不等结节影,以胸膜下分布为主

(2)淋巴道转移:CT表现为肺野内细网状、结节影,以肺野外带和肺底部常见。高分辨率CT可见沿淋巴管分布的结节,显示为小叶间隔不规则增厚,呈线样或串珠样改变,支气管血管束结节样增粗,由肺门向外围呈放射状延伸,常合并胸腔积液,常伴有纵隔及肺门淋巴结肿大。

【诊断与鉴别要点】

有原发恶性肿瘤的患者肺内出现结节影或间质性病变时,诊断肺转移瘤不难。肺孤立性转移瘤需与周围型肺癌、肺结核瘤鉴别。肺孤立性转移瘤多位于胸膜下,无空泡征、毛刺征、胸膜凹陷征、血管集束征;周围型肺癌边缘分叶常见,可见空泡征、毛刺征、胸膜凹陷征、血管集束征;肺结核瘤钙化常见,伴周围卫星灶,增强扫描无或边缘轻度强化。

### 三、肺错构瘤

肺错构瘤(hamartoma)是肺内最常见的良性肿瘤,是因内胚层与间胚层发育异常而形成。

【病理与临床】

组织学上错构瘤主要由软骨组织构成,并混有纤维结缔组织、平滑肌和脂肪等组织。根据发生部位,错构瘤可分为中央型及周围型,临床上以周围型错构瘤较常见。发生在主、叶及段支气管内的错构瘤称中央型错构瘤,可阻塞支气管,引起阻塞性肺炎和肺不张;位于肺段以下支气管和肺内的错构瘤称为周围型错构瘤。

错构瘤较小时可无任何临床症状。较大的周围型错构瘤可有咳嗽、咯血及气短等压迫症状。较大的中央型错构瘤主要临床表现为阻塞性肺炎而引起的咳嗽、咳痰、发热及胸痛。

【影像学表现】

**1. X 线表现**

(1)周围型错构瘤:常表现为肺内孤立性结节影,少数为较大的肿块影。病变密度中等且较均匀,边缘光滑清楚,无明显分叶,有时可见浅弧状。部分病变内可见钙化,典型的钙化呈爆米花样(图 2-64(a))。

(2)中央型错构瘤:直接征象 X 线较难显示,可见支气管阻塞引起的阻塞性肺炎和肺不张。阻塞性肺炎表现为斑片状模糊阴影,阻塞性肺不张为肺叶、肺段的实变,体积缩小。

**2. CT 表现**

(1)周围型错构瘤:瘤体内可见斑点状或爆米花样钙化,有时可见脂肪密度灶,CT 值为$-90\sim$ $-40$HU(图 2-64(b))。病灶边缘光滑、清楚,有时可呈浅弧状。CT 增强扫描病灶多无明显强化。

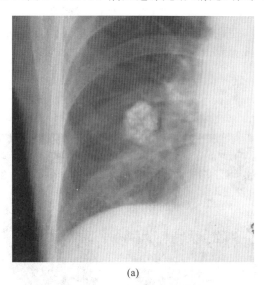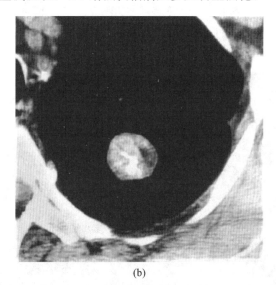

(a) (b)

**图 2-64 右肺错构瘤 X 线、CT 表现**

(a) 胸片示右下肺内结节,有爆米花样钙化;(b) 另一病例,CT 纵隔窗示结节内有钙化及脂肪密度灶

(2)中央型错构瘤:可见主支气管或叶支气管腔内小结节影,边缘光滑。病变引起的阻塞性肺炎和肺不张与 X 线所见相似。

【诊断与鉴别要点】

周围型错构瘤边缘光滑,其内有钙化及脂肪,尤其是脂肪密度灶有重要诊断价值。周围型错构瘤需与周围型肺癌、肺结核瘤鉴别。周围型肺癌边缘分叶常见,可见毛刺征、胸膜凹陷征、血管集束征,CT 增强扫描较明显强化;肺结核瘤无脂肪密度灶,周围常伴卫星灶。

中央型错构瘤需与中央型肺癌鉴别。错构瘤仅表现为管腔内附壁结节,无支气管壁增厚,无肺门肿块及淋巴结转移,有助于与中央型肺癌相鉴别。

(黄静君)

## 第九节　其他肺部疾病

### 一、肺曲菌病

肺曲菌病(pulmonary aspergillosis)是肺部最常见的真菌病,主要致病菌为烟曲菌。慢性病患者免疫功能低下时,烟曲菌入侵肺部而发生曲菌病,可分为局限型和侵袭型。

【病理与临床】

局限型肺曲菌病常发生于肺结核空洞、慢性肺脓肿空洞、肺癌空洞、支气管扩张、支气管囊肿、肺囊肿等肺内空洞或空腔内。在烟曲菌的繁殖过程中,菌丝、纤维素、细胞碎屑及黏液互相混合而形成曲菌球。发生于支气管者由于机体的过敏反应,支气管分泌物增多,烟曲菌菌丝又使黏液变稠而不易排出,在支气管内形成黏液嵌塞。侵袭型肺曲菌病为烟曲菌经支气管侵入肺组织引起的肺部炎症、化脓及肉芽肿性病变,病变范围可较广泛。

临床症状与吸入曲菌量及机体对曲菌的变态反应有关。部分患者无任何临床症状;部分患者起病急,可有发热、咳嗽、咳痰、咯血等症状,酷似急性肺炎的症状;部分患者起病缓慢,可出现低热、盗汗、咳嗽、咳脓血痰等症状,病变时好时坏,与肺结核相似。

【影像学表现】

**1. X线表现**

(1)局限型:以曲菌球最具特征。①曲菌球:表现为位于肺部空洞或空腔内的圆形或类圆形高密度影,大小多为3~4 cm,边缘较光整,密度较均匀,有时可见斑点状钙化或边缘钙化(图2-65)。由于曲菌球不侵及空洞(腔)壁,可在空洞(腔)内活动,立位或卧位投照位置有所变化。曲菌球与空洞(腔)之间可见新月形空隙,称为空气半月征。②支气管黏液嵌塞:常见于两肺上叶,沿肺段或亚段支气管分布,呈柱状、"Y形""V形"致密影。

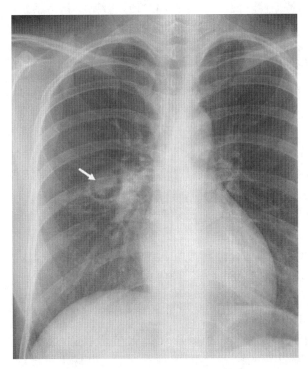

**图 2-65　肺曲菌病 X 线表现**

右肺空洞(腔)内见类圆形高密度影(↑),密度较均匀,边缘较光整

(2)侵袭型:主要表现为一侧或两侧肺野单发或多发斑片状影;病灶可坏死形成脓肿,部分可见空洞

形成。

**2. CT 表现**

（1）局限型：①曲菌球：表现为空洞或空腔内的球形软组织密度影，大小从数毫米至数厘米不等，其内密度较均匀，有时可见钙化，边缘多光滑，周围可见新月形空隙，为空气半月征。病灶在空洞（腔）内可活动，仰、俯卧位扫描总处于近地侧（图 2-66）；增强扫描曲菌球无强化。②支气管黏液嵌塞：表现为柱状、"Y形""V 形"或手指套样阴影；也可引起远侧肺组织实变与不张。

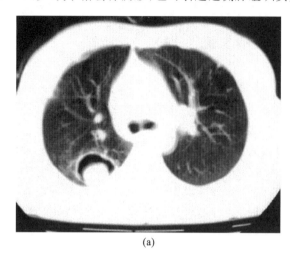 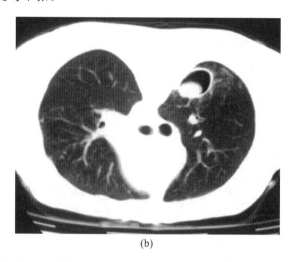

(a)　　　　　　　　　　　　　　　　(b)

**图 2-66　肺曲菌病 CT 表现**

右肺空洞内孤立球形病灶，(a)仰卧位及(b)俯卧位 CT 扫描示球形病灶总处于近地侧

（2）侵袭型：主要为一侧或两侧肺野的单发或多发斑片状阴影，可类似支气管肺炎表现，也可为肺叶或肺段的实变阴影，易合并脓肿，形成空洞。在感染早期，部分患者两肺出现结节或肿块影，其周围可见磨玻璃样阴影环绕，形似晕轮，称为晕轮征，为病灶周围出血所致。

【诊断与鉴别要点】

曲菌球是肺曲菌病肺的特征性表现，位于空洞（腔）内，边缘光滑，可活动。侵袭型肺曲菌病表现为肺内结节或肿块时，其晕轮征对本病的诊断有重要价值，有利于与其他肺内球形病变的鉴别。

## 二、特发性肺间质纤维化

特发性肺间质纤维化（idiopathic pulmonary interstitial fibrosis，IPF）为原因不明的弥漫性纤维性肺泡炎，为肺泡壁损害所引起的非感染性炎性反应。本病多见于中年人。

【病理与临床】

急性期肺泡内充满脱落的上皮细胞，肺间质水肿，肺泡壁增厚，胶原纤维扭曲、紊乱而机化。病变发展后，肺纤维化不断加重。晚期广泛纤维化而使肺组织结构严重破坏，肺泡壁、小叶间隔、胸膜下等部位的广泛纤维化使得肺体积缩小、变硬。

临床上起病隐匿，典型症状为进行性呼吸困难和干咳，最终出现缺氧及肺心病。

【影像学表现】

**1. X 线表现**　早期表现可正常或仅见两肺中下野细小网织阴影。病变进展时，可出现不对称性、弥漫性网状、条索状及结节状影，扩展至中上肺野。晚期结节状影增粗，伴广泛厚壁囊状影，呈蜂窝状改变，故称蜂窝肺。并发阻塞性肺气肿时，可见肺野透亮度增高。若囊肿破裂可发生自发性气胸。当肺纤维化严重时可发生肺动脉高压和肺源性心脏病。

**2. CT 表现**　CT 有利于发现特发性肺间质纤维化早期病变，能清晰显示以下各种影像学征象（图 2-67）：①磨玻璃样密度影与实变影：病变早期，两下肺后外基底段可出现小叶状轻度密度增高影，其内可显示含气支气管影，支气管血管束增粗。②线状影：表现为和胸膜面垂直的细线影，长 1～2 cm，宽 1 mm 左右，主要见于两肺下叶，也可发生于其他部位。两肺中内带区域的小叶间隔增厚时呈分支状细线影。③胸膜下弧线状影：表现为胸膜下 0.5 cm 以内的和胸壁内面弧度一致的弧线状影，长 5～10 cm，边缘可清楚或略模糊,主要发生于两下肺后外部。④蜂窝状影:呈数毫米至 2 cm 大小不等的圆形、椭圆形含气囊腔,壁较薄而清楚,和正常肺组织交界面清晰;多分布于两肺基底部胸膜下区。⑤小结节影:在网、线、蜂窝影基础上,可显示少数小结节影,边缘较清晰。⑥肺气肿:小叶中心型肺气肿呈散在的、直径为 2～4 mm 圆形低密度含气区,边缘不明确,主要见于肺外围部。有时胸膜下可发现直径为 1～2 cm 圆形或类圆形肺气囊。⑦支气管扩张:多为中小支气管扩张,常为柱状扩张,可伴有支气管扭曲、并拢。

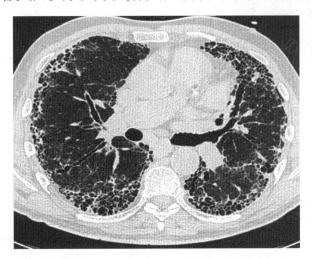

**图 2-67  特发性肺间质纤维化 CT 表现**
HRCT 示双肺中内带细线影,外带呈蜂窝状影,并可见扩张支气管

【诊断与鉴别要点】

特发性肺间质纤维化早期缺少特征性的表现,中晚期的影像学表现则有一定的特征性,结合临床,多能作出诊断。本病需要与类风湿病、硬皮病等引起的肺部改变进行鉴别。

## 三、结节病

结节病(sarcoidosis)为原因不明的多系统肉芽肿性疾病。常侵犯淋巴结、肺,可以侵犯几乎全身每个器官。一般为良性经过,大多预后良好。本病可发生于任何年龄,多见于 20～40 岁,女性较多。

【病理与临床】

结节病的病理特征为非干酪性肉芽肿。淋巴结受累后肿大,一般相互间不融合。两肺门淋巴结最易受累,其次为气管旁、主动脉弓旁淋巴结。肺内肉芽肿较小,多在 0.4 mm 以内,主要分布在间质,以胸膜下肺间质密集,小肉芽肿病灶可以融合为大结节。急性发病者肉芽肿经治疗后多消退或自行消退;慢性发病者多导致进行性肺纤维化。

病程进展缓慢,临床症状和影像学表现多不相称,肺部变化明显而临床症状较轻是本病的特点之一。轻者无症状,进展后可出现咳嗽、低热、乏力、纳差、盗汗与胸闷等。其他可见肝脾肿大、关节疼痛、皮肤结节、腮腺肿大、外周淋巴结肿大等症状。实验室 Kveim 试验阳性,ACE(血管紧张素转化酶)升高,血、尿钙值升高。

【影像学表现】

**1. X 线表现**

(1) 淋巴结肿大:两侧肺门、纵隔对称性淋巴结肿大,状如土豆(图 2-68),为本病典型的影像学表现,也可以是本病的唯一异常表现。

(2) 肺部改变:常分布于上、中肺野,为两肺弥漫性网状结节影,其大小不一,直径多为 1～3 mm,轮廓清晰;也可呈较大结节,直径为 1.0～1.5 cm,边缘较清楚,密度均匀。

(3) 其他表现:可出现节段性或小叶性浸润,与肺部炎性病变类似;少数可呈单纯粟粒状,与急性粟粒型肺结核相似;以纤维性病变为主时,和其他原因所致肺纤维化不易区别。

**2. CT 表现**

(1) 淋巴结肿大:纵隔、肺门淋巴结肿大直径多在 1～3 cm,表现为均匀的软组织密度影,其边缘清晰,周围脂肪界面存在;增强检查时,肿大淋巴结表现为均匀性强化(图 2-69)。

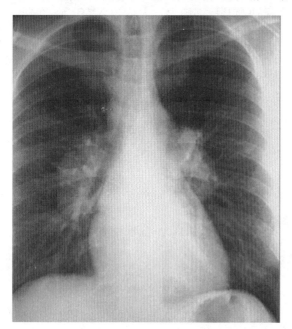

**图 2-68　结节病 X 线表现**
双侧肺门对称性增大、增浓,状如土豆

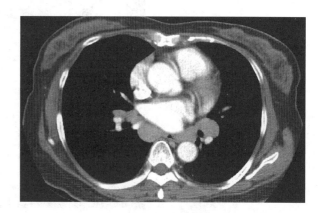

**图 2-69　结节病 CT 表现**
增强扫描示双侧肺门及后纵隔淋巴结呈对称性增大

(2)肺部改变:可发现结节或肿块影。部分晚期病例可显示支气管血管束扭曲、变性或聚拢,叶间裂与血管、支气管移位,支气管扩张以及不同程度的肺气肿表现。HRCT 可发现支气管血管束增粗,边缘不规则或呈结节状,周围可出现大小不等的结节状影;于胸膜下区可见小叶间隔增厚与细小蜂窝影;亦可见少量胸腔积液与胸膜增厚。

【诊断与鉴别要点】

结节病典型表现为两侧肺门淋巴结对称性土豆状肿大,常伴纵隔淋巴结肿大,但肺门淋巴结肿大的程度更显著。肺内病变主要分布于上中肺野、胸膜下区。多见于 20～40 岁女性,病程进展缓慢,症状轻,临床症状与影像学表现不相称,Kveim 试验阳性,诊断不难。有时需与胸内淋巴结结核、淋巴瘤及未分化型小细胞癌等鉴别。胸内淋巴结结核多为一侧性,容易钙化,CT 增强扫描多呈环形强化;淋巴瘤所致淋巴结肿大可单侧或双侧,但不对称,短期内可迅速增大,易相互融合成团状,易侵犯邻近组织,使周围脂肪界面消失。

## 四、硅肺

硅肺(silicosis)是由于长期吸入一定浓度的含有游离二氧化硅粉尘所引起的肺部弥漫性纤维化的一种尘肺病,是尘肺中最多见且危害最大的一种,多发生于采矿、玻璃、陶瓷、耐火材料、石英制粉、机械制造业的工人。

【病理与临床】

粉尘被吸入后在肺内引起的基本病理改变是慢性进行性肺间质纤维化及硅结节形成。多个小结节可相互融合形成大结节或团块,团块的周围可有肺气肿,这是典型硅肺晚期常见的病理改变。

硅肺早期临床表现可不明显,有时因伴有气管和支气管炎而产生咳嗽。晚期可有呼吸困难,甚至发绀、咯血。合并结核和慢性炎症者症状更为严重。最后出现肺源性心脏病、心肺功能衰竭。

【影像学表现】

**1. X 线表现**

(1)肺纹理改变:病变早期肺纹理增多增粗,延长至肺野外带,其分支相互交叉,形成网状;在网格交叉处可发现极小的颗粒而使肺野透亮度减低呈磨玻璃样改变。病变进展后,肺纹理发生扭曲变形、紊乱或中断等现象。病变晚期因硅结节增多、肺气肿加剧,肺纹理反而减少。

（2）硅结节及其融合：硅结节典型表现为直径约为 3 mm，轮廓清晰且致密孤立的结节影。病变进展后，硅结节不断增大增多，融合成致密均匀的团块，即为大结节影，其轮廓清楚，主要见于两上肺野外带（图 2-70（a））。典型者呈翼状两肺对称，也可单侧出现。

（3）肺门改变：肺门增大、密度增高，晚期肺门上提或外移；也可因肺气肿加重，周围肺纹理减少呈残根状表现。肺门淋巴结可呈蛋壳样钙化。

（4）肺气肿：呈弥漫性或局限性肺气肿。

（5）胸膜改变：肋膈角变钝、消失，晚期可见胸膜增厚。

（6）硅肺合并结核：合并的结核病灶主要位于肺尖或锁骨上、下区。

**2. CT 表现** CT 对小的硅结节影、网状或线状影、肺气肿、纵隔和肺门淋巴结肿大、肺门淋巴结蛋壳样钙化及胸膜改变等的显示都优于 X 线胸片（图 2-70（b））、图 2-70（c））。

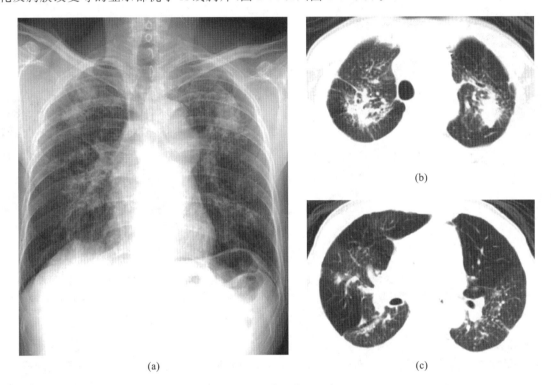

**图 2-70 硅肺 X 线、CT 表现**

（a）双侧肺内见多量小结节状高密度影，上肺野见部分结节融合为团块状；（b）和（c）CT 显示更清楚

【诊断与鉴别要点】

肺部出现弥漫性病变而临床症状相对较轻，结合职业病史（接触硅尘的工种、工龄），一般诊断不难。其明确的职业史及硅结节对称翼状分布的特点均有利于与粟粒型肺结核及结节病鉴别。

### 五、严重急性呼吸综合征

严重急性呼吸综合征（severe acute respiratory syndrome，SARS）又称传染性非典型肺炎，是由 SARS 冠状病毒引起的一种急性呼吸道传染病。本病是一种新型传染病，传染性强，病死率高。

【病理与临床】

SARS 病理学上可见肺泡间隔炎性细胞浸润、肺泡腔广泛水肿液等非特异性炎症改变。更主要的是肺泡上皮的大量脱落，肺泡间隔明显增宽和破坏，以及肺泡腔内渗出物的显著机化，并可见透明膜形成，肺毛细血管高度扩张、充血、通透性增加。

SARS 的临床症状无特征性。首发症状多为发热，可伴有头痛、胸痛和全身关节、肌肉酸痛，可有咳嗽，多为干咳、少痰。肺部体征不明显，外周血白细胞计数一般正常或减少。临床上分为早期（起病 1～7 天）、进展期（起病 8～14 天）和恢复期（起病 15～21 天），进展期易引起急性呼吸窘迫综合征。

【影像学表现】

**1. X线表现** 病变早期多表现为局灶性小片状或较大的斑片状磨玻璃样密度影,可单侧,也可双侧,单发为主。进展期病变加重,早期的小片状影变为大片状、多发、弥漫性,病变范围由单侧肺发展到双侧,由一个肺野到多个肺野(图2-71)。病灶常多变,各种形态的病变可同时存在。恢复期病变吸收缩小,密度逐渐减低。吸收过程中可合并肺间质增生,部分可发展为肺间质纤维化。

**2. CT表现** 除X线所见外,CT可清晰显示磨玻璃样密度影内较细的肺血管分支,也可显示磨玻璃样密度影中的小叶间隔及小叶内间质增厚,表现为胸膜下的细线影和网状结构(图2-72)。磨玻璃样密度影内如出现广泛的网状影则称为碎石路征。

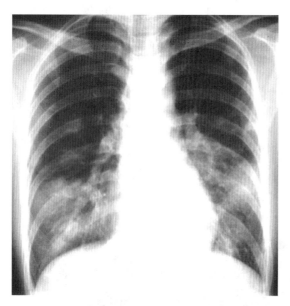

**图2-71 严重急性呼吸综合征X线表现**

胸片示两肺野内多发小斑片、大斑片状阴影,边缘模糊

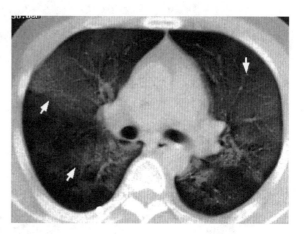

**图2-72 严重急性呼吸综合征CT表现**

两肺内多发斑片状磨玻璃样阴影(↑),其内可见肺血管分支,胸膜下可见细线影

【诊断与鉴别要点】

SARS早期表现为局灶性小片状磨玻璃样密度影,迅速发展为多叶或双肺的弥漫性磨玻璃样密度影,结合临床有高热,病情重,进展快,实验室检查白细胞总数正常或减低,有与SARS患者密切接触史及血清学和病原学检查,多可诊断。但其影像学表现与肺部其他炎性病变表现有相似之处,若病变在局限性病灶出现后很快吸收,未形成单侧或双侧肺内多发弥漫性病变,则应考虑为一般细菌性肺炎或其他非典型肺炎。

(黄静君)

 # 第十节 纵隔肿瘤

纵隔肿瘤(mediastinal tumor)是纵隔内原发的肿瘤,有多种类型,共同表现为纵隔内肿块性病变。纵隔肿瘤的好发部位有一定的规律,前纵隔上部常见胸内甲状腺肿;前纵隔中部常见胸腺瘤和畸胎瘤;淋巴瘤常见于中纵隔中上部;神经源性肿瘤则常见于后纵隔。

纵隔肿瘤的临床症状主要以压迫症状为主,随着肿瘤的压迫及侵犯部位的不同,可出现如下相应症状:①上腔静脉受压:多见于恶性病变,主要表现为头臂静脉、颈静脉及脐周静脉的怒张,并可见颈部、上肢的水肿。②心脏受压:可出现心律不齐等症状。③气管受压:可出现干咳、气急或窒息等症状。④食管受压:可出现吞咽困难。⑤神经受压:喉返神经受压可出现声音嘶哑;迷走神经受压可出现心率减缓、恶心及呕吐等;交感神经受压可出现 Horner 综合征;膈神经受压可出现呃逆及膈麻痹等症状。

### 一、胸内甲状腺肿

胸内甲状腺肿(intrathoracic goiter)分胸骨后甲状腺肿和迷走甲状腺肿两类。胸骨后甲状腺肿较常见,为颈部甲状腺肿向胸骨后延伸。迷走型甲状腺肿较少见,与颈部甲状腺无任何联系。多见于 40 岁以上女性,常体检后偶然发现。

【病理与临床】

病理上良性多见,仅少部分为恶性,可为甲状腺增生肿大、甲状腺囊肿、甲状腺腺瘤、甲状腺癌等。

临床上可无明显症状,查体时可在颈部扪及肿大的甲状腺。当肿物压迫周围邻近组织时,出现相应症状。

【影像学表现】

**1. X 线表现**    X 线胸片可见前纵隔上部增宽,并有软组织可向一侧或两侧肺野突出,软组织与颈部甲状腺相连,随吞咽动作上下移动。气管可受压出现变形和移位。肿瘤密度均匀,有时可见斑片状或斑点状钙化(图 2-73)。

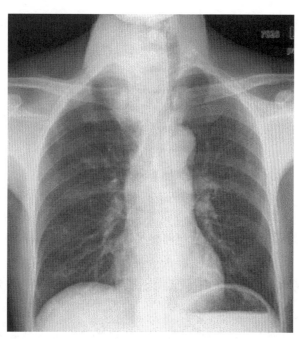

**图 2-73　胸内甲状腺肿 X 线表现**
上纵隔影增宽,肿块与颈部相连,压迫气管向左移

**2. CT 表现**    病变位于气管前方及侧方,邻近组织结构受压移位,重组冠状面及矢状面可以清楚显示肿瘤与颈部甲状腺相连。肿块密度稍高于周围软组织密度,常为 50～70HU,内部常见囊变、出血及钙化等;CT 增强肿块实质部分可见明显强化,且持续时间长(图 2-74)。

**3. MRI 表现**    肿块呈不均匀的长 $T_1$、长 $T_2$ 信号,增强后肿块实质部分明显强化,钙化及囊变区不强化。

【诊断与鉴别要点】

胸内甲状腺肿位于前上纵隔,多与颈部甲状腺相连,肿瘤可随吞咽动作上下移动,CT 增强及 MRI 增强瘤体实质部分明显强化,并不难以诊断。诊断时,需注意并存的甲状腺腺瘤、甲状腺癌的可能。

### 二、胸腺瘤

胸腺瘤(thymoma)被认为是起源于未退化的胸腺组织,为前纵隔最常见的肿瘤,成年人居多。

【病理与临床】

胸腺瘤按照组织学分类可分为上皮细胞型、淋巴细胞型及混合型。目前部分学者认为所有胸腺瘤均

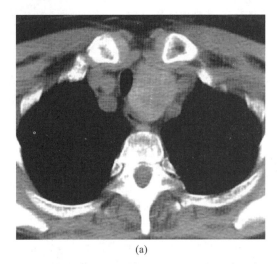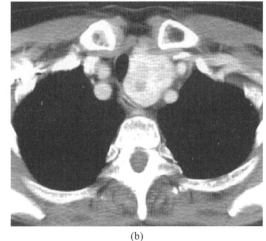

(a)                                    (b)

**图 2-74　胸内甲状腺肿 CT 表现**

（a）CT 平扫示前上纵隔气管左旁一软组织肿块，密度高于周围软组织，气管受压；（b）CT 增强示肿块明显强化，内见少量坏死灶

有潜在恶性可能，本病无法区分良恶性，故按照包膜是否光整可分为侵袭性和非侵袭性两种。非侵袭性胸腺瘤有完整的包膜，轮廓清楚；侵袭性胸腺瘤边缘不规则，且包膜不完整，向邻近组织结构侵犯，如心包和胸膜等。

临床上一部分患者可无明显症状，当肿瘤增大到压迫周围组织或侵犯周围组织时，可出现胸部不适、胸痛、咳嗽及呼吸困难等症状。胸腺瘤还有一种较典型的临床表现，即临床上有 30%～50% 的患者合并有重症肌无力。

【影像学表现】

**1. X 线表现**　正位胸片可见纵隔增宽，侧位可见前纵隔肿块影。

**2. CT 表现**　肿瘤位于前纵隔大血管前方，可呈圆形、卵圆形或分叶状，多数为均匀软组织密度肿块，肿瘤较大或侵袭性胸腺瘤可出现囊变坏死；增强检查时，非侵袭性胸腺瘤实性部分呈轻至中度均匀性强化（图 2-75），侵袭性胸腺瘤强化较明显。侵袭性胸腺瘤表现为浸润性生长，边缘不规整，侵犯胸膜后可显示胸膜结节与胸腔积液。

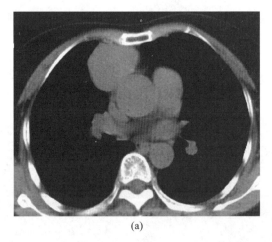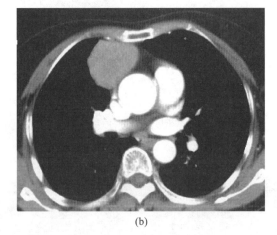

(a)                                    (b)

**图 2-75　胸腺瘤 CT 表现**

（a）CT 平扫显示升主动脉前方类圆形软组织肿块；（b）CT 增强扫描显示肿块呈轻度强化

**3. MRI 表现**　胸腺瘤在 $T_1WI$ 上呈低信号，$T_2WI$ 上呈中等略高信号，囊变区为长 $T_1$、长 $T_2$ 信号，钙化无信号。肿瘤实性部分均匀性强化。

【诊断与鉴别要点】

本病需与胸腺增生鉴别，胸腺增生时胸腺增大，但仍然保持正常形态。

### 三、畸胎瘤

畸胎瘤（teratoid tumor）是纵隔内常见肿瘤,来源于原始生殖细胞,由胚胎第 3、4 对鳃弓发育异常所致,部分潜能组织、细胞迷走脱落,并随心血管的发育进入胸腔所致。

【病理与临床】

病理上可分为两种类型:一类为囊性畸胎瘤,即皮样囊肿,含外胚层及中胚层组织,常为单房囊状,壁的内层为复层鳞状上皮与脂肪、毛发、汗腺、毛囊肌肉组织,也可含牙齿、钙化与骨骼;壁的外层为纤维组织。另一类是实性畸胎瘤,组织学上含有三个胚层,其结构复杂,可包含人体各种不同部位的组织结构。

临床上较小的肿瘤可无明显症状;较大的肿瘤压迫周围组织可出现压迫症状,如胸闷、胸痛、咳嗽等。恶性畸胎瘤可出现转移。

【影像学表现】

**1. X 线表现**　肿瘤常位于前纵隔,尤其是心脏及大血管交界的前、中纵隔处,左侧较右侧常见。肿瘤多表现为类圆形,大小不一,可有轻度分叶;如发现骨骼或牙齿高密度影则对本病的诊断具有重要意义。

**2. CT 表现**　CT 检查是诊断畸胎瘤的最佳方法。皮样囊肿为单房性或多房性肿块,囊壁通常较厚,囊内可见水样密度影或脂肪密度影,囊壁可有蛋壳状钙化(图 2-76)。实性畸胎瘤呈混杂密度块状影,实性部分为软组织密度,可有部分囊变。瘤体内有脂肪、牙齿、钙化等成分是畸胎瘤的特征性表现。当肿瘤为恶性时常呈浸润性生长。增强扫描肿瘤表现为不均匀强化,如出现一过性显著强化则提示肿瘤为恶性可能。

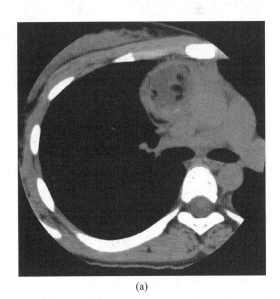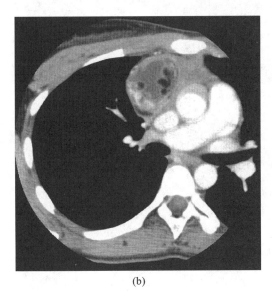

(a)　　　　　　　　　　　　　　　(b)

**图 2-76　囊性畸胎瘤 CT 表现**

（a）平扫示纵隔内囊液性肿块,其内见脂肪密度;（b）增强扫描示实性部分强化

**3. MRI 表现**　肿瘤呈混杂信号,瘤内脂肪在 $T_1WI$ 与 $T_2WI$ 上均显示为高信号。

【诊断与鉴别要点】

畸胎瘤常位于前、中纵隔,密度不均,肿瘤内通常可见骨骼、钙化、牙齿与脂肪等多种不同组织成分,影像学具有典型的表现,故常可明确诊断。本病需与钙化的胸腺腺瘤鉴别,胸腺腺瘤内无脂肪组织。

### 四、淋巴瘤

淋巴瘤（lymphoma）是起源于淋巴结或结外淋巴组织的恶性肿瘤。多见于青少年,其次为老年人。

【病理与临床】

病理上淋巴瘤分为霍奇金（Hodgkin disease, HD）与非霍奇金淋巴瘤（non-Hodgkin lymphoma,

NHL)两类。其特征性区别是 R-S 细胞存在与否,在霍奇金淋巴瘤中可找到 R-S 细胞,而非霍奇金淋巴瘤中则没有。临床上 HD 较多见,以侵犯淋巴结为主,通常从颈部淋巴结病变开始,后逐渐向邻近淋巴结扩散。NHL 则相对少见,通常呈跳跃式侵犯,病变广泛,可结外多器官受累。

病变早期除淋巴结肿大外可无其他症状,中晚期则出现发热、易疲劳、消瘦等全身症状,部分病例可见肝、脾肿大。

【影像学表现】

**1. X 线表现**  胸部正位片上可见纵隔影增宽,两侧纵隔旁及肺门可见波浪状肿块影,边缘清楚,呈分叶状;侧位胸片显示肿块多与气管重叠,气管对比度下降。

**2. CT 表现**  纵隔内肿大淋巴结的分布主要为前纵隔与支气管旁组最常见,其次为气管及支气管组与隆突下组。肿大淋巴结可相互融合成块,也可分散存在。较大肿块中心可有坏死,但钙化较少见。增强检查可显示肿块轻度强化(图 2-77)。纵隔内结构可受压移位。肿瘤也可侵犯胸膜、肺组织与心包,表现为胸膜结节、胸腔积液、肺内浸润灶以及心包积液等。

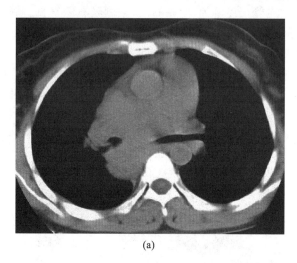 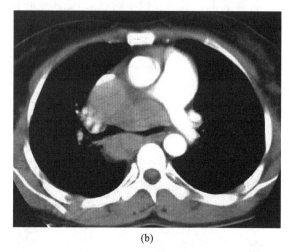

(a)                                                                          (b)

**图 2-77  淋巴瘤 CT**

(a) CT 平扫显示气管隆突旁不规则肿块,双侧主支气管受压变窄;(b) CT 增强扫描显示肿块呈中度均匀强化

**3. MRI 表现**  MRI 检查可以明确肿大淋巴结的分布,肿大淋巴结在 $T_1WI$ 上表现为中等信号影,$T_2WI$ 上表现为中高信号。

【诊断与鉴别要点】

纵隔淋巴瘤肿大的淋巴结分布具有特征性,为前纵隔与支气管旁组最常见,可相互融合成块,主要见于青少年,其次为老年人;临床上可有发热等症状,诊断一般不难。本病诊断时应与以下疾病进行鉴别:①结节病:结节病的临床表现轻微,并且可以自愈;淋巴结肿大以肺门为主并具有对称性。②淋巴结结核:淋巴结肿大通常为一侧性,增强检查时表现为环形强化;肺内通常有结核病灶,临床上有结核中毒症状。③转移性淋巴结肿大:通常有原发病灶,常为一侧性,其引流情况和原发病灶相对应;主要见于老年人。

## 五、神经源性肿瘤

神经源性肿瘤(neurogenic tumor)是常见的原发性纵隔肿瘤,占纵隔肿瘤的 14% ~ 25%,多为良性,好发于后纵隔。

【病理与临床】

神经源性肿瘤主要分交感神经源与周围神经源两类。交感神经源类肿瘤有节细胞神经瘤、节细胞母细胞瘤和交感神经母细胞瘤,其中最常见的是节细胞神经瘤,另两种较少见;周围神经源类肿瘤有神经鞘瘤、神经纤维瘤和恶性神经鞘瘤。

多数神经源性肿瘤患者多无明显临床症状,常于体检时发现,部分患者可见出现胸痛、咳嗽、气短或肩背部疼痛等临床表现。

【影像学表现】

**1. X线表现** 胸部平片上显示肿瘤多位于后纵隔脊柱旁,向一侧纵隔缘突出,肿块多呈圆形、类圆形或长条状等,侧位片上肿块与脊柱重叠,肿块密度较均匀。部分肿块向椎间孔生长,致椎间孔扩大,邻近的骨质可见破坏或吸收。

**2. CT表现** 肿瘤常位于脊柱旁沟,为密度较均匀的类圆形肿块;因神经鞘瘤含有黏液基质,肿瘤密度稍低于肌肉。良性肿瘤边缘光滑整齐,可压迫邻近骨质而造成骨质吸收,压迹光整(图2-78);恶性肿瘤为浸润性生长,边界模糊,邻近骨质呈侵蚀性骨质破坏,内部密度可不均匀,部分肿块内可见囊变、钙化或坏死。病变侵及椎管内外时,病灶呈哑铃状。CT增强扫描瘤体实性部分可有不同程度强化。

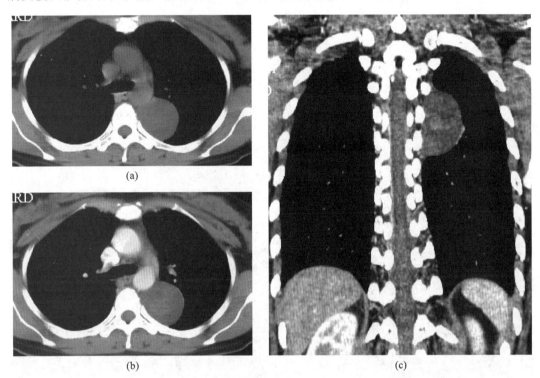

**图 2-78 神经源性肿瘤 CT 表现**

(a) CT平扫显示脊柱旁沟类圆形肿块,密度稍低于邻近软组织,边缘较光滑;(b) CT增强扫描显示肿块呈轻度强化;(c) CT多平面重组显示病灶最大基底面位于脊柱旁沟,与神经根关系紧密

**3. MRI表现** 肿瘤呈长$T_1$与长$T_2$信号,瘤内囊变表现为更长$T_1$与更长$T_2$信号;增强检查时瘤体强化明显。MRI对于骨质破坏的显示不如CT,但显示瘤体与椎管的关系以及脊髓受压等情况明显优于CT。

【诊断与鉴别要点】

神经源性肿瘤主要位于后纵隔,可见椎间孔增大,邻近椎体骨质破坏等表现,诊断不难。本病需要与椎旁脓肿相鉴别,椎旁脓肿多为梭形,中心为液化低密度区,周围为纤维组织壁,与椎体结核的其他特征性表现相结合,不难鉴别。

(李　野)

 ## 第十一节 胸部创伤

胸部创伤(thoracic trauma)比较常见,可由多种暴力因素如车祸、挤压、挫伤、刀伤等导致胸部多处损伤,如肋骨骨折、胸骨骨折、肺挫伤、气胸、外伤性膈疝、心脏损伤等,有时可合并腹部创伤。

根据创伤性质不同,胸部创伤可分为钝性伤和穿透伤;根据创伤胸膜腔与外界是否沟通,可分为开放性伤和闭合性伤。

### 一、肋骨骨折

肋骨骨折(fracture of rib)是胸壁创伤中十分常见的一种,骨折可为单根肋骨骨折,也可为多根肋骨骨折,还可在一根肋骨上发生多处骨折。

**【病理与临床】**

肋骨骨折可发生于肋骨各处,以第3～10肋骨腋部及背部多见。肋骨骨折可以是不完全性骨折,也可以是完全性骨折,即可对位良好也可发生明显移位。当多根肋骨骨折时可导致胸廓塌陷。

临床表现主要症状是胸痛,呼吸或活动加剧。当出现开放性损伤时局部可见血肿、破溃甚至暴露骨折端。

**【影像学表现】**

**1. X线表现** X线胸片可直观显示骨折线与形态,并且可以观察对位情况。完全性骨折表现为透亮的骨折线或有断端移位、成角,多发生在第3～10肋骨,常伴有气胸、液气胸、皮下气肿及纵隔气肿等。不完全性骨折、断端无移位的骨折易漏诊。肋软骨骨折无法用X线检出。

**2. CT表现** CT对于肋骨骨折的显示优于X线检查,尤其是肋软骨骨折的显示。常规扫描有时难以判断肋骨骨折的部位,薄层CT肋骨三维重组技术可以清楚显示肋骨骨折甚至不全骨折,并且可以明确定位(图2-79)。对于邻近组织的改变可清晰显示,如软组织、胸膜腔与肺的外伤性改变。

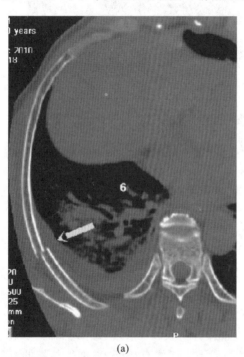
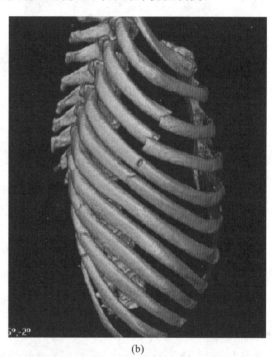

(a)　　　　　　　　　　　　　(b)

**图 2-79　肋骨骨折 CT 表现**
CPR 及 VRT 清楚显示肋骨骨折

**【诊断与鉴别诊断】**

肋骨骨折时可见骨连续性中断,有或无移位,周围可伴有皮下气肿、纵隔气肿、胸腔积液等,且具有明确的外伤史,常可明确诊断。X线胸片与常规CT对不完全骨折与无移位骨折容易漏诊,应进行薄层CT肋骨三维重组技术观察,避免漏诊。

### 二、气胸与液气胸

外伤一旦累及胸膜,使胸膜腔与外界相通,气体进入胸膜腔使其原本的负压状态发生改变,则称之为外伤性气胸；如同时有胸腔出血或液体渗出，则为液气胸；如破裂口呈活瓣，进气多出气少则称为张力性气胸。

【病理与临床】

外伤性气胸或液气胸的临床症状与气胸或液气胸的量有关，少量时症状不明显，大量时有胸闷、气急或呼吸困难等症状。液气胸常见于锐器伤或火器伤，胸壁穿通，伤及肺、支气管和气管或食管，即可引起气胸，且多为血气胸。血气胸如果失血过多，可引发血压下降，重者可发生失血性休克。

【影像学表现】

**1. X线表现** 典型者表现为肺野外带或中外带呈均匀一致性空气密度影，内无肺纹理，内带为受压缩的肺组织；纵隔及心脏向健侧移位。大量气胸时，肺组织向肺门回缩，呈软组织密度团块影。液气胸者气胸区内可见液气平面。

**2. CT表现** 气胸的基本CT表现为胸膜腔内出现极低密度的气体影，伴有肺组织不同程度的压缩性改变。CT检查主要用于显示少量的气胸与液气胸及胸部其他外伤改变。

【诊断与鉴别诊断】

外伤性气胸与液气胸的影像学表现典型，有明确外伤史，多可作出明确诊断，少量气胸时应仔细观察以防漏诊。

### 三、肺挫伤

肺挫伤(contusion of lung)在外伤患者中较常见，是由撞击胸部引起的肺组织损伤或爆炸气浪的冲击向肺组织传导而引起的肺泡破裂或肺内血管破裂。

【病理与临床】

肺挫伤的病理改变是肺间质或肺实质内被血液和血浆渗入，以肺外围部分常见，肺挫伤通常在伤后4～6 h出现，1～2天开始吸收，并于3～4天完全吸收，慢者可于1～2周后吸收。

临床表现主要为胸痛、咯血及呼吸困难等。

【影像掌表现】

**1. X线表现** 胸片表现为肺纹理增粗、模糊，并可显示非段性分布的斑片状或大片状密度增高影，边缘模糊。

**2. CT表现** CT较X线检查可更加敏感地发现肺挫伤，可以显示轻微的肺挫伤改变，呈边缘不清的磨玻璃样密度影，多为外围性非段性分布，并常邻近肋骨骨折与胸壁血肿处。CT也能更好地显示胸壁外伤性改变。

【诊断与鉴别诊断】

肺挫伤常为胸部复合伤的一部分，见于外伤着力部位或为对冲部位，表现为形态不规则、淡薄的致密影，其边缘不清，与外伤史相结合，常可明确诊断。有时需要和感染性病灶进行鉴别，动态观察肺挫伤吸收速度较快，有利于鉴别。

### 四、肺撕裂伤

肺撕裂伤(laceration of lung)是暴力作用于肺，产生重于肺挫伤的损伤，使肺组织破裂并形成囊肿或血肿。

【病理与临床】

肺撕裂伤的病理变化是肺组织撕裂后在弹力的作用下，边缘组织回缩，形成气囊腔。血液完全充盈撕裂腔时形成血肿，若气体与血液同时存在则形成液气囊腔。囊腔在直至囊内压与周围肺组织的压力达到平衡之前会持续增大。

临床表现可有明显胸痛、咳嗽、痰中带血，严重者发生昏迷、休克。

【影像学表现】

**1. X 线表现** 可显示撕裂部位呈不规则高密度影;若血肿形成,则表现为类圆形高密度影,病灶边缘模糊。部分患者可见外伤性肺气囊,为撕裂周围组织收缩及撕裂间隙充气所致,有时病灶中可见气-液平面;较小的肺气囊可被渗出病变掩盖,直至渗出病变吸收后肺气囊才显影。

**2. CT 表现** 依据表现分为四种类型,包括:①外围型含气或气-液囊腔(图 2-80),此型多见;②肺底脊柱旁含气或气-液囊腔,是肺组织压向脊柱而引起的肺撕裂伤;③周围型含气囊腔或线样透亮影,多伴有肋骨骨折;④胸膜粘连后产生的肺撕裂伤,此型不易显示。

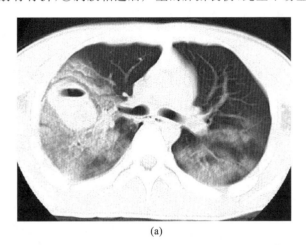 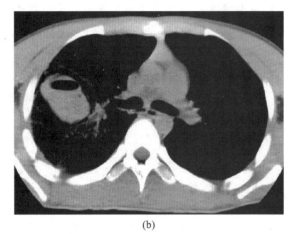

(a)　　　　　　　　　　　　　　　　　(b)

**图 2-80　肺撕裂伤与肺血肿 CT**

(a) CT 肺窗显示双肺大小不等的淡薄片状密度增高影,其中右肺片状影中见一椭圆形含气团块影;

(b) CT 纵隔窗显示椭圆形团块为含气-液囊腔

【诊断与鉴别诊断】

肺撕裂伤与肺血肿主要见于重度胸部钝性损伤,多见于下肺,呈不规则或类圆形含气、气液或高密度影;严重者可伴发支气管断裂与膈肌破裂等外伤性改变,诊断不难。

(李　野)

# 本章小结

本章介绍了肺部及纵隔的影像学检查技术、正常影像学表现、异常影像学表现和常见疾病的影像学表现。

肺部疾病诊断主要介绍了肺炎、肺结核、肺脓肿和肺良、恶性肿瘤。疾病的影像学特点:①肺炎表现为肺实质内渗出、实变;②肺结核表现为病灶的多灶性及多态性;③肺脓肿的洞壁光滑,洞内可见气-液平面;④肺癌表现肺内不规则结节或肿块,可有分叶、毛刺、胸膜凹陷及血管集束征,增强后肿块常呈较明显均匀或不均匀强化,可有纵隔及肺门淋巴转移。

纵隔疾病诊断主要介绍了胸内甲状腺肿、胸腺瘤、畸胎瘤、淋巴瘤和神经源性肿瘤。疾病的影像学特点:①胸内甲状腺肿表现为甲状腺增大并突入胸腔内;②胸腺瘤表现为胸腺区软组织结节,轻中度强化;③畸胎瘤典型表现为肿块内含有钙化、骨化、脂肪密度;④淋巴瘤表现为纵隔多发淋巴结肿大,部分融合;⑤神经源性肿瘤表现为后纵隔脊柱旁软组织肿块,增强呈轻至中度强化。

# 思考题

1. 临床上有哪些常用的胸部影像学检查技术?

2. 如何进行肺野及纵隔的分区？

3. 何谓空气支气管征？常见于什么疾病？

4. 大叶性肺炎病理上如何分期？请说明本病不同分期的 X 线表现。

5. 简述不同时期肺脓肿的影像学表现。

6. 结核病如何分型？简述各型肺结核的影像学表现。

7. 简述各型肺癌的 CT 表现。

8. 以肿块为影像学表现的肺部疾病有哪些？各有何影像学特点？

9. 以空洞为影像学表现的肺部疾病有哪些？各有何影像学特点？

10. 纵隔分区与纵隔肿瘤发生部位的关系是什么？简述常见纵隔肿瘤的影像学表现。

## 病例分析

病例一

男,53 岁。发热、咳嗽、咳痰伴左侧胸痛 5 天,痰略呈淡黄色。实验室检查:WBC 13.5×10⁹/L
(图 2-81)。

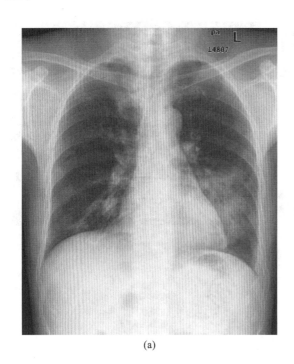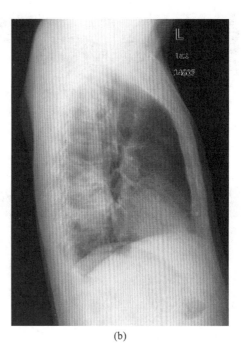

(a)　　　　　　　　　　　　　(b)

图 2-81　胸部 X 线表现

【问题及讨论】

(1) 请指出病变发生部位。

(2) 初步诊断为什么疾病？试说出诊断依据。

(3) 是否应与何种疾病鉴别？简要说明鉴别要点。

病例二

男,57 岁。咳嗽 1 个多月,痰少,无发热,右胸部时有针扎样疼痛。查体双肺呼吸音清(图 2-82)。

【问题及讨论】

(1) 请指出病变发生部位。

(2) 初步诊断为什么疾病？试说出诊断依据。

(3) 是否应与何种疾病鉴别？简要说明鉴别要点。

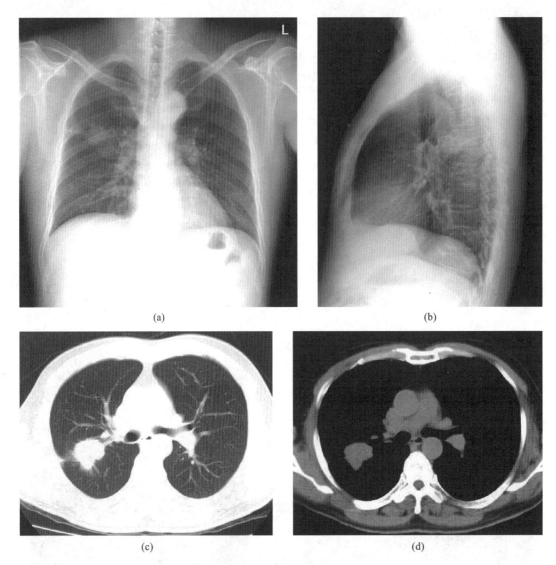

(a)

(b)

(c)

(d)

图 2-82 胸部 X 线及 CT 表现

# 第三章　循　环　系　统

## 学习目标

**一、知识目标**

1. 熟悉心脏、大血管常用影像学检查技术。

2. 掌握心脏、大血管正常影像学表现。

3. 熟悉心脏、大血管异常影像学表现。

4. 掌握心脏常见疾病的影像学表现。

5. 熟悉大血管常见病变的影像学表现。

6. 熟悉循环系统常见疾病的病理基础、临床表现及影像学鉴别诊断。

7. 了解循环系统 CT、MRI 检查技术的新进展。

**二、素质目标**

1. 能针对不同的循环系统疾病选择恰当的影像学检查方法。

2. 能观察与分析循环系统常见疾病的影像学征象并初步做出诊断。

3. 具有基本的医患沟通技巧，关爱患者，严格遵守影像学检查技术规范。

医学影像学检查不仅能显示心脏、大血管的外部轮廓，而且能显示心脏、大血管的壁及腔内解剖结构和运动。对心脏、大血管的血流情况，医学影像学也能提供有价值的诊断信息。

## 第一节　影像学检查技术

### 一、X线检查

**（一）X线透视**

X线透视可动态观察心影情况，可了解心脏活动功能，方法简单、方便。

**（二）X线平片**

X线平片是心脏影像学检查传统检查方法，包括后前位、左前斜位、右前斜位及左侧位，其中左前斜位、右前斜位及左侧位需同时进行吞服钡剂。X线平片优点是清晰度较高，为永久客观记录；缺点是为静态影像。

**（三）心血管造影**

心血管造影是向心脏、大血管注入对比剂，以显示心脏、大血管解剖学和血流动力学情况的特殊检查方法，是诊断心脏、大血管病的金标准，包括右心造影、左心造影、冠状动脉造影、胸主动脉造影等。

## 二、CT 检查

**1. 扫描前准备**

（1）检查前 12 h 禁服含咖啡因饮料及酒精饮料。

（2）检查前 4 h 内不吃固体食物并鼓励多饮温开水。

（3）测量受检者心率及心律，如心率较快，无药物禁忌者，可口服倍他乐克 25～50 mg，最好将心率控制在 60～75 次/分；心律不齐者，可请临床医生加以控制后再进行检查。

（4）扫描前应详细向受检者介绍检查的全过程及注意事项，解除受检者的紧张情绪，并对其进行呼吸训练，使之能充分配合检查。

（5）使用 18～22G 套管留置针穿刺右肘正中静脉，建立静脉通道。

**2. 扫描技术**　在进行冠状动脉 CT 检查时，为减小心脏搏动形成的伪影，必须通过心电监控同步扫描技术，在心脏运动最小时进行成像。由于冠状动脉较细小，为使冠状动脉内达到较高浓度，提高小分支的显示率，需要以高速团注的方式注入高浓度造影剂。造影剂浓度通常为 370 mgI/mL，注射速率为 5 mL/s。造影剂注射量为 50～60 mL，为防止右心内造影剂浓度过高影响对右冠状动脉的观察，可在造影剂注射完毕后再注入 20 mL 生理盐水，降低右心内造影剂浓度。检查完后在工作站需进行图像后处理技术成像，主要有曲面重组（CPR）、最大强度投影（MIP）、容积再现技术（VRT）、钙化积分分析和心肌灌注成像等。

## 三、MRI 检查

MRI 常用成像方位有：横断位、前斜位、冠状位、平行于室间隔的心脏长轴位、垂直于室间隔的心脏短轴位。脉冲序列包括：自旋回波、梯度回波、快速梯度回波等序列，以自旋回波脉冲序列应用最广。可进行磁共振血管成像（MR angiography，MRA），可不需造影剂即可获得血管成像图像。利用心电门控技术可动态显示心脏搏动及评价心脏功能。磁共振波谱技术，如 $^{31}$p 波谱可评价心脏的功能代谢。MRI 无射线损害，无须使用含碘对比剂。缺点是检查费用高、检查时间长、易产生伪影。

（谭理连）

# 第二节　正常影像学表现

## 一、正常 X 线平片表现

### （一）心影形态

（1）后前位左心缘从上到下分别为：主动脉结、肺动脉段、左心室段、心尖。右心缘从上到下分别为：上腔静脉（升主动脉）、右心房、右心室及下腔静脉（图 3-1）。

（2）左侧位及吞钡前缘从上到下分别为：升主动脉、肺动脉主干、右心室。后缘从上到下分别为：左心房、左心室、下腔静脉（图 3-2）。

（3）右前斜位及吞钡前缘从上到下分别为：升主动脉、肺动脉主干、右心室流出道、右心室、左心室。后缘从上到下分别为：左心房、右心房（图 3-3）。

（4）左前斜位前缘从上到下分别为：升主动脉、右心房、右心室。后缘从上到下分别为：左心房、左心室（图 3-4）。

### （二）心脏、大血管正常值

**1. 心胸比例**　心脏最大横径与胸廓最大横径的比值小于或等于 0.5。

**2. 房高比值**　右心房高与心高的比值小于或等于 0.5。

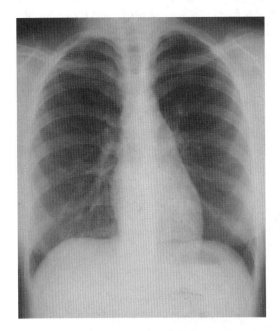

图 3-1　心脏后前位片

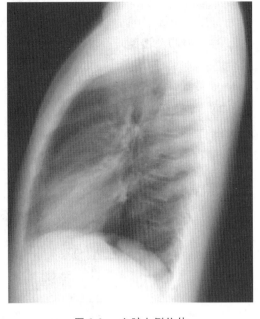

图 3-2　心脏左侧位片

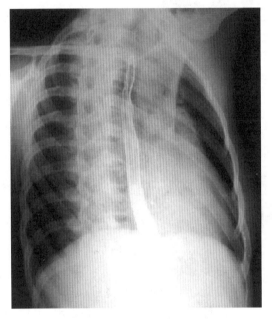

图 3-3　心脏右前斜位吞钡片

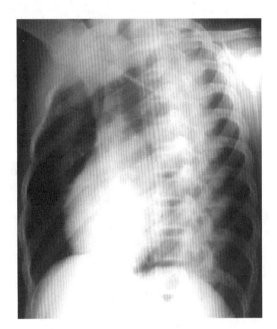

图 3-4　心脏左前斜位片

（三）影响心脏、大血管的生理因素

**1. 体形**　横位型、斜位型、垂位型。

**2. 呼吸**　呼吸运动对心影形态有一定的影响,深呼气与浅呼吸心脏、大血管形态可有一些变化。

**3. 体位**　站立位或卧位等不同体位对心影形态有些影响。

**4. 年龄**　①老年人:右心缘上段为升主动脉投影,主动脉结较大,头臂血管影较宽。②婴幼儿:心影多呈球形,两侧较对称,有胸腺影重叠。③青春期:可有肺动脉段轻度膨隆。

## 二、正常 CT 表现

（一）横断位

**1. 主动脉弓层面**　相当于第 4 胸椎水平,主动脉弓由气管前方沿气管左壁向左后行,上腔静脉在气管右前方,主动脉弓与胸骨之间常见胸腺。

**2. 气管分叉层面** 相当于第4～5胸椎水平,气管分叉略呈三角形,上腔静脉位于升主动脉右侧,气管前方为升主动脉,胸椎左前方为降主动脉,气管右侧可见奇静脉弓由脊柱右前方汇入上腔静脉。

**3. 主动脉根部层面** 升主动脉根部位于纵隔中央,左前方为肺动脉干,右前方为右心房,后方为左心房。

**4. 心室层面** 右心室位于右侧,左心室位于左侧,两者之间为室间沟,常见下腔静脉及右房下部。

（二）四腔位

螺旋CT多平面成像垂直于室间隔的左心室长轴位。心尖指向前胸壁,与矢状位约成45°角。室间隔、房间隔将心脏分为左、右心,右前方为右心室,右后方为右心房;左前方为左心室,左后方为左心房(图3-5)。

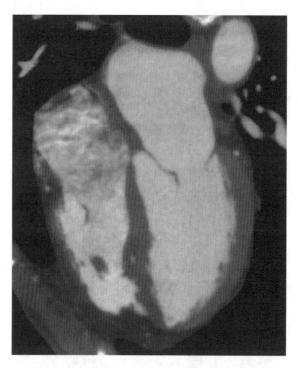

**图 3-5 心脏 CT 四腔位**

（三）冠状动脉

冠状动脉CT三维成像,特别是VR和SSD重组可很好显示右侧冠状动脉主干及远端终末支,左侧冠状动脉主干、前降支、回旋支等较大冠状动脉血管,其中以VR重组显示最好。右侧冠状动脉多呈"C"字形,左侧冠状动脉前降支、回旋支、对角支等形似蜘蛛状。冠状动脉表面光滑锐利、形态规则。对冠状动脉比较细小的分支,CT三维成像显示较差。冠状动脉起源、数量及行程等可有一些变异与畸形,包括双冠状动脉,冠状动脉起源异常,右冠状动脉与左冠状动脉连通,左冠状动脉旋支缺失,冠状动脉细小等(图3-6)。

（四）心包

心包是包绕心脏和大血管根部的双层纤维浆膜囊,分壁层和脏层。CT所显示的心包实际上包括了脏、壁层心包和心包腔内的少量滑液,1～2 mm厚。由于心包液分布不均,在心室水平和主动脉根部心包液较多,因而显示较厚。

### 三、正常 MRI 表现

（一）横断位

横断位可显示胸主动脉、心室、室间隔、心室壁及心脏左、右心房等结构。胸主动脉、心脏左右心房、心室因流动效应,在 $T_1WI$ 及 $T_2WI$ 呈低信号影。室间隔、心室壁 $T_1WI$ 及 $T_2WI$ 呈中等信号影。左心室

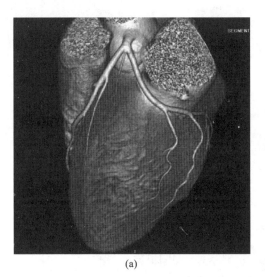 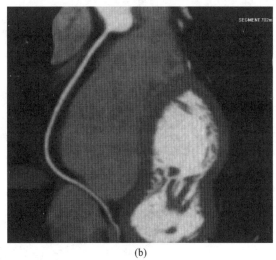

(a) (b)

**图 3-6 多排螺旋 CT 冠状动脉成像**

(a) VR 三维成像显示左冠状动脉总干、前降支及旋支;(b) CPR 成像显示右冠状动脉

壁及室间隔厚度约 1 cm,右心室壁厚度约 0.5 cm(图 3-7)。

（二）冠状位

冠状位可较好显示升主动脉、主动脉弓及降主动脉。心脏左心室及其流出道,左、右心房及右心房上腔静脉入口(图 3-8)。

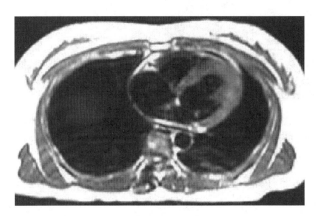

**图 3-7 MRI 横断位 $T_1WI$**

显示心脏左、右心房,心室,室间隔,心室壁及降主动脉呈低信号影

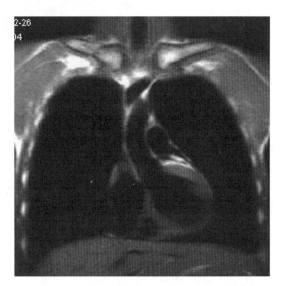

**图 3-8 MRI 冠状位 $T_1WI$**

显示升主动脉、左心室,右心房呈低信号影

（三）矢状位

矢状位可较好显示升主动脉、主动脉弓及降主动脉。心脏左心室及左心房,右心室及右心房。

（四）长轴位

长轴位可较好显示左心室长轴收缩期与舒张期径线变化情况、右心房和上、下腔静脉等。

（五）短轴位

短轴位可较好显示右心室流出道、左心室心功能评估、计算射血分数等。

（谭理连）

# 第三节 异常影像学表现

## 一、异常X线表现

### (一)心脏大小改变

**1. 左心室增大** 常见于高血压病、主动脉瓣病变、心肌病变等。表现为：①左心室段延长、膨隆；②心尖左下移位；③心后食管前间隙缩小。（图3-9）

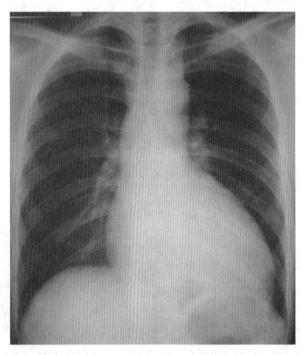

**图3-9 左心室增大X线**

**2. 右心室增大** 常见于二尖瓣病变、慢性肺源性心脏病、肺动脉高压、先天性心内间隔缺损、肺动脉狭窄类畸形等。表现为：①心腰饱满、膨隆；②右心缘下段膨出；③心尖圆钝上翘；④心前间隙缩小。（图3-10）

**3. 左心房增大** 常见于二尖瓣病变及左心衰竭及部分先天性心脏病等。表现为：①双重心房影，双重右心缘；②左心耳部突出（四弓征）；③左侧位左房段后突，食管左房压迹加深或局限性后移；④支气管分叉角增大。（图3-11）

**4. 右心房增大** 常见于房间隔缺损、三尖瓣病变、肺静脉异位引流等。表现为：①右心缘膨隆；②右心缘心房段延长；③左前斜位左房段膨出，与升主动脉夹角缩小。

**5. 心影普遍增大** 常见于心肌损害、贫血、心包积液及心衰等疾病。表现为：①心影向两侧扩大；②心前后间隙缩小。

评价心脏增大常用简便方法：心胸比例大于0.5即为心脏增大；轻度增大：0.51～0.55；中度增大：0.56～0.6；重度增大：大于0.6。

### (二)心脏形态异常

**1. 二尖瓣型心** 心腰丰满或突出，左心缘下段圆钝，右心下段膨隆，主动脉结较小。常见于右心增大为主的病变。（图3-12）

**2. 主动脉型心** 心腰凹陷，左心缘下段向左扩展，主动脉结突出，常见于左心室增大为主的病变。（图3-13）

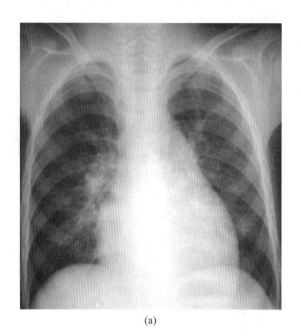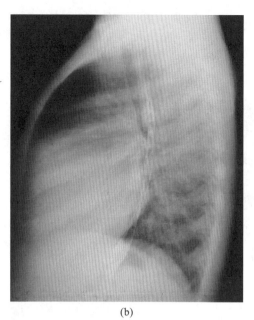

(a)　　　　　　　　　　　　　　　(b)

**图 3-10　右心室增大 X 线表现**

（a）心脏后前位；（b）心脏左侧吞钡位

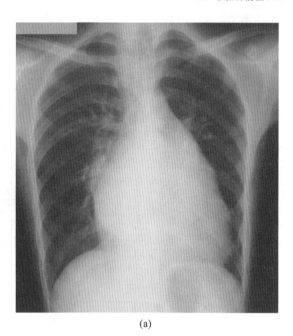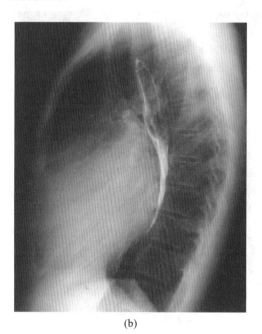

(a)　　　　　　　　　　　　　　　(b)

**图 3-11　左心房增大 X 线**

（a）心脏后前位；（b）心脏左侧吞钡位

**3.普大型心**　心影向两侧均匀增大。

（三）肺循环异常

**1.肺血增多**　常见于左向右分流的先天性心脏病、贫血、甲状腺功能亢进等。表现为：①肺门血管增粗，外周血管成比例增粗；②肺门搏动增强。（图 3-14）

**2.肺血减少**　常见于肺动脉狭窄类先天性心脏病。表现为：①肺门影缩小或不对称，肺门动脉变细；②外周肺纹理稀少；③肺透亮度增高。（图 3-15）

**3.肺动脉高压**　常见于肺心病、先天性心脏病后期等。表现为：①肺门血管增粗，外周血管变细，肺门截断；②肺门搏动增强；③肺动脉段突出；④右心室增大。（图 3-16）

**4.肺静脉高压**　常见于二尖瓣病变、心力衰竭等疾病。表现为：①肺淤血（13～18 mmHg）：肺门影

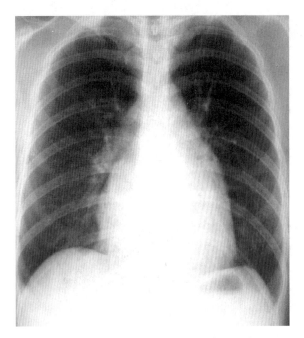

图 3-12　二尖瓣型心 X 线

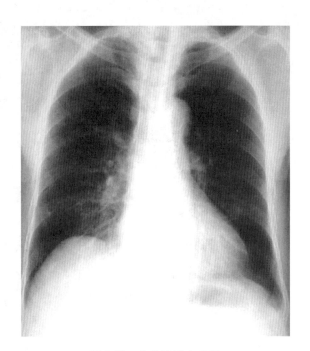

图 3-13　主动脉型心 X 线

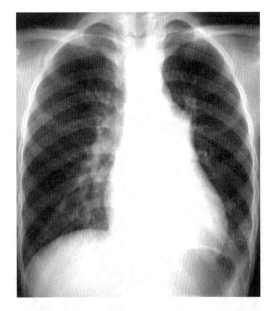

图 3-14　肺血增多 X 线

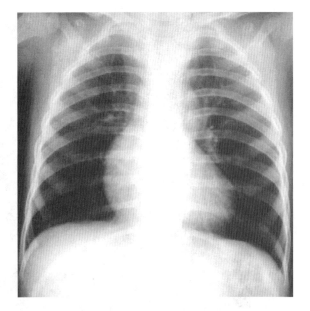

图 3-15　肺血减少 X 线

模糊增大,肺血重新分配。②间质性肺水肿(18~25 mmHg):肺血重新分配,肺门模糊,增大更明显,肺野透亮度减低呈磨玻璃状,可见 Kerleys A、B、C 线。③肺泡性肺水肿(>25 mmHg):以两肺门为中心的云雾状模糊影,即"蝴蝶征"。

（四）主动脉改变

主动脉改变常见于高血压、动脉粥样硬化、主动脉瓣关闭不全、先天性主动脉狭窄、大动脉炎等。表现为:①动脉增宽、迂曲,广泛性或局限性延长;②主动脉变窄;③主动脉密度增高、钙化;④主动脉搏动增强或减弱。

## 二、异常 CT 和 MRI 表现

（一）心脏改变

**1. 心腔扩大**　CT 和 MRI 横断位可直观显示心脏各房室的大小与形态变化,高端螺旋 CT 及 MRI

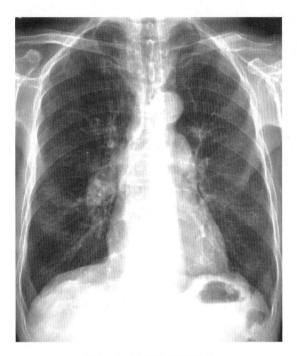

**图 3-16 肺动脉高压 X 线**

通过心电门控技术可类似超声技术观测左心室收缩末期与舒张末期心腔径线、心室厚度等改变,如舒张末期左心室短轴径线大于 5 cm 为左心室扩大、左心室壁厚度大于 1 cm 为心室壁增厚等。但一般较少利用 CT 和 MRI 来观察心脏各房室的大小与形态变化。

**2. 冠状动脉异常** 高端螺旋 CT 及其后处理技术可清晰显示冠状动脉大小、形态及其斑块等异常,包括冠状动脉数目、狭窄、闭塞、迂曲、扩张、斑块、钙化、冠状动脉植入支架等。CT 可显示冠状动脉钙化并可进行钙化积分,是目前筛选冠心病首选影像学检查方法。(图 3-17)

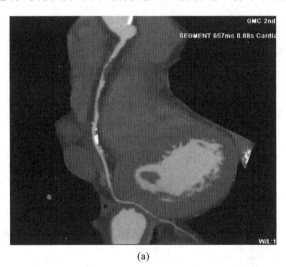
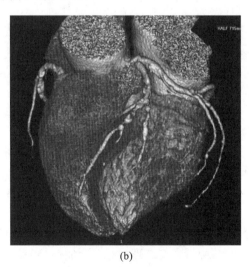

(a)　　　　　　　　　　　　　　(b)

**图 3-17 多层螺旋 CT 冠状动脉成像**

(a) 曲面成像显示右冠状动脉狭窄、斑块及钙化;(b) VR 成像显示左冠状动脉前降支不规则狭窄

**3. 心内结构异常** MRI 及高端螺旋 CT 通过心电门控技术可观测左心室乳头肌增大等异常。

**4. 瓣膜异常** 高端螺旋 CT 通过心电门控技术及后处理技术可观测心脏二尖瓣、主动脉瓣形态、大小、赘生物、增厚、狭窄、关闭不全等异常。CT 可显示瓣膜钙化。

**(二)肺循环异常**

CT 和 MRI 不同体位断面及其后处理技术可显示肺动脉及肺静脉大小、形态等异常,包括肺动脉增宽、扩张、狭窄、血栓等。一般成年人肺动脉主干直径大于 3 cm 为增宽。

## （三）主动脉改变

CT 和 MRI 不同体位断面可显示主动脉大小、形态、先天发育畸形等异常，包括主动脉扩张、狭窄、主动脉夹层、主动脉血栓等。CT 可显示主动脉钙化。

## （四）心包异常

CT 和 MRI 不同体位断面可显示心包积液、心包增厚及粘连、心包肿块等异常。CT 可显示心包钙化，可表现为斑点状、条状高密度影。

**1. 心包积液** 心包腔增宽，CT 显示腔内呈水样密度（CT 值 12～40HU），MRI 表现为 $T_1WI$ 呈低信号、$T_2WI$ 呈高信号影。

**2. 心包增厚** 常见于缩窄性心包炎，表现为心包厚度大于 0.5 cm。

**3. 心包肿瘤** 心包单个或多个结节状影，可伴心包腔积液。

（谭理连）

# 第四节　先天性心脏病

## 一、房间隔缺损

房间隔缺损（atril septal defect，ASD）是成人最常见的先天性心脏病，为胚胎时期房间隔发育障碍所致，占先心病的 10%～20%，可单独存在或合并其他畸形。

【病理与临床】

根据胚胎学和病理解剖，房间隔缺损分为原发孔型和继发孔型，以继发孔型多见继，约占 90%。继发孔型房间隔缺损主要是由于第一房间隔发育异常或第一房间隔过度吸收导致第二房间隔不完全掩盖第一房间隔。

根据缺损的部位、大小及形成机制，分为中央型（卵圆窝型）、下腔静脉型、上腔静脉型及混合型，其中卵圆窝型最常见，约占 76%。房间隔缺损使左心房血液分流至右心房，右心房及右心室血流量增加，肺循环血容量增加，肺动脉高压，最后引起右心衰竭。

患者早期可无症状，常于成年后才出现劳累后心悸、气促；若肺动脉高压严重并右向左分流者，可出现发绀。体检于胸骨左缘第 2～3 肋间可闻及 II～III 级收缩期杂音，肺动脉瓣区第二心音亢进。

【影像学表现】

**1. X 线表现** ①梨形心；②右心房、右心室增大；③肺动脉段突出；④肺充血，肺门舞蹈征；⑤肺动脉高压；⑥左心室、主动脉结缩小。（图 3-18）

**2. CT 表现** 房间隔局部连续性中断，左、右心房之间有造影剂相通。不同角度切割及旋转可清楚显示缺损的位置，并可测量缺损口的大小。中央型缺损位于卵圆窝，其下缘与房室瓣间保留一定房间隔。左至右分流量大时，显示心脏扩大，尤以右心房、右心室增大最为明显。肺动脉总干明显突出，两侧肺门区血管增大，肺野血管纹理增粗，主动脉弓影缩小。（图 3-19）

**3. MRI 表现** MRI 可直接显示房间隔局部不连续，缺损房间隔边缘增厚，呈火柴头样改变。左至右分流量大时，MRI 显示右心房、右心室增大、肺动脉扩张，主动脉弓影缩小等继发性改变。

【诊断与鉴别要点】

房间隔缺损需与室间隔缺损、动脉导管未闭进行鉴别。房间隔缺损主要表现为右心室及右心房增大，主动脉结缩小。室间隔缺损主要表现为左、右心室及左心房增大，右心房正常，主动脉结正常。动脉导管未闭主要表现为左心室及左心房增大，右心室及右心房正常，肺动脉段明显突出，主动脉结增大。

## 二、室间隔缺损

室间隔缺损（ventricular septal defect，VSD）是常见的先天性心脏病之一，发病率仅次于房间隔缺损，

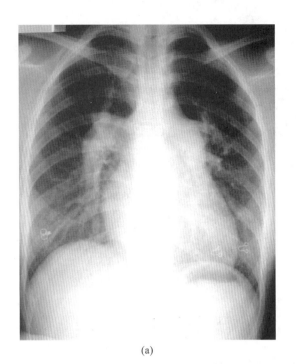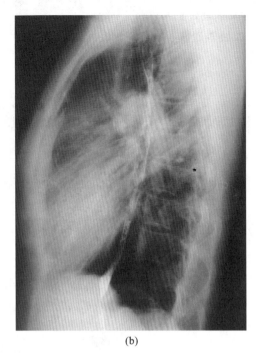

(a)　　　　　　　　　　　　　　　(b)

**图 3-18　房间隔缺损 X 线**

（a）心脏后前位；（b）心脏左侧位吞钡

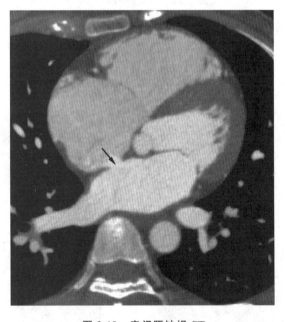

**图 3-19　房间隔缺损 CT**

CT 短轴位显示房间隔中断，左、右心房通过缺损房间隔相连通（↑）

约占先天性心脏病总数的 20%。

【病理与临床】

根据室间隔缺损部位不同，分为膜周部、漏斗部和肌部。膜周部缺损最常见，约占 78%，范围累及三尖瓣隔瓣下方至室上嵴下方；漏斗部缺损约占 20%，位于肺动脉瓣下方，室上嵴上部；肌部室间隔缺损约占 2%，可位于肌部的任何部位。室间隔缺损使左心室血液分流至右室，右心室血容量增加，肺循环血容量增加，肺动脉高压及左心血容量增加，最后引起心力衰竭。

临床症状随缺损口大小而异，缺损口小者，可无临床症状；缺损口大者，可有心悸、气促、乏力，易患感冒，发育不良等；有明显肺动脉高压时，可出现发绀。体查可闻及胸骨左缘第 3～4 肋间收缩期吹风样杂音，肺动脉瓣区第二心音亢进等。

【影像学表现】

**1. X线表现** ①右心室增大；②左心室增大；③左心房轻度增大；④肺动脉段饱满或平直；⑤肺充血；⑥肺动脉高压。（图3-20）

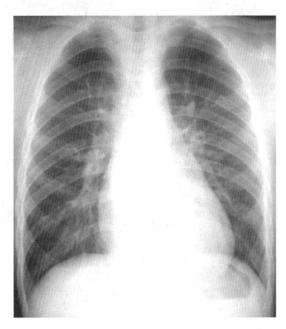

图3-20 室间隔缺损 X线

**2. CT表现** 室间隔局部连续性中断，左右心室之间有造影剂相通。横断轴面及心脏轴面MPR重组显示较清楚，MIP亦可清楚显示，不同角度切割及旋转可清楚明确缺损的位置，并可测量缺损口的大小。若分流量大，可有肺血增多，右心室增大；如有肺动脉高压，可见肺动脉主干及左、右肺动脉增粗，左、右心室增大等。（图3-21）

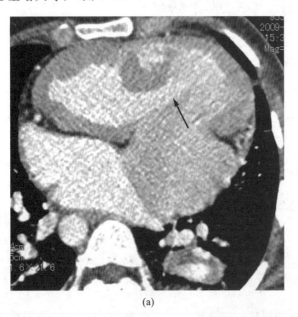

(a)

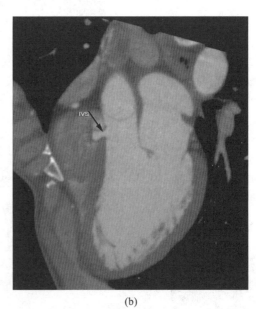

(b)

图3-21 室间隔缺损 CT

（a）短轴位显示室间隔缺损，左、右心室通过室间隔缺损相连通（↑）；（b）四腔位心显示左心室造影剂通过室间隔缺损（↑）

**3. MRI表现** MRI可直接显示室间隔局部连续性中断，左、右心室之间的分流，右心室增大，肺动脉主干增粗，左心室增大等。

【诊断与鉴别要点】

室间隔缺损需与房间隔缺损、动脉导管未闭进行鉴别。室间隔缺损主要表现为左、右心室及左心房增大,右心房正常,主动脉结正常。房间隔缺损主要表现为右心室及右心房增大,主动脉结缩小。动脉导管未闭主要表现为左心室及左心房增大,右心室及右心房正常,肺动脉段明显突出,主动脉结增大。

### 三、动脉导管未闭

动脉导管未闭(patent ductus arterlosus,PDA)是小儿先天性心脏病常见类型之一,占先天性心脏病发病总数的12%。动脉导管未闭可单独存在,也可与其他心内畸形并存。

【病理与临床】

动脉导管是胎儿时期的正常循环通道,出生后,肺始呼吸膨胀,动脉导管闭塞形成动脉韧带。如动脉导管出生后未正常退化,则形成主、肺动脉间的异常通道,引起心、肺循环的血流动力学异常,形成动脉导管未闭。

根据未闭动脉导管的大小、长短和形态,一般分为三型:①管型:导管长度约1 cm,直径粗细不等。②漏斗型:长度与管型相似,但其近主动脉端粗大、向肺动脉端逐渐变窄。③窗型:肺动脉与主动脉紧贴,两者之间为一孔道,直径较大。主动脉血流通过动脉导管进入肺动脉,肺循环血容量增加,引起肺动脉高压、右室负荷增加及左房、左室血容量增加。

临床表现与分流量的多少有关,分流量少,患者可无症状;分流量较大时,可出现咳嗽、气急、心悸等症状,从小易患感冒。当发生阻力性肺高压及右向左分流时,可出现发绀。体查可在胸骨左缘第2肋间闻及连续性或收缩期杂音,脉压差增大,周围血管征阳性等。

【影像学表现】

**1. X线表现** ①左心室增大;②左心房轻度增大;③肺动脉段突出;④主动脉结增大、漏斗征;⑤肺充血;⑥肺动脉高压。(图3-22)

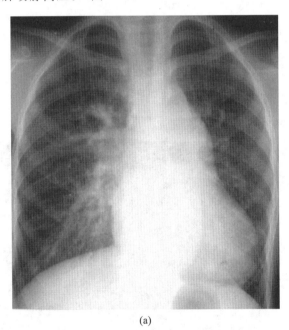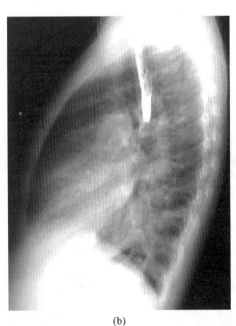

(a) (b)

**图 3-22 动脉导管未闭 X 线**

(a)心脏后前位;(b)心脏左侧位吞钡

**2. CT表现** CT可显示降主动脉近端与肺动脉之间有异常血管相连通。分流量大者左心室增大,左心房亦轻度增大,肺动脉段突出,肺门血管影增粗。肺动脉高压时,左心室有扩大肥厚。主动脉结正常或突出。(图3-23)

**3. MRI表现** MRI可不需造影剂就能直接显示降主动脉近端与肺动脉之间未闭动脉导管。分流量大者左心室增大,左心房亦轻度增大,肺动脉段增大。

【诊断与鉴别要点】

动脉导管未闭需与室间隔缺损、房间隔缺损进行鉴别。动脉导管未闭主要表现为左心室及左心房增

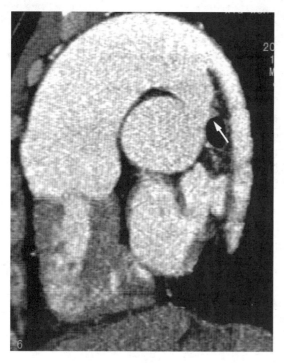

**图 3-23　动脉导管未闭 CT**

矢状面 MPR 成像显示主动脉弓降部与
主肺动脉间漏斗状未闭动脉导管

大,右心室及右心房正常,肺动脉段明显突出,主动脉结增大。室间隔缺损主要表现为左、右心室及左心房增大,右心房正常,主动脉结正常。房间隔缺损主要表现为右心室及右心房增大,主动脉结缩小。

## 四、法洛四联症

法洛四联症(tetralogy of fallot,TOF)是发绀型先天性心脏病中最常见的一种,占50%,约占先天性心脏病的10%。

【病理与临床】

法洛四联症包括四种畸形:肺动脉狭窄、室间隔缺损、主动脉骑跨和右心室肥厚。肺动脉狭窄使右心室漏斗部肌肉肥厚;主动脉向前、向右移位,又因肺动脉狭窄和室间隔缺损,心脏收缩期大部分血液射向主动脉,使主动脉管径增粗,为肺动脉的3~4倍;右心室因流出道梗阻而肥厚,主动脉因接受右心室的静脉血而使患者出现发绀。

临床上表现为患者发育迟缓,气促,发绀,喜蹲踞,杵状指,可有晕厥史。体查可于胸骨左缘第2~4肋间闻及收缩期杂音,伴震颤,肺动脉瓣区第二心音降低。

【影像学表现】

**1. X线表现**　①靴形心;②右心室增大;③肺动脉段凹陷;④主动脉增宽;⑤肺血减少。(图3-24)

**2. CT表现**　①肺动脉狭窄:局限性狭窄可见右心室流出道局部异常增厚的肌束或隔膜,肺动脉管腔狭窄,常合并狭窄后扩张。②室间隔缺损:常为高位室间隔大缺损,表现为主动脉瓣下室间隔的连续性中断。③主动脉骑跨:主动脉明显增宽,向前向右移位,骑跨于室间隔之上。④右心室肥厚:右心室壁明显增厚。(图3-25)

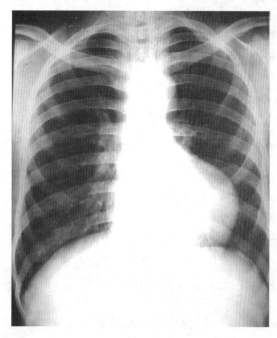

**图 3-24　法洛四联症 X 线**

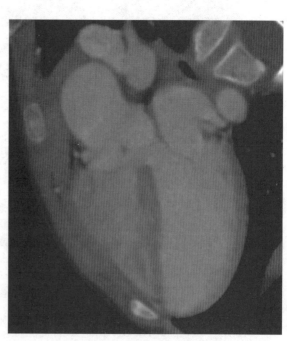

**图 3-25　法洛四联症 CT**

MIP 成像显示室间隔缺损位于膜周部,
主动脉骑跨于室间隔缺损处,骑跨约50%

**3. MRI 表现** MRI 可从不同方向与角度显示主动脉骑跨、室间隔缺损、右心室肥厚及肺动脉狭窄等各种畸形。MRI 显示肺动脉狭窄与闭锁优于超声检查。

【诊断与鉴别要点】

法洛四联症主要表现为靴形心、右心室增大、肺血减少、肺动脉段多凹陷、肺动脉狭窄、主动脉骑跨等。需与右心双出口、单心室及大动脉转位等鉴别。

(谭理连)

# 第五节 后天性心脏病

## 一、风湿性心脏病

风湿性心脏病(rheumatic heart disease,RHD)是心脏结缔组织的非感染性炎症,分为急性风湿性心肌炎及慢性风湿性心脏瓣膜病。慢性风湿性心脏瓣膜病是急性风湿性心内膜炎的后遗瓣膜损害,主要侵犯二尖瓣和主动脉瓣,为常见的后天性心脏病之一。

【病理与临床】

主要病理改变为瓣环瘢痕收缩,瓣叶增厚、粘连、钙化,瓣膜表面粗糙,赘生物形成以及腱索缩短、粘连。

瓣膜开闭功能异常可引起血流动力学改变。①二尖瓣狭窄:引起左心房排空受阻、左心房压力增加、左心室血流量减少、肺淤血水肿、肺动脉高压、左心房衰竭及右心衰竭等。②二尖瓣关闭不全:引起收缩期左心室血液回流至左心房、左心房及左心室血容量增加、左心房压力增加、肺静脉高压、肺动脉高压及心力衰竭等。③主动脉瓣狭窄:引起左心室阻力负荷增加,左心室肥厚、扩张,体循环、冠状动脉供血不足及主动脉根部狭窄后扩张、搏动增强等。④主动脉瓣关闭不全:引起舒张期主动脉血液返流至左心室,左心室容量负荷增加,左心扩张、肥厚,收缩期主动脉血容量增加及舒张期主动脉血容量降低,主动脉扩张等。

临床表现如下:①二尖瓣狭窄:轻者可无临床症状;劳累后心悸、气促、咯血、端坐呼吸、肝肿大及下肢水肿等。心尖区可闻及舒张期隆隆样杂音,房颤,P2亢进。②二尖瓣关闭不全:乏力、心悸,劳累后呼吸困难、咯血,心尖区可闻及收缩期吹风样杂音。③主动脉瓣狭窄:心悸、气促、心绞痛、头晕或晕厥。④主动脉瓣关闭不全:心悸、气促、心绞痛、头晕或晕厥;胸骨左缘第3～4肋间舒张期吹风样杂音,脉压增大,周围血管征(+)。

【影像学表现】

**1. 二尖瓣狭窄**

(1) X线表现:①梨形心;②左心房增大;③肺静脉高压(肺淤血、肺水肿);④肺动脉高压;⑤右心室增大;⑥左心室和主动脉结缩小;⑦肺内含铁血黄素沉着。(图3-26)

(2) CT表现:垂直于室间隔和平行于室间隔的左心室长轴位、四腔心及平行于二尖瓣的平面可测量瓣膜的厚度、大小,观察收缩期及舒张期瓣膜形态,主要表现为瓣膜增厚、蜷缩,甚至可见赘生物形成,瓣口活动度变小、僵硬。左心房扩大、左心房血栓及右心室肥厚、扩张。(图3-27)

(3) MRI表现:MRI可显示二尖瓣狭窄的形态及严重程度,收缩期可见低信号血流束。

**2. 二尖瓣关闭不全**

(1) X线表现:①二尖瓣型或主动脉型心;②左心房增大;③左心室增大;④肺淤血;⑤肺动脉高压;⑥右心室增大。(图3-28)

(2) CT表现:CT可显示二尖瓣瓣叶增厚或见赘生物形成,瓣膜交界处粘连、蜷缩;心脏收缩期左心室流出道层面的二尖瓣轴位可见瓣膜不完全闭合,左心室造影剂反流入左心房内,二尖瓣部分瓣叶脱入

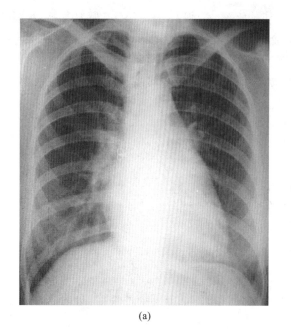
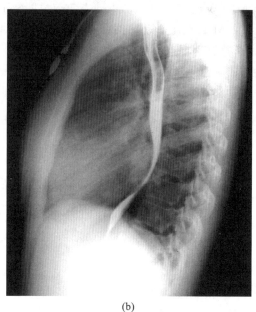

(a) (b)

**图 3-26　二尖瓣狭窄 X 线**

（a）后前位示心脏呈梨形增大；（b）左侧位吞钡示左心房及右心室增大

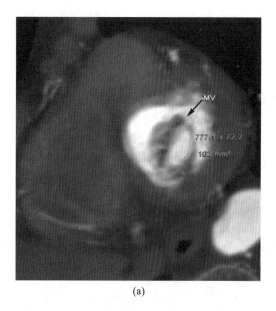
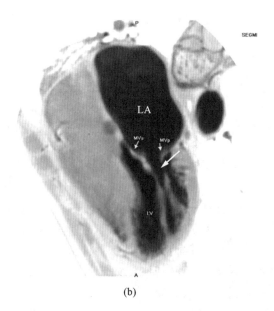

(a) (b)

**图 3-27　二尖瓣狭窄 CT**

（a）左心室短轴位示二尖瓣口面积明显缩小（↑），约 102 mm²；（b）VR 仿 DSA 成像示二尖瓣前、后瓣明显增厚，二尖瓣口狭窄（↑），左心房（LA）明显增大

左心房内。左心房及左心室增大。（图 3-29）

（3）MRI 表现：MRI 可显示收缩期自左心室经二尖瓣口向左心房内喷射的低信号血流束。

**3. 主动脉瓣狭窄**

（1）X 线表现：①主动脉心型；②左心室增大；③主动脉起始部扩张、搏动增强；④肺野基本正常（无心力衰竭时）。

（2）CT 表现：CT 可显示左心室增大及主动脉起始部扩张；主动脉瓣钙化，瓣叶增厚、蜷缩，瓣膜交界处粘连及主动脉瓣口开放时失去三角形的形态。可直接测量主动脉瓣瓣口面积。

（3）MRI 表现：MRI 可显示左心室增大、主动脉起始部扩张、主动脉瓣增厚等改变。

**4. 主动脉瓣关闭不全**

（1）X 线表现：①主动脉心型；②左心室增大；③主动脉升部、弓部广泛扩张；④左心室、主动脉搏动增

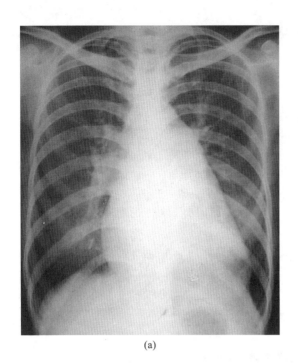
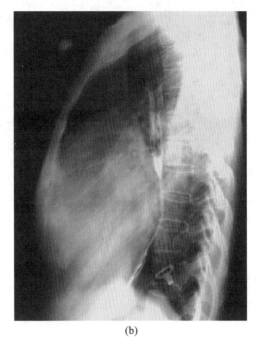

(a)　　　　　　　　　　　　　　　　(b)

**图 3-28　二尖瓣关闭不全 X 线**

（a）后前位示心脏呈梨形增大，肺淤血；（b）左侧位吞钡示左心房、左心室增大及右心室增大

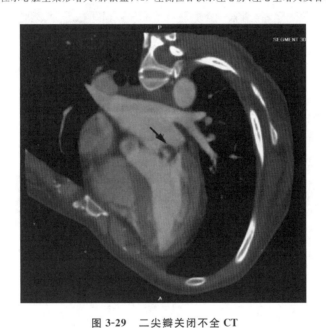

**图 3-29　二尖瓣关闭不全 CT**

收缩期左心室造影剂反流入左心房内，二尖瓣部分瓣叶脱入左心房内（↑）

强；⑤左心房可轻度增大；⑥肺野基本正常。（图 3-30）

（2）CT 表现：CT 可显示左心室增大及升主动脉扩张，瓣叶增厚，瓣膜交界处粘连、蜷缩。心脏舒张期，垂直于主动脉瓣瓣环的轴位像及左心室长轴位可显示主动脉瓣关闭不全及漏口，主动脉造影剂与左心室相连。可直接测量主动脉瓣关闭不全漏口的面积。（图 3-31）

（3）MRI 表现：MRI 可显示主动脉瓣瓣膜增厚、粘连，左心室增大及升主动脉扩张等改变。

【诊断与鉴别要点】

二尖瓣狭窄需与二尖瓣关闭不全鉴别。二尖瓣狭窄主要表现为梨形心、左心房增大、肺淤血、肺水肿；二尖瓣关闭不全主要表现为二尖瓣型或主动脉型心、左心室增大。高端 CT 及 MRI 可直接显示二尖瓣狭窄与二尖瓣关闭不全的二尖瓣形态、狭窄或关闭不全状况。心脏杂音也有助于两者鉴别。主动脉瓣狭窄需与主动脉瓣关闭不全鉴别。主动脉瓣狭窄主要表现为主动脉心型，左心室增大，主动脉起始部扩

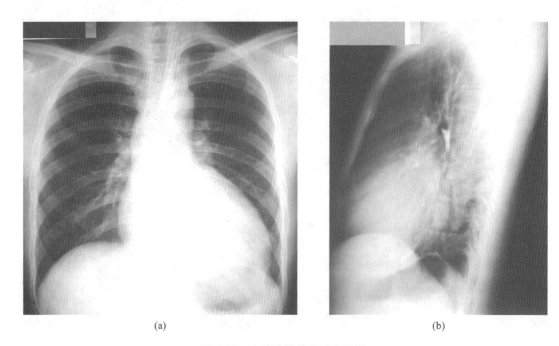

(a)                                                      (b)

**图 3-30　主动脉瓣关闭不全 X 线**

（a）后前位示心脏呈主动脉心型增大；（b）左侧位吞钡示左心室增大

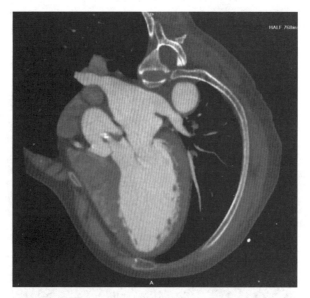

**图 3-31　主动脉瓣关闭不全 CT**

舒张期左心室长轴位示主动脉造影剂与左心室相连

张、搏动增强，肺野基本正常，与主动脉瓣关闭不全相似，但后者主动脉升部、弓部广泛扩张。

## 二、肺源性心脏病

肺源性心脏病（pulmonary heart disease，PHD）是由于长期肺实质和肺血管的原发病变，肺循环阻力增高，心脏负荷加重所致。慢性支气管炎为最常见病因。

【病理与临床】

肺间质纤维化及肺气肿等病变引起肺血管床闭塞、肺小动脉反射性痉挛，肺动脉压升高、右心室肥厚、扩张和右心衰竭。

临床上有长期咳嗽、哮喘和劳累后心悸、气促等症状。体检可见肺气肿征、杵状指、肺部干湿啰音或哮鸣音、肺动脉瓣区第二心音亢进等。

【影像学表现】

**1. X 线表现** ①二尖瓣心型；②右心室增大；③肺动脉高压；④慢性肺部病变；⑤肺气肿。（图 3-32）

**2. CT 表现** CT 横断位可显示肺动脉主干及左、右肺动脉干增宽，CT 增强三维成像可显示肺动脉主干及左、右肺动脉干明显扩张，肺内肺动脉分支较细小，呈残根样改变。

**3. MRI 表现** MRI 不需造影剂可显示肺动脉主干及左、右肺动脉干增宽，$T_1WI$ 及 $T_2WI$ 呈流空低信号影。

【诊断与鉴别要点】

肺源性心脏病患者常有肺部慢性疾病，如慢性支气管炎、肺气肿等。X 线平片主要表现为二尖瓣心型、右心室增大、肺动脉高压。CT 和 MRI 可较好显示肺动脉血栓情况。

### 三、高血压心脏病

【病理与临床】

高血压心脏病（hypertensive heart disease）是由于长期外周血压升高，使心脏阻力负荷增加所导致的心脏损害。因外周血压升高，左心室负荷及排血阻力增加，左心室肥厚、扩张，导致左心衰竭。

临床表现有持久或反复血压升高、头痛、头晕、心悸、气促、呼吸困难等。

【影像学表现】

**1. X 线表现** ①左心室增大；②左心房轻度增大；③主动脉增宽、迂曲，主动脉钙化；④肺淤血、肺水肿。（图 3-33）

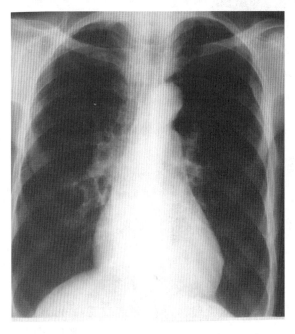

图 3-32 肺源性心脏病 X 线

后前位示肺气肿及肺动脉高压

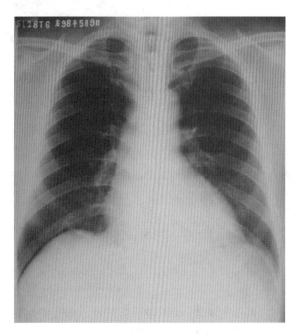

图 3-33 高血压心脏病 X 线

后前位示心脏呈主动脉型心及左心室增大

**2. CT 表现** CT 横断位可显示升主动脉、主动脉弓及降主动脉等扩张、增宽。CT 增强三维成像可显示升主动脉、主动脉弓及降主动脉明显迂曲、扩张。

**3. MRI 表现** MRI 不需造影剂可显示升主动脉、主动脉弓及降主动脉等扩张、增宽。$T_1WI$ 及 $T_2WI$ 呈流空低信号影。

【诊断与鉴别要点】

高血压心脏病患者常有长期外周血压升高。X 线平片主要表现为左心室增大，主动脉增宽、迂曲，主动脉钙化；需与冠状动脉粥样硬化性心脏病鉴别。

## 四、冠状动脉粥样硬化性心脏病

冠状动脉粥样硬化性心脏病(coronary atherosclerotic heart disease,CHD),简称冠心病,是由于冠状动脉粥样硬化使其管腔狭窄、阻塞,导致心肌缺血、缺氧而引起的心脏病,是中老年人最常见的心血管疾病之一。

【病理与临床】

病理上冠状动脉粥样硬化主要表现为内膜下脂质沉着,纤维组织增生,斑块形成,致管腔狭窄甚至闭塞,常发生于冠状动脉主干及分叉处;斑块好发于前降支上、中 1/3 和右冠状动脉中 1/3,其次为旋支。心肌缺血可导致心肌梗死,乳头肌功能不全,严重者可发生心室破裂、心壁穿孔、乳头肌断裂等并发症。

临床表现为心绞痛、心悸、心律失常,心电图呈心肌缺血改变,生化酶异常等。

【影像学表现】

**1. X线表现** ①主动脉型心或普大型心影,轻-中度增大,部分心肌梗死患者心影无明显增大;②左心室增大;③左心房增大;④室壁瘤:心缘局限性膨出,心缘弧线不自然,心缘局限性搏动减弱或消失,反向活动;⑤心力衰竭;⑥心肌梗死后综合征:心影迅速增大,胸腔积液,肺间质炎症。(图 3-34)

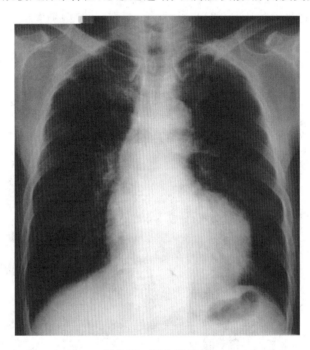

**图 3-34 冠心病 X 线**
后前位示主动脉型心及左心室增大,左心缘弧线不自然

**2. CT 表现** CT 增强扫描及三维重组可以清楚地显示冠状动脉管腔的大小、形态改变,并可直接评价冠状动脉有无明显的狭窄(图 3-35、图 3-36)。室壁瘤表现为左心室局部心肌缺失,心室内造影剂进入局部缺失心肌部位。

冠状动脉狭窄按其狭窄程度分为 4 级:Ⅰ级(轻度),冠状动脉狭窄程度<50%;Ⅱ级(中度),冠状动脉狭窄程度为 50%～75%;Ⅲ级(重度),冠状动脉狭窄程度>75%;Ⅵ(完全闭塞),冠状动脉狭窄程度=100%。一般认为冠状动脉狭窄程度大于 50%时才有临床意义。

通过冠状动脉 CT 可进行心功能评价,如计算心排血量、心肌指数和心肌体积等心功能数据。同时可实时显示心脏的运动功能,还可通过心肌灌注成像计算心肌灌注量。

**3. MRI 表现** MRI 不同序列成像可显示缺血心肌,缺血心肌区域 $T_1WI$ 呈低信号,$T_2WI$ 呈高信号,但应用较少,显示冠状动脉较 CT 差。

【诊断与鉴别要点】

冠心病临床症状典型,X 线平片主要表现为左心室增大、室壁瘤。需与高血压心脏病鉴别。高端 CT

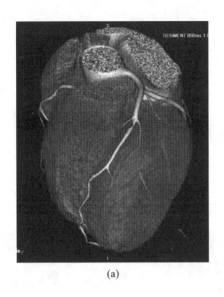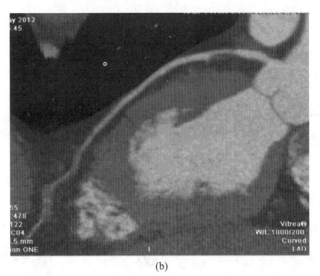

(a)　　　　　　　　　　　　　　　　(b)

**图 3-35　冠心病 CT**

（a）冠状动脉 VR 成像示左冠状动脉前降支近段局部狭窄；（b）曲面成像（CPR）示左冠状动脉前降支近端一处低密度软斑块，管腔变窄

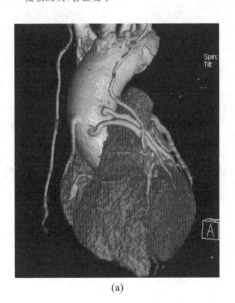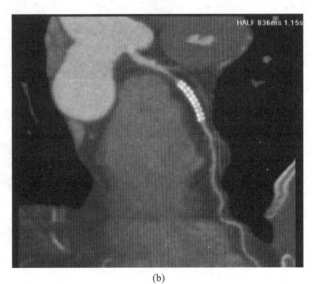

(a)　　　　　　　　　　　　　　　　(b)

**图 3-36　冠心病支架植入术后 CT**

（a）冠状动脉 VR 成像，示左冠状动脉前降支近段一个植入支架；（b）曲面成像（CPR）示左冠状动脉前降支近段一个植入支架，支架通畅

及三维重建等图像后处理技术对诊断与评价冠状动脉粥样斑块、管腔狭窄部位与程度及支架植入、搭桥术后有重要临床意义。MRI 可诊断心肌缺血、梗死状况。

### 五、心肌病

心肌病（cardiomyopathy）为一种病因未明的心肌受损害的疾病，可能与病毒感染、自身免疫或感染免疫机制有关。本病好发年龄为 20～50 岁，男性多见。

【病理与临床】

原发性心肌病可分为扩张型、肥厚型和限制型。①扩张型：占原发性心肌病的 70%，主要侵犯左心室或双心室；以心腔扩大为主，通常肌壁不厚，心室收缩功能减弱。②肥厚型：占原发性心肌病的 20%，心肌肥厚，心腔不扩张，且多缩小、变形，心室容量减少。③限制型：最少见，主要指心内膜、心肌纤维化或嗜酸性粒细胞增多性心内膜心肌病，晚期可发生心腔闭塞。

继发性心肌病由于心肌及其间质炎性改变或退行性变，造成心肌收缩力下降、心腔内血量增多，从而使相应房室增大。

心肌病患者常有心悸、气促、胸痛、眩晕、心律失常及心力衰竭等,有时可有胸部压迫感、腹胀、咯血、肺部啰音、肝肿大及颈静脉怒张等;胸骨左缘可有杂音与震颤,具体表现取决于心肌病的类型,无特异性。

【影像学表现】

**1. 扩张型心肌病**

(1) X线表现:①心室增大,常以左心室增大为主;②左心房轻度增大;③肺淤血;④肺水肿。(图3-37)

(2) CT表现:CT显示心脏明显扩大,以左心室增大为主。少数可表现为右心型扩张型心肌病。由于左心室明显扩大以及左、右心室压力差,室间隔突向右心室,形成右心室流出道梗阻。心脏内壁可出现附壁血栓,肺动脉可有血栓栓塞。心包积液及胸腔积液。收缩期二尖瓣关闭不全。(图3-38)

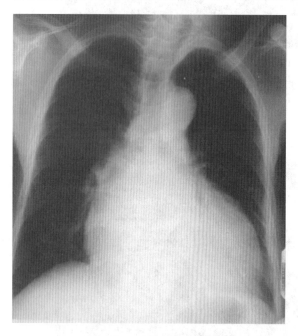

图 3-37　扩张型心肌病 X 线
后前位示左心室增大

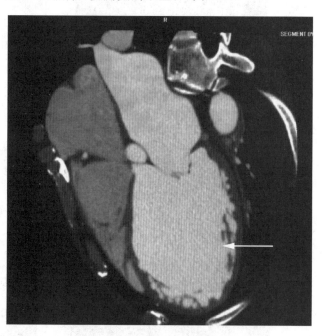

图 3-38　扩张型心肌病 CT
四腔心切面显示左、右心室及左心房扩大,以左心室明显(↑)

(3) MRI表现:MRI显示心脏明显增大,以左心室增大为主;心脏内壁可出现附壁血栓;心包积液及胸腔积液;$T_1WI$呈低信号,$T_2WI$呈高信号。(图3-39)

**2. 肥厚型心肌病**

(1) X线表现:①心脏多呈主动脉型心;②心室多正常或仅见左心室轻度增大;③左心衰竭时可见肺淤血及间质性肺水肿。

(2) CT表现:CT显示肌部间隔明显增厚,左心室心尖、心室壁增厚,左心室流出道狭窄及心腔变小;可见粗大的乳头肌。(图3-40)

(3) MRI表现:MRI可较好显示肥厚心肌的分布、范围及严重程度;主要为肌部间隔及左心室心尖、心室壁明显增厚,左心室流出道狭窄及心腔变小;左心室流出道内收缩期有低信号的喷射血流影。

**3. 限制型心肌病**

(1) X线表现:①心脏多呈普大型心;②右心型可有上腔静脉扩张、肺血减少;③左心型可见肺淤血及间质性肺水肿。

(2) CT表现:CT显示心室壁增厚,以心内膜增厚为主;右心室流出道狭窄、变形。心房显著增大,心室不增大。

(3) MRI表现:MRI可较好显示心内膜增厚,右心室流出道狭窄、变形。心房显著增大,心室不增大。

【诊断与鉴别要点】

扩张型心肌病缺乏特异性临床症状及体征,心脏多呈普大型心,以左心室增大为主,诊断较困难,需

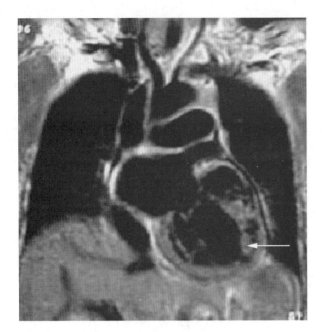

图 3-39　扩张型心肌病 MRI

冠状位 $T_1WI$ 显示左心室明显增大(↑)

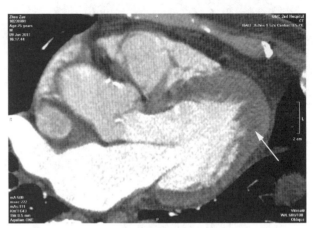

图 3-40　肥厚型心肌病 CT

左心室长轴切面舒张末期可见心尖部心肌明显增厚(↑)，
左心室心腔呈"核桃"样

采用排除法。肥厚型心肌病 X 线平片多无特异性征象，但 CT 和 MRI 可较好显示肥厚心肌的分布、范围、严重程度及左心室流出道狭窄，对其诊断有一定价值。限制型心肌病主要表现为心脏多呈普大型心，也无特异性征象，需与缩窄性心包炎鉴别。

（谭理连）

# 第六节　心　包　疾　病

## 一、心包积液

**【病理与临床】**

心包积液(pericardial effusion，PE)病因很多，有结核性、化脓性、病毒性、风湿性等，以结核性最多。液体性质可为浆液性、浆液血性、血性或脓性等。当急性炎症进入慢性期，脏层、壁层心包可发生粘连、纤维化或钙化。心包积液可引起心包腔内压增高，心脏受压增加，心脏舒张和充盈受阻，心房、腔静脉压增加及心排血量减少。

少量积液时，患者可无临床症状；大量积液时，表现为乏力、发热、心前区压痛；急性者可有心包填塞症状，如呼吸困难、面色苍白、发绀、端坐呼吸等。体检：心音遥远、颈静脉怒张、心包摩擦音、血压及脉压均降低、肝肿大和腹腔积液等。

**【影像学表现】**

**1. X 线表现**　①普大型心影；②心影向两侧扩大，大量积液使心弓消失呈烧瓶状或球形；③心底部增宽；④上腔静脉增宽；⑤肺血正常或减少，肺野透亮；⑥心搏减弱或消失。(图 3-41)

**2. CT 表现**　心包积液可均匀围绕心脏或局部分布不均。心包积液常为水样密度，CT 值在 $-10\sim+10HU$，均匀围绕心脏及大血管的四周，两肺内有淤血。根据 CT 值的差异可以粗略提示积液的性质，如积液含蛋白质量高或为血性则 CT 值超过 25HU，甚至接近心脏平扫密度。CT 增强时心包积液与增强的大血管可形成鲜明的对比。(图 3-42)

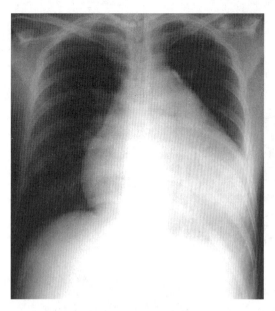

**图 3-41　心包积液 X 线**
普大型心影,肺血正常或减少,肺野透亮

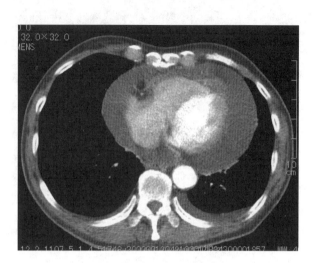

**图 3-42　心包积液 CT**
CT 增强横断位示心包增宽,其内见水样低密度影

**3. MRI 表现**　MRI 可清晰显示心包积液均匀围绕心脏及大血管的四周,$T_1WI$ 呈低信号,$T_2WI$ 呈高信号。

【诊断与鉴别要点】

心包积液 X 线平片主要表现为普大型心影,心影向两侧扩大,心弓消失呈烧瓶状或球形,心底部增宽,上腔静脉增宽;肺血正常或减少,肺野透亮,心搏减弱或消失。需与心肌病变如心肌炎、心肌病、心力衰竭等鉴别。心肌病变心缘各房室弓尚可辨认,肺循环呈静脉高压改变,心尖搏动位于心影边缘,卧位心底部增宽不明显。CT 和 MRI 对诊断心包积液有重要价值。

## 二、缩窄性心包炎

缩窄性心包炎(constrictive pericarditis,CP)主要为心包积液吸收不彻底,引起心包脏层、壁层肥厚、粘连、钙化,逐渐发展而成。

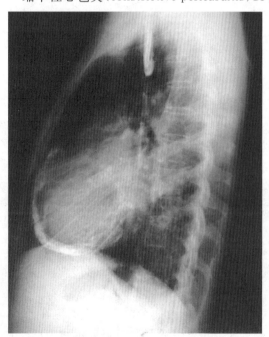

**图 3-43　缩窄性心包炎 X 线**
心脏左侧位片示心包增厚、钙化

【病理与临床】

缩窄性心包炎是各种病因所致的常见心包疾病,主要以纤维蛋白渗出为主,可为感染性(结核性、病毒性、细菌性等)、自身免疫性(风湿、结缔组织病等),亦可为全身性疾病的局部表现。炎症进入慢性期,脏层、壁层心包可发生粘连、纤维化或钙化。因心包腔粘连导致心脏舒张和充盈受阻,心房、腔静脉压增加及心排血量减少。

患者多表现为乏力、发热、心前区疼痛;严重者出现呼吸困难和心包填塞的其他症状,如面色苍白、发绀、腹胀、水肿、端坐呼吸。体检可发现颈静脉怒张、腹腔积液、奇脉、心音低钝和静脉压升高等。

【影像学表现】

**1. X 线表现**　①心影大小正常或轻度增大;②心缘僵直或成角;③心包钙化;④心搏减弱或消失;⑤上腔静脉增宽;⑥肺淤血。(图 3-43)

**2. CT 表现**　CT 平扫可显示心包弥漫性或局限性增厚 10 mm 以上。常见心包钙化,呈斑片状或蛋壳状,钙化灶以分布在房室沟或右心房周围为多,呈高密度,CT 值在 100HU 或以上。CT 增强扫描见左、右心房均增大,左、右心室呈管状畸形及室间隔扭曲。上、下腔静脉及肺静脉扩张,下腔静脉与降主动脉大小不成比例也是一个特征表现。(图 3-44)

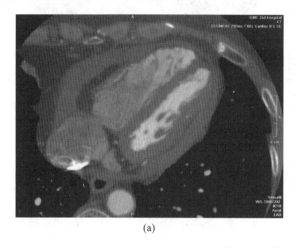

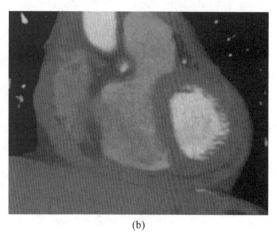

(a) (b)

**图 3-44　缩窄性心包炎 CT**

(a) CT 增强横断位示心包弥漫性增厚;(b) CT 增强 MPR 冠状位示心包弥漫性增厚

**3. MRI 表现**　MRI 可显示心包弥漫性或局限性增厚 10 mm 以上,$T_1$WI 及 $T_2$WI 呈中等或偏低信号。左、右心房均增大。

【诊断与鉴别要点】

缩窄性心包炎 X 线平片主要表现为心影大小正常或轻度增大、心缘僵直或成角、心包钙化、心搏减弱或消失、上腔静脉增宽及肺淤血。需与扩张型心肌病鉴别。CT 诊断心包增厚、钙化有重要价值。

(谭理连)

# 第七节　大血管疾病

## 一、主动脉瘤

主动脉瘤(aortic aneurysm)为主动脉局部病理性扩张所致病症。主要病因有粥样硬化性、感染性、创伤性、先天性、梅毒性等。

【病理与临床】

按病理解剖可分为真性和假性主动脉瘤;按主动脉瘤的形态可为囊状、梭形或混合形主动脉瘤,单发多见,也可多发。病理上主要为中层弹力纤维断裂、坏死,形成局部坏死区,因长期受主动脉内高压血流冲击而向外膨出,血液在膨出的主动脉瘤腔内常形成涡流,外围血流缓慢而容易形成血栓。

临床症状和体征主要来自瘤体对周围组织器官的压迫和侵蚀,主要症状为疼痛、气短、咳嗽、声音嘶哑、吞咽困难或咯血等。体检可有胸壁静脉怒张、腹部搏动性肿块等,听诊可有杂音与震颤。

【影像学表现】

**1. X 线表现**　①好发于弓降部;②纵隔增宽或局限性肿块,肿块以囊状或梭形多见,肿块影与主动脉相连,瘤壁钙化常见;③可见肿块扩张性搏动;④邻近组织器官受压:如气管、支气管移位,食管移位,邻近骨质压迫性缺损等。

**2. CT 表现**　横断位 CT 均能较好显示主动脉瘤瘤体内腔结构、附壁血栓、瘤体钙化及瘤体与周围结构关系。VR 及 MIP 三维成像基本类似血管造影图像,可显示瘤体的整体形态、范围、瘤壁血栓及钙化。MPR 可以从多个方向显示瘤体的外形、内部结构情况。(图 3-45)

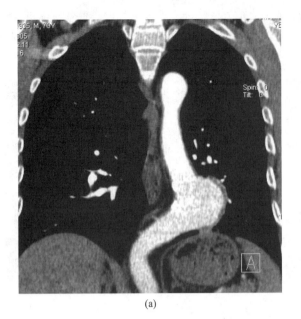

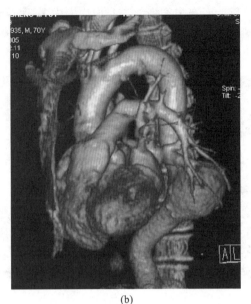

(a)　　　　　　　　　　　　　　　　(b)

**图 3-45　胸主动脉瘤 CT**

（a）MPR 冠状位；（b）VR 成像

CT 增强示胸主动脉瘤局部囊状增大

**3. MRI 表现**　MRI 显示主动脉局部明显扩大，$T_1WI$ 及 $T_2WI$ 均呈低信号，内壁可见附壁血栓。

【诊断与鉴别要点】

主动脉瘤 X 线平片主要表现为主动脉局部增宽、瘤壁钙化及主动脉局部扩张性搏动。三维 CT 及 MRI 均能较好显示主动脉瘤瘤体大小、形态、附壁血栓、瘤体钙化等，对诊断主动脉瘤有重要价值。主动脉瘤需与主动脉夹层鉴别。

## 二、主动脉夹层

【病理与临床】

主动脉夹层（aortic dissection，AD）为主动脉中膜病变所致病症。主动脉中层病变，血压及血流动力学改变，主动脉内膜破裂，血流灌入主动脉中层，内外膜分离，形成壁间血肿。DeBakey 根据主动脉内膜破裂口的部位及夹层范围将主动脉夹层分为 3 个类型：①Ⅰ型：破裂口位于升主动脉，夹层范围累及弓降部、腹主动脉；②Ⅱ型：破裂口位于升主动脉，夹层范围局限于升部；③Ⅲ型：破裂口位于峡部、左锁骨下动脉远侧。

临床主要症状为胸背痛，如撕裂样、刀割样疼痛，可向颈及腹部放射。

【影像学表现】

**1. X 线表现**　①主动脉短期内明显扩张，边缘模糊；②主动脉壁钙化内移；③心包积液、纵隔或胸腔积液。

**2. CT 表现**　横断位 CT 图像可显示主动脉夹层真腔与假腔、剥离的内膜、附壁血栓及钙化，少数可显示其内膜破裂口。真腔受压变窄，通常小于假腔。假腔周围可见低密度血栓。剥离内膜为真、假腔之间可见的"线状"或"弧形"低密度影，厚度为 1～3 mm。破裂内膜口为真、假腔之间呈小线状或三角形强化密度增高影，使内膜中断。VR、SSD 和 MIP 成像可以显示主动脉夹层动脉瘤真腔、假腔及剥离内膜的整体形态，其图像直观、立体感强，且可以从任意方向旋转病灶至最佳观察位置。（图 3-46）

**3. MRI 表现**　MRI 可整体观察主动脉夹层及其累及范围、内膜破裂口及分支血管受累情况，但检查时间长，对瘤壁血栓、钙化显示较差，对体内有金属物的患者检查有一定限制。（图 3-47）

【诊断与鉴别要点】

主动脉夹层 X 线平片主要表现为主动脉短期内明显扩张、边缘模糊，主动脉壁钙化内移。三维 CT 及 MRI 均能较好显示主动脉夹层真腔与假腔、剥离的内膜、内膜破裂口等，对诊断主动脉夹层有重要价

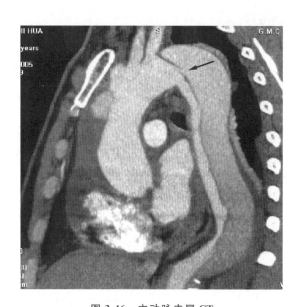

**图 3-46 主动脉夹层 CT**

增强 MPR 矢状位示真腔与假腔、剥离的内膜及内膜破裂口(↑)

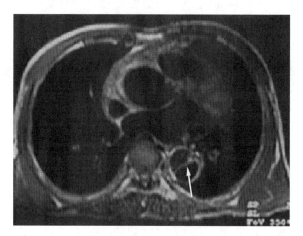

**图 3-47 主动脉夹层 MRI**

横断位 $T_1WI$ 示真腔与假腔、剥离的内膜

值。主动脉夹层需与主动脉瘤鉴别,后者仅有真腔,无假腔,无剥离的内膜,范围较局限。

### 三、肺动脉栓塞

【病理与临床】

肺动脉栓塞(pulmonary embolism,PE)是内源性或外源性栓子堵塞肺动脉,引起肺循环障碍的临床和病理生理综合征。栓子包括血栓、脂肪、空气、羊水等,其中下肢深静脉血栓脱落后随血液循环进入肺动脉导致栓塞是主要病因。肺动脉栓塞如并发肺出血或坏死者,称为肺梗死。

临床表现主要取决于栓塞的部位和受累范围,可无明显临床症状或仅有轻微不适,部分患者可有呼吸困难、胸痛、咯血等。化验:酶联免疫测定血浆 D-二聚体明显升高。

【影像学表现】

**1. X线表现** 可见区域性肺血管纹理稀疏、纤细,肺野透亮度增高或肺叶、肺段不张;还可有肺动脉高压,心影增大,主要是右心室增大。

**2. CT表现** CTA 是诊断肺动脉栓塞较常用和可靠的方法,直接征象为肺动脉腔内的充盈缺损(表现为肺动脉及其分支腔内偏心性或类圆形充盈缺损)或闭塞(肺动脉分支内无对比剂充盈)(图 3-48);间接征象包括主肺动脉影增宽、局限性肺动脉分支减少、血管影稀疏、肺段楔形实变及胸腔积液等。

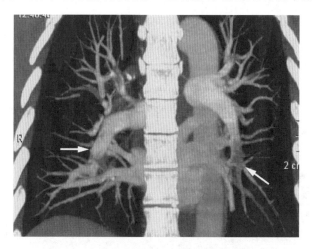

**图 3-48 肺动脉栓塞 CT**

CT 增强 MIP 成像示双下肺动脉均见充盈缺损

**3. MRI 表现**　MRI 显示肺动脉腔内血栓，$T_1WI$ 及 $T_2WI$ 呈中等或偏低信号。

【诊断与鉴别要点】

肺动脉栓塞 X 线平片主要表现为肺血管纹理稀疏、纤细，肺动脉高压、右心室增大。三维 CT 及 MRI 均能较好显示肺动脉栓塞部位、形态、程度等状况，对诊断肺动脉栓塞有重要价值。

（谭理连）

## 本章小结

本章介绍了心脏的影像学检查技术、正常影像学表现、异常影像学表现和常见疾病的影像学表现。因 CT 及 MRI 新技术快速发展，其在循环系统疾病诊断中将发挥重要作用。

循环系统疾病诊断介绍了房间隔缺损、风湿性心脏病、肺源性心脏病、冠状动脉粥样硬化性心脏病、心肌病、缩窄性心包炎和心包积液、主动脉瘤及主动脉夹层等。疾病影像学特点：①房间隔缺损主要表现为右心房、右心室增大，肺动脉高压，CT 和 MRI 可直接显示房间隔缺损；②风湿性心脏病二尖瓣狭窄主要表现为梨形心，左心房、右心室增大，肺淤血，CT 及 MRI 可直接显示二尖瓣狭窄；③肺源性心脏病表现为肺动脉高压、右心室增大和肺门"残根征"；④冠状动脉粥样硬化性心脏病可见冠状动脉管腔狭窄，供血区心肌运动异常；⑤扩张型心肌病表现为心脏增大，以左心为主，心肌壁变薄；⑥缩窄性心包炎 X 线片有时可见心包钙化；⑦心包积液可见心脏呈"烧瓶状"；⑧主动脉夹层在 CT 和 MRI 可见剥离的内膜片和"双腔征"。

## 思考题

1. 试述不同影像学检查技术在诊断与评价循环系统疾病中的优、缺点。
2. 心脏增大分为哪几种类型？
3. 试述二尖瓣型心脏在 X 线平片的表现特点，常见于哪些疾病。
4. 试述主动脉型心脏在 X 线平片的表现特点，常见于哪些疾病。
5. 试述肺动脉高压 X 线平片的表现特点，常见于哪些疾病。
6. 肺淤血与肺充血 X 线平片如何鉴别？
7. 试述房间隔缺损、室间隔缺损及动脉导管未闭 X 线平片鉴别诊断。
8. 试述二尖瓣狭窄与二尖瓣关闭不全 X 线平片鉴别诊断。
9. 试述心包积液与心肌病 X 线平片鉴别诊断。
10. 试述主动脉瘤与主动脉夹层影像学鉴别诊断。

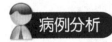 病例分析

病例一

男，35 岁。劳累后心悸、气促 4 年并咯血 2 个月。查体：端坐呼吸，肝肿大。心尖区可闻及舒张期隆隆样杂音。胸部 X 线平片后前位及左侧位吞钡片如图 3-49 所示。

【问题及讨论】

（1）指出病变发生部位。

（2）初步诊断是什么疾病？试说出诊断依据。

（3）应与何种疾病鉴别？简要说明鉴别要点。

病例二

男，10 岁。气促、发绀 12 年。查体：发育迟缓，喜蹲踞，杵状指，于胸骨左缘第 2～4 肋间闻及收缩期杂音，伴震颤。胸部 X 线平片后前位及左侧位吞钡片如图 3-50 所示。

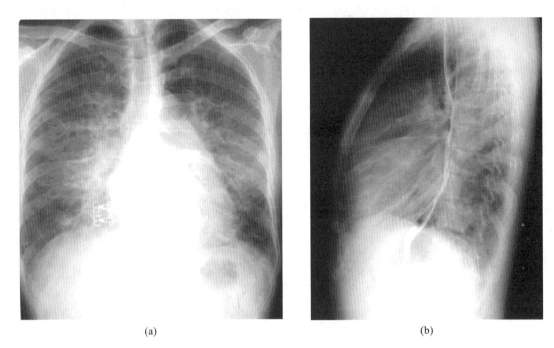

(a)　　　　　　　　　　　　(b)

**图 3-49　胸部 X 线（吞钡片）**

（a）后前位；（b）左侧位

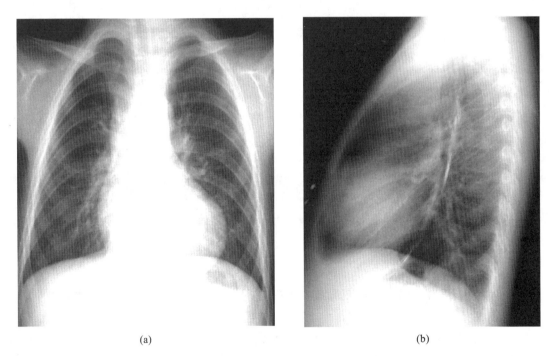

(a)　　　　　　　　　　　　(b)

**图 3-50　胸部 X 线（吞钡片）**

（a）后前位；（b）左侧位

【问题及讨论】

（1）指出病变发生部位。

（2）初步诊断是什么疾病？试说出诊断依据。

（3）应与何种疾病鉴别？简要说明鉴别要点。

# 第四章 乳 腺

学 习 目 标

**一、知识目标**

1. 熟悉乳腺常用影像学检查技术。

2. 掌握乳腺正常影像学表现。

3. 熟悉乳腺异常影像学表现。

4. 掌握乳腺常见疾病的影像学表现。

5. 熟悉乳腺常见疾病的病理基础、临床表现及影像鉴别诊断。

**二、素质目标**

1. 能针对不同的乳腺疾病选择恰当的影像学检查方法。

2. 能观察与分析乳腺常见疾病的影像学征象并初步做出诊断。

3. 掌握医患沟通技巧，尊重、关爱患者，严格遵守影像学检查技术规范。

乳腺疾病常用的影像学检查技术包括乳腺 X 线、B 超、CT 和 MRI 检查等，主要以乳腺钼靶 X 线、B 超检查为主，MRI 检查也具有一定优势。乳腺影像学检查的目的在于：检出病变，并对病变进行诊断和鉴别诊断；对肿瘤性疾病进行分期；评估肿瘤预后和治疗过程中随访。

## 第一节 影像学检查技术

### 一、X 线检查

乳腺钼靶 X 线检查操作简单，比较经济，诊断准确，主要用于乳腺疾病的普查和乳腺癌的早期发现和早期诊断。

**1. 钼靶 X 线检查**　乳腺摄影常用的位置有内外斜位(mediolateral oblique，MLO)、上下轴位(或称头尾位(craniocaudal，CC))和内外侧位(mediolateral，ML)。常规采用内外斜位和上下轴位，同时检查双侧，以便进行对比。

**2. 乳腺导管造影**　经乳头上的输乳管开口注入对比剂使乳腺导管显影；用于观察乳腺导管有无狭窄、扩张、阻塞、侵蚀和充盈缺损等，适用于有乳头溢液的患者。

### 二、CT 检查

仰卧位扫描与常规胸部扫描相同。扫描范围从腋窝顶部至双乳下界，行连续扫描，当肿物较大时，可取常规 10 mm 层厚；肿物较小或者不明显时，应以 3 mm 或 5 mm 为宜。CT 检查可清晰显示乳腺内的解剖结构，能发现乳腺内细小病灶，对囊肿、出血、钙化等病变敏感性高，对胸壁软组织和腋窝淋巴结的显示优于钼靶 X 线检查。但 CT 辐射剂量较大，不宜作乳腺疾病的首选检查手段。

### 三、MRI 检查

乳腺 MRI 检查主要用于常规 X 线检查或 B 超检查能发现但不能确诊的疾病、疑为致密型或乳房成形术后乳腺内病变及已确诊的乳腺癌的术前分期。

乳腺 MRI 检查时间同 X 线检查。常用俯卧位，双乳自然悬垂，常规轴位、矢状位扫描。扫描范围包括双侧乳腺及腋窝区。成像序列多采用 SE $T_1WI$、$T_2WI$ 及 STIR。常规增强扫描采用对比剂 Gd-DTPA，通常行快速 $T_1WI$ 动态增强检查，有利于平扫检查难以确定病变的检出；观察病变在不同时相强化方式、程度及变化特点，有助于病变定性诊断。DWI 检查也常用，能够反映乳腺良、恶性病变组织内水分子受限程度的差异，具有较高的鉴别诊断价值。MRS 是检测活体组织内代谢和生化成分的一种无创技术，能够显示良、恶性肿瘤之间的代谢物差异。动态增强 MRI 结合 DWI 和 [1]H-MRS 检查可明显提高乳腺良、恶性肿瘤诊断的准确性。

（唐宁宇）

## 第二节 正常影像学表现

乳腺位于皮下浅筋膜的浅层与深层之间，主要由乳腺导管、腺体及间质组成。成年男性乳房不发达，但乳头的位置较为固定，多位于第 4 肋间隙，或第 4、5 肋骨水平，常作为定位标准。

成年女性的乳房位于前胸壁，胸大肌和胸筋膜的表面，上起第 2～3 肋，下至第 6～7 肋，内至胸骨旁线，外达腋中线，呈左右对称向前膨出的半球状，除乳头和皮肤外，主要由乳腺导管、腺体及间质（包括脂肪、血管、淋巴、纤维）三部分组成，三者间组成关系受年龄、月经周期、妊娠、哺乳及乳腺发育等因素影响而发生变化。其中纤维组织主要包绕乳腺，形成不完整的囊，并嵌入乳腺内，将腺体分割成 15～20 个乳腺叶，叶又分为若干小叶，小叶由多个腺泡构成。其中一个乳腺叶有一个排泄管，称为输乳管，行向乳头，在近乳头处膨大为输乳管窦，在输乳管窦后输乳管逐渐分支为排乳管、小叶间导管、小叶外终末导管、小叶内终末导管和腺泡。乳腺周围的纤维组织还发出许多小的纤维束，向深面连于胸肌筋膜，向浅面连于皮肤和乳头，对乳房起支持和固定作用，称为乳房悬韧带或 Cooper 韧带。胸大肌前面的深筋膜与乳腺体后面的包膜之间为乳房后间隙，内有一层疏松的结缔组织，但无大血管存在。（图 4-1）

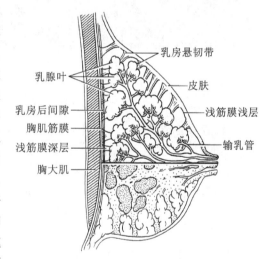

图 4-1 女性乳房解剖（矢状面）

### 一、正常 X 线表现

**1. 钼靶 X 线检查** 正常乳腺组织在钼靶 X 线片上表现为边缘模糊的小片状和羽毛状影，密度中等或略低，其间夹杂着脂肪组织，位于前面部分的脂肪称为皮下组织，将皮肤与乳腺分开，在皮下脂肪内可见大而浅表的静脉。乳房悬韧带的表现因发育而异：发育差者可不显示或仅显示为皮下脂肪层内纤细的线状影，前端指向乳头；发育良好的悬韧带则表现为狭长的三角形影，其基底位于浅筋膜的浅层，尖端指向乳头。位于乳腺后方与胸壁间的脂肪称为乳房后间隙。乳房后间隙显示时，表明乳腺组织已完全包括在 X 线片内。一般正常乳腺实质表现为密度高而均匀的半球状致密影，钼靶 X 线片表现随年龄不同而发生改变。

（1）青春期：青春期女性因腺体及结缔组织较丰富，脂肪组织较少，X 线片表现为密度均匀的致密影。

乳腺周围有光滑的薄层皮肤包绕,厚 0.5～1.5 mm。皮下脂肪及腺体间脂肪呈磨玻璃样密度,其中有自乳头向四周呈放射状分布的乳腺导管影。

(2) 成人期、哺乳期:随着年龄及生理时期的变化,此时期的女性乳腺腺体增殖、脂肪增加,腺体表现为结节状致密影。

(3) 老年期:生育后或绝经后的老年女性,乳腺腺体萎缩,整个乳腺大部或几乎全部由脂肪组织、乳腺导管、残留的结缔组织及血管构成,X线上较为透亮,其内可见向乳头聚集的条索状或网状影。

由于正常乳腺的 X 线表现个体差异很大,缺乏恒定的 X 线类型,目前尚无统一的分型标准。美国放射学会提出的乳腺影像报告和数据系统将乳腺分为 4 型:脂肪型、少腺体型、多腺体型和致密型(图 4-2)。X 线对不同乳腺类型中病变检出的敏感性不同,对脂肪型乳腺中病变的检出率较高,可达 80%,而对发生在致密型乳腺中的病变的检出率约为 30%。

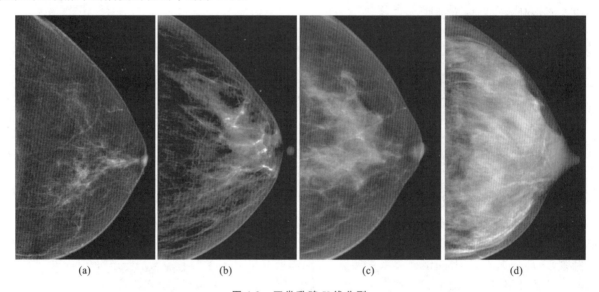

**图 4-2　正常乳腺 X 线分型**

(a) 脂肪型;(b) 少腺体型;(c) 多腺体型;(d) 致密型

**2. 乳腺导管造影**　正常的乳腺导管造影影像结果是在乳晕处逐渐变粗呈窦状,窦状后呈逐渐变细的分支,呈树枝状,每支主导管有 3～4 支分支导管和若干小分支导管和末支导管,管径由 2～3 mm 逐渐变细。正常乳腺导管分支通畅、舒展,走行自然,管壁光滑、均匀,管内无残缺现象。但导管萎缩后可能只显示分支导管,或只显示主导管。造影时,若注射压力过高,造影剂可进入腺泡内形成斑点状或花蕾状致密影。

## 二、正常 CT 表现

正常乳腺的 CT 平扫表现与乳腺 X 线片类似,但 CT 的密度分辨率较高,通过窗宽、窗位的调节观察不同密度的结构,可清晰显示乳头、皮肤、皮下脂肪层、腺体、导管、悬韧带及乳房后间隙等(图 4-3)。

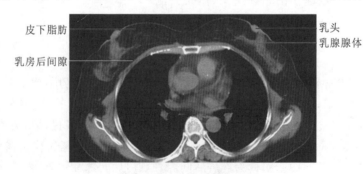

**图 4-3　正常乳腺 CT**

**1. 乳头**　乳头大小因人而异,可为凸起、平坦或凹陷。

**2. 皮肤**　皮肤在 CT 上显示为厚 1～2 mm、均匀一致的弧形致密影,在乳晕处略有增厚。

**3. 皮下脂肪** 位于腺体和皮肤之间,密度较低,CT 值约为−50HU。

**4. 乳腺腺体** 乳腺腺体组织呈小片状或团块状软组织密度,CT 值为 10～20HU。

**5. 乳腺导管** 乳腺导管以乳头为中心向四周扩散呈扇形分布,多难以辨认出各分支乳腺导管影。

**6. 乳房悬韧带** 呈致密条索影,通过皮下脂肪与皮肤相连。

**7. 乳房后间隙** 乳腺腺体与胸大肌之间为乳房后间隙,呈狭窄的低密度带。

乳腺类型不同,CT 表现也有所差异:致密型乳腺呈一致性致密影,缺乏层次对比;脂肪型乳腺密度较低,层次及对比较为清晰;中间混合型介于脂肪型与致密型之间。

### 三、正常 MRI 表现

MRI 可清晰显示乳腺的皮肤、乳头、皮下脂肪、乳腺实质、肌肉、血管和结缔组织。乳腺在 MRI 上的表现因所用脉冲序列不同而有所差别,信号强度依据个体的乳腺组织特点而变化。

**1. 脂肪组织** 乳腺内的脂肪组织在 $T_1WI$ 上显示为高信号,在 $T_2WI$ 上显示为中高信号,在抑脂序列上呈低信号,增强后几乎无强化。

**2. 腺体组织和乳腺导管** 乳腺类型不同,MRI 表现也有所不同:致密型乳腺的腺体组织占乳腺的大部或全部,在 $T_1WI$ 及 $T_2WI$ 上表现为一致性的低或中等信号,周围是高信号的脂肪层;脂肪型乳腺主要由高信号的脂肪组织构成,残留的部分呈低或中等信号的条索状"乳腺小梁";中间混合型乳腺的表现介于脂肪型与致密型之间,高信号的脂肪组织中夹杂有斑片状的中等信号腺体组织(图 4-4)。增强扫描时,正常乳腺组织呈轻微强化,信号程度缓慢渐变性增加,强化程度不超过强化前信号的 1/3。乳腺导管最终汇集于乳头,以矢状位观察最清晰。

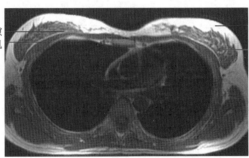

乳房后间隙     皮下脂肪
胸大肌     乳腺腺体

图 4-4 正常乳腺 MRI

(唐宁宇)

## 第三节 异常影像学表现

### 一、异常 X 线表现

在乳腺钼靶 X 线片上,异常表现如下。

**1. 肿块** 肿块可见良性及恶性病变。对于肿块的分析应包括以下方面。

(1)形状:肿块的形态分为圆形、卵圆形及不规则形,按此顺序,良性病变的可能性依次递减,而癌的可能性依次递增。

(2)边缘:边缘特征可分为边缘清晰、边缘模糊、小分叶及毛刺。肿瘤边缘清晰、锐利、光滑者多属良性病变;而轻微分叶、边缘模糊及毛刺多为恶性征象,但表现为边缘模糊时需注意是否系与正常组织重叠所致。此时做局部压迫点 X 线检查有助于明确判断,少数纤维瘤及囊肿因周围感染也可边缘模糊。

(3)密度:根据与周围或对侧相同容积的正常乳腺组织密度进行对比,分为高密度、等密度、低密度和含脂肪密度。一般良性病变呈等密度或低密度,多与正常腺体密度相似;而恶性病变密度多较高,极少乳腺癌也可呈低密度。

（4）大小：肿物大小对良、恶性的鉴别并无意义，但如果临床触诊时扪及的肿块大于 X 线片上显示的肿块大小，则恶性可能性大。

**2. 钙化**　乳腺良、恶性病变均可出现钙化。一般来说，良性钙化多较粗大，可呈颗粒状、条状、新月状或环状，密度较高，比较分散；恶性病变的钙化多呈大小不等、粗细不均、浓淡不一的泥沙样或细粒状，常聚集成簇，钙化可位于肿块内或外。因此，钙化的大小、形态、分布是鉴别良、恶性病变的一项重要依据。

**3. 结构扭曲**　乳腺实质与脂肪之间界面发生扭曲、变形、紊乱，系纤维组织增生所致，常见于癌性浸润、慢性炎症及术后瘢痕等。

**4. 局限不对称致密区**　新出现的局限致密区，或双乳对比显示有不对称局限致密区呈进行性发展时，应考虑有浸润性癌的可能性，需进行活检。

**5. 局限性皮肤增厚、凹陷**　多见于恶性肿瘤。由于肿瘤对表面皮肤的浸润，可致皮肤局限性增厚并向肿瘤方向回缩，即酒窝征。也可见于手术后瘢痕形成。

**6. 乳头回缩**　乳头后方的癌瘤与乳头之间有浸润时，可导致乳头回缩、内陷，即漏斗征。也可见于先天性乳头发育不良。

**7. 血供增多**　多见于恶性肿瘤。由于血供增加，可在乳腺内出现增多、增粗、迂曲的异常血管。

## 二、异常 CT 表现

**1. 肿块**　CT 能清晰显示良、恶性肿块的特征。通过 CT 值的测量对囊肿或含有脂肪的肿块以及肿块内出血、坏死进行准确判断。囊肿表现为水样密度，CT 值为 10～15HU，若囊内液体蛋白质含量高或有出血则密度增高。含有脂肪的肿块可表现为均匀或不均匀的低密度肿块，CT 值可为 -80～-100HU。增强 CT 扫描：良性肿块可呈中等强化，强化后 CT 值常增高 30～40HU；恶性肿块多有明显强化，CT 值常增高 50HU 以上。

**2. 钙化**　良性钙化多较粗大，可呈条状或环状。恶性钙化多较细微，呈沙粒状，这点与 X 线表现一致，但对于十分细微钙化灶的显示，CT 不如 X 线检查。

**3. 乳头内陷及局限皮肤增厚、回缩**　当乳腺癌对乳头或表面皮肤有浸润时，可导致乳头内陷或局限皮肤增厚、密度增高，并向肿瘤方向回缩。

**4. 乳房后间隙消失及淋巴结增大**　当乳腺恶性肿瘤侵及胸壁肌肉时，表现为乳房后间隙消失。当发生淋巴结转移时，在腋窝部及胸骨后可见肿大的淋巴结。

## 三、异常 MRI 表现

**1. 肿块**　良性肿块在 $T_1WI$ 上呈低信号或略低信号，边界清晰、锐利，形态多为圆形或类圆形，偶见分叶，内部信号可不均匀；当肿块以液体、黏液为主时，在 $T_2WI$ 上呈高信号；当以纤维组织为主时，则呈低信号；含有脂肪的肿块在 $T_1WI$ 及 $T_2WI$ 上均呈高信号。恶性肿块在 $T_1WI$ 上呈低信号，边缘不规整，形态不规则，常伴有毛刺、分叶、切迹，在 $T_2WI$ 上常呈高信号。

**2. 皮肤及乳头的改变**　MRI 可清晰显示皮肤增厚及乳头的内陷。在 MRI 增强扫描时，良性肿块多呈中等均匀强化，恶性肿块常呈不规则明显强化。

（唐宁宇）

# 第四节　乳腺疾病

## 一、乳腺增生

乳腺增生（hyperplasia of mammary glands）又称乳腺结构不良，为女性乳腺常见的一类病变，其发病高峰年龄在 30～40 岁。近年来该病的发病率呈逐年上升的趋势,也越来越低龄化,可单侧或双侧发病。乳腺 X 线检查、B 超检查为此类疾病的主要影像学检查方法。

【病理与临床】

乳腺增生的病因尚不十分明了,目前多认为与内分泌失调和精神因素有关。黄体酮分泌减少,雌激素相对增多,为本病的重要原因。其病理形态复杂,一般组织学上将乳腺增生性疾病描述为一类以乳腺组织增生和退行性病变为特征的病变,常伴有上皮和结缔组织的异常组合,包括囊性增生病、小叶增生、腺病和纤维性病,其中囊性增生病包括囊肿、导管上皮增生、乳头状瘤病、腺管型腺病和大汗腺样化生,它们之间有依存关系,但不一定同时存在。

乳腺增生主要以乳房周期性疼痛为特征。病程为 2 个月至数年不等,症状常与月经周期有关,每月月经前疼痛加剧,行经后疼痛减退或消失,严重者经前、经后均呈持续性疼痛。有时疼痛向腋部、肩背部、上肢等处放射。体检发现一侧或双侧乳腺弥漫性增厚,可为多发肿块。

【影像学表现】

在乳腺增生性疾病的影像学检查中,选择正确的检查时间很重要。由于月经前可能加重增生性改变,所以最好在月经后 1～2 周行影像学检查,或经前、经后分别检查以进行对比。

**1. X 线表现** 显示为乳腺内局限性或弥漫性片状、棉絮状或大小不等的结节状致密影,边界不清。小乳管高度扩张形成囊肿时,显示为圆形或卵圆形密度稍浅淡的阴影,边缘光滑、锐利,局限性或弥漫性遍布全乳,直径多小于 1 cm。若囊肿较密集,可因相互挤压,使囊肿呈新月状表现,或在圆形影的某一边缘出现弧形压迹。(图 4-5)

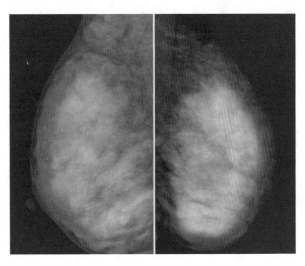

**图 4-5 双侧乳腺增生 X 线**

双侧乳腺内大量棉絮状密度增高影,边缘不清

**2. CT 表现** 可见乳腺组织增厚,呈片状或块状多发致密影,密度略高于周围腺体,在增厚的组织中可见条索状低密度影。有囊肿形成时,显示为圆形或椭圆形水样密度区,密度均匀。增强扫描大多数病变呈渐进性强化,囊肿无强化。

**3. MRI 表现** 在脂肪组织衬托下,增生的腺体导管组织在 $T_1WI$ 上显示为多发小片状低信号区,$T_2WI$ 表现为稍高信号;增强扫描表现为弥漫性中等强化。动态增强扫描增生组织多表现为多发或弥漫性斑片状或斑点状轻至中度渐进性强化,强化程度与增生严重程度成正比。

【诊断与鉴别要点】

乳腺增生患者多为 30～40 岁,病变常为双乳,临床症状与月经周期有关。X 线和 CT 检查显示:增生的乳腺组织多表现为弥漫性片状或结节状致密影。动态增强 CT 或 MRI 检查病变多表现为缓慢渐进性强化。本病需与乳腺纤维腺瘤及乳腺癌鉴别:前者,患者多为 30 岁以下的青年女性,肿瘤呈圆形或椭圆形,边缘清晰锐利,增强扫描呈轻度均匀强化;后者多发生在 40～60 岁绝经前后的妇女,肿瘤呈不规则形,边缘不光整,伴有毛刺、分叶、切迹;内可见泥沙样钙化,增强扫描肿瘤呈不规则明显强化。

### 二、乳腺纤维腺瘤

乳腺纤维腺瘤(fibroadenoma of breast)是最常见的乳腺良性肿瘤,可发生于青春期后的任何年龄,20～25 岁间发生的病例占 60% 以上,可见于一侧或两侧,也可多发,多发者占 15% 左右。乳腺 X 线检查、B 超检查是诊断乳腺纤维腺瘤的主要检查方法,而 CT、MRI 检查则有助于进一步确诊及鉴别诊断。

【病理与临床】

乳腺纤维腺瘤是由乳腺纤维组织和腺管两种成分增生共同构成的良性肿瘤。其发生与乳腺组织对雌激素的反应过强有关。在组织学上,可表现为以腺上皮为主要成分,也可表现为以纤维组织为主要成分。按其比例不同,可称为腺瘤、纤维腺瘤和腺纤维瘤,但大多数肿瘤以纤维组织增生为主要改变。

临床上,患者一般无自觉症状,多为偶然发现,少数可有轻度疼痛,为阵发性或偶发性,或在月经期明显。触诊时可及类圆形肿块,表面光滑,质韧,活动度好,与皮肤无粘连。

【影像学表现】

**1. X 线表现** 乳腺纤维腺瘤通常表现为类圆形肿块,边缘光滑,也可有分叶。肿瘤可单个或多个,多位于外上象限,直径为 1～3 cm,大多不超过 5 cm,显示为均匀一致的中等密度影,近似于正常的腺体组织。肿瘤周围可有薄层晕环,为被推压的周围脂肪组织。部分纤维瘤在 X 线片上可见钙化,钙化可位于肿块的边缘部分或中心,可呈蛋壳状、树枝状、粗颗粒状或斑点状,钙化可逐渐发展,相互融合而成为大块状钙化或骨化,占据肿块的大部或全部。(图 4-6)

**2. CT 表现**

(1) 平扫:肿瘤呈圆形或卵圆形,轮廓整齐,边缘光滑,密度一般较低,CT 值为 15～20HU,部分瘤内可见钙化。当肿瘤发生于致密型乳腺内时,密度与腺体密度近似,CT 平扫易漏诊。

(2) 增强扫描:乳腺纤维腺瘤多呈轻中度均匀强化。较大的腺瘤常为周边强化,中心无强化或轻度强化。少数血液循环较丰富的乳腺纤维腺瘤可呈明显强化。

**3. MRI 表现** 在 $T_1WI$ 上,肿瘤多表现为低或略低信号,信号强度类似于邻近腺体组织,因在周围高信号的脂肪组织衬托下,肿瘤的边缘得以显示清楚,为圆形或类圆形,可有浅分叶,内部信号均匀。在 $T_2WI$ 上,依肿瘤内细胞、纤维成分及水的含量不同而表现为不同的信号强度:以纤维组织增生为主的腺瘤呈低信号,而以腺管增生为主的腺瘤及混合型腺瘤呈高信号,肿瘤信号多不均匀(图 4-7)。在 DWI 图像上肿瘤多显示为稍高信号。ADC(表观弥散系数)值越高,在 ADC 图像上多为低于或略低于正常腺体的信号。增强扫描乳腺纤维腺瘤表现也可各异,多为缓慢渐进性的均匀强化或由中心向外围扩散的离心样强化;伴有囊性变和钙化时,强化常不均匀。MRI 增强动态曲线图多为缓慢上升的单相型,早期强化率较低,部分病变可表现为平台型或流出型,早期强化率较高。

【诊断与鉴别要点】

乳腺纤维腺瘤的诊断要点为:患者多为青年女性,无明显自觉症状,多为偶然发生,影像学表现为圆形或类圆形肿块,可有浅分叶,边缘光滑、锐利,密度或信号均匀,部分可见粗颗粒样钙化;增强扫描,为缓慢渐进性的均匀强化或由中心向外围扩散的离心样强化。本病需与乳腺癌鉴别:乳腺癌多发生于绝经前后的妇女,肿瘤呈不规则形,边缘伴有毛刺、分叶、切迹,肿瘤密度或信号不均匀,内可见泥沙样钙化,增强扫描肿瘤强化明显。

### 三、乳腺癌

乳腺癌(breast carcinoma)是乳腺最常见的恶性肿瘤,是女性首位或第二位常见的恶性肿瘤。乳腺癌好发于绝经前后的 40～60 岁妇女,偶有男性乳腺癌发生,好发于外上象限。乳腺 X 线检查和 B 超检查为乳腺癌的主要检查方法。

【病理与临床】

乳腺癌多数起源于导管上皮,少数来自乳腺小叶终末导管。乳腺癌的分类很复杂,根据其结构可分为乳腺导管癌和乳腺小叶癌两型,根据基底膜是否受累分为乳腺浸润型癌和乳腺非浸润型癌。

乳腺浸润型癌是指癌细胞穿破乳腺导管或腺泡的基底膜侵入间质者,占乳腺癌的 85% 以上。①乳腺

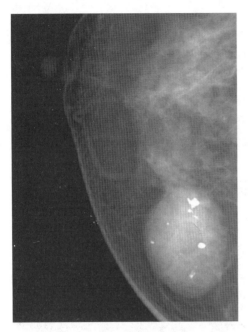

**图 4-6 乳腺纤维腺瘤 X 线**

乳腺下方椭圆形肿块,边缘光滑,内见斑点状钙化

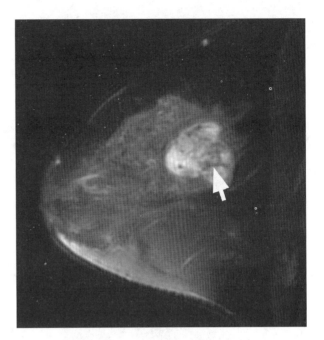

**图 4-7 乳腺纤维腺瘤 MRI**

平扫 T2WI 显示乳腺分叶状肿块呈不均匀高信号,
其内可见低信号分隔(↑)

浸润型导管癌是乳腺癌中最常见的一种类型,约占 70%,肿瘤界限不清,常从肿瘤实质向周边脂肪内伸展,呈蟹足状或星状;位于乳头下的肿瘤,因纤维组织收缩常使乳头下陷。②乳腺浸润型小叶癌,多见于老年妇女,占 5%～10%,肿瘤往往边界不清、质硬,预后较差。③特殊类型癌。

乳腺非浸润型癌即原位癌,分为乳腺导管原位癌和乳腺小叶原位癌。

乳腺癌早期症状不明显,常见的临床症状为乳房肿块、疼痛、乳头回缩、乳头溢血等。当肿瘤广泛浸润时可使整个乳房质地坚硬、固定,腋窝及锁骨上可触及肿大的淋巴结。

【影像学表现】

**1. X 线表现** 乳腺癌在 X 线片上的表现可归纳为直接征象和间接征象两类。一般将肿瘤本身所形成的影像(肿块、钙化)称为乳腺癌 X 线的直接征象;将癌周围继发性改变称为间接征象。

(1)直接征象:①肿块:乳腺癌最常见、最基本的 X 线征象。肿块多呈结节状或不规则形高密度影,边缘模糊,常伴有长短不一的毛刺、分叶、切迹,肿块密度不均匀(图 4-8)。因触诊时肿瘤组织与周围的水肿带不能区分,而在 X 线片上肿瘤的密度高于水肿带,导致扪及肿块的大小常大于片中所示,这是乳腺癌的特征之一。②钙化:由癌细胞坏死、脱屑或钙盐沉着所致,是乳腺癌常见的 X 线征象。乳腺癌的钙化多表现为细小沙粒状,常密集成簇,粗细不均,浓淡不一,钙化可位于肿瘤内或外,也可看不到肿块,只见成簇的钙化(图 4-9)。

(2)间接征象:①乳腺皮肤增厚:主要有皮肤淋巴管出血、水肿和癌细胞浸润。②乳头内陷:为肿瘤纤维化或侵及导管牵拉乳头所致;此外,需观察对侧乳房及询问病史,以排除先天性乳头内陷。③血管异常:表现为乳腺内出现增多、增粗、迂曲的异常血管影。④彗星尾征:此征系乳腺实质被癌瘤侵犯或牵拽所造成,通常位于癌灶的后或上方,形成一向外逐渐变细的狭长三角形致密影,此征比较少见。

此外,乳腺癌侵及导管时可出现乳管扩张,侵及乳房后间隙时出现乳房后间隙的透亮区消失,全乳受侵时可出现乳腺变形,淋巴结转移时出现腋窝淋巴结肿大等。

**2. CT 表现**

(1)平扫:多数表现为不规则形肿块,边缘不光滑,可呈分叶状,少数呈类圆形。周围可见长短不一、分布不均的毛刺,呈针芒状细条索状影(图 4-10)。肿瘤密度不均,瘤体的密度一般比正常乳腺组织密度略高,可显示肿块内的沙粒样钙化。较大的肿块中心常发生坏死,显示为低密度;若发生浸润者,显示为边界模糊的大片状高密度影。CT 还可显示局部皮肤增厚、乳头内陷、胸壁肌肉受侵以及腋窝淋巴结转

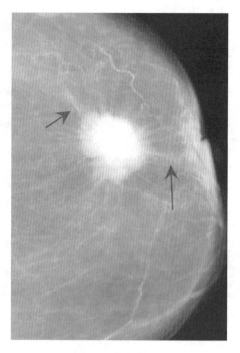

**图 4-8 乳腺癌 X 线**

乳腺肿块形态不规则,边缘毛刺(↑)

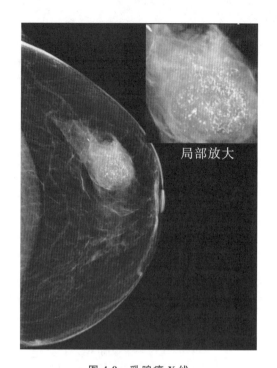

局部放大

**图 4-9 乳腺癌 X 线**

乳腺不规则肿块,肿块大量散在斑点状钙化影

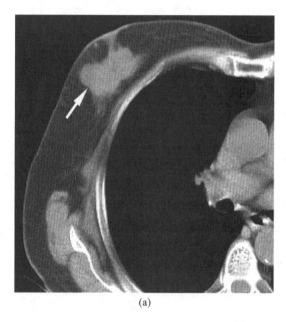

(a)

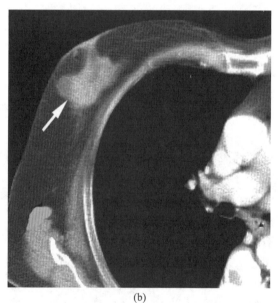

(b)

**图 4-10 乳腺癌 CT**

(a)右侧乳腺内不规则肿块(↑);(b)增强后肿块呈较明显强化(↑)

移等。

(2)增强扫描:乳腺癌多数呈不规则的明显强化,且表现为"快进快出"。

**3. MRI 表现**

(1)平扫:乳腺癌在 $T_1WI$ 上表现为低信号,当其周围有高信号脂肪组织围绕时,则轮廓清楚;若病变周围是与之信号强度类似的腺体组织时,则轮廓不清楚。肿块边缘多不规则,可见毛刺或呈放射状改变。在 $T_2WI$ 上呈高于正常导管腺体组织、低于脂肪组织的高信号或混杂信号。MRI 对病变内钙化的显示欠佳,特别是当钙化较小时。在 DWI 图像上,肿瘤多呈明显高信号,ADC 值较低,在 ADC 图像上呈明显低信号。(图 4-11)

(2)增强扫描:肿瘤因组织类型不同,可呈不同程度的强化,早期强化率高。黏液腺癌强化最明显。

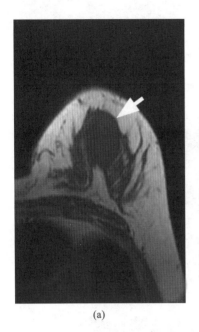 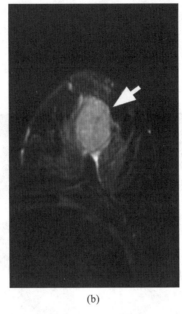 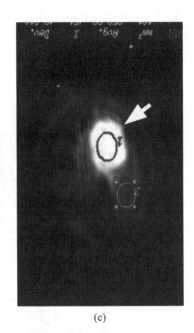

(a)　　　　　　　　　　　(b)　　　　　　　　　　　(c)

**图 4-11　乳腺癌 MRI**

（a）T1WI 显示乳腺内低信号肿块（↑）；（b）脂肪抑制，T2WI 显示肿块呈较高信号（↑）；（c）DWI 显示肿块呈明显高信号（↑）

MRI 增强动态曲线图大多为"快进快出"的流出型。

【诊断与鉴别诊断】

乳腺癌多发生于绝经前后的妇女，常有乳腺肿块、乳房疼痛的症状；肿瘤呈不规则形，边缘不光滑，伴有毛刺、分叶、切迹，肿瘤密度或信号不均匀，内可见泥沙样钙化；增强扫描，肿瘤呈不规则明显强化，肿瘤浸润局部皮肤导致皮肤增厚、凹陷及乳头内陷等征象。乳腺癌需与乳腺纤维腺瘤鉴别。

（唐宁宇）

## 本章小结

本章介绍了乳腺常用的影像学检查技术、正常影像学表现、异常影像学表现及各种常见疾病的典型影像学表现。

乳腺纤维腺瘤 X 线片表现为类圆形肿块，边缘光滑、锐利，可有分叶，密度均匀且近似或稍高于正常腺体密度，部分可见粗颗粒状钙化，MRI 增强扫描大多数乳腺纤维腺瘤表现为缓慢渐进性的均匀强化或由中心向外围扩散的离心样强化。乳腺癌多表现为肿块形状不规则，边缘不光滑，多有小分叶或毛刺，密度高；钙化常表现为细小沙粒状、线样或线样分支状，大小不等，浓淡不一，分布呈簇状、线样或段样走行；MRI 增强扫描病变信号强度呈快速明显增高且快速减低，DWI 大多数乳腺癌 ADC 值较低。

## 思考题

1. 简述乳腺常用的检查方法及其优缺点。
2. 试述乳腺基本病变钙化的影像学表现。
3. 简述乳腺增生钼靶 X 线检查的影像学表现。
4. 乳腺癌钼靶 X 线主要征象和次要征象有哪些？
5. 试述乳腺癌与乳腺纤维腺瘤的鉴别要点。

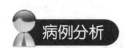

病例一

女,58 岁,发现左乳肿块半年,增大伴疼痛 1 个月。查体:左乳中央区扪及大小约 2.5 cm×2 cm 的肿块,质硬,活动较差,无明显压痛(图 4-12)。

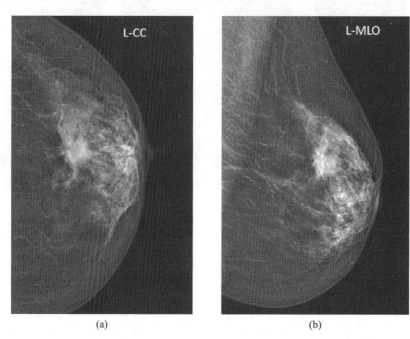

(a)       (b)

**图 4-12　乳腺 X 线表现**

【问题及讨论】

(1) 指出病变发生部位。

(2) 初步诊断为什么疾病? 试说出诊断依据。

(3) 应与何种疾病鉴别? 简要说明鉴别要点。

# 第五章　消化系统

## 学习目标

**一、知识目标**

1. 熟悉胃肠道和肝、胆、胰、脾器官的常用影像学检查技术。
2. 掌握胃肠道和肝、胆、胰、脾器官的正常影像学表现。
3. 熟悉消化系统异常影像学表现。
4. 掌握肝、胆、胰、脾和胃肠道常见疾病、急腹症的影像学表现。
5. 熟悉消化系统常见疾病的病理基础、临床表现及影像学鉴别诊断。

**二、素质目标**

1. 能熟悉各种影像学检查方法的优、缺点，针对不同的消化系统疾病选择恰当的影像学检查方法。
2. 能观察与分析消化系统常见疾病的影像学征象并初步做出诊断。
3. 具有基本的医患沟通技巧，关心患者，严格遵守影像学检查技术规范。

消化系统包括胃肠道和胆道系统（胆系）等中空器官以及肝脏、胰腺等实质性器官。脾脏属于网织内皮系统器官，但因其位于左上腹，与消化器官关系密切，故将脾脏的影像学检查纳入本章。消化系统除了食管大部分位于胸腔，其余均在腹腔内。由于胃肠道与肝、胆、胰、脾的影像学检查方法差异较大，故将胃肠道与肝、胆、胰、脾分别讲述。

# 第一节　胃肠道

## 一、影像学检查技术

### （一）X 线检查

**1. 普通 X 线检查**　包括腹部平片及透视，对胃肠道气体、高密度异物及钙化较敏感，对食管、胃内异物、肠梗阻气-液平面等病变的检查有一定价值。

**2. 钡剂造影检查**　X 线钡剂造影配合透视检查一直是胃肠道检查的重要手段。普通 X 线平片和透视检查无法清晰显示胃肠道的位置、轮廓、内腔、蠕动及黏膜皱襞，因此必须通过人工对比，即钡剂造影才能观察胃肠道形态及功能。气钡双对比技术能更好显示胃肠道黏膜的细微结构和微小病变。

1）钡餐检查前准备　①钡餐造影：必须在空腹状态下进行。患者于钡餐检查前 12 h 应禁止一切饮食。②结肠造影：检查前需进行肠道清洁准备。通常采用口服轻泻剂促进排便的方法，如检查前 1 天晚口服甘露醇等渗溶液或顿服番泻叶等，必要时可用清洁灌肠方法清除大肠内粪便。③降低胃肠道张力：肌内注射盐酸山莨菪碱(654-2)，降低胃肠道张力，消除胃肠道痉挛，有利于显示胃肠道黏膜面的细微结构及微小病变。④调配钡剂：根据造影方法、检查目的的不同将钡剂加温开水调制成不同浓度的混悬液。

2）钡剂造影法分类　按造影方法可分为传统钡剂造影法和气钡双对比造影法。近年来,多采用气钡双对比造影法检查,此法能够清晰显示胃肠道黏膜的细微结构,对胃肠道肿瘤的早期诊断具有重要意义。

（1）食管造影:吞服钡剂过程中从不同的角度观察食管全程,如采用连续少量吞钡和吞气的方法可得到气钡双对比造影像,透视过程中根据需要辅以摄片。

（2）上消化道造影:方法是先立位吞服1～2口钡剂,依次观察食管、贲门和胃黏膜;然后吞服全量钡剂,在立位、仰卧位和俯卧位时从不同角度观察胃和十二指肠。胃低张双对比造影的方法是检查前10～15 min 肌内注射盐酸山莨菪碱,剂量 10～20 mg,先用 10～15 mL 的水吞服产气粉（主要成分为 NaHCO₃）使胃充气扩张;然后吞服适量钡剂,取卧位,嘱患者分别顺时针和逆时针360°翻身3～4圈,使钡剂均匀涂布在胃黏膜面。低张双对比造影对胃微小病变显示的效果更佳,检查过程中及时摄片。

（3）小肠造影:小肠钡餐的方法是在上消化道钡餐检查胃和十二指肠后,让患者再服一次钡剂,保证有足量的钡剂充盈小肠,服钡剂后每隔15～30 min复查一次,直至钡剂到达回、盲部。小肠低张双对比造影的方法是经鼻腔或口腔将十二指肠导管插入到十二指肠,经导管缓慢注入钡剂混悬液 500～800 mL,透视下观察小肠全部充盈、钡剂到达回、盲部为止;随即静脉注射654-2,剂量 10～20 mg,再经导管缓慢注入气体,使小肠充分扩张。检查过程中观察各段小肠并及时摄片。

（4）结肠造影:钡灌肠的方法是由肛门插管逆行注入钡剂,透视下观察结肠的充盈情况,钡剂到达回、盲部即停止灌钡,分别摄结肠各段的充盈相和排空后的黏膜相。结肠低张双对比造影的方法是检查前10 min 先肌内注射654-2,剂量 10～20 mg,然后经肛管注入钡剂 250～300 mL,再注入气体,注气量以盲肠充分扩张或患者感腹胀为宜,拔出肛管后嘱患者顺时针和逆时针360°翻身3～4圈,使钡剂均匀涂布在结肠黏膜面,随即对结肠各段进行摄片。

（二）CT 检查

近年来,随着 CT 设备的不断发展,多层螺旋 CT 及先进的后处理技术已普遍用于胃肠道检查。CT扫描可以清晰显示消化道管壁本身的改变、管外的异常以及周围器官结构的继发性改变,特别是肿瘤性病变侵犯的范围、病变与周围器官或组织间的关系、淋巴结转移及远隔器官转移等情况,有助于肿瘤的分期,为制订治疗方案和预后提供依据。CT 仿真内镜检查可以清晰地显示胃肠道内腔的改变,如消化道黏膜面上的息肉状病变。

**1. 食管 CT 检查**　检查前不需特殊准备,扫描范围自食管入口至贲门。食管 CT 检查主要用于评估食管病变造成的管壁增厚、肿块和有无局部淋巴结转移等,但对微小病变显示困难。

**2. 胃部 CT 检查**　应禁食4～8 h,检查前一周不做胃肠钡剂造影,不服含金属的药物。目前有两种常用 CT 检查技术:①水充盈法:检查前 30 min 嘱患者口服清水 500～800 mL,检查前 10 min 再服 200 mL,以充分充盈胃腔;选定恰当的 CT 扫描参数后,行胃部 CT 平扫和增强扫描。②空气充盈法:胃肠检查前10～15 min 肌内注射654-2,剂量 10～20 mg,检查时经胃管注入气体约500 mL 充分充盈胃腔;选择恰当的 CT 扫描参数后,根据定位像行胃部 CT 平扫和增强扫描,扫描结束后,进行各种 CT 图像后处理以显示胃部形态或病变,包括多平面重组（MPR）、容积再现（VR）、透明法成像和 CT 仿真内镜（CTVE）等。

**3. 小肠 CT 检查**　应禁食4～8 h,检查前一周不做胃肠钡剂造影,不服含金属的药物。检查前常规口服 2.5% 等渗甘露醇溶液充盈胃肠道,检查前 60 min 口服 300 mL,检查前 30 min 和 10 min 再各服200～300 mL;选择恰当的 CT 扫描参数后,行全腹部 CT 平扫和增强扫描。小肠 CT 检查对小肠疾病的检出和诊断有较高的价值。

**4. 结肠 CT 检查**　检查前需做清洁结肠准备,经肛管注入气体约800 mL,使结肠充分扩张;根据定位像扫描全程结肠,然后通过 CT 图像后处理获取结肠仿真内镜图像。结肠 CTVE 可以清晰显示肠道黏膜面上的息肉状病变,其敏感性及准确性已接近内镜检查,目前在结直肠病变的早期筛查方面得到较多应用。

（三）MRI 检查

目前临床上 MRI 检查胃肠道疾病还不及 CT,但由于 MRI 具有对软组织分辨率高、无辐射损伤以及能直接多方位成像等的优势,因此在胃肠道检查应用中也越来越受到重视。

做胃部和小肠 MRI 检查前通常口服等渗甘露醇溶液或 0.5 mmol/L 的 Gd-DTPA 溶液使胃肠道充盈,以增加对比,服用方案与 CT 相同。常用的 MRI 成像序列包括 $T_2WI$、$T_1WI$ 平扫及使用 Gd-DTPA 作为对比剂的 $T_1WI$ 增强扫描,在横断面成像的基础上加冠状位、矢状位成像。

## 二、正常影像学表现

**(一)正常 X 线钡餐造影表现**

**1. 咽部**　咽部是消化道的开始部分。吞钡正位观察,上方正中透明区为会厌,其两旁充钡的小囊是会厌溪,会厌溪外下方较大的充钡空腔是梨状窝,两侧梨状窝中间的透明区是喉头。侧位观察,会厌溪在上方偏前,梨状窝则在下方靠后。

**2. 食管**　食管分为颈、胸、腹三段。食管上端于第 6 颈椎水平与下咽部相连,其下端相当第 10～11 胸椎水平与贲门相连。在食管上有 3 处狭窄,食管上口与咽连接处以及在膈的食管裂孔处各有一生理性狭窄,为上、下食管括约肌,分别被称为第一生理性狭窄和第三生理性狭窄;左主支气管压迹处为食管第二生理性狭窄。

当钡剂充满管腔后称为充盈像,食管轮廓光滑整齐,管壁伸缩自如,宽度可达 2～3 cm。右缘可见主动脉弓和左主支气管压迹。右前斜位是观察食管的常用位置,在其前缘可见三个压迹,由上到下依次为主动脉弓压迹、左主支气管压迹和左心房压迹。(图 5-1)

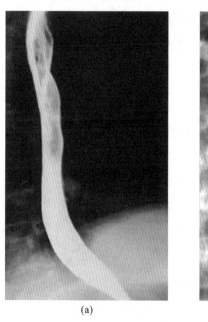
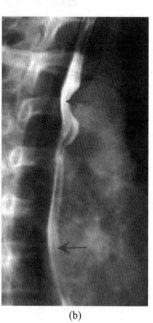

(a)　　　　　　　　(b)

**图 5-1　食管钡餐造影正常 X 线表现**

(a) 食管吞钡充盈相;(b) 食管黏膜相

由上至下分别可见食管的主动脉弓、左主支气管及左房压迹(↑)

当管腔少量充钡后称食管黏膜像,食管的黏膜皱襞表现为数条纤细纵行而平行条纹状阴影,与胃小弯的黏膜皱襞相连。

透视观察食管有三种蠕动,第一种为原发性蠕动,由吞咽动作引发,使钡剂下行迅速,数秒内钡剂即可到达胃内;第二种为继发性蠕动,由食物对食管壁的压力刺激引发,始于主动脉弓水平;第三种为食管环状肌不规则收缩引发,形成波浪状或锯状边缘,出现突然,消失迅速,多发于食管下段,常见于老年人和食管贲门失弛缓症者。

贲门上方 3～5 cm 长的一段食管,是从食管过渡到胃的区域,称为胃食管前庭段。此段有防止胃内容物反流的作用。下食管括约肌的左侧壁与胃底形成一个锐角切迹,称为食管胃角或贲门切迹。深吸气时膈下降,食管裂孔收缩,常使钡剂于膈上停顿,形成食管下端膈上一小段长 4～5 cm 的一过性扩张,呼气时消失,称为膈壶腹。

**3. 胃** 胃分为胃底、胃体、胃窦三部分及胃大弯和胃小弯。胃底为位于贲门入口水平线以上的胃腔,立位胃底含气又称胃泡。胃体为位于贲门与胃角之间的胃腔。胃窦为位于胃角与幽门管之间的胃腔。幽门管长约 5 mm,为连接胃和十二指肠的短管,宽度随括约肌收缩而异。幽门管近侧约 3 cm 范围的胃窦称为幽门前区。由贲门至幽门的右上缘为胃小弯,其外下缘称为胃大弯;胃小弯弯曲处为角切迹。(图 5-2)

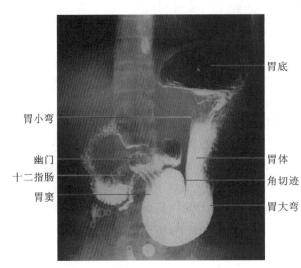

图 5-2 胃钡餐造影正常 X 线表现

胃的形状与受检者体形、张力及神经功能状态有关。一般分四型:①钩型胃:位置与张力中等,胃角明显,形如鱼钩,胃下极至平髂嵴连线水平,为最常见类型。②牛角型胃:位置与张力高,呈横位,上宽下窄,胃角不明显,形如牛角,多见于肥胖体形者。③瀑布型胃:胃底宽大呈囊袋状向后倾,胃体小、张力高,造影时钡剂由贲门进入后倾的胃底,待充满相当量后再溢入胃体,犹如瀑布。④长型胃:又称无力型胃,位置与张力均低,胃腔上窄下宽如水袋状,角切迹明显,胃下极常在髂嵴平面以下,常见于瘦长体形。(图 5-3)

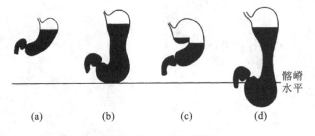

图 5-3 胃的分型示意图
(a) 牛角型;(b) 钩型;(c) 瀑布型;(d) 长型

胃的轮廓在胃小弯和胃大弯一般光滑整齐。胃大弯的轮廓多呈锯齿状,因其黏膜皱襞有横、斜向走行所致。

胃的黏膜像皱襞间沟内有钡剂充盈,呈条纹状致密影,皱襞则为条状透明影;胃小弯处的皱襞平行规整,大弯处逐渐变粗,呈横向或斜向;胃底皱襞粗大而弯曲,略呈网状不规则排列。胃窦黏膜皱襞主要与小弯平行,但有时也可斜行。一般胃体部黏膜皱襞的宽度不超过 5 mm。(图 5-4)

在进行胃气钡双对比造影时,上述的黏膜皱襞消失而显示胃微皱襞的影像。胃微皱襞是胃小沟及胃小区。胃小区的大小为 1～3 mm,呈圆形、类圆形或多角形的小隆起(图 5-5)。胃小沟充钡后表现为密度淡的细线状影,宽度约小于 1 mm,粗细、深浅均匀,相互连接通常呈网格状。显示胃小沟和胃小区利于检出胃黏膜面的微小病变,对于一些疾病甚至胃恶性病变的早发现、早诊断有重要价值。

胃蠕动波来源于肌层的波浪状收缩,其多少和深浅与胃的张力有关。蠕动由胃体上部开始,有节律地向幽门推进,同时波形逐渐加深,一般同时可见到 2～3 个蠕动波。幽门前区没有蠕动波,仅呈向心性收缩,使胃幽门前区呈一细管状,将钡剂排入十二指肠。胃内钡剂的排空时间一般为 2～4 h。

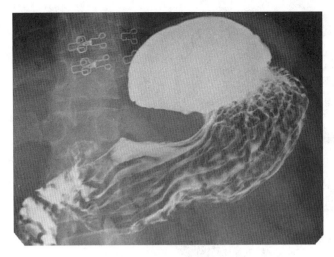

图 5-4　常规钡餐正常胃黏膜皱襞

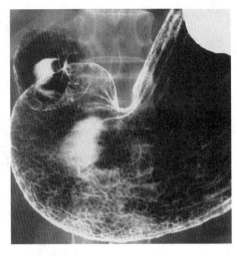

图 5-5　胃双对比造影显示胃小区

**4. 十二指肠**　十二指肠全程呈"C"形,称为十二指肠曲,胰头被包绕其中。十二指肠上与幽门连接,下与空肠连接,一般分为球部、降部、水平部和升部。球部呈锥形,尖部指向右后上方,约在第 1 腰椎水平急转向下成为降部,在第 3 腰椎高度向左横行为水平部,继而向左上行走延续为升部。(图 5-6)

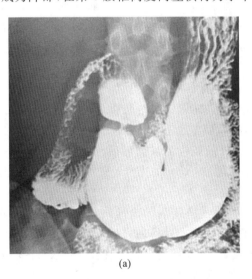

(a)

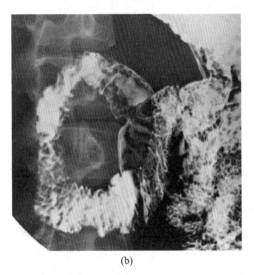

(b)

图 5-6　正常十二指肠钡餐造影

(a) 充盈像；(b) 黏膜像

球部轮廓光滑整齐,黏膜皱襞为纵行、彼此平行的纤细条纹。降部以下与空肠黏膜皱襞相似,呈羽毛状。球部为整体性收缩,可一次性将钡剂排入降部,降部及升部蠕动,将钡剂呈波浪状推入空肠,有时可见逆蠕动。

低张双对比造影时,肠腔增宽,黏膜皱襞呈环状和龟背状花纹。降部中段内侧壁的局限性肩样突起,称为岬部,为乳头所在处,表现为圆形或椭圆形透亮区,边缘光滑,直径一般不超过 1.5 cm。

**5. 空肠与回肠**　空肠与回肠之间无明显分界,空肠位于左中上腹,蠕动活跃,黏膜皱襞多为密集环状,呈羽毛状,钡剂少时呈雪花状。回肠位于右中下腹及盆腔,肠腔略小于空肠,蠕动不活跃,皱襞少而浅,在肠腔扩张时无明显黏膜皱襞。末端回肠在右髂窝处与盲肠相接,称为回、盲部。回盲瓣的上下缘呈唇状突起,在盲肠充盈相上呈透亮影。

充钡的小肠呈连续性排列,钡剂运行自然,各部分肠管粗细均匀,边缘光整,加压时肠管柔软且活动良好。小肠蠕动呈推进性运动,空肠蠕动迅速有力,回肠蠕动慢而弱。服钡后 2～6 h 钡剂可达盲肠,7～9 h 小肠排空。(图 5-7)

**6. 大肠**　大肠分盲肠、升结肠、横结肠、降结肠、乙状结肠和直肠,绕行于腹部四周。升结肠、横结肠

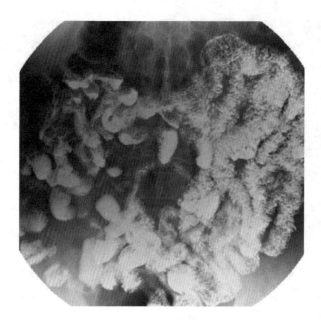

图 5-7　正常小肠钡餐造影

交界处为结肠右曲,又称结肠肝曲;横结肠、降结肠交界处为结肠左曲,又称结肠脾曲。盲肠、横结肠、乙状结肠位置和长度变化较大,降结肠和直肠位置较为固定。结肠宽度变化也较大,以直肠壶腹部最宽,其次为盲肠,以后依次逐渐变细。乙状结肠与直肠交界处是结肠最狭窄部,长度为 1~1.5 cm,应与病理性狭窄相鉴别。

大肠充钡后,X 线主要特征为结肠袋,表现为对称的袋状突出;它们之间由半月襞形成不完全的间隔。结肠袋的数目、大小和深浅因人因时而异,横结肠以上较明显,降结肠以下逐渐变浅,至乙状结肠接近消失,直肠则没有结肠袋(图 5-8(a))。排钡后结肠的黏膜皱襞呈纵、横、斜三种方向交错的不规则纹理,盲肠、升结肠、横结肠皱襞密集,以斜行和横行为主;降结肠以下皱襞渐稀且以纵行为主(图 5-8(b))。在双对比造影中,结肠轮廓清晰,充气肠腔的边缘表现为宽约 1 mm 的光滑而连续的线条状致密影(图 5-8(c)、图 5-8(d))。

大肠的蠕动主要为总蠕动,起于右半结肠,强烈的蠕动波将钡剂迅速推向左半结肠,直至直肠,引起排便感。结肠的充盈和排空时间差异较大,一般口服钡剂后 6 h 可达肝曲,12 h 可达脾曲,24~48 h 排空。

**7. 阑尾**　阑尾位于盲肠尖端内后侧,为回盲瓣下约 2.5 cm 处的一条盲管。一般长 5~7 cm,直径约 0.5 cm,其腔内径 0.2~0.3 cm,但其变异较大。在服钡或钡餐灌肠时均可能显影,特别是结肠气钡双对比造影时,阑尾显示率高,表现为位于盲肠内下方的长条状充钡影,粗细均匀,边缘光滑,易推动。阑尾不显影、充盈不均匀或其中有粪石造成的充盈缺损不一定是病理改变。阑尾排空时间与盲肠基本相同,但有时可延迟达 72 h。

**(二)正常 CT 表现**

**1. 食管**　食管在胸部 CT 横断面图像上呈圆形软组织影,位于胸椎及胸主动脉前方。腔内如有气体或对比剂时则可观察食管壁的厚度,厚度因扩张程度而异,一般约为 3 mm。食管连接部管壁较厚。

**2. 胃**　胃充分舒张时正常胃壁的厚度为 2~5 mm,且整个胃壁薄厚较均匀(图 5-9)。增强扫描可显示三层结构,内黏膜层呈高密度,中间黏膜下层呈低密度,外肌层呈高密度。胃底部可见少量气体和气-液平面。胃与肝左叶、胰腺、脾脏等组织器官密切相关。

**3. 十二指肠**　十二指肠降段位于胰头右侧,向下绕过胰头和钩突,水平段横过中线,走行于腹主动脉、下腔静脉与肠系膜上动、静脉之间。肠壁厚度与小肠相同。

**4. 空、回肠**　当肠腔内充盈较好,含较多气体、液体时,CT 可显示肠壁,空、回肠壁厚约 3 mm,回肠末端肠壁厚可达到 5 mm。CT 增强扫描能较好地显示小肠系膜、腹膜、网膜等小肠肠腔外的结构。

**5. 大肠**　大肠壁外脂肪层较厚,CT 图像显示清晰,轮廓光滑,边缘锐利。正常结肠壁厚度为 3~5 mm,肠内常含有气体及粪便。结肠内均含有气体,结肠肝曲和脾曲的位置一般较固定;横结肠及乙状结

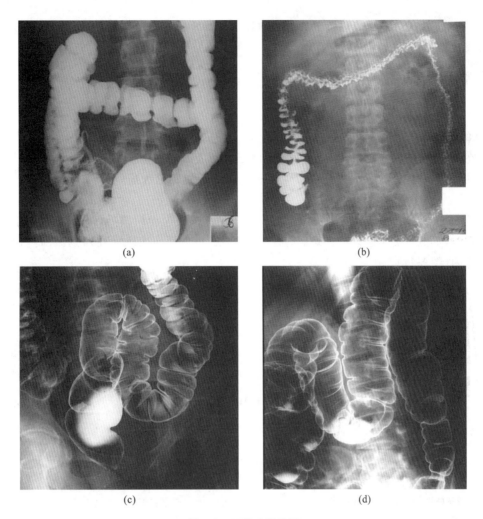

**图 5-8 正常大肠造影**

（a）充盈像；（b）黏膜像；（c）和（d）气钡双对比造影

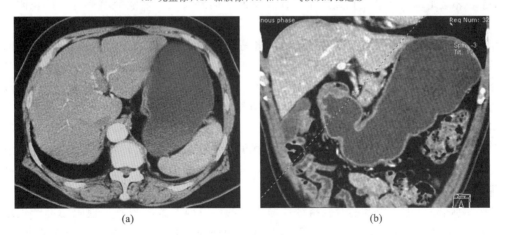

**图 5-9 正常胃部 CT**

（a）横断面；（b）冠状面

肠的位置、弯曲度及长度变异较大。腹部 MPR 重组后的冠状图像可以全面、形象地反映结肠在腹腔的位置、分布及与结肠系膜、邻近器官的解剖关系。CT 仿真内镜技术可类似纤维内镜观察结肠腔内结构，也可获得气钡双对比造影的效果图像。

（三）正常 MRI 表现

由于胃肠道的蠕动使 MRI 检查时信号伪影产生较多，一般胃肠道疾病不建议用 MRI 检查。随着 MRI 技术的发展，MRI 可用于对胃肠道肿瘤病变进行诊断、分期及复查等。胃肠道管壁的信号特点与腹壁肌肉类似,与CT所见类似。在直肠腔内充盈对比剂和肠外脂肪的衬托下,可清楚地显示病变侵犯肠壁和直肠外的侵犯情况。

### 三、异常影像学表现

#### (一)异常X线表现

**1. 轮廓的改变**

(1)充盈缺损:当钡剂填充到胃肠管腔内时,由于胃肠道隆起性病变向腔内突出,使局部不能被钡剂填充所形成的影像,称为充盈缺损。此种影像学表现多见于胃肠道肿瘤(图5-10),也可见于炎性病变如肉芽肿。

(2)龛影:胃肠道管壁黏膜及其黏膜以下组织的溃烂并形成组织缺损后,造影时被钡剂填充,当X线呈切线位投影时,形成一突出腔外的钡斑影,称为龛影。良性溃疡多表现为腔外龛影,而恶性病变的龛影多显示位于腔内(图5-11)。

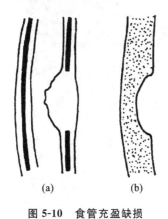
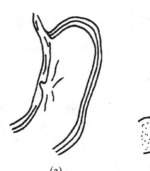
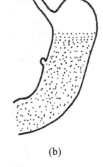

(a)              (b)

**图 5-10   食管充盈缺损**

(a)管壁肿块;(b)造影示充盈缺损

(a)              (b)

**图 5-11   胃部龛影**

(a)胃壁溃烂;(b)造影示龛影切线位观

(3)憩室:由于胃肠道内充盈钡剂时管壁的局部组织薄弱且管腔内压力增高而向外膨出形成囊袋状影像,或由腔外邻近组织病变产生粘连或牵拉使管壁圈层向外突出形成囊袋状影像。憩室附近的黏膜像正常通过,其大小、形态可随着胃肠的蠕动收缩而改变。

**2. 管腔大小的改变**   胃肠道管腔的狭窄和扩张是常见的征象,可为功能性或器质性,腔内或腔外病变及肿瘤等。

(1)管腔狭窄:超过正常限度的管腔持久性缩小。病变性质不同引起管腔狭窄的形态、范围也不相同。①炎性狭窄:狭窄范围较广泛,有时呈分段性,边缘较光整,与正常胃肠道无明显分界。②肿瘤性狭窄:狭窄范围较局限,管壁僵硬,边缘不规则,病变区与正常区分界较明显,局部可触及包块。③外压性狭窄:多位于管腔一侧,可见整齐的压迹,常伴有管腔移位。④痉挛性狭窄:形状可以改变,痉挛解除后即恢复正常。⑤先天性狭窄:管腔边缘多光滑而局限。⑥肠粘连引起的狭窄:形状不规则,肠管移动受限或肠管互相聚拢。

(2)管腔扩张:超过正常限度的管腔持续性增大。各种原因导致的胃肠道梗阻均可产生近端胃肠道扩张,累及范围比较大,并可见积气和积液征象,肠管蠕动增强;因胃肠道张力降低引起的管腔扩张,也可见积气和积液征象,但肠管蠕动减弱。

**3. 黏膜皱襞的改变**   黏膜皱襞的异常表现对发现早期病变及疾病鉴别诊断具有重要价值。

(1)黏膜破坏:表现为正常黏膜皱襞影像消失,形成杂乱不规则的钡影,与正常黏膜皱襞的连续性出现中断,与正常的黏膜皱襞有较明确分界(图5-12(a))。若双对比时表现为肿瘤处局部胃小沟和胃小区破坏、消失,多数为恶性肿瘤侵蚀所致。

(2)黏膜皱襞平坦:表现为皱襞的条纹状影变得平坦而不明显(图5-12(b)),严重时甚至可完全消失,系黏膜及黏膜下层被肿瘤浸润或炎性水肿所致。恶性肿瘤引起的黏膜皱襞平坦表现为形态固定而僵硬,与正常黏膜皱襞有明显分界;炎性水肿所致的黏膜皱襞平坦与正常黏膜皱襞无明显分界而逐渐移行,多见于溃疡龛影的周围。

（3）黏膜皱襞增宽和迂曲：也称黏膜皱襞肥厚，表现为透明条纹状影增宽，常伴有迂曲、紊乱（图 5-12（c）），多见于慢性胃炎和食管-胃底静脉曲张。由于黏膜和黏膜下层的炎性肿胀、结缔组织增生及静脉曲张所致。

（4）黏膜纠集：表现为黏膜皱襞从四周向病变区集中，呈放射状或车辐状（图 5-12（d））。常因慢性溃疡产生的纤维结缔组织增生、瘢痕收缩所致，有时浸润型癌也可产生类似改变，但其黏膜僵硬而且不规则，并有中断现象。

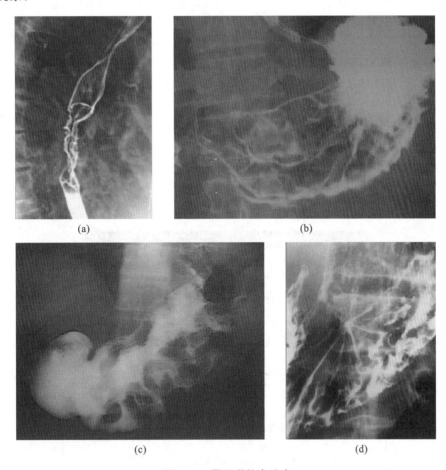

（a） （b）

（c） （d）

**图 5-12　胃肠道轮廓改变**

（a）黏膜破坏；（b）黏膜皱襞平坦；（c）黏膜皱襞增宽和迂曲；（d）黏膜纠集

**4. 位置与活动度**　胃肠道位置改变的原因可分为先天性和后天性。先天性多为胚胎发育异常所致，包括全内脏异位、部分内脏异位等。后天性原因多样，胃肠道腔外肿瘤或炎性包块的推压可造成对胃肠道的压迫移位，局部胃肠道空虚，并可见弧形压迹，被推移并相互聚集；邻近器官病变的牵拉，如肠管粘连、瘢痕收缩也可导致胃肠道位置改变，活动受限；腹腔积液可造成小肠位置、分布异常，肠管活动度增大。

**5. 功能改变**　胃肠道器质性病变常有功能性改变，包括张力、蠕动、运动力和分泌功能等改变。

（1）张力改变：胃肠道有一定的张力，由神经系统调节和平衡，以保持管腔的正常大小。张力增高时使管腔缩小，如胃肠道溃疡的局部刺激可引起管腔变窄；痉挛为暂时性局部性张力增高所致。张力低时使管腔扩大并常伴运动减弱，如麻痹性肠梗阻常使肠管张力下降，管腔扩张。

（2）蠕动改变：表现为蠕动波多少、深浅、运动速度及运动方向的改变。蠕动增强表现为蠕动波增多、加深和运行加快；蠕动减弱则反之。逆蠕动表现为与正常运行方向相反的蠕动，常见于胃肠道梗阻部位的上方。蠕动消失，表现为肿瘤浸润造成局部蠕动消失及胃肠道麻痹造成的广泛性蠕动消失。

（3）运动力改变：运动力即胃肠道运送食物的能力，具体表现为钡剂排空的时间与胃肠道的张力及蠕动等有密切关系。胃的正常排空时间一般不超过 4 h，小肠排空时间一般不超过 9 h，超过上述时间而仍有钡潴留则称为排空延迟。胃肠运动力增强则表现为排空时间缩短,如服钡后 2 h 内即抵达盲肠则意味着运动力增强。

(4) 分泌功能改变:某些疾病可以引起分泌功能的改变。胃分泌增加,使胃液增多,立位可见胃内气-液平面,为空腹潴留液,服钡后钡剂不能均匀地涂布在胃壁上而成絮状,微细结构显示不清;小肠分泌增加,使黏膜皱襞显示不清或钡剂凝成片絮状;大肠分泌增加时,钡剂吸附不良,肠管轮廓和黏膜皱襞显示不清。

**(二) 异常 CT、MRI 表现**

CT、MRI 能清楚显示胃肠道管壁增厚情况、病灶大小、侵犯范围,了解腹腔淋巴结和远处器官有无转移等。

**1. 管壁增厚** CT 和 MRI 图像能清晰地显示出胃肠道管壁增厚的程度并进行测量。通常认为胃肠道壁增厚的标准为:食管壁超过 5 mm,胃壁超过 10 mm,小肠壁超过 5 mm,大肠壁超过 5 mm。一般炎症性增厚的范围较广泛,而肿瘤性增厚的范围较局限、固定和僵硬,不随胃肠管腔的充盈而变化。

**2. 肿块** CT 和 MRI 可显示位于胃肠道的腔内或腔外肿块。良性肿块常呈半椭圆形偏心性,表面光滑。恶性肿块形状多不规则,还可见表面有不规则溃疡。

**3. 周围脂肪层改变** CT 和 MRI 观察胃肠道周围脂肪层存在与否是判断病变有无向浆膜外浸润的重要指征。一般认为脂肪层清晰是良性病变征象,而恶性肿瘤浸润和炎性病变都可引起周围脂肪层混浊、消失(图 5-13)。

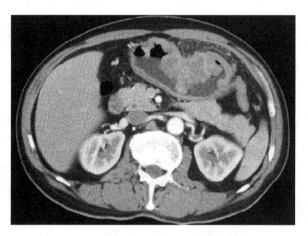

**图 5-13 胃癌及周围脂肪浸润 CT**

胃窦前壁肿块不规则,胃壁前方脂肪层混浊、消失

**4. 邻近脏器浸润** CT 和 MRI 可显示胃肠道肿瘤侵及邻近脏器情况,如胃体上部肿瘤向腹主动脉周围及脾门浸润、胃角及幽门部肿瘤浸润肝门及胰腺、肠道肿瘤是否侵犯肠系膜等。

**5. 淋巴结转移** CT 和 MRI 可显示胃肠道恶性肿瘤淋巴结转移征象。因肿瘤部位不同可表现不同部位淋巴结转移征象,如食管癌、胃癌常转移到纵隔淋巴结、脾门淋巴结、肝门淋巴结、主动脉旁淋巴结等。一般认为淋巴结直径超过 15 mm 者有诊断意义。

**6. 远处脏器转移** 胃肠道恶性肿瘤的远隔脏器转移,如肝、肺转移等。

(李 野)

**四、食管疾病**

(一) 贲门失弛缓症

贲门失弛缓症(achalasia of cardia)是原发性食管神经肌肉功能障碍性疾病。常见于 20~40 岁患者。

【病理与临床】

本病主要病理改变为食管壁间神经丛的节细胞数量减少甚至消失,累及整个胸段食管,以食管中、下部最明显。由于食管的胆碱能神经支配缺陷造成了食管下端不能松弛,使得食物不能顺利通过贲门口致食管扩张迂曲,从而导致管壁黏膜及黏膜下层的慢性炎症。

主要症状为吞咽困难,胸骨后不适或疼痛、阻塞感,梗阻严重者可有呕吐。多数发病缓慢,病程长,症状时轻时重,发病常与精神因素有关。常继发吸入性肺炎、食管炎和食管憩室。

【影像学表现】

**1. X线表现**

(1)平片:病变初期可无异常表现。重度者可见食管高度扩张并延长,纵隔影增宽,立位可见气-液平面(图5-14(a))。因气体不能进入胃内,胃泡多不明显或消失。

(2)钡餐造影:该病的首选检查方法,表现为:①食管下段自上而下逐渐狭窄呈漏斗状或鸟嘴状(图5-14(b)),狭窄段边缘光滑,管壁柔软,黏膜皱襞正常,呈光滑的细条影状。②钡剂通过贲门受阻,呈间歇性流入胃内,呼气时比吸气时容易进入胃内。③狭窄段以上食管不同程度扩张,扩张程度与贲门狭窄程度相关;严重者食管极度扩张,其内存留大量液体,钡剂似雪花样分散于液体中或可见气-液-钡分层现象。④食管蠕动减弱或消失,有时出现第三蠕动波。⑤并发炎症及溃疡时,则黏膜皱襞紊乱,出现溃疡龛影。

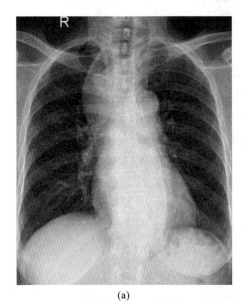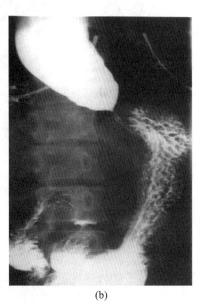

(a)　　　　　　　　　　　　(b)

**图5-14　贲门失弛缓症X线**

(a)平片示上纵隔向右侧增宽;(b)钡餐造影示食管下端呈鸟嘴状狭窄,上方食管扩张

**2. CT表现**　食管下段狭窄,呈渐行性,局部管壁对称性增厚,食管外脂肪层完整。狭窄段上方明显扩张,管腔内可见大量液体和食物残渣。

**3. MRI表现**　食管下段呈漏斗状狭窄,狭窄处呈对称性肥厚,有肌肉信号,腔外脂肪层完整。狭窄上段食管扩张,腔内有长$T_1$、长$T_2$的液体信号。

【诊断与鉴别要点】

X线钡餐造影可显示食管下段扩张,有大量钡剂、液体和食物残渣潴留,下段呈鸟嘴状,结合患者有长期吞咽困难等症状,可诊断本病。本病常需与食管下段浸润型癌鉴别,后者的主要特点为癌灶近端与正常分界明显,狭窄段僵硬,边缘不规则,黏膜皱襞破坏。

**(二)食管异物**

食管异物(foreign body in esophagus)指某种物质嵌留于食管内不能通过。异物分为可透X线异物和不透X线异物,前者多为不慎咽入鱼骨、禽骨、大的肉块或果核等;后者多见于儿童误吞硬币和小玩具等,也可见于老年人脱落的义齿等。

【病理与临床】

食管异物多停留在食管的生理狭窄处,以第一狭窄即食管入口处最常见,其次为主动脉弓压迹处。

异物可损伤食管壁,引起局部食管壁充血、水肿甚至溃疡形成;尖锐异物可穿破食管壁引发食管周围炎、纵隔炎症甚至脓肿形成。

一般均有明确的异物吞咽史,主要症状为异物感、作呕或因异物刺激出现的频繁吞咽动作;可伴有刺痛感或吞咽困难。若损伤食管引起出血、穿孔或者感染时,可产生更复杂的症状和体征;如继发感染时,可有发热和血中白细胞升高等。

【影像学表现】

**1. X线表现**

(1)不透X线异物:多为金属异物,呈不同形态的高密度影。如为扁平的异物,其正位呈高密度片状影,侧位为条状影,与气管异物相反。(图5-15)

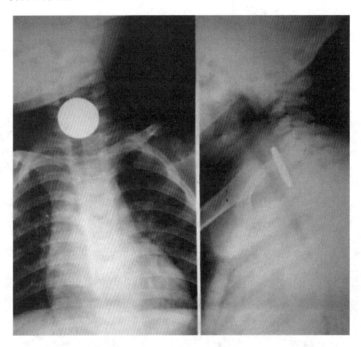

**图5-15　食管金属异物X线**

(2)可透X线异物:平片与透视不能显示,需要进行食管钡餐或钡棉检查。如异物较大,可见钡剂或钡棉通过受阻;异物较小时产生部分性梗阻,可见钡剂偏向一侧或绕过异物分流而下,少量钡剂涂抹于异物表面可勾画出异物的形状;刺入食管壁的尖刺状异物如鱼骨等,可见钡棉勾挂征象,经反复吞咽或多次饮水后仍不能冲去,可间接提示异物的存在。

**2. CT和MRI表现**　一般用于了解食管壁损伤、穿孔及周围情况。

(1)食管壁损伤:CT显示局部食管壁肿胀、增厚,严重者管腔狭窄;MRI显示增厚的管壁呈条状或梭形,$T_1WI$为低信号、$T_2WI$为高信号。

(2)食管穿孔:CT和MRI显示邻近纵隔内边缘模糊的肿块,食管周围脂肪间隙消失。如出现气体则提示纵隔脓肿形成,增强扫描脓肿壁明显强化。如穿孔合并出血时纵隔内可出现密度较高的血肿;MRI可显示各期血肿的不同信号。

【诊断与鉴别要点】

本病有明确的异物误咽史。透视和平片即可发现不透X线异物;可透X线异物的大小、形态和位置需通过食管吞钡显示;尖刺状异物使用含棉絮的钡液造影可见钡棉勾挂征象。

(三)食管静脉曲张

食管静脉曲张(esophageal varices)是由食管的静脉回流障碍引起的食管黏膜下层的静脉丛异常迂曲扩张。为门静脉高压的重要并发症,其发病率为80%~90%,常见于肝硬化。

【病理与临床】

正常情况下,门静脉血液经肝内循环,由肝静脉注入下腔静脉。门静脉高压后门静脉与腔静脉间的侧支循环开放,血液进入食管静脉丛,造成食管下段及胃底静脉曲张,并逐渐从下段向上段蔓延。

食管静脉曲张可无明显症状。但由于食管管壁变薄,缺乏弹性,易被食物损伤或溃疡糜烂导致血管破裂,引起急性大出血,导致呕血或黑便,严重者休克或死亡。常合并脾肿大、脾功能亢进、腹腔积液及肝功能异常等门静脉高压表现。

【影像学表现】

**1. X线表现** 首选钡餐造影检查,明确食管静脉曲张程度。①早期:食管下段黏膜皱襞增粗或稍显迂曲,管壁柔软,边缘不光整,略呈锯齿状,钡剂通过良好。②进展期:静脉曲张程度加重,食管黏膜皱襞明显增粗、迂曲,呈串珠状或蚯蚓状充盈缺损,管壁边缘凹凸不平呈锯齿状,收缩不佳,排空延迟,波及中段(图5-16)。③后期:重度食管静脉曲张,病变累及食管全长,腔内出现大小不一圆形充盈缺损,相互衔接呈曲链状。同时可伴胃底静脉曲张,表现为胃底贲门附近黏膜皱襞多发息肉,圆形、卵圆形或弧形缺损。

**2. CT表现** 平扫可见食管壁及胃底壁增厚,食管、贲门或胃底周围区出现蚯蚓状或团块状软组织影;增强扫描静脉期可显示明显强化的食管周围和胃底迂曲的血管团,并可显示肝脏原发病变情况。增强CT行MIP三维重组可显示曲张的食管静脉网,其效果近似血管造影(图5-17)。

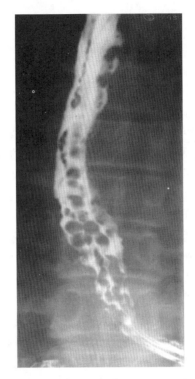

**图 5-16 食管静脉曲张 X 线**

食管黏膜呈串珠状或蚯蚓状充盈缺损,
管壁边缘凹凸不平

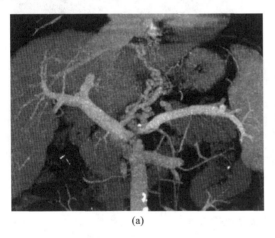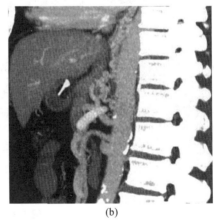

(a)　　　　　　　　　　　　　(b)

**图 5-17 食管静脉曲张 CT(三维重组)**

(a) 冠状面示胃左静脉及食管下段静脉增宽与迂曲;(b) 矢状面示迂曲血管沿脊柱前方

**3. MRI表现** 由于曲张静脉的血流速度慢,流空效应不明显,曲张的静脉在 $T_1WI$ 及 $T_2WI$ 呈低信号;增强扫描可见曲张的静脉明显强化。

【诊断与鉴别要点】

有明确肝硬化病史及典型的钡剂食管造影表现者,较易明确诊断。本病应与如下情况鉴别:①气泡影像:气泡影像为检查过程中吞入气体、唾沫所致,形成的圆形透光区,可随钡剂下移进入胃内而消失。②食管裂孔疝:食管裂孔疝的膈上疝囊出现粗大、迂曲或颗粒状胃黏膜皱襞应与食管静脉曲张鉴别,前者当胃内充盈钡剂后显示出裂孔疝特征性表现则较易区别;后者食管吞钡显示黏膜增粗、迂曲,呈串珠状,临床上有肝硬化门静脉高压病史、呕血症状。③食管癌:食管癌临床上有进行性吞咽困难,食管吞钡可见环形狭窄、腔内龛影或充盈缺损,黏膜破坏,管壁僵硬,管腔狭窄不能扩张等特征与食管静脉曲张不难鉴别。

### （四）食管裂孔疝

食管裂孔疝（esophageal hiatus hernia）是指横膈下脏器经膈食管裂孔疝入胸腔的疾病。疝入的脏器多为胃，是膈疝中最常见的一种。

**【病理与临床】**

食管裂孔疝的病因可为先天性或后天性，以后天性者多见。先天性发育不全或后天性的外伤、手术及腹内压升高、高龄等均可致食管裂孔加大、膈食管膜与食管周围韧带松弛变性，致胃经裂孔向上疝入；其他因素如慢性食管炎、食管溃疡的瘢痕收缩、食管癌浸润，均可使食管短缩而伴发本病。

根据疝囊是否可以回复分为可回复性和不可回复性两类。凡疝入脏器能上下滑动于食管裂孔者，称为可回复性食管裂孔疝或滑动型食管裂孔疝，此型最常见；往往在卧位或腹内压增高时疝出，立位时恢复至正常位置。不可回复性食管裂孔疝又分为短食管型、食管旁型和混合型。

本病有胃食管反流，常合并消化性食管炎甚至形成溃疡。常见症状有胸骨后烧灼感、上腹部不适、反酸、嗳气、呕吐等，多在饱食后发生，平卧、弯腰或咳嗽时加重；如疝囊较大可引起心、肺压迫症状。

**【影像学表现】**

**1. X线表现**

（1）透视或胸腹部平片：轻型食管裂孔疝可无明显异常，严重者心影后方可见囊袋状影，内可见气-液平面（图5-18(a)），心膈角模糊甚至闭塞，以卧位或头低位时明显。

（2）钡餐造影：直接征象为膈上疝囊，表现为膈上一充钡的囊状影，边缘光整或毛糙不齐，疝囊内可见粗大而迂曲的黏膜皱襞与膈下胃黏膜皱襞相连（图5-18(b)）。

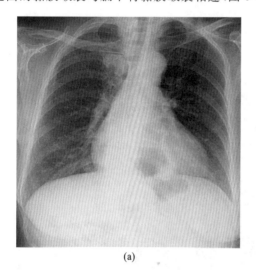
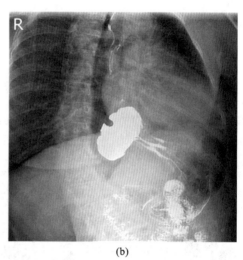

(a)　　　　　　　　　　　　(b)

**图5-18　食管裂孔疝X线**

(a) 平片示心后区气囊；(b) 钡餐造影示膈上充钡疝囊

疝囊通常可见"三环征"：①下食管括约肌收缩环：为疝囊上界，系上升的食管下括约肌收缩所致，又称"A"环。②食管裂孔环：为疝囊的下界，系食管裂孔形成的环形缩窄，该缩窄区的宽度常超过2 cm。③食管胃环：当胃食管前庭段上升时，其鳞状上皮和柱状上皮形成的交界环（贲门）也上升至膈上；当管腔舒张时，于疝囊的侧壁可见一对称性或单侧性的切迹，此环又称"B"环；切迹浅时仅1～2 mm，深时可达0.5 cm左右，通常位于"A"环下方的2 cm处。

根据钡餐造影的表现不同可分为以下四型食管裂孔疝：①滑动型：膈上疝囊为胃食管前庭段和部分胃底构成，于卧位、头低位出现，立位消失。②短食管型：较短食管下方接一扩大的膈上疝囊，位于左膈上。③食管旁型：贲门位于膈下，胃底经食管裂孔向上疝至食管左前方。④混合型：贲门位于膈上，钡剂同时进入膈下的胃腔和膈上之疝囊内，疝囊较大，压迫食管形成压迹，可见反流现象。

**2. CT和MRI表现**　　CT和MRI可显示疝入胸腔的疝囊，内含气体或液气影；冠状面MPR可直观显示疝囊与膈肌及膈下胃的关系。

【诊断与鉴别要点】

食管裂孔疝典型的特征为膈上疝囊、疝囊中可见胃黏膜,结合胸骨后烧灼感、反酸、嗳气等临床表现多可明确诊断。本病需与食管膈壶腹鉴别:食管膈壶腹为正常的生理现象,为膈上 4～5 cm 长的一段食管,管腔扩大呈椭圆形,边缘光滑,随其上方的食管蠕动到达而收缩变小,显出纤细平行的食管黏膜皱襞,其上方直接与食管相连无收缩环存在;而食管裂孔疝疝囊收缩与食管蠕动无关,加之胃黏膜及"A"环与"B"环的出现,均可与前者区别。

（五）食管癌

食管癌(esophageal carcinoma)为来源于食管黏膜上皮的恶性肿瘤,多见于 40 岁以上的男性。发病因素较多,包括过量饮酒、吸烟、食入过热或粗糙食物、食管炎及遗传等。

【病理与临床】

组织学上以鳞状细胞癌多见,腺癌和腺鳞癌等少见。因食管组织无浆膜层,癌组织易穿透肌层侵及邻近器官,转移途径多为淋巴道与血行转移。根据病理变化,结合临床表现,将食管癌分为早期食管癌和进展期食管癌。

早期食管癌是指癌浸润仅限于黏膜层或黏膜下层,无淋巴结转移,临床上无明显症状,病变较局限,多为原位癌或黏膜内癌。肉眼类型按大体病理特征可分为隐伏型、糜烂型、斑块型和乳头状型。

进展期食管癌是指癌肿已深达肌层,有局部或远处淋巴结转移。大体病理可分为四型:①髓质型:此型多见,肿瘤向腔内外生长,管壁明显增厚,多累及周径大部或全部;肿瘤在腔内呈伏坡状不规则隆起,表面有深浅不等的溃疡形成。②蕈伞型:肿瘤呈蕈伞状或菜花状突入腔内,边界清,表面多有浅表性溃疡,伴坏死或炎性渗出物覆盖,管壁周径一部分或大部分受累。③溃疡型:肿瘤累及肌层或穿透肌层呈深大溃疡,边缘不规则并隆起,管腔狭窄不显著。④缩窄型:又称硬化型,肿瘤在食管壁内浸润,常累及食管全周,管腔呈环形狭窄,范围较短,常为 3～5 cm,壁硬,狭窄近段食管显著扩张。各型均可混合存在。

早期食管癌无明显症状,随病变发展出现进行性吞咽困难、胸部不适和胸骨后疼痛。晚期可出现贫血、消瘦及恶病质等。

【影像学表现】

**1. X 线表现**

(1)早期食管癌:气钡双对比造影可显示早期食管癌,表现如下。①黏膜皱襞的改变:黏膜皱襞增粗、迂曲,部分黏膜中断,边缘毛糙。②小溃疡:增粗的黏膜面上可出现大小不等的小龛影,一般直径小于 0.5 cm。③小充盈缺损:为向腔内隆起的小结节,直径 0.5 cm 左右,最大不超过 2.0 cm,边缘毛糙不规则,局部黏膜紊乱。④管壁局限性僵硬,舒张度减低,蠕动减弱。

(2)进展期食管癌:共性表现为食管局部黏膜破坏,腔内充盈缺损,管壁僵硬,蠕动消失,钡剂通过受阻等(图 5-19)。各病理类型食管癌表现如下:①髓质型:范围较长的不规则充盈缺损,表面伴有大小不等的龛影,管腔变窄,病灶上下缘与正常食管分界欠清晰,呈移行性,病变处有软组织致密影。②蕈伞型:管腔内偏心性的菜花状或蘑菇状充盈缺损,边缘光滑,表面可有小溃疡形成;与正常食管分界清晰,近段食管轻或中度扩张。③溃疡型:较大不规则的长形龛影,其长径与食管的纵轴一致,龛影位于食管轮廓内,其周围癌组织增生可形成不规则的充盈缺损,管腔有轻或中度狭窄。④硬化型:管腔呈环形对称性狭窄,病变较局限,长 3～5 cm,边界较光整,与正常区分界清楚;钡餐通过受阻,其上方食管显著扩张。

**2. CT 表现** CT 可见食管壁局部环形增厚或不规则增厚,腔内有时可见软组织肿块,相应平面管腔狭窄;增强扫描增厚的管壁和肿块明显强化(图 5-20)。CT 可判断肿瘤与周围组织、器官的关系,若食管周围脂肪层模糊、消失,则提示食管癌外侵。

**3. MRI 表现** 在食管周围脂肪信号的衬托下,MRI 可显示食管壁增厚或肿块,肿瘤在 $T_1WI$ 呈中等信号,$T_2WI$ 呈不均匀等高信号;增强扫描肿瘤呈明显强化。MRI 还能清晰地显示食管癌对周围组织、器官的侵犯情况及淋巴结转移等。

【诊断与鉴别要点】

进展期食管癌依据局限性黏膜中断、充盈缺损、管腔变窄和管壁僵硬等钡剂造影表现,结合临床上有

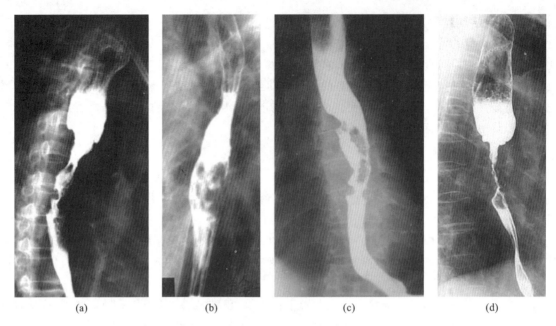

**图 5-19　进展期食管癌 X 线**

（a）髓质型；（b）蕈伞型；（c）溃疡型；（d）硬化型

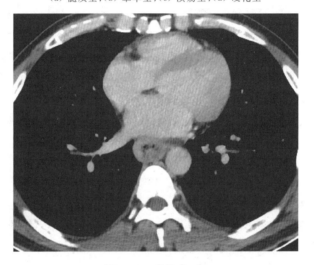

**图 5-20　食管癌 CT**

CT 增强纵隔窗显示食管壁环形增厚

进行性吞咽困难，诊断相对容易；而早期食管癌的诊断则有一定难度，需做气钡双对比造影检查，并结合内镜活检才能作出诊断。

食管癌常需与以下疾病鉴别：①食管静脉曲张：有肝硬化、门静脉高压病史，食管黏膜皱襞增粗呈串珠状、蚯蚓状，但无明显破坏、中断，管壁仍柔软，管腔可扩张，无梗阻征象。②贲门失弛缓症：食管下段狭窄呈漏斗状、鸟嘴状，边缘光滑，管壁柔软，钡剂通过狭窄段显示黏膜皱襞正常；而食管癌充盈缺损，形态不规则，可有龛影，管腔狭窄，壁增厚，黏膜皱襞可见破坏、中断。③消化性食管炎：与溃疡型食管癌鉴别，前者形成的溃疡较小，黏膜皱襞无破坏、中断，管腔虽有狭窄但尚能扩张。④食管平滑肌瘤：食管平滑肌瘤充盈缺损，形态规则，可见环征，黏膜皱襞展平、消失，但无破坏、中断，壁柔软。

（徐　明）

## 五、胃部疾病

### （一）慢性胃炎

慢性胃炎（chronic gastritis）是由各种不同致病因素持续反复作用于胃黏膜而引起的慢性非特异性炎

症,一般认为与幽门螺杆菌感染、十二指肠液反流、药物、吸烟、饮酒及免疫反应等有关。

【病理与临床】

病理上可分为浅表性、肥厚性及萎缩性胃炎。①浅表性胃炎:病变仅限于黏膜表面,不累及腺管部分,表现为黏膜充血、水肿,可伴有点状出血或糜烂。②肥厚性胃炎:病变处黏膜及黏膜下层肥厚,腺管被破坏、修复,最终导致纤维增生及囊性变。③萎缩性胃炎:炎症的范围扩大到黏膜全层,黏膜层明显变薄,腺体数目减少甚至消失。

临床上常缓慢起病,部分患者可无明显症状;部分有消化不良的表现,如食欲减退、上腹部饱胀不适、隐痛、反酸、嗳气、呕吐等,但这些症状并无特异性。少数患者可有上消化道出血表现。

【影像学表现】

**1. X线表现** 钡餐造影是慢性胃炎的常用检查方法,各病理类型有不同表现。

(1)慢性浅表性胃炎:病变轻时常无X线异常改变,中度以上才显示黏膜皱襞略粗、紊乱,胃壁软,局部可有压痛;低张双对比造影显示胃小区、胃小沟改变轻微。

(2)慢性肥厚性胃炎:由于胃黏膜上皮与腺体都出现肥厚,钡餐造影黏膜像表现为黏膜皱襞增粗、迂曲、紊乱,部分增粗的黏膜皱襞可呈息肉状或结节状改变,加压时增粗的黏膜皱襞形态可变。双对比时,可表现胃小沟增宽,胃小区增大。

(3)慢性萎缩性胃炎:由于胃黏膜表层炎症同时伴有黏膜腺体减少和萎缩,钡餐造影黏膜像表现为黏膜皱襞变纤细、稀少甚至消失,轮廓较光滑;双对比时胃小沟浅而细,胃小区显示不清。

此外,慢性胃炎还可出现空腹胃液增多、胃蠕动亢进等非特异性X线征。胃炎也常与胃溃疡、十二指肠球部溃疡、胃黏膜脱垂症等并存,诊查时应注意。

**2. CT和MRI表现** CT和MRI检查对慢性胃炎诊断价值不大。

【诊断】

钡餐造影对于本病常难作出与病理分类一致的诊断,结合胃镜所见与活检,方能明确慢性胃炎的分类与程度。

(二)胃溃疡

胃溃疡(ulcer of stomach)是一种常见的胃肠道疾病,好发于20~50岁患者。发病机制较为复杂,与胃酸分泌异常、幽门螺杆菌感染等多种因素有关。

【病理与临床】

胃溃疡常单发,好发于小弯与胃角附近,其次为胃窦部;呈圆形或椭圆形,大小为5~20 mm。主要病理改变为从黏膜开始溃烂,并逐渐侵及黏膜下层,常深达肌层,形成局部胃壁缺损,又称壁龛。溃疡底部炎性细胞浸润、肉芽组织增生,溃疡口部周围黏膜呈炎性水肿。溃疡愈合后,常有不同程度的瘢痕形成,其结果可因瘢痕程度不同而引起不同程度胃壁短缩,严重者胃壁卷曲或变形。

溃疡周围具有坚实的纤维结缔组织增生者,称为胼胝性溃疡;溃疡如深达浆膜层时,称为穿透性溃疡;如浆膜层被穿破且穿入游离腹腔者为急性穿孔。

临床表现主要是上腹部疼痛,具有反复性、周期性与节律性的特点,多为餐后疼痛;此外尚有恶心、呕吐、嗳气与反酸等症状,可有呕血或黑便,严重者可导致幽门梗阻。

【影像学表现】

**1. X线表现**

(1)龛影:胃溃疡的直接征象,是钡剂充填胃壁缺损处的直接投影,多见于小弯侧。切线位观察,龛影凸出于胃轮廓以外,呈乳头状、锥状或其他形状;正面观察,龛影呈圆形或椭圆形钡斑,其边缘光滑整齐(图5-21)。龛影口部有一圈黏膜水肿所致的透明带,是良性溃疡的重要征象。根据水肿带范围不同表现为:①黏膜线,为龛影口部一条宽1~2 mm的光滑整齐的透明线;②项圈征:龛影口部的透明带,宽0.5~1 cm,犹如一项圈;③狭颈征:龛影口部明显狭小,使龛影犹如具有一个狭长的颈。

(2)黏膜纠集:慢性溃疡周围由于瘢痕收缩,龛影周围可见黏膜皱襞均匀性纠集,呈车轮状向龛影口部集中,且直达龛影口部,又称黏膜集中现象(图5-22)。

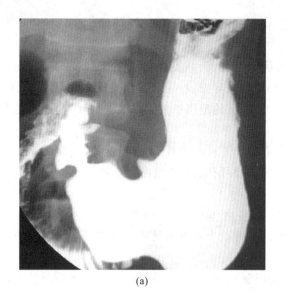
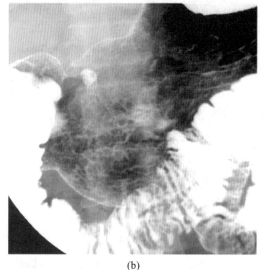

(a)                       (b)

**图 5-21　胃小弯溃疡 X 线**

（a）切线位；（b）正面观

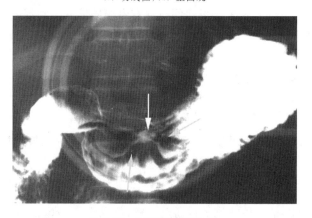

**图 5-22　胃窦部溃疡 X 线**

龛影周围可见黏膜呈车轮状向龛影口部集中（↑）

（3）功能性与瘢痕性改变：①胃大弯侧切迹形成：胃小弯溃疡在大弯壁上相对应处出现一切迹，使胃腔呈"B"形。②胃液分泌增多：空腹可见大量潴留液，使钡剂不易附着于胃壁而难以显示黏膜皱襞。③蠕动的改变：胃的蠕动大多增强，排空加快；但发生在幽门管的溃疡，早期蠕动可增强，引起幽门梗阻后，可使蠕动减弱，并伴有胃扩张。④胃变形：胃小弯侧的溃疡因瘢痕收缩，可使小弯缩短，形成"蜗牛"胃。

（4）胃溃疡的特殊类型：①穿透性溃疡：龛影深而大，深度与大小超过 1.0 cm，立位检查龛影内可出现气-液-钡分层现象。②胼胝性溃疡：龛影较大，直径可达 1.5～2.0 cm，但深度较浅，一般不超过 1.0 cm。③复合性溃疡：指胃及十二指肠同时发生溃疡。

**2. CT 和 MRI 表现**　CT 和 MRI 检查对胃溃疡诊断价值不大。

【诊断与鉴别要点】

钡剂造影发现龛影凸出胃轮廓以外，并伴有龛影周围黏膜水肿带或黏膜纠集时，即可诊断为本病。良性与恶性溃疡需要从龛影位置、形状、龛影口、周围黏膜、邻近胃壁、蠕动等情况进行分析。具体鉴别要点可见表 5-1。

表 5-1　胃部良、恶性溃疡的鉴别

| 鉴 别 要 点 | 良 性 溃 疡 | 恶 性 溃 疡 |
| --- | --- | --- |
| 龛影位置 | 位于胃轮廓之外 | 位于胃轮廓之内 |
| 龛影形状 | 圆形或椭圆形，边缘光整 | 形状不规则，扁平或半月形 |
| 龛影口部 | 黏膜线、项圈征、狭颈征 | 指压迹、裂隙征 |

续表

| 鉴 别 要 点 | 良 性 溃 疡 | 恶 性 溃 疡 |
|---|---|---|
| 龛影周围 | 黏膜均匀纠集呈车轮状向龛影口集中 | 环堤征,黏膜皱襞不均匀纠集、中断、破坏 |
| 邻近胃壁 | 柔软有弹性,蠕动正常 | 胃壁僵硬,蠕动消失 |

### （三）胃癌

胃癌（gastric of carcinoma）是最常见的消化道恶性肿瘤之一。胃癌可以发生在胃的任何部位,但以胃窦、小弯与贲门区常见。好发年龄为 40~60 岁。

**【病理与临床】**

胃癌是来源于胃黏膜上皮和腺上皮的恶性肿瘤。其组织病理学类型为腺癌、黏液腺癌、印戒细胞癌、低分化腺癌和未分化腺癌。根据胃癌细胞侵犯深度,可将胃癌分成早期与进展期。

早期胃癌细胞侵犯黏膜及黏膜下层,可分成四型:①隆起型（Ⅰ型）:形成向腔内的隆起,高度>5 mm;②浅表型（Ⅱ型）:病灶较为平坦,可分成三种亚型即浅表隆起型（Ⅱa 型）、浅表平坦型（Ⅱb 型）及浅表凹陷型（Ⅱc 型）;③凹陷型（Ⅲ型）:凹陷深度>5 mm;④混合型（Ⅳ型）:多种形态混合存在,但癌细胞侵犯仅限于黏膜及黏膜下层。

如果癌细胞侵犯到胃壁的肌层,则为进展期胃癌。目前国际上采用 Borrmann 分型（图 5-23）:①Borrmann Ⅰ型:癌肿以宽基底向胃腔内突出,形成不规则肿块,表面可有糜烂及溃疡。②Borrmann Ⅱ型:癌肿中心形成较大溃疡,边缘隆起,底部不平,呈不规则环堤。③Borrmann Ⅲ型:与 Borrmann Ⅱ型相似,肿瘤呈浸润性生长,但与周围组织界限不清。④Borrmann Ⅳ型:肿瘤沿胃壁呈浸润性生长,形成胃壁局限或弥漫性增厚,无肿块及溃疡。进展期胃癌,癌组织可广泛向周围扩散或沿着淋巴发生转移。

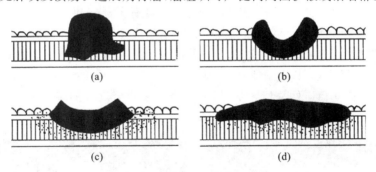

**图 5-23 进展期胃癌分型示意图**
(a) Borrmann Ⅰ型;(b) Borrmann Ⅱ型;(c) Borrmann Ⅲ型;(d) Borrmann Ⅳ型

早期胃癌症状不明显。随病变进展可出现上腹不适、进食后饱胀、疼痛、食欲减退、消瘦,部分患者可有恶心、呕吐。癌组织破坏血管后可引起呕咖啡样物或黑便等消化道出血症状。位于贲门、幽门部位的癌肿可引起消化道梗阻症状,晚期可出现恶病质及转移后的相应症状与体征。

**【影像学表现】**

**1. X 线表现**

(1) 早期胃癌 X 线造影表现:X 线气钡双对比造影可显示胃黏膜结构,对早期胃癌的发现和诊断具有重要价值。①隆起型:可见类圆形突向胃腔内的隆起,高度大于 5 mm,宽基底,表面不规则。②表浅型:表现为胃小区与胃小沟局限性破坏,呈不规则颗粒状,边界清楚,轻微隆起或凹陷。③凹陷型:可见形态不规则、边界明显的龛影,周围黏膜皱襞中断。

(2) 进展期胃癌 X 线造影表现:①Borrmann Ⅰ型:局限性的充盈缺损,形态不规则可呈蕈伞状、巨块状、息肉状或结节状,基底较宽,表面不光滑,可有小的糜烂和溃疡,与邻近胃壁界限清楚（图 5-24(a)）。②Borrmann Ⅱ型:主要表现为癌性龛影,切线位上龛影位于胃轮廓之内,多呈不规则的盘状或半月形,外缘平直,内缘不整,可见指压迹征和裂隙征;龛影周围绕以宽窄不一的透亮带即环堤征。龛影周围可有黏膜纠集,但至环堤边缘呈杵状增粗或中断。腔内半月形龛影及其周围透亮的环堤,统称为半月综合征（图 5-24(b)）。③Borrmann Ⅲ型:与 Borrmann Ⅱ型相似,但其环堤外缘呈斜坡状,宽窄不均且有破坏,与正常胃壁无明确界限,故环堤外缘多不清楚。④BorrmannⅣ型:分局限型和弥漫型。主要表现为胃壁增厚、僵硬,边缘不整,胃腔狭窄,蠕动消失,形态固定。全周性浸润可引起局限或弥漫性胃腔狭窄、变形。弥漫型者呈典型的皮革胃,黏膜皱襞增宽、平直或呈结节状,加压检查无变化,与正常胃壁间无明确界限之分。

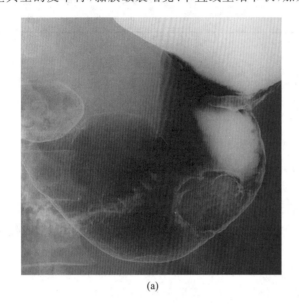
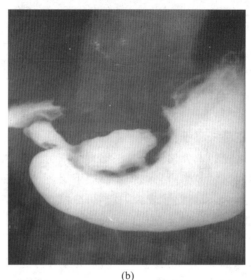

(a)　　　　　　　　　　　　　　　　(b)

**图 5-24　胃癌 X 线**

(a) 气钡双对比造影可见胃体部大弯侧腔内肿块,表面凹凸不平,为 Borrmann Ⅰ 型;(b) 另一病例,胃小弯腔内龛影
周围见环形透亮带,形成了特有的"半月综合征",为 Borrmann Ⅱ 型

(3) 特殊部位胃癌 X 线造影表现:因其部位不同,除具有上述胃癌的共同表现外,尚有某些特点。①贲门胃底癌:贲门区软组织肿块,呈结节状、分叶状或半球形充盈缺损,常易累及胃底与胃体上部。当累及食管下端时,管腔变窄,边缘不规则;透视下可见钡剂分流或偏向现象。②胃窦癌:胃窦狭窄段多呈漏斗状或长条形,狭窄边缘不规则,胃壁僵硬,蠕动消失(图 5-25),可出现肩胛征或袖口征。前者指狭窄的胃窦与其近端舒张的胃壁相连处呈肩胛状,后者则表现为狭窄近端随蠕动推进,套在僵硬段上,呈袖口状。

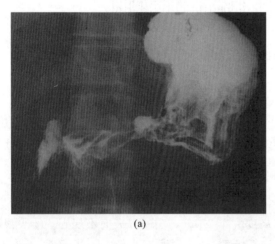
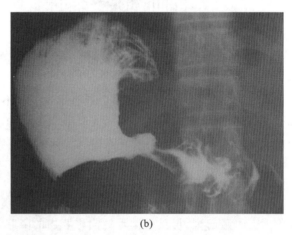

(a)　　　　　　　　　　　　　　　　(b)

**图 5-25　胃窦癌 X 线**

胃窦黏膜破坏,管壁僵硬,管腔不规则狭窄

**2. CT 表现**

(1) 胃壁增厚和胃腔狭窄:可表现为局限性或弥漫性,形态不规则,表面凹凸不平。增厚的胃壁局限于胃壁的一侧时,胃腔呈偏心性狭窄;胃壁弥漫性环形增厚时,胃腔呈向心性狭窄;胃壁增厚并胃腔向心性狭窄是 BorrmannⅣ型胃癌的典型 CT 表现(图 5-26(b))。

(2) 胃壁软组织肿块:多见于 Borrmann Ⅰ 型。肿瘤向腔内外生长均可形成软组织肿块,肿块基底部增宽,与胃壁紧密相连,肿块可为孤立性,也可在胃壁广泛增厚的基础上局部形成肿块,肿块表面光滑或凹凸不平呈分叶状(图 5-26(a))。

(3)溃疡形成:多见于 Borrmann Ⅱ 型与 Borrmann Ⅲ 型胃癌,在增厚胃壁或肿块的基础上,肿瘤表现有较明显的凹陷,形态不规则,底部多不平整。

(4)CT 增强:肿块或增厚的胃壁呈不同程度强化。若胃周围脂肪线消失则提示癌肿已突破胃壁,并可显示肝脏及腹腔、腹膜后淋巴结转移等征象(图 5-26(b))。

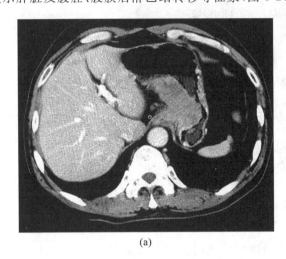
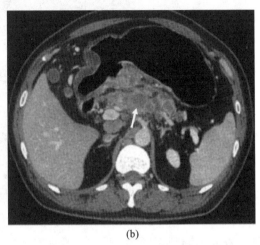

(a)　　　　　　　　　　　　　　　(b)

**图 5-26　胃癌的 CT 表现**

(a) Borrmann Ⅰ 型胃癌:胃体部小弯侧不规则肿块;(b) Borrmann Ⅳ 型胃癌:胃窦壁弥漫性环形增厚,胃腔狭窄,广泛腹膜后淋巴转移

**3. MRI 表现** ①胃壁不规则增厚,胃腔变形、狭窄或软组织肿块。②肿瘤在 $T_1WI$ 像上呈等或稍低信号,$T_2WI$ 像上呈稍高信号。③增强扫描肿瘤呈明显强化。

【诊断与鉴别要点】

X 线造影检查时,各类型进展期胃癌多有典型表现,一般不难诊断。需要指出的是,尽管 X 线造影、内镜是诊断胃癌的首选与重要的检查手段,但是 CT 和 MRI 在肿瘤的分期与指导临床制订治疗方案方面有不可低估的实用价值。

Borrmann Ⅱ、Ⅲ 型胃癌均有不规则形的扁平溃疡表现,主要应与良性溃疡鉴别。Borrmann Ⅳ 型胃癌,胃窦部的浸润型癌需与肥厚性胃窦炎区别。

**(四)胃间质瘤**

胃间质瘤(gastrointestinal stromal tumors,GIST)是消化道最常见的间叶源性肿瘤,曾被认为是平滑肌和神经源性肿瘤。GIST 可发生在消化道的任何部位,其中 60%～70% 发生在胃,20%～30% 发生在小肠。多见于 50 岁以上中老年人,发病率男女相当。

【病理与临床】

肿瘤可单发或多发,呈膨胀性向腔内外生长,以腔外生长多见,质地坚韧,境界清楚,表面可呈分叶状;瘤体较大时中心多发生坏死,并可有出血及囊性变,肿瘤表面易形成溃疡而与消化道穿通。大体病理可分为黏膜下型、肌壁间型和浆膜下型等。镜下主要由梭形细胞构成。CD117 免疫组化阳性是其与胃肠道其他间叶性肿瘤的主要鉴别点。GIST 为具有恶性潜能的肿瘤,肿瘤危险程度与肿瘤大小和核分裂计数相关。

临床症状与肿瘤的部位、大小和生长方式有关,瘤体较小时症状不明显,可有上腹部不适;瘤体较大时可扪及腹部肿块。如肿瘤发生糜烂或溃疡时,可出现腹痛、呕血、黑便或贫血。

【影像学表现】

**1. X 线表现** 钡剂造影主要表现为胃腔内圆形或椭圆形充盈缺损,边缘光滑,肿瘤区黏膜皱襞展平消失。胃壁柔软,蠕动正常。若肿瘤表面溃疡或糜烂者可见小龛影。(图 5-27)

**2. CT 表现** 肿瘤可向腔内、腔外或同时向腔内外突出生长,呈圆形或类圆形,少数可为不规则或分

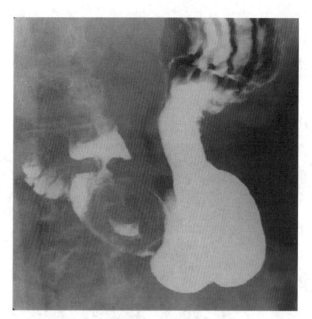

**图 5-27 胃间质瘤 X 线**
胃窦部充盈缺损，边缘光滑，内见小龛影

叶状（图 5-28）。如有溃疡及窦道形成，可见胃内对比剂进入肿块内。增强扫描多呈中等或明显强化，肿块表面有时可见明显强化的黏膜面。肿瘤有良、恶性之分：①良性者，肿块直径多小于 5 cm，其形态规则，密度均匀，与周围结构界限清楚，偶可见小点状钙化。②恶性者，肿块直径多大于 5 cm，其形态欠规则，可呈分叶状，密度多不均匀，可出现液化、坏死低密度灶，病灶与周围结构分界欠清楚，有时可见邻近结构受侵及肝等实质脏器转移表现。

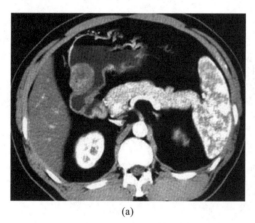
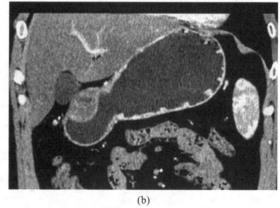

(a)　　　　　　　　　　　　　　(b)

**图 5-28 胃间质瘤 CT**
（a）胃窦部圆形软组织肿块，边缘光滑；（b）冠状面 MPR 更直观显示肿块

**3. MRI 表现**　与 CT 表现相似，肿瘤 $T_1WI$ 像上呈稍低信号或中等信号，$T_2WI$ 像上呈中等高信号；增强扫描肿瘤强化明显。MRI 对显示肿瘤的坏死、囊变、出血及邻近结构的侵犯与转移等明显优于 CT。

**【诊断与鉴别要点】**

X 线钡剂造影发现胃腔内局部类圆形充盈缺损，CT 和 MRI 显示胃壁黏膜下软组织肿块，有外生性倾向者，常提示为胃间质瘤；但确诊需病理免疫组化检查，KIT 蛋白（CD117）阳性表达是其确诊的指标。

胃间质瘤需与以下疾病鉴别：①胃部其他间叶性肿瘤：如平滑肌瘤、平滑肌肉瘤、神经鞘瘤、神经纤维瘤等，上述病变影像学表现与胃间质瘤相似，但发生率较低，病理免疫组织化学检查明显不同。②胃淋巴瘤：胃淋巴瘤表现为胃壁增厚广泛，常伴有其他部位淋巴结肿大，与胃间质瘤不同。③胃癌：胃癌主要向胃腔内生长，X 线造影上有黏膜破坏、恶性溃疡征象，胃壁僵硬；CT 和 MRI 显示胃腔肿块常呈菜花状，邻近的胃壁常受侵而增厚，胃腔变窄和幽门梗阻等。

（五）胃淋巴瘤

胃淋巴瘤(gastric lymphoma)是指起源于胃黏膜下层淋巴组织的恶性肿瘤。可分为原发性与继发性两大类，前者原发于胃淋巴组织，后者则继发于全身性的淋巴瘤。胃淋巴瘤占胃恶性肿瘤的 3%～5%。

【病理与临床】

胃淋巴瘤起自胃黏膜下的淋巴组织，可单发也可多发。其向内可侵及黏膜层，向外达肌层，病变既可呈息肉样肿块，将覆盖在其上方的黏膜顶起，也可在黏膜下弥漫浸润生长，难以确定其边界；还可在浸润性肿块的中心部有较大的溃疡形成。根据分化程度的不同淋巴瘤肉眼所见也不同，高度恶性者常为弥漫浸润，呈多发性肿块，并伴有广泛性溃疡，且有淋巴结受累；低度恶性者病变常局限于黏膜和黏膜下层，生长缓慢。

本病发病年龄多在 40～50 岁之间，症状以上腹痛为主，其次为食欲不振、消瘦、恶心、呕吐、黑便及弛张热等，可伴有肿块、表浅淋巴结肿大及肝脾肿大。

【影像学表现】

**1. X 线表现** 钡剂造影常见的表现为胃壁局限或广泛浸润性病变。局限浸润者黏膜皱襞不规则、粗大而平坦，胃壁柔软度减低(图 5-29(a))；广泛浸润者黏膜皱襞巨大，排列紊乱，胃腔缩窄或变形，但其缩窄与变形程度不及浸润型胃癌。

**2. CT 表现** 以胃壁呈广泛性或节段性增厚为特征，增厚程度平均可达 4～5 cm，但胃壁尚具有一定的柔软性，肿瘤较少侵犯胃周脂肪间隙(图 5-29(b))；肿瘤有时表现为局部肿块，伴或不伴有溃疡。增强扫描肿瘤呈轻至中度均匀强化。继发性胃淋巴瘤还可显示胃周及腹膜后淋巴结肿大、肝脾肿大等改变。

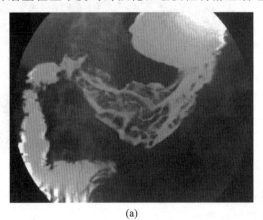
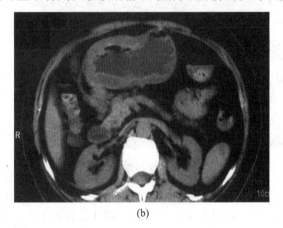

(a)          (b)

**图 5-29 胃淋巴瘤 X 线与 CT**

(a)胃体、胃窦部黏膜皱襞粗大、紊乱，胃腔狭窄；(b)胃壁弥漫性增厚，浆膜外脂肪清晰

**3. MRI 表现** 表现为胃内巨大肿块或胃壁弥漫性增厚，肿瘤 $T_1WI$ 呈稍低或中等信号，$T_2WI$ 呈中等或稍高信号；增强扫描肿瘤中度强化。

【诊断与鉴别要点】

胃淋巴瘤缺乏影像特征性表现，通常不易与胃癌及其他肿瘤鉴别。当有下列特征时，可提示本病：病变虽然广泛，但胃蠕动与收缩仍然存在；胃部病灶明显但临床症状较轻；胃黏膜广泛增粗且形态比较固定；胃内多发溃疡或广泛肿块伴有溃疡；临床有其他部位淋巴瘤的表现。CT 表现较具特征，显示胃壁增厚程度重，且与柔软度改变不一致，胃周脂肪层仍存在，胃腔缩窄程度低；增厚胃壁强化程度低，常有腹腔内较大淋巴结等。

（徐 明）

## 六、十二指肠疾病

（一）十二指肠溃疡

十二指肠溃疡(duodenal ulcer)是消化道最常见的溃疡性病变，好发于十二指肠球部，常见于青壮年。

【病理与临床】

十二指肠溃疡多发生于球部后壁或前壁,常呈圆形或椭圆形,大小多在10 mm以内,溃疡周围有炎性浸润、水肿及纤维组织增生。由于溃疡导致十二指肠球部痉挛或后期瘢痕形成,球部可变形。

主要症状为周期性、节律性上腹部疼痛,多在进食后3～4 h发生,持续到下次进餐后可缓解;常伴有反酸、嗳气。若并发急性大出血时可呕吐咖啡样物和排黑便;如发生穿孔时可出现急性腹膜炎的症状与体征。

【影像学表现】

**1. X线表现**

(1)龛影:十二指肠溃疡的直接征象,在充盈加压可显示为类圆形钡斑(图5-30),边缘光整,周围常有一圈透亮带,或见放射状黏膜皱襞纠集。切线位龛影突出于腔外呈乳头状或小锥形。

(2)变形:十二指肠球部溃疡常见且重要的间接征象,可呈山字形、三叶状、花瓣状、管状变形、假性憩室形成或不规则变形等。多数球部溃疡不易显出龛影,但若有恒久的球部变形,也可明确诊断(图5-31)。

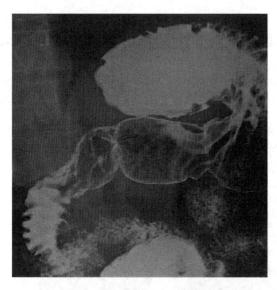

图5-30 十二指肠球部龛影X线

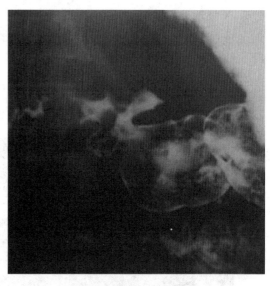

图5-31 十二指肠球部变形X线

(3)激惹征:表现为钡剂到达球部后不易停留而迅速排出的现象,系由于炎症刺激引起。

**2. CT和MRI表现** CT和MRI检查对十二指肠溃疡诊断价值不大。

【诊断与鉴别要点】

依据球部龛影与恒定的球部变形,诊断十二指肠溃疡并不困难。但发现十二指肠球部变形时需要与以下情况鉴别:①活动性溃疡与瘢痕愈合性溃疡鉴别,后者无龛影形成,无局部压痛,若显示纠集之黏膜相互交叉、聚拢,结合临床症状消失等可资鉴别。②与十二指肠炎鉴别:十二指肠炎可有球部的痉挛与激惹征,但无龛影也无变形为其特征。

**(二)十二指肠憩室**

十二指肠憩室(duodenal diverticulum)为肠壁局部向外膨出的囊袋状病变。十二指肠是胃肠道憩室发病率最高的部位,多发生在十二指肠降部,多发于中老年人。

【病理与临床】

十二指肠憩室是肠管向肠腔外突出而形成的囊袋状结构,当肠腔内压力增加或肠管收缩不协调时,肠壁薄弱处就会向外突出形成憩室。早期憩室壁含有肠壁的各层结构;后期憩室壁仅由黏膜、黏膜下层和浆膜层组成,没有或几乎没有肌层。由于憩室颈部狭窄,肠内容物一旦进入就不易排出,容易导致潴留,可继发炎症、脓肿、溃疡、出血甚至穿孔等并发症。

临床上多无明显症状,常在上消化道造影检查中偶然发现。憩室并发炎症时,可有上腹疼痛、进食后饱胀、嗳气、恶心、呕吐等症状。

【影像学表现】

**1. X线表现** X线造影时仰卧或右前斜位可较好显示十二指肠曲,从而容易发现憩室。憩室通常呈类圆形或卵圆形囊袋状影,突出于肠腔之外,大小不一,边缘光滑整齐,可见一狭颈与肠管相连,加压时,可见正常黏膜位于憩室内并与肠壁黏膜相连(图 5-32)。较大憩室立位检查可见其内有气-液-钡分层现象。合并憩室炎时,可见其周围黏膜皱襞增粗、紊乱,轮廓不整齐,局部肠管有激惹征。

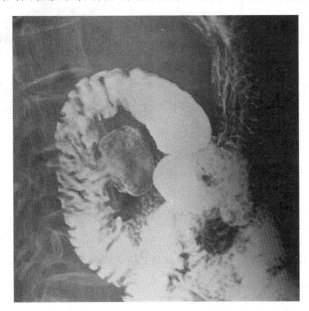

**图 5-32 十二指肠降部憩室 X 线**
十二指肠降部见类圆形囊袋状影向外突出,并有细颈与肠管相连,肠黏膜皱襞伸入其内

**2. CT表现** CT可显示较大憩室,表现为十二指肠邻近的囊状影,囊内可含气、含液或液气并存;合并憩室炎时囊襞增厚。

【诊断与鉴别要点】

十二指肠憩室具有典型表现,钡剂造影时显示十二指肠肠壁囊状突出影,内有正常黏膜通过,即可明确诊断。

**(三)肠系膜上动脉压迫综合征**

肠系膜上动脉压迫综合征(superior mesenteric artery syndrome)是由于肠系膜上动脉位置异常,压迫十二指肠水平段引起的十二指肠淤积扩张。

【病理与临床】

肠系膜上动脉正常情况下在第 1 腰椎平面由腹主动脉分出后,向前进入肠系膜根部并向下斜行,这两支动脉的夹角一般超过 45°。十二指肠水平部于第 3 腰椎水平在腹主动脉与肠系膜上动脉之间通过,若肠系膜上动脉开口过低,小肠系膜与后腹壁固定过紧,或系膜松弛内脏下垂,均可引起肠系膜上动脉与腹主动脉形成的夹角变小,从而压迫十二指肠升段,导致十二指肠淤积扩张。

本病常见于瘦长体型或体弱者,女性多于男性。一般病程较长,症状轻重不等,可有食后腹痛、腹胀、恶心、呕吐等,部分患者取俯卧位或左侧卧位时症状可缓解。

【影像学表现】

**1. X线表现** 钡餐造影表现为十二指肠水平段钡剂通过受阻,梗阻处呈光滑整齐的纵行压迹,状如笔杆,称为笔杆压迹或笔杆征;受阻近端肠管扩张,狭窄处黏膜皱襞完整、无破坏;透视下可见近端十二指肠蠕动增强,并可见频繁的逆蠕动。上述表现以立位或仰卧位时明显,俯卧位或左侧卧位时减轻或消失。(图 5-33)

**2. CT表现** CT平扫可显示十二指肠降段扩张,位于肠系膜上动脉与腹主动脉之间的水平段窄小;增强扫描可清晰地显示肠系膜上动脉和腹主动脉,两者之间的间隙较小。CT三维成像可直观显示肠系膜上动脉和腹主动脉夹角变小,十二指肠水平段受压。

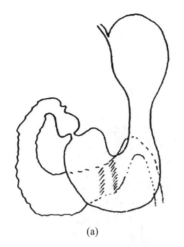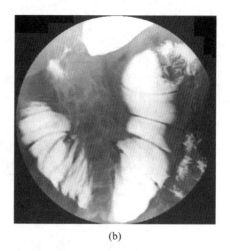

(a) (b)

**图 5-33 肠系膜上动脉压迫综合征 X 线**

(a) 线图;(b) 钡餐造影

十二指肠水平段笔杆样压迹

【诊断与鉴别要点】

根据十二指肠近端扩张与肠系膜上动脉的笔杆样压迹,诊断本症并不困难。但若只见扩张,未见压迹时则需考虑为其他原因所致,例如器质性病变,如肿瘤、结核等因素引起的十二指肠梗阻等,CT 检查有助于鉴别诊断。

## 七、小肠疾病

### (一) 小肠克罗恩病

克罗恩病(Crohn disease)是一种病因不明的胃肠道慢性非特异性节段性肉芽肿性炎性病变。多数认为与自身免疫、感染及遗传等有关。本病可发生于胃肠道任何部位,但以末端回肠最多见,常累及邻近结肠。

【病理与临床】

病理形态特点是:病变肠管炎性肉芽组织增生致肠壁增厚,黏膜表面可有结节状隆起,呈铺路石样改变;黏膜可有溃疡形成,早期为微小溃疡,继而有纵行线状溃疡,好发于肠的系膜缘;病变可局限于肠管一处或多处,呈节段性或跳跃性。肉芽肿性炎症扩散至浆膜时导致肠粘连,溃疡穿破肠壁可形成腹腔内脓肿或与邻近脏器、腹壁形成内、外瘘;晚期纤维化导致肠壁增厚,管腔狭窄。

临床上好发于青壮年,起病缓慢,常反复发作。主要症状为腹痛与腹泻,腹痛多位于右下腹或脐周;少数伴腹部包块、肠瘘及周围脓肿,严重时可有不完全性肠梗阻。全身症状有发热、贫血、消瘦等。此外,可有关节炎、杵状指、口腔黏膜溃疡、虹膜炎等表现。

【影像学表现】

**1. X 线表现** X 线钡餐造影是本病的主要检查方法,尤其是小肠双对比造影检查。根据病程的进展及受累部位不同,可有不同的 X 线表现。

(1) 早期:表现为病变肠管黏膜皱襞增粗、变平或消失,钡剂涂布不良;肠壁边缘不规则,病变段黏膜面形成裂隙状溃疡,呈尖刺状影,局部有激惹及痉挛性狭窄。

(2) 进展期:①裂隙状溃疡进一步发展形成深而长的纵行线状溃疡,与肠纵轴一致,多位于肠管的系膜侧,常合并横行的溃疡。②黏膜及黏膜下水肿与肉芽肿形成,表现为息肉样充盈缺损,又称"卵石征"。③病变肠段与正常肠曲相间,呈节段性或跳跃性分布,称为跳跃征。(图 5-34)

(3) 晚期:①因肠壁大量纤维组织增生,病变段肠管狭窄,肠壁僵硬,钡剂通过时呈不规则的细长线条状影,称为线样征。②因溃疡多发生于肠系膜侧,对侧肠壁因痉挛收缩形成假憩室样征象,致病变肠管轮廓不对称。

(4) 并发症:可见瘘管或窦道形成的钡影,可有肠间瘘管、肠壁瘘管或通向腹腔或腹膜外的窦道形成的钡剂分流表现。

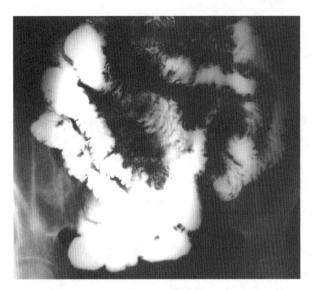

**图 5-34 小肠克罗恩病 X 线**
小肠多发跳跃式、节段性肠管狭窄

**2. CT 表现** ①CT 的典型表现为节段性肠壁增厚,肠腔变狭窄。②急性期,肠壁呈分层状增厚,病变肠管的横切面表现为靶征或双晕征,低密度环为黏膜下组织水肿所致;增强扫描显示炎症活动期的黏膜和浆膜呈明显强化。③慢性期,随纤维化程度加重,肠壁呈均匀增厚;增强扫描时呈均匀性强化,可见肠腔狭窄。④肠系膜脂肪常因炎性浸润而密度增高。⑤CT 对窦道、腹腔脓肿等合并症的形态、大小、范围及其与肠壁的关系诊断更加明确。(图 5-35)

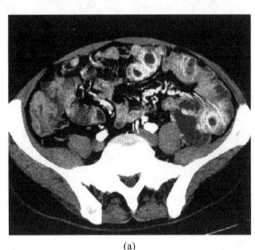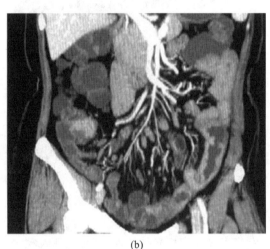

(a) (b)

**图 5-35 小肠克罗恩病 CT**
(a) 小肠多发节段性肠壁增厚;(b) 冠状面重组图像更清楚显示肠管增厚

【诊断与鉴别要点】

X 线钡剂造影显示肠管节段性、跳跃性狭窄,出现卵石征和纵行溃疡,可提示小肠克罗恩病。本病需与肠结核鉴别:肠结核痉挛更明显,为连续性、全周性管壁侵犯,少有纵行溃疡,易引起回、盲部受累,瘘管及窦道较少见;结合有无结核病史也有一定的鉴别意义。

(二)小肠腺癌

小肠腺癌(adenocarcinoma of the small intestine)较常见,占小肠恶性肿瘤的 25%,好发于空肠近端与回肠远端。病因与小肠克罗恩病、慢性炎症、乳糜泻等疾病有一定的关系。

【病理与临床】

小肠腺癌按大体病理分为肿块型和浸润型,前者常呈结节状隆起或息肉状突入肠腔;后者多见,常沿肠壁浸润生长形成环形狭窄。

临床症状多与肿瘤所在部位有关,缺乏特异性,多因肠梗阻而就诊。常有腹痛、消化道出血,可伴有食欲减退、消瘦、乏力等;消化道出血较常见,多为慢性失血,以黑便为主,病程长者则有贫血表现。腹部可触及包块。

【影像学表现】

**1. X线表现** 小肠钡剂造影检查,肿块型表现为肠腔内不规则充盈缺损,可伴有不规则龛影。浸润型表现为局限性肠管狭窄,肠壁僵硬,黏膜皱襞破坏,边缘不整,与周围肠管分界清楚;钡剂通过受阻,病变近端管腔扩张或出现肠套叠征象。(图5-36(a))

**2. CT** 主要表现为局部肠壁的不规则增厚或有肿块,肠腔狭窄。增强扫描后呈中等程度的强化,多伴有病变近侧的肠管因较大肿块引起梗阻而扩张和积液(图5-36(b)),同时可显示肠腔外浸润和淋巴结转移征象。

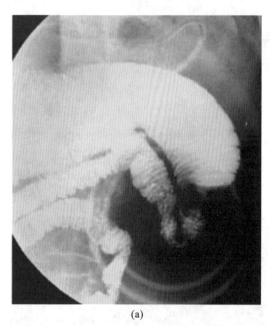
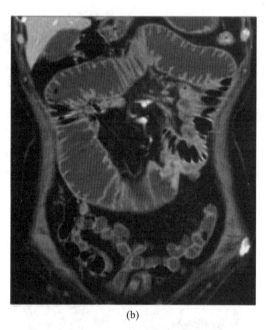

(a)                                    (b)

**图5-36 小肠腺癌X线、CT**

(a)小肠局限性环形狭窄,狭窄处近端肠管扩张;(b)CT冠状面清楚显示肠管狭窄及管壁增厚

【诊断与鉴别要点】

发生于空肠近端或回肠远端,呈单发、边界清楚、形态不规则的管腔狭窄,并黏膜破坏或呈不规则充盈缺损,是本病的诊断要点。本病需与小肠淋巴瘤鉴别,小肠淋巴瘤好发于回肠且可多发,病变范围较广,呈单发或多发息肉样充盈缺损,黏膜破坏及狭窄程度均轻于小肠腺癌。

(三) 小肠淋巴瘤

小肠淋巴瘤(lymphoma of the small intestine)是小肠最常见的恶性肿瘤,多为非霍奇金淋巴瘤,可见于小肠的任何部位,以淋巴组织丰富的末端回肠最多见。

【病理与临床】

病理上肿瘤起源于肠壁黏膜下淋巴组织,管壁呈浸润性增厚,管腔狭窄;另一方面,管壁浸润可致管壁弹性消失,肠管呈"动脉瘤样"扩张。病变向外可侵犯浆膜、肠系膜及淋巴结,向内侵犯黏膜,可发生溃疡及结节状肿块。病变范围较广泛,无明确界限。

临床上多见于青壮年,常有持续性腹部脐周钝痛,伴不规则发热、腹泻或腹泻与便秘交替等症状;常可触及腹痛部位的包块。

【影像学表现】

**1. X线表现** X线钡餐造影是常用的检查方法。X线表现可多种多样,常见的表现为:①广泛浸润为主者表现为肠壁增厚、僵硬,肠腔不规则狭窄,也可狭窄与扩张相间存在,病变段黏膜皱襞变平或消失

（图5-37）。②肠腔多发大小不等的结节状充盈缺损，可伴有溃疡；黏膜皱襞紊乱或不规则增厚。③肠腔张力低下，扩张而无明显的充盈缺损，范围较大，为黏膜下神经丛或肌层受累所致。④病变向肠腔外侵犯时，可有小肠外压性移位及肠壁浸润表现。

**2. CT表现** 小肠淋巴瘤具有一定的CT特征性表现：①肠壁增厚：程度多较明显，范围较长，可伴有腹膜后淋巴结肿大（图5-38）。②肠腔呈动脉瘤样扩张：管壁增厚的肠段不狭窄反而出现明显的增宽。③肿块：腔内肿块多呈息肉状，可并有溃疡，不易引起肠梗阻；亦可形成突出于肠壁外的肿块。④增强扫描时强化相对较轻。

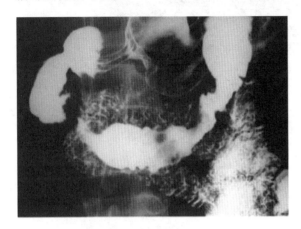

**图5-37 小肠淋巴瘤X线**

小肠多发局限性不规则狭窄，狭窄与扩张并存

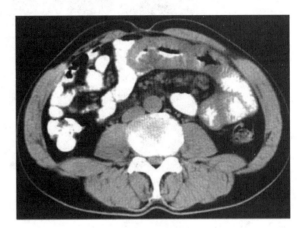

**图5-38 小肠淋巴瘤CT**

CT示小肠局部肠管增厚

【诊断与鉴别要点】

本病的病变范围相对较长，多发结节或息肉状充盈缺损，受累肠管肠壁增厚、张力低及扩张等。本病需与小肠克罗恩病鉴别，后者管腔狭窄呈偏心性，病变呈节段性，与正常肠管境界清楚，可有卵石征、纵行溃疡等特征性表现，结合临床可与小肠淋巴瘤鉴别。

## 八、大肠疾病

### （一）溃疡性结肠炎

溃疡性结肠炎（ulcerative colitis）是一种原因不明的结肠慢性溃疡性炎症。病因不明，常发生于青壮年。发病部位以直肠和左半结肠为主，可累及整个结肠及回肠末端。

【病理与临床】

溃疡性结肠炎首先侵犯直肠，以后沿结肠长轴往上发展。病变早期为局部结肠黏膜广泛的充血水肿，并可形成无数微小脓肿，破溃后形成大小不等的溃疡；若溃疡较大或进一步发展，破入肌层，致肠壁的弹力减低，甚至可穿孔或形成瘘管；溃疡之间黏膜面可增生形成颗粒状炎性息肉；后期病变肠壁大量纤维组织增生及瘢痕收缩使肠腔狭窄、短缩，形似直筒状。

临床上多起病缓慢，主要症状为腹泻、大便带血或黏液血便，常伴阵发性腹痛及里急后重，常缓解与发作交替出现；病程长者可伴低热、贫血、消瘦等全身症状；少数可伴发自身免疫症状，如出现关节炎、皮肤黏膜结节红斑、口腔黏膜溃疡等。

【影像学表现】

**1. X线表现** 气钡双对比结肠灌肠造影是本病的主要影像学检查方法。其X线表现依其病理发展变化而异。

（1）急性期：①肠管动力异常：表现为肠管蠕动增强，钡剂排空加快；也可表现为病变段结肠刺激性痉挛收缩，肠管呈线样狭窄。②溃疡形成：多发浅小溃疡在结肠充盈像上显示肠壁外缘呈锯齿状改变，若较大的溃疡，则呈领扣状或"T"字形（图5-39）。

（2）亚急性期：肠壁除小溃疡外，还有炎性息肉形成，表现为肠管黏膜皱襞粗乱，腔内有大小不等的颗粒样或息肉样充盈缺损。

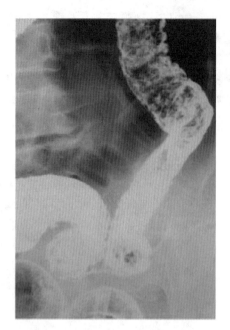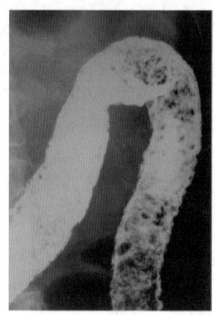

**图 5-39  溃疡性结肠炎**

乙状结肠及降结肠边缘弥漫性尖刺状或领扣状溃疡

（3）慢性期：由于肠壁广泛纤维化导致肠腔狭窄，肠管缩短，结肠袋消失，边缘僵直或呈浅弧形，肝曲与脾曲圆钝下移，横结肠平直或盲肠上移等。严重者肠管丧失舒张与收缩功能，病变处狭窄肠管多光滑、僵硬，形如水管状。

**2. CT 表现**    进展期病变段肠壁呈连续、对称和均匀轻度增厚，肠腔黏膜面因溃疡和炎性息肉而呈凹凸不平的边缘；因结肠黏膜下水肿，增厚的肠壁出现分层现象，形成靶征；肠系膜和直肠周围间隙可出现脂肪浸润及纤维化，导致间隙增宽。

【诊断与鉴别诊断】

溃疡性结肠炎典型表现以广泛性溃疡和小息肉形成为特点，结合临床多能诊断。本病需与结肠克罗恩病鉴别，后者病变主要发生于右半结肠，直肠一般不受累；结肠克罗恩病病变呈节段性、跳跃性，分布不对称，溃疡多为纵向，黏膜增生呈卵石征表现，晚期可有瘘管形成。而溃疡性结肠炎好发于直肠和乙状结肠，病变呈连续性。

（二）结肠癌

结肠癌（colorectal carcinoma）是常见的胃肠道恶性肿瘤，发病率仅低于胃癌与食管癌，近年来有上升的发展趋势，多见于老年人。结肠癌多发生于乙状结肠与直肠，约占 70%。

【病理与临床】

结肠癌在病理上以腺癌为多见，其次为黏液癌、胶样癌、乳头状腺癌、类癌、腺鳞癌等。按大体病理表现分为三型：①增生型：肿瘤呈菜花状向腔内生长，表面可有浅溃疡，基底宽，肠壁增厚。②浸润型：癌肿主要沿肠壁浸润致肠壁增厚，病变常绕肠壁呈环形生长，致肠腔向心性狭窄。③溃疡型：癌肿由黏膜向肠腔生长且浸润肠壁各层，中央部分坏死形成巨大溃疡，形态不一，深而不规则。

患者早期多无症状，确诊时多为晚期。结肠癌的临床症状取决于病变的发生部位，右侧结肠癌以腹部包块、腹痛及贫血为主；左侧结肠癌则以便血、便秘和腹痛多见，易发生肠梗阻；直肠癌主要为便血、粪便变细与里急后重感。

【影像学表现】

**1. X 线表现**    钡剂灌肠、气钡双重造影是常用的 X 线检查方法，各种类型结肠癌的 X 线表现各异。

（1）增生型：主要表现为肠腔内出现不规则的充盈缺损，轮廓不整，病变多发生于肠壁的一侧，表面黏膜皱襞破坏中断或消失，局部肠壁僵硬平直，结肠袋消失，肿瘤较大时可使钡剂通过困难，病变区可触及肿块。

（2）溃疡型：表现为肠腔内较大的龛影，形状多不规则，边界不整，龛影周围有不同程度的充盈缺损与狭窄，黏膜破坏中断，肠壁僵硬，结肠袋消失。

（3）浸润型：病变段肠管呈向心性或偏心性狭窄，累及范围短，其轮廓可光滑整齐或呈不规则状，肠壁僵硬，黏膜破坏、消失，病变区界限清晰；本型常可引起梗阻，甚至钡剂完全不能通过，病变区亦可触及肿块（图 5-40）。

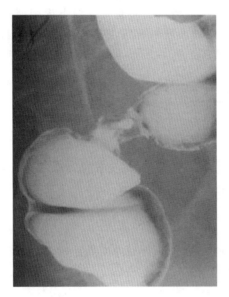
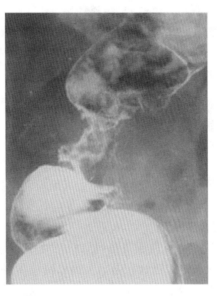

**图 5-40　浸润型结肠癌 X 线**
乙状结肠局部向心性不规则狭窄，呈"苹果核征"

**2. CT 表现**　近年来，结肠 CT 检查越来越普遍。中晚期结肠癌 CT 主要表现为病变区肠壁增厚、腔内肿块、溃疡龛影和肠腔狭窄等（图 5-41）；还可显示癌肿与周围组织的关系，有无局部淋巴结转移，对结肠癌的术前分期有重要价值。CT 仿真内镜技术可观察结肠癌梗阻的肠腔内情况。

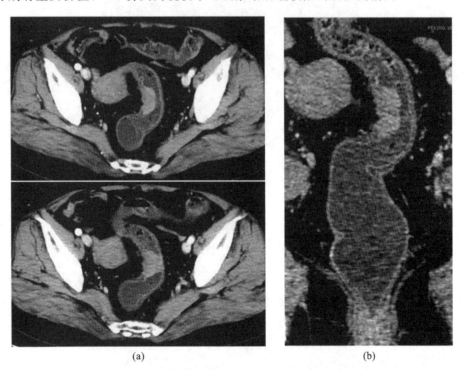

（a）　　　　　　　　　　　　（b）

**图 5-41　增生型乙状结肠癌 CT**
（a）CT 轴面显示肠壁肿块突入腔内；（b）曲面重组图像更清楚显示肠管壁肿块

**3. MRI 表现**　MRI 可从不同方位检查盆腔，对直肠癌的显示非常理想。可观察直肠壁的形态、厚度异常和肠腔内软组织肿块，$T_1WI$ 癌肿信号低于直肠壁，$T_2WI$ 呈较高信号。此外，DWI 检查还有助于进一步明确肿瘤范围及评估其分化程度。

【诊断与鉴别诊断】

根据 X 线造影显示结肠局限性不规则充盈缺损、不规则龛影或不规则狭窄，伴肠壁僵硬、黏膜皱襞中断、破坏等征象，结合临床不难作出结、直肠癌的诊断。本病主要与结肠息肉、肠结核鉴别：①结肠息肉：息肉形成的充盈缺损光滑整齐，黏膜规则，蠕动正常；而增生型结肠癌充盈缺损不规则，黏膜皱襞破坏中断，且管壁僵硬。②增殖型肠结核：肠结核常同时累及回肠末段与盲肠，盲肠可有挛缩向上征象；狭窄段与正常肠壁间常呈逐渐移行过渡，无结肠癌那样分界明显。

（三）结肠息肉

结肠息肉(colonic polyp)为隆起于结肠黏膜上皮表面的局限性病变。好发于直肠和乙状结肠。息肉广泛累及结肠和小肠称为息肉综合征，有家族遗传因素，恶变率高。

【病理与临床】

组织学上结肠息肉可以是腺瘤性息肉、炎性息肉、错构瘤性息肉、增生性息肉等。

结肠息肉最常见的症状为便血，常为无痛性鲜红色血液覆盖于粪便表面。继发感染时，有黏液或脓液便；也可因并发肠套叠而出现急腹症症状。

【影像学表现】

**1. X 线表现** 双对比钡灌肠造影检查时，息肉多数表现为结肠腔内境界光滑锐利的圆形充盈缺损，有时可呈分叶状。双对比像息肉呈表面涂有钡剂的环形软组织影(图 5-42)，有时也可见长短不一的蒂，蒂长者息肉可有一定的活动性。

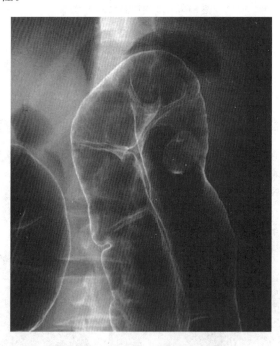

图 5-42 降结肠上段息肉 X 线

结肠息肉属于癌前病变，若出现以下表现应考虑恶变：①息肉直径大于 2.0 cm 以上者恶变概率高。②息肉体积短期内迅速增大，外形不光滑或不规则。③带蒂的息肉顶端增大并致蒂变短形成一个广基底肿块。④息肉基底部肠壁形成凹陷切迹，提示癌组织浸润致肠壁收缩。

**2. CT 表现** 肠腔内局限性隆起性结节，表面光滑，有宽基底或窄蒂与肠壁相连。CT 结肠仿真内镜可以发现数毫米大小的息肉，已逐步作为筛选方法。

【诊断与鉴别诊断】

结肠息肉 X 线检查需耐心细致，多轴面观察与加压相结合方能显示；CT 检查则应充分清洁肠道。诊断中应注意与肠内气泡或粪块识别，前者为圆形，可移动；后者形态不规则，移动范围更大，加压可以分离。

### 九、阑尾疾病

#### (一)急性阑尾炎

急性阑尾炎(acute appendicitis)是外科最常见的急腹症,大部分依据典型临床表现和实验室检查可确诊,部分不典型者或伴有并发症者,需行影像学检查,CT 是其中最具价值的影像学检查手段。

【病理与临床】

病理分为单纯性、化脓性和坏疽性三种类型:①单纯性阑尾炎表现为阑尾充血、水肿和增粗,腔内为脓性黏液。②化脓性阑尾炎表现为充血进一步加重,表面有脓性分泌物,并出现腔内积脓,可发生局限性坏死和穿孔。③坏疽性阑尾炎阑尾广泛坏死而呈灰黑色,腔内压力大,易发生穿孔。急性阑尾炎穿孔后可形成阑尾周围脓肿,脓肿多在右下髂窝或在盆腔内。

临床上,典型表现为转移性右下腹痛并反跳痛、恶心、呕吐、发热和血中性粒细胞增高。

【影像学表现】

**1. X 线表现** 平片及钡剂造影多无异常发现。

**2. CT 表现** 常规 CT 不易显示阑尾形态,MSCT 对阑尾的显示有一定的帮助。异常 CT 征象为:①直接征象:主要是阑尾增粗肿大(直径 > 6 mm),阑尾壁增厚,腔内积液、积气和粪石。②间接征象:可发生阑尾盲肠周围炎或阑尾周围脓肿,前者表现为阑尾周围的脂肪组织密度增高及条索影,周围腹膜增厚及少量积液,盲肠壁水肿增厚(图 5-43);后者表现为团块液体密度影,壁厚且边界不清,可出现液-气平面(图 5-44)。

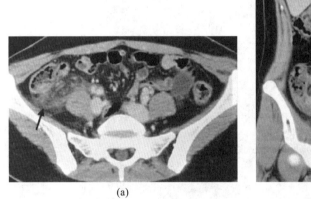
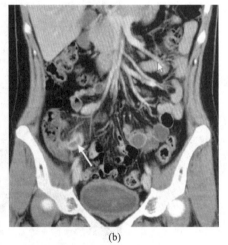

(a) (b)

**图 5-43 急性阑尾炎 CT**

(a) 回、盲部周围肠系膜脂肪密度增高(↑);(b) 增强扫描,MPR 见阑尾清晰显示(↑),
管壁明显增厚,周围脂肪密度增高、模糊

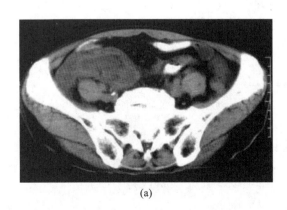
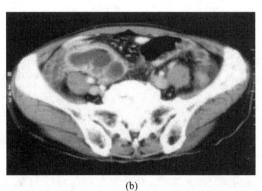

(a) (b)

**图 5-44 阑尾周围脓肿 CT**

(a) 平扫,盆腔右侧液性肿块,内见少量气体;(b) 增强扫描,肿块壁明显强化,囊内不强化

【诊断与鉴别诊断】

结合临床表现及 CT 检查阑尾区的炎性征象,急性阑尾炎的诊断不难。当 CT 发现阑尾周围炎或脓肿而未发现异常阑尾或阑尾粪石时,应注意要结合临床资料及其他影像征象,除外如盲肠憩室炎、结肠结核或克罗恩病等炎性病变。

(二)慢性阑尾炎

慢性阑尾炎(chronic appendicitis)可由急性阑尾炎转化而来,也可由于阑尾粪石、异物、寄生虫等引起管腔梗阻与刺激而导致阑尾的慢性炎症。

【病理与临床】

病理变化为阑尾壁纤维肉芽组织增生,使之增厚,阑尾腔不规则局部或全长狭窄,阑尾因周围粘连而扭曲等。

主要的临床症状为右下腹痛,呈间歇性或持续性,少数可伴有消化功能障碍,如消化不良、腹胀、恶心,发作时可有右下腹局限性压痛。

【影像学表现】

X 线钡剂造影表现以阑尾显影不全或变形扭曲较多见,此外也可见阑尾与盲肠、回肠末端的粘连现象(图 5-45)。本病的征象较多,但不能仅靠某一征象进行诊断,而应密切结合临床病史与体征,如透视下阑尾处有局限性固定性压痛有重要诊断意义。

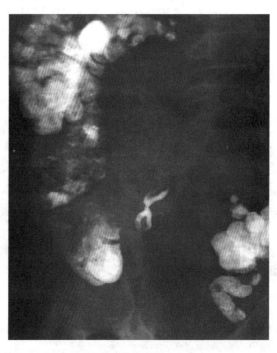

**图 5-45 慢性阑尾炎 X 线**

阑尾管壁粘连呈"8"字形,腔内有充盈缺损影

▌**知识链接**▌

**内镜检查与 X 线钡餐在胃肠道病变中的应用比较**

内镜检查近年来在胃肠道检查中应用愈加广泛,那么传统胃肠道 X 线钡餐检查与内镜检查各有什么优缺点呢?

X 线钡餐检查的优点是对胃肠大体形态、收缩功能、黏膜下或胃外压性病变以及病变定位较好;而内镜检查的优点是对观察胃肠黏膜改变、病变大小、形态等较好,特别是可以直接进行活检,取得病理学诊断,并且直观,假阴性和假阳性率极低,这是内镜检查的独具优点。

X 线钡餐检查的缺点是检查要在 X 线下进行,要接受一定量的放射线照射,病变影像是通过 X 射线投照到荧光屏上的投影,而非直接观察病变,因此阳性率不如内镜高,且不能活检,不能同时进行治疗;内镜检查缺点是需要有一定设备,检查者要有一定经验,检查时要将内镜经口腔插入患者胃内或将肠镜从肛门插入结肠,患者可能会有恐惧感和恶心不适感,一部分人不愿意接受。

两种检查如能结合应用,可以使优点得到互补,诊断率得到提高。

(刘 扬)

 # 第二节　肝、胆、胰、脾

## 一、检查技术

### (一)X 线检查

**1. X 线平片**　目前临床上很少应用 X 线平片进行肝、胆、胰、脾的检查,平片仅可发现胆道系统内含钙量较高的结石(阳性结石)和胆管积气,对绝大多数肝脏病变并无检查价值。

**2. 造影检查**　目前仍在应用的胆系 X 线造影检查包括经皮经肝胆管造影(percutaneous transhepatic cholangiography, PTC)、经内镜逆行性胰胆管造影(endoscopic retrograde cholangio-pancreatography, ERCP)和 T 形管造影。

(1) PTC:经皮经肝直接穿刺入肝内胆管,注入对比剂,使肝内、外胆管显影的一种检查方法,主要应用于梗阻性黄疸的诊断和鉴别诊断,目前较少应用。

(2) ERCP:在透视下首先插入内镜到达十二指肠降部,再通过内镜将导管插入十二指肠乳头,注入对比剂以显示胆管和胰管的方法。ERCP 可用于慢性胰腺炎、胰腺癌、壶腹癌的鉴别诊断,目的主要是进行活检。

(3) T 形管造影:经胆系术后放置的 T 形管逆行注入对比剂以显示胆管,为胆系术后常规检查,主要用于了解胆道术后胆管内有无残留结石、胆道通畅情况及有无并发症,目前较少应用。

### (二)CT 检查

**1. 肝脏 CT 检查**　肝脏疾病的主要影像学检查技术,常用的肝脏 CT 检查方法包括平扫和增强两大类。

1)平扫检查　肝脏 CT 检查常规先行平扫。平扫检查能发现肝脏的大多数疾病,尤其对肝囊肿、脂肪肝、肝硬化及出血性、钙化性等病变,结合 CT 值的测量,常可作出明确诊断。

2)增强检查　在平扫发现肝脏异常而难以诊断,以及需同时观察肝脏血管情况,或其他检查发现异常而平扫未显示病灶时,常规行增强检查。

(1)肝脏多期增强检查:常规采用的增强方法,是经静脉快速团注对比剂后分别于不同延迟时间进行肝脏动脉期、门静脉期和平衡期扫描。可用于分析病灶的强化方式和强化程度及其变化,评估病灶的肝动脉和门静脉供血情况,有助于病变的定性诊断;应用图像后处理技术,还可整体、直观地显示肝动脉、门静脉等血管。

(2)肝脏动态增强检查:静脉快速团注对比剂后选择感兴趣的病变层面不同时间点连续进行扫描,从而获得病灶的时间-密度曲线,通过分析时间-密度曲线,用以评价病变的血流状态,以利病变诊断。由于肝脏动态增强检查的辐射剂量高,临床较少应用。

**2. 胆道 CT 检查**　CT 对胆系疾病的检出与诊断具有重要价值,为胆系疾病的主要影像学检查技术。

(1)平扫检查:胆系 CT 检查需空腹,扫描范围从膈顶至胰头钩突部,通常应用薄层扫描或薄层重组,以便更好地显示胆系较小病变;应用后处理技术行胆系冠状位、矢状位 MPR 和 CPR 重组能全面直观、多方位观察胆系全貌。

(2)增强检查:若平扫发现胆囊、胆管壁增厚或腔内软组织肿块,需行增强扫描;增强方法与肝脏增强基本相同。增强检查使胆管与周围组织的对比更加明显,且经后处理可进行 CT 胆管成像,能清楚地显示胆系的立体解剖,便于明确胆管梗阻的原因和评估肿瘤的侵犯程度。

**3. 胰腺 CT 检查** 胰腺超声检查后的首选补充检查方法,也是胰腺疾病诊断的主要影像学检查方法。需空腹,并应充分饮水,以免将邻近肠曲误认为胰腺肿块。常规先行胰腺平扫检查,常需薄层重组,以便更佳检出病变和显示细节;若平扫发现异常或根据临床情况,常需行胰腺多期增强检查,方法基本同肝脏多期增强检查。同时采用胰腺 CTA 技术可准确判断胰腺癌侵犯血管的情况以及作出能否手术切除的判断。

**4. 脾脏 CT 检查** 与肝脏常规 CT 检查基本相同。多期增强扫描有利于显示各种小病灶,可明确病变的大小和范围,并且结合临床资料可推断病变性质。

(三)MRI 检查

**1. 肝脏 MRI 检查** 通常作为肝脏疾病超声和(或)CT 检查后的补充检查技术,主要用于疾病的鉴别诊断。此外,MRI 检查对早期肝细胞癌的诊断有其独特价值。

(1)平扫检查:MRI 的常规检查。通常行横断位和冠状位 $T_1WI$ 和 $T_2WI$ 成像,必要时辅以脂肪抑制技术,以进一步鉴别病灶内是否存在脂肪组织;扩散加权成像(DWI)对肝脏占位性病变的诊断和鉴别诊断有一定的价值;梯度回波 $T_1WI$ 同、反相位成像对脂肪肝的诊断有较高价值。

(2)增强检查:用于平扫能发现病变但诊断有困难的疾病。常规注入对比剂 Gd-DTPA,行肝脏 $T_1WI$ 多期增强检查,其作用和意义同 CT 多期增强检查。

应用肝脏特异性对比剂行 MRI 增强检查可提高肝内病变尤其是小病灶的检出率,并为疾病诊断和鉴别诊断提供新的有价值信息。特殊对比剂主要有两类:一类为超顺磁性氧化铁,静脉注射后被肝内网状内皮系统的 Kupffer 细胞吞噬,使肝实质在 $T_2WI$ 信号明显降低,而不含 Kupffer 细胞的病变组织则保持原来的相对高信号,从而有助于肝内病变的鉴别诊断;另一类为肝细胞特异性对比剂,如钆塞酸二钠、钆贝葡胺,静脉注射后可被肝细胞摄取、转运,不但增加了肝组织与不具有正常肝细胞病变间的信号对比,有利于小病灶如早期肝细胞癌的检出及病变的鉴别诊断。

**2. 胆道 MRI 检查** 通常作为胆道系统疾病超声和 CT 检查后的补充检查方法。

(1)普通检查:常规行 $T_1WI$ 和 $T_2WI$ 检查,除了行横断位扫描外,还可根据需要行冠状、矢状、斜矢状位检查。

(2)增强检查:适应证同 CT 增强检查。

(3)MRCP 检查:主要用于评估胆道梗阻,对明确梗阻部位、程度和病因均有较高价值。

**3. 胰腺 MRI 检查** 检查前需空腹,并口服等渗甘露醇;常规先行平扫 $T_1WI$ 和 $T_2WI$,应用抑脂技术可更佳显示胰腺及其病变;增强检查适应证同 CT,方法类似肝脏 MRI 多期增强检查。能敏感地检出病变、清楚显示病变的细节及其组织成分的分析,从而有利于胰腺疾病的诊断和鉴别诊断。磁共振胰胆管成像(MRCP)是显示胰管的最佳检查方法,它能完整显示胰管的全程,主要用于观察胰管的形态及通畅情况。由于 MRCP 可显示生理状态下的胆道,且具有无创性和多方位观察等优点,所见胆系结构影像清晰,目前 MRCP 已逐渐取代 ERCP 检查。

**4. 脾脏 MRI 检查** 脾脏 MRI 检查方法同肝脏。MRI 常作为脾脏超声和 CT 检查后的补充方法,对某些脾脏疾病如脾脓肿、脾血管瘤和脾淋巴瘤的诊断常优于 CT 检查。

## 二、正常影像学表现

(一)肝脏

**1. 正常 CT 表现**

(1)肝脏的大小:正常肝脏呈楔形,右叶厚而大,向左逐渐变小变薄。CT 可从横断、冠状、矢状位上显示肝脏的形态。正常肝右叶前后径为 8～10 cm,最大斜径为 10～14 cm;左叶厚度不超过 6 cm,长度不超过 9 cm。CT 评价肝脏大小,常用方法为测量肝叶最大径线并计算"叶-叶间比例",以对各叶大小进行评价;正常肝右叶/肝左叶前后径比值为 1.2～1.9,肝右叶/肝尾叶横径比值为 2～3(图 5-46)。

(2) 肝叶、肝段划分:肝脏分为左叶、右叶和尾叶。CT 根据肝内血管分布特点把肝脏划分为若干肝段。通常以左、中、右肝静脉作为纵向划分标志,以门静脉左、右支主干作为横向划分标志,如此将肝脏划分为八个肝段(图 5-47),即尾叶为Ⅰ段、左外上段为Ⅱ段、左外下段为Ⅲ段、左内段为Ⅳ段、右前下段为Ⅴ段、右后下段为Ⅵ段、右后上段为Ⅶ段、右前上段为Ⅷ段。

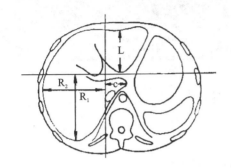

图 5-46　正常肝脏的叶-叶间比例测量

R₁:右叶前后径;L:左叶前后径;R₂:右叶横径;C:尾叶横径

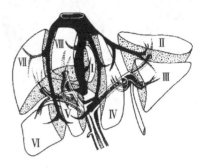

图 5-47　正常肝脏分段示意图

(3) 肝实质:肝实质在 CT 平扫呈均匀软组织密度,比脾密度高,CT 值为 50～70HU;肝内血管密度低于正常肝实质,呈树枝状走行于肝实质内;肝内胆管在正常情况下较为细小,CT 平扫常不能显影,于肝门区可见细小的低密度管状影。增强 CT 扫描,肝实质和肝内血管在不同时相扫描其表现各异:①动脉期:肝实质密度与平扫相似或略升高,肝动脉呈显著高密度影,门静脉可轻度升高,肝静脉无强化。②门静脉期:肝实质密度显著升高,明显高于动脉期;门静脉强化明显,高于肝实质;肝静脉呈较明显强化(图 5-48)。③平衡期及延迟期:肝实质密度逐渐下降,肝内门静脉和肝静脉血管内对比剂逐渐廓清,逐渐接近肝实质密度。

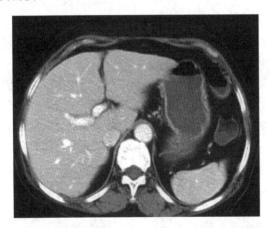
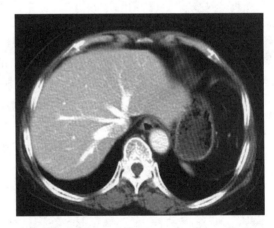

图 5-48　正常肝脏 CT 增强

增强扫描门静脉期:门静脉、肝静脉和肝实质均明显强化

(4) 肝血管:肝脏为双重供血器官,门静脉占肝脏血供的 70%～75%,肝动脉血供占 25%～30%。胆管系统与两套血管伴行,且均从肝门区进入肝脏。在 CT 扫描横断面图像上,在肝门区可见较粗大的门静脉断面位于偏后方,其右前方为肝总管断面,左前方为较细小的肝固有动脉断面影。门静脉由肠系膜上静脉和脾静脉汇合而成,门静脉肝内分支与肝段分布相一致。肝静脉系统主要由肝右、肝中和肝左静脉组成,在肝顶部第二肝门处汇入下腔静脉。

**2. 正常 MRI 表现**　MRI 断面图像显示肝脏的解剖结构与 CT 所见相同。平扫 T₁WI 肝实质呈灰白信号,与脊髓、胰腺的信号强度相仿,略高于脾脏信号;T₂WI 上肝实质呈灰黑信号,明显低于脾脏和肾脏信号(图 5-49)。肝内血管平扫在 T₁WI 呈低信号,T₂WI 上以高信号为主,可混杂等、低信号(图 5-49)。

增强后多期扫描,动脉期肝实质强化不明显,门静脉期和平衡期肝实质强化同CT增强扫描。

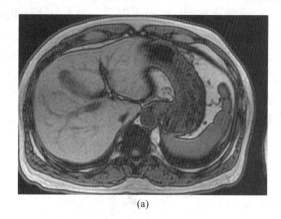
(a)

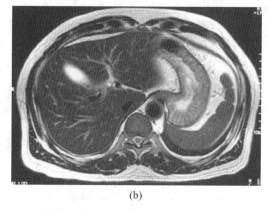
(b)

图 5-49　正常肝脏 MRI

(a) $T_1WI$;(b) $T_2WI$

### (二)胆道

**1. 正常 X 线表现**

(1)胆囊:正常胆囊造影显示为卵圆形或梨形,轮廓光滑,长7~10 cm,宽 3~5 cm,分为底部、体部、颈部和胆囊管。

(2)胆管:肝内胆管呈树枝状分布,走行自然,逐级汇合形成左、右肝管,再联合为肝总管;肝总管长3~4 cm,内径 0.4~0.6 cm,向下延续为胆总管;胆总管长 4~8 cm,内径 0.6~0.8 cm,末端与胰管汇合后共同开口于十二指肠乳头部(图 5-50)。

**2. 正常 CT 表现**

(1)胆囊:胆囊通常位于肝门下方,肝右叶前内侧;在横断面上表现为圆形或类圆形,直径 4~5 cm。胆囊腔表现为均匀水样密度,CT 值 0~20HU;胆囊壁光滑锐利,厚度 2~3 mm,呈均匀薄壁软组织密度。增强检查,胆囊腔内无强化,胆囊壁呈细线样环形强化(图 5-51)。

(2)胆管:正常肝内胆管平扫不显示,肝外胆管尤其是胆总管通常可显示,在横断面上表现为自肝门至胰头之间各连续层面的小圆形水样密度影或环形影,特别是薄层扫描和增强扫描时胆总管显示更为清楚。

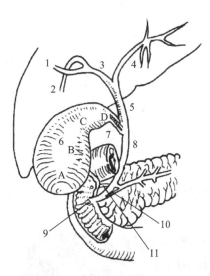

图 5-50　正常胆道系统解剖示意图

1-右前叶肝管;2-右后叶肝管;
3-右肝管;4-左肝管;5-肝总管;
6-胆囊;7-胆囊管;8-胆总管;
9-Oddi 括约肌;10-主胰管

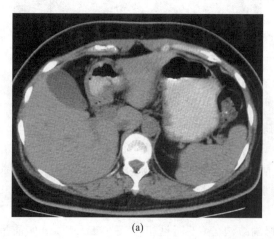
(a)

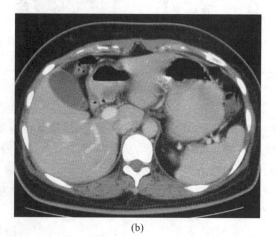
(b)

图 5-51　正常胆囊 CT

(a)平扫;(b)增强扫描

**3. 正常 MRI 表现**

（1）胆囊：胆囊形状和大小与 CT 表现相同。其内信号多均匀，$T_1WI$ 呈低信号，$T_2WI$ 呈高信号；部分胆囊内 $T_1WI$ 信号不均，其腹侧为低信号，背侧为高信号，分别代表新鲜和浓缩胆汁信号。在 MRCP 上多数胆囊都能清晰显示，正常胆囊内含有胆汁，表现为均匀高信号，边缘光滑。

（2）胆管：正常胆管内含有胆汁。普通 MRI 检查中，肝内胆管多难以分辨，肝外胆管 $T_1WI$ 呈低信号，$T_2WI$ 呈高信号，表现为圆形或柱状影。MRCP 可较好地显示正常肝内、外胆管，表现为边缘光整的树枝状高信号；胆囊呈类圆形或卵圆形、边缘光整的高信号（图 5-52）。

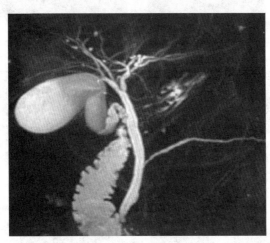

图 5-52　正常胆道 MRCP

**（三）胰腺**

**1. 正常 CT 表现**　可清楚显示胰腺的轮廓、密度、形态和大小。正常胰腺边缘光滑或呈小分叶状；密度均匀，低于肝实质，年长者其内常因脂肪浸润而有散在小灶性脂肪密度影，增强后密度均匀增高。胰腺形似弓状，凸面向前，横跨腰 1、2 椎体前方（图 5-53）。在诊断胰腺大小异常时，以往常测量胰腺各部位的最大前后径来判断，但个体差异大；通常胰头最大（前后径小于 3 cm），自胰头至胰尾逐渐变细。一般胰尾位置高，胰头位置低；钩突是胰头下方向内延伸的楔形突出，其前方为肠系膜上动、静脉，外侧为十二指肠降段，下方为十二指肠水平段。脾静脉沿胰腺体尾部后缘走行，是识别胰腺的标志。胰管位于胰腺实质内，可不显示或表现为细线状低密度影。

**2. 正常 MRI 表现**　胰腺周围脂肪呈高信号有助于衬托胰腺的轮廓（图 5-54）。正常胰腺信号强度与肝脏信号相似，在 $T_1WI$ 和 $T_2WI$ 上呈均匀较低信号；应用 $T_1WI$ 抑脂序列，胰腺呈相对高信号。胰腺背侧的脾静脉由于流空效应而呈无信号影，有助于勾画出胰腺的后缘。胰头位于十二指肠曲内，十二指肠内液体在 $T_2WI$ 表现为高信号。MRCP 可清楚显示主胰管。

**（四）脾脏**

**1. 正常 CT 表现**　正常脾脏前后径≤10 cm、宽径≤6 cm、上下径≤15 cm；另一较简单的测量方法是在脾脏显示最大的横断层面上，正常脾脏外缘通常少于 5 个肋单位（肋单位为同层 CT 横断面上一个肋骨或一个肋间隙的长度），但不及三维径线测量准确。脾脏形态近似于新月形或为内缘凹陷的半圆形，密度均匀且略低于肝脏；脾脏内侧缘常有切迹，其中可见大血管出入的脾门。增强扫描，动脉期脾脏呈不均匀明显强化，呈"花脾"；静脉期和实质期脾脏的密度逐渐均匀（图 5-55）。

**2. 正常 MRI 表现**　脾脏在横断层上表现与 CT 类似，冠状位显示脾脏的大小、形态及其与邻近器官的关系要优于 CT 横断层。脾脏信号均匀，由于脾脏内血窦丰富，故 $T_1$ 及 $T_2$ 弛豫时间比肝脏、胰腺长，而与肾脏相似。脾门血管呈流空信号。

**三、异常影像学表现**

**（一）肝脏**

**1. 异常 CT 表现**　肝脏大多数疾病可使肝脏大小、形态、轮廓、肝实质及肝内血管、胆管等发生异常

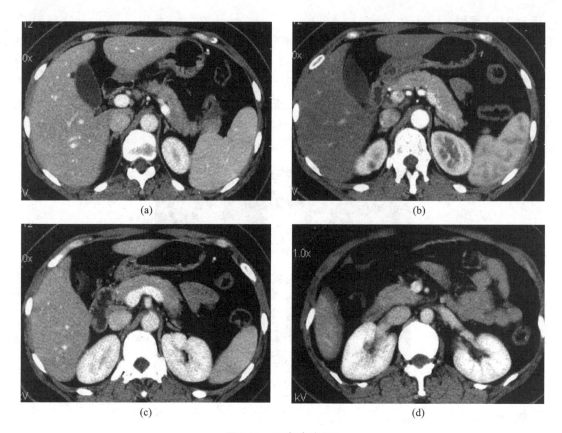

**图 5-53  正常胰腺 CT**

（a）胰尾层面；（b）胰体层面；（c）胰颈层面；（d）胰头层面

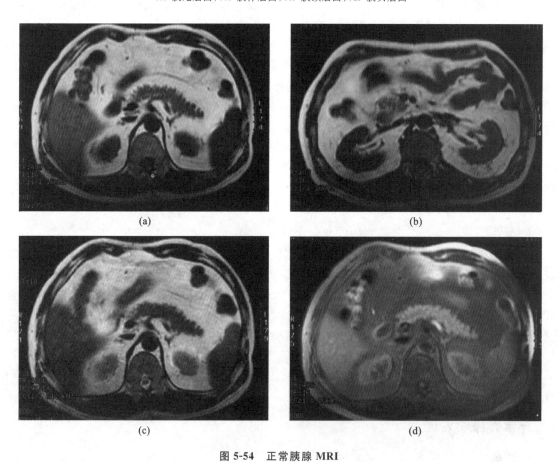

**图 5-54  正常胰腺 MRI**

（a）$T_1WI$ 胰腺体尾部层面；（b）$T_1WI$ 胰腺钩突层面；（c）$T_2WI$ 胰腺体尾部层面；（d）$T_1WI$ 脂肪抑制

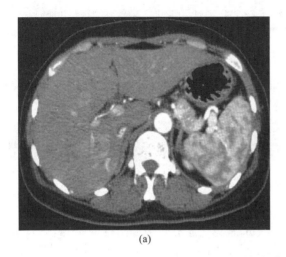 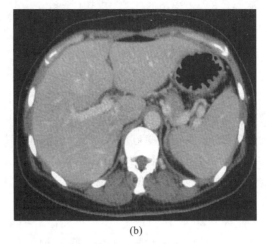

(a)          (b)

**图 5-55 正常脾脏 CT(增强扫描)**

（a）动脉期：皮质强化明显高于髓质，密度不均，呈不规则花斑状强化即"花脾"；
（b）门静脉期：脾脏皮质、髓质强化，密度趋向均匀一致

改变；这些异常表现常同时发生，应进行综合分析，方可对肝脏疾病做出正确诊断。

（1）形态、大小异常：①肝脏增大，多见于弥漫性肝病和肝脏内较大的占位性病变；表现为肝脏饱满，前后径、横径及上下径线超过正常范围；②肝脏萎缩，表现为全肝体积缩小，常有变形，肝脏外缘与腹壁距离增宽，肝裂、胆囊窝增宽；③肝脏变形，表现为一个肝叶增大而另一肝叶萎缩，导致各肝叶大小比例失常。

（2）边缘、轮廓异常：①肝硬化，可导致肝脏边缘与轮廓异常；表现为肝脏轮廓凹凸不平，边缘呈锯齿状或波浪状改变（图 5-56）；②肝脏内占位性病变，可突出肝脏表面，表现为局限性隆起（图 5-57）。

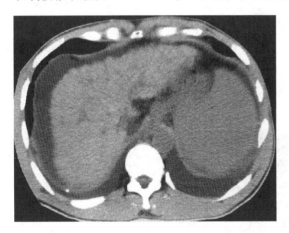 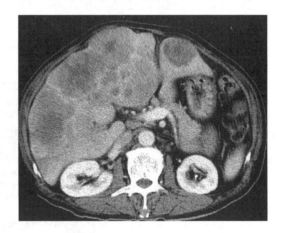

<table>
<tr><td align="center">图 5-56 结节性肝硬化 CT</td><td align="center">图 5-57 肝癌 CT</td></tr>
<tr><td align="center">肝脏边缘凹凸不平</td><td align="center">肝脏边缘局限性隆起</td></tr>
</table>

（3）肝脏弥漫性病变：常见病变有慢性肝炎、肝硬化、脂肪肝、肝血色素沉着症等；表现为全肝密度弥漫性增高或降低，也可呈高、低相间混杂密度，境界可清楚或模糊。

（4）肝脏局灶性病变：肝肿瘤、脓肿和囊肿等，均可表现为肝脏内局灶性占位性改变，并可对周围肝实质、血管、胆管等组织产生受压移位。肝脏占位性病变平扫多表现为单发或多发圆形、类圆形或不规则形低密度肿块，少数呈等或高密度；增强 CT 检查，囊性占位性病变可表现为不强化或仅边缘强化，缺乏血供的占位性病变一般仅表现为轻度强化，富血供的占位性病变表现为明显强化。

（5）肝脏血管异常：肝脏内血管可发生解剖学变异和（或）病理性异常，CTA 具有类似 DSA 的诊断效果，能很好地显示肝脏血管的解剖变异及肿瘤的供血动脉；也可显示肿瘤对血管的侵犯，表现为血管边缘不规则及受压移位；还可显示门静脉及肝静脉血栓或瘤栓，表现为充盈缺损；当有动静脉瘘时，表现为动脉期出现门静脉或肝静脉显影。

**2. 异常 MRI 表现** 肝脏轮廓及形态大小的改变与 CT 相似。肝脏实性肿瘤多数具有细胞内水分增

多的特征,故 $T_1WI$ 为稍低信号,$T_2WI$ 为稍高信号;若 $T_1WI$ 上病灶内见高信号,则提示出血或含脂质成分;增强扫描不同病变其强化方式不同。

（二）胆道

**1. 异常 X 线表现**　PTC 及 ERCP 能很好地显示胆道的解剖结构。胆道异常主要表现为胆管扩张、狭窄、阻塞、管壁不规则和管腔内充盈缺损。通常情况下,胆总管直径超过 1 cm 为胆总管扩张。根据扩张胆管的范围、形态及梗阻端表现,可提示病变性质:①胆道狭窄处表现为由粗变细的移行性狭窄,多为炎性病变所致;②胆道病变范围较广,病变区胆管呈粗细相间的节段性分布,常见于原发性硬化性胆管炎;③结石所致胆道梗阻可见梗阻端呈倒杯口状表现,肝内胆管扩张呈枯树枝样;④肝内扩张的胆管呈软藤样改变,于梗阻处突然截断或呈锥状狭窄多为恶性梗阻的征象。

**2. 异常 CT 表现**

（1）胆囊异常:①胆囊增大:胆囊横断面直径超过 5 cm,常见于胆囊炎或胆道梗阻;②胆囊缩小:常伴有胆囊壁增厚,可见于慢性胆囊炎;③胆囊壁增厚:胆囊壁厚度超过 3 mm 即为增厚;其中,环形增厚常见于胆囊炎,局限性增厚常见于肿瘤或肿瘤样病变。

（2）胆系结石:胆囊和胆管内结石常表现为胆囊或扩张胆管内单发或多发、密度均匀或不均匀的高密度影。

（3）胆管扩张:正常不能显示的肝内胆管呈小圆形或细管状低密度影,肝总管直径超过 8 mm,胆总管直径超过 1 cm;MPR 或三维重组图像可更直观地显示自下而上扩张的胆管,壶腹部周围病变除引起胆管扩张外,同时还可见胰管扩张,出现所谓的"双管征"。

（4）充盈缺损:胆管和胆囊内结石或肿瘤均可造成腔内充盈缺损,通常结石所致的充盈缺损边缘光整,而肿瘤所致者多不规则。胆囊或胆管内阳性结石表现为其内的钙化性局灶性高密度影;胆囊或胆管肿瘤可见自囊壁或管壁向腔内生长的软组织肿块。

**3. 异常 MRI 表现**　在 $T_2WI$ 上胆管内胆汁呈高信号,结石在高信号胆汁的衬托下呈低信号,易于显示;在 $T_1WI$ 上多数结石与胆汁信号近似均呈低信号,部分结石信号高于胆汁。在 MRCP 上,结石亦呈低信号;若结石完全阻塞胆管,则 MRCP 可见扩张的胆总管下端有杯口状或半月状低信号充盈缺损。胆管癌表现为胆管局限性狭窄,呈截断征象,多方位成像及增强扫描有助于观察肿瘤的部位、大小及侵犯情况;壶腹区占位常引起胰胆管同时扩张,出现"双管征"(图 5-58)。

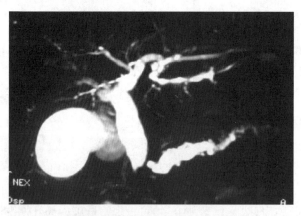

**图 5-58　胰、胆管梗阻 MRI**
MRCP 示胆管和胰管同时扩张呈"双管征"

（三）胰腺

**1. 异常 CT 表现**

（1）形态、大小异常:急性胰腺炎多表现为胰腺弥漫性增大;胰腺肿瘤多表现为胰腺局部增大;胰头癌往往伴随胰腺体、尾部萎缩;胰腺萎缩及脂肪浸润可使胰腺轮廓呈羽毛状改变。

（2）主胰管扩张:表现为胰腺中央带状低密度影,增强扫描显示更清晰;慢性胰腺炎可见串珠状或囊状扩张。

（3）密度异常：胰腺炎表现为胰腺实质密度不均匀；胰腺癌多为缺乏血供肿瘤，增强扫描强化程度往往低于正常胰腺实质而呈低密度肿块，肿瘤内液化坏死表现为更低密度影。

（4）周围异常：炎症渗出及肿瘤浸润常使胰腺周围脂肪间隙密度增高，胰腺边界模糊不清；渗出较多时胰腺周围可见条片状低密度积液影；肾前筋膜增厚为胰腺炎周围组织异常的常见征象。

**2. 异常 MRI 表现** 胰腺形态、大小异常的意义与 CT 相似。不同病变其 MRI 信号变化各异：①胰腺癌在 $T_1WI$ 上常表现为低或中等信号，在 $T_2WI$ 上为高信号，肿瘤内出血、液化坏死灶呈混杂高信号；②胰腺囊性病变 $T_1WI$ 呈低信号，$T_2WI$ 呈高信号；③急性胰腺炎由于充血、水肿及胰液外渗，胰腺实质在 $T_1WI$ 上信号降低，在 $T_2WI$ 上信号增高；④慢性胰腺炎 $T_2WI$ 上可呈混杂信号，胰管扩张在 MRCP 上表现为条带状或串珠状改变。

（四）脾脏

**1. 异常 CT 表现**

（1）大小异常：CT 横断面上脾脏外侧缘对应的肋单元超过 5 个时应考虑脾脏增大，该指标反映脾脏前后径的大小；脾下缘低于正常肝脏下缘时也应考虑脾脏增大，该指标反映脾脏上下径的大小。

（2）密度异常：脾脏原发或继发性肿瘤多表现为局限性低密度病灶；脾脏钙化表现为高密度，多见于结核或寄生虫感染。

**2. 异常 MRI 表现** 脾脏占位性病变多呈局限性异常信号，由于正常脾脏在 $T_2WI$ 上为高信号，因此容易掩盖病变，而增强扫描有助于识别病灶及判断病变的性质。

## 四、肝脏疾病

（一）肝囊肿

肝囊肿（hepatic cyst）是常见的肝脏疾病，通常认为是胆管发育异常所致。先天性肝囊肿病因不明，可分为单纯性肝囊肿和多囊肝，前者包括单发性或多发性肝囊肿；后者为常染色体遗传性病变，常合并多囊肾等其他疾病。

【病理与临床】

单纯性肝囊肿可单发或多发，圆形或椭圆形，直径≥1 cm，边界清晰；囊内充满澄清液体，其内可有分隔。单纯性肝囊肿和多囊肝的囊肿病理学改变相同，无法区分。

临床上多无症状，常在体检时发现。巨大囊肿可出现肝区胀痛。偶有囊肿破裂出血和合并感染等并发症。

【影像学表现】

**1. CT 表现**

（1）平扫：表现为肝实质内单发或多发、圆形或类圆形、均匀性水样低密度灶，CT 值为 0～20HU，边缘光滑、锐利；囊壁极薄，不能显示。

（2）增强扫描：肝囊肿内液体无强化，囊肿边界更锐利、清晰。（图 5-59）

**2. MRI 表现**

（1）平扫：肝囊肿常为单发或多发、圆形或椭圆形、均匀信号区，边界清楚，壁薄；$T_1WI$ 为低信号，$T_2WI$ 为高信号，DWI 呈中等信号。

（2）增强扫描：肝囊肿不强化，其边界在周围正常肝实质的衬托下显示更清晰。（图 5-60）

【诊断与鉴别诊断】

绝大多数肝囊肿的 CT 和 MRI 表现典型，易于诊断。若囊肿内出血或继发感染时，平扫囊肿密度较高，难以作出诊断；增强扫描囊内无强化，可资鉴别。肝囊肿需与囊性转移瘤、肝脓肿、囊型肝棘球蚴病等相鉴别。

（二）肝脓肿

肝脓肿（abscess of liver）是肝组织的局限性化脓性炎症。根据病原微生物的不同，肝脓肿可分为细菌性肝脓肿、阿米巴性肝脓肿、结核性肝脓肿、真菌性肝脓肿等；以细菌性肝脓肿最常见，致病菌多为大肠

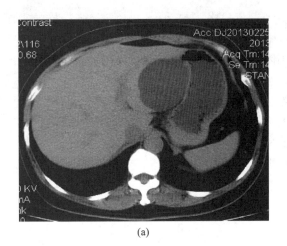
(a)

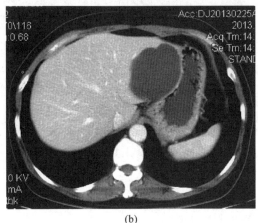
(b)

**图 5-59 肝囊肿 CT**

(a) 平扫见肝左叶外侧段类圆形低密度病变,边界清晰,呈均匀水样密度;

(b) 增强扫描门静脉期肝左叶囊性病灶无强化,边缘更加清晰

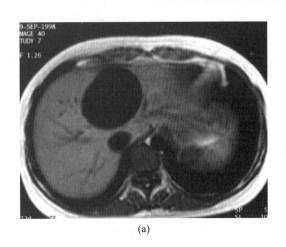
(a)

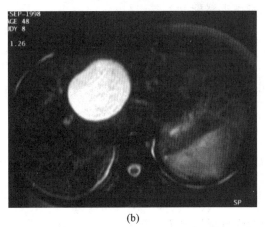
(b)

**图 5-60 肝囊肿 MRI**

(a) $T_1WI$ 肝左内叶见类圆形低信号,边界清楚;(b) $T_2WI$ 呈高信号

杆菌、金黄色葡萄球菌等。感染途径主要有三种:①经胆管感染;②经血行感染;③邻近组织感染直接蔓延。

**【病理与临床】**

致病菌到达肝脏产生局部炎性反应,肝组织充血、水肿、组织液化坏死,形成脓腔,周围肉芽组织增生则形成脓肿壁,脓肿壁周围肝组织可有水肿。脓肿常为单发,也可多发;多为单房,少数为多房,为脓肿内纤维肉芽组织或尚未坏死的肝组织分隔而成。

临床上起病急、症状重,主要表现为寒战、高热、肝区疼痛等急性感染症状,伴乏力、食欲减退、恶心、呕吐等;严重时可出现黄疸和腹腔积液。实验室检查:白细胞总数及中性粒细胞增多。

**【影像学表现】**

**1. CT 表现**

(1) 平扫:表现为肝实质内圆形或类圆形低密度灶,中心为脓腔,密度均匀或不均匀,CT 值略高于水,有时可见气泡影或液平面(图 5-61(a))。脓肿壁呈环形软组织密度影,其密度高于脓腔而低于肝,边缘可模糊或清晰;急性期脓肿壁外可见环形低密度水肿带。

(2) 增强扫描:①动脉期,表现为脓肿壁呈环形强化,密度高于周围正常肝实质,脓腔及脓肿壁周围的水肿带无强化。环形强化的脓肿壁和外周无强化的低密度水肿带构成了所谓的"双环征"(图 5-61(b))。部分患者在动脉期可见病变所属肝段出现一过性强化,可能是由于炎症刺激,导致肝动脉扩张使肝实质局部血供增多所致。②门静脉期及延迟期,脓肿壁进一步强化,周围水肿带逐渐强化。多房状肝脓肿增强扫描时可见脓肿壁及分隔明显强化,形成蜂窝状改变。

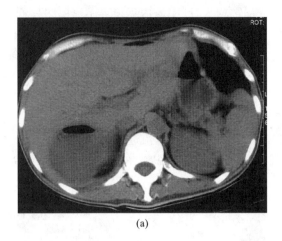
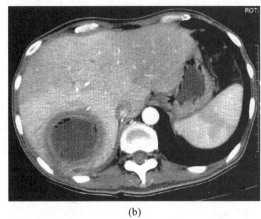

(a) (b)

**图 5-61 肝脓肿 CT**

（a）平扫示肝右后叶类圆形低密度病灶,密度不均匀,内见少量气体影,边界欠清晰;

（b）增强示病灶见环形强化壁,其外有一环形水肿带,呈"双环征",脓肿内液化灶无强化

**2. MRI 表现**

（1）平扫:肝脓肿 MRI 表现为圆形或类圆形病灶,脓腔在 $T_1WI$ 呈均匀或不均匀低信号,$T_2WI$ 呈明显高信号,DWI 上呈显著高信号。脓肿壁在 $T_1WI$ 上的信号强度高于脓腔而低于肝实质;$T_2WI$ 上则低于脓腔而略高于肝实质。

（2）增强扫描:脓肿壁强化表现与 CT 相同。

【诊断与鉴别诊断】

脓肿出现的"双环征"和脓肿内小气泡为肝脓肿的特征性影像学表现;结合临床相关资料,一般不难诊断。鉴别诊断:①肝囊肿:为囊液性病灶,与肝脓肿相似,但肝囊肿壁菲薄且无强化表现,易于鉴别;②肝细胞癌:肝脓肿早期未出现液化时可表现为实质性肿块,但肝细胞癌 CT 或 MRI 多期增强检查时常呈"快进快出"的强化特点,常有肿瘤周边假包膜等,与肝脓肿不同;③肝转移瘤:坏死液化明显的肝转移瘤有时需与肝脓肿鉴别,但肝转移瘤的坏死液化腔在 DWI 上信号较低,结合原发肿瘤病史,不难鉴别。

（三）肝细胞癌

肝细胞癌（hepatocellular carcinoma,HCC）简称肝癌,是最常见的肝脏原发性恶性肿瘤。好发于中老年人,以男性多见;发病常与慢性乙型肝炎、丙型肝炎及肝硬化密切相关。

【病理与临床】

肝癌的大体病理分三型:①巨块型:肿瘤直径≥5 cm,常呈浸润性生长,分界不清,其内易发生坏死,此型最多见;②结节型:肿瘤直径＜5 cm,境界清楚,可有纤维性被膜（称假包膜）,可分为单发结节、多发结节及结节融合型;③弥漫型:肝内弥漫性分布直径 1 cm 左右的小结节,互不融合,呈浸润性生长,较少见。中国肝癌病理协作组将单个癌结节最大直径≤3 cm 或 2 个癌结节直径之和≤3 cm,称为小肝癌。近年来有专家提出将直径＜2 cm 的单发癌灶定义为小肝癌。

原发性肝癌主要由肝动脉供血,且 90% 的患者都为血供丰富的肿瘤。肝癌容易侵犯门静脉和肝静脉而形成癌栓或肝内、外血行转移;侵犯胆道引起阻塞性黄疸;淋巴转移可引起肝门及腹主动脉或下腔静脉旁淋巴结增大;晚期可发生肺、骨骼、肾上腺和肾等远处转移。

早期一般无症状,中晚期可出现右上腹痛、消瘦乏力、腹部包块、发热及腹泻等症状;而黄疸、腹腔积液和肝性脑病则是肝脏失代偿的表现。实验室检查:血中甲胎蛋白（AFP）明显升高。

【影像学表现】

**1. CT 表现**

（1）平扫:①巨块及结节型肝癌:多表现为肝实质内低密度肿块,巨块型肝癌中央可发生坏死而出现更低密度区（图 5-62（a））;少数肿块可表现为等密度;若肿瘤破裂出血可见瘤内斑片状高密度;肿瘤假包膜表现为瘤周的低密度带；②弥漫型肝癌：表现为全肝或局部增大，肝实质内见境界不清的多发低密度小结节。

（2）增强扫描：常规进行多期增强扫描：①动脉期，因肿瘤主要由肝动脉供血，早期出现明显的斑片状、结节状强化，CT值迅速达到峰值，部分肿瘤内可见肿瘤血管；巨块型肝癌强化多不均匀，中心坏死区无强化（图5-62(b)），而结节型肝癌可出现均匀性强化（图5-63）；②门静脉期，正常肝实质强化，密度明显升高，肿瘤缺乏门静脉供血而表现为相对低密度（图5-62(c)）；③平衡期，肿瘤密度持续降低，与周围正常强化肝实质对比更明显（图5-62(d)）。总之，整个增强过程表现为对比剂"快进快出"的特征，肝癌强化的时间-密度曲线呈"速升速降"形曲线。肿瘤的假包膜强化一般比瘤体要晚，常在门静脉期或平衡期显示，呈延迟强化。

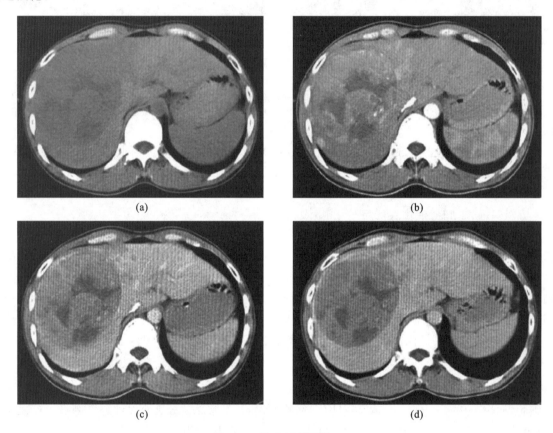

**图 5-62　肝癌(巨块型)CT**

(a) 平扫肝右叶见类圆形、巨大低密度肿块，边缘模糊；(b) 增强动脉期肿块不均匀明显强化；

(c) 增强门静脉期肿瘤强化程度迅速下降；(d) 平衡期示肿块强化程度进一步降低

（3）继发性改变：①当肿瘤侵犯邻近血管形成癌栓时，增强CT可显示门静脉、肝静脉或下腔静脉内对比剂充盈缺损，CTA可多角度反映癌栓的全貌和范围；②肿瘤侵犯血管形成肝动脉-门静脉瘘时，增强CT表现为动脉期门静脉分支提前显影，增强程度与动脉相一致，且该门静脉分支供血的肝脏叶段出现提前强化，即所谓的肿瘤周围肝实质的一过性灌注异常；③其他方面：如肝癌侵犯胆道系统，可引起上方胆管扩张；肝门部或腹主动脉旁、腔静脉旁淋巴结增大，提示淋巴结转移可能。

**2. MRI 表现**

（1）平扫：癌肿内部可有不同程度的纤维化、脂肪变性、坏死及出血等，$T_1WI$ 和 $T_2WI$ 上信号表现多样：①肿瘤在 $T_1WI$ 常表现为低信号，$T_2WI$ 及其脂肪抑制序列为稍高信号，信号均匀或不均；肿瘤出血或脂肪变性在 $T_1WI$ 呈高信号；肿瘤假包膜在 $T_1WI$ 上表现为肿瘤周围的环状低信号影；②门、肝静脉癌栓：$T_1WI$ 上呈低信号，$T_2WI$ 呈高信号。

（2）增强扫描：①应用 Gd-DTPA 多期增强检查，肿瘤强化表现与 CT 相同，呈"快进快出"特点（图5-64）；②应用超顺磁性氧化铁(SPIO)增强扫描，肝内网状内皮系统的 Kupffer 细胞吞噬 SPIO，使正常肝实质在 $T_2WI$ 信号明显降低，而不含 Kupffer 细胞的肝癌则呈高信号，从而有助于肝癌的鉴别诊断；

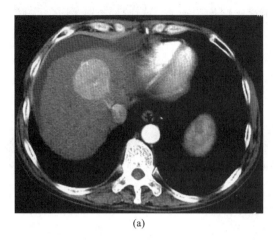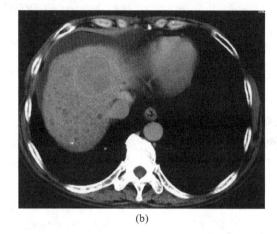

(a)                                         (b)

**图 5-63 肝癌（结节型）CT**
（a）增强动脉期示肝左内叶见一类圆形、明显均匀强化肿块，边缘清楚；
（b）平衡期示肿块强化程度明显降低，肿块边缘见假包膜强化

③应用肝细胞特异性对比剂（如钆塞酸二钠、钆贝葡胺）多期增强扫描，动脉期及门静脉期肿瘤的强化表现与 Gd-DTPA 增强所见相同；在延迟的肝特异期成像上，由于肝癌细胞没有转运此对比剂的功能而表现为低信号，因而能敏感地检出较小的肝癌。

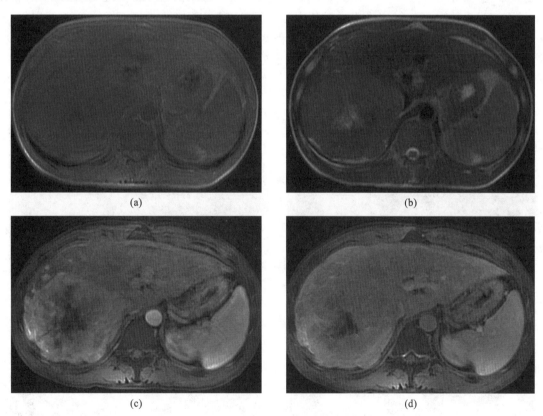

(a)                                         (b)

(c)                                         (d)

**图 5-64 原发性肝癌 MRI**

肝右叶见一巨大占位性病变。（a）$T_1WI$ 呈等低信号，边界欠清楚；（b）$T_2WI$ 呈稍高信号，信号不均匀，其内可见裂隙状液化坏死；（c）增强扫描动脉期病灶明显不均匀强化；（d）静脉期强化程度下降

**【诊断与鉴别诊断】**

肝内单发或多发软组织肿块，多期增强检查呈"快进快出"表现；结合血中 AFP 明显增高，多可作出肝癌的诊断。肝癌的鉴别诊断，除肝海绵状血管瘤、肝转移瘤外，还需与以下疾病鉴别：①肝腺瘤：CT、MRI 平扫及增强早期表现与肝癌相似，但后者多见于青年女性，常有口服避孕药史且无肝硬化背景；②局灶性结节性增生：CT、MRI 检查与肝癌表现相似，但局灶性结节性增生增强无"快出"表现且常有延迟强

化的中央瘢痕;若鉴别困难者,可行 MRI 肝细胞特异性对比剂增强检查,局灶性结节性增生在肝特异期表现为高信号而不同于肝癌。

### (四)肝海绵状血管瘤

肝海绵状血管瘤(cavernous hemangioma of liver,CHL)是最常见的肝脏良性肿瘤,约占80%。可发生于任何年龄,女性发病率为男性的 4.5～5 倍。

【病理与临床】

肿瘤被覆结缔组织被膜,与周围肝组织分界清楚,瘤体内由许多扩张的异常血窦组成,内衬单层血管内皮细胞,血窦间由纤维组织构成的不完全间隔,形成海绵状结构,其内充满血液。较大的肿瘤内可有坏死、液化,偶有血栓形成和钙化。

临床上可无任何症状,偶在体检中发现。巨大血管瘤可出现肝区持续性胀痛、腹部包块,或肿瘤压迫症状如上腹胀满、腹腔积液及下肢水肿等;肿瘤偶可发生破裂出血。实验室检查一般无异常。

【影像学表现】

**1. CT 表现**

(1)平扫:大多数表现为肝实质内圆形或类圆形、低密度病灶,边界清楚,密度均匀(图 5-65(a));较大肿块内可见不规则形更低密度区,为血栓形成或纤维组织机化所致。

(2)增强扫描:CT 多期增强扫描是诊断本病的关键,表现为:①动脉期:肿瘤边缘出现不连续斑片状、结节状明显强化(又称周边型强化),密度高于正常肝实质而接近于同层强化的腹主动脉;②门静脉期和平衡期:散在的强化灶互相融合,并逐渐向肿瘤中心扩展,且密度逐渐下降,但仍高于正常肝实质;③延迟期:数分钟后延时扫描,整个肿瘤均匀性强化,强化程度逐渐下降,但仍高于或等于正常肝实质密度;若此时肿瘤中心仍有无强化的低密度区,为纤维组织或血栓。总之,整个增强过程表现为对比剂"快进慢出"的特征(图 5-65(b)、(c)、(d))。

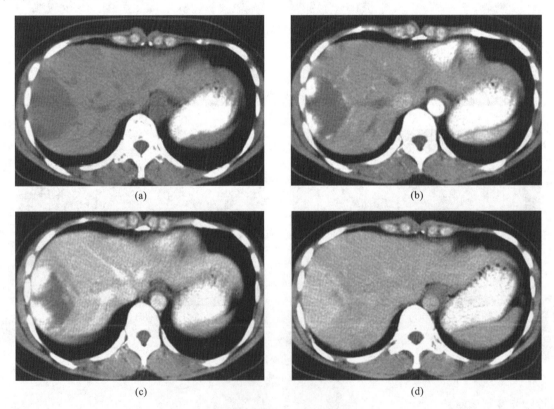

(a)　　　　　　　　　　　　　　　　(b)

(c)　　　　　　　　　　　　　　　　(d)

**图 5-65　肝海绵状血管瘤 CT**

(a)平扫肝右叶低密度肿块,边界较清晰,密度均匀;(b)增强动脉期肿块边缘结节状、斑片状显著强化;

(c)门静脉期强化范围向内部扩展,强化程度仍较明显;(d)延迟期整个病灶较均匀性强化,密度降低,仍为相对高密度

**2. MRI 表现**

（1）平扫：因为肝海绵状血管瘤的血窦内充满缓慢流动的血液，其 MRI 信号颇具特征性，即肿瘤在 $T_1WI$ 上表现为均匀低信号，而 $T_2WI$ 及其脂肪抑制序列上表现为均匀高信号，且随回波时间的延长，其高信号表现更为显著，呈所谓"灯泡征"；DWI 呈均匀高信号，此点有别于肝囊肿。

（2）增强扫描：注入对比剂后行 $T_1WI$ 多期扫描，肿瘤的动态强化表现及过程与 CT 相同，即肿瘤也从边缘开始强化逐渐向中央扩展，延迟期几乎充盈整个肿瘤，呈"快进慢出"型强化特点（图 5-66）。

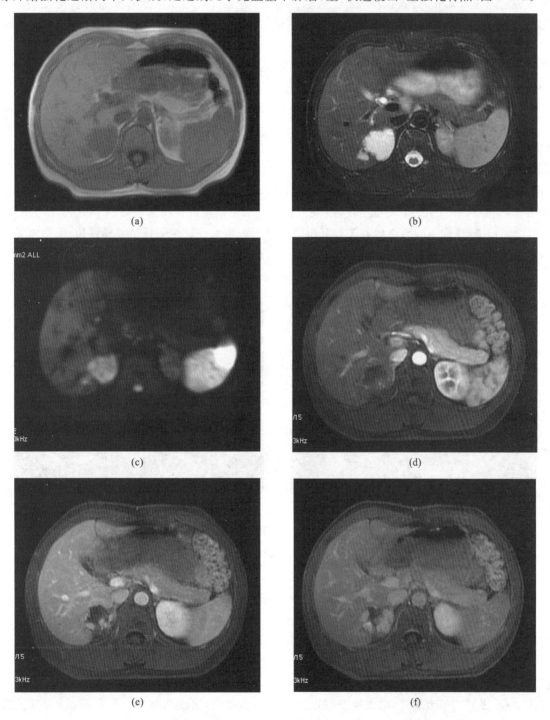

**图 5-66　肝海绵状血管瘤 MRI**

（a）肝右叶血管瘤，$T_1WI$ 呈低信号；（b）$T_2WI$ 呈高信号；（c）DWI 呈高信号；
（d）增强动脉期肿块周边强化；（e）和（f）门静脉期、延迟期强化逐渐向病灶中心扩展

**【诊断与鉴别诊断】**

CT 或 MRI 检查表现典型的肝海绵状血管瘤诊断不难。常需鉴别的疾病有：①肝细胞癌：CT 平扫两

者均表现为低密度肿块,但肝细胞癌多期增强扫描呈"快进快出"的强化特征,而不同于肝海绵状血管瘤。MRI 检查:肝细胞癌在 $T_2WI$ 上表现为稍高信号,与肝海绵状血管瘤明显不同;②肝转移瘤:血供丰富的肝转移瘤于动脉期也可表现为边缘明显强化,但为非结节性强化,且在门静脉期其强化程度多明显降低。

（五）肝转移瘤

肝转移瘤(hepatic metastases)是肝脏最常见的恶性肿瘤之一。肝脏是转移瘤的好发部位,人体各部位的恶性肿瘤通过肝动脉、门静脉和淋巴道转移到肝脏;少数可以是邻近器官肿瘤的直接侵犯。原发癌以消化道肿瘤、乳腺癌、肺癌、肾癌等较常见。

【病理与临床】

肝转移瘤的大小、形态和数目不定,以多发结节较常见,也可融合成巨块状,少数为弥漫性小结节。肿瘤易发生坏死、囊变和出血,可有钙化。

临床上除有原发性肿瘤症状外,可有右上腹疼痛、肝肿大、腹腔积液、黄疸和消瘦等表现;少数病例以肝转移瘤症状为主,而原发肿瘤症状不明显。

【影像学表现】

**1. CT 表现**

(1)平扫:表现为肝实质内多发、大小不等的结节状低密度影,边界模糊或清晰,少数可为单发。肿瘤坏死较常见,表现为肿瘤中央有更低密度区;发生钙化或出血则瘤内有高密度灶。

(2)增强扫描:表现与肿瘤血供有关。富血供转移瘤表现为一过性明显结节样强化;但更常见的是肿瘤边缘环形强化,而中央坏死区无强化,呈"牛眼征"表现(图 5-67);缺乏血供转移瘤则强化不明显或延迟强化。

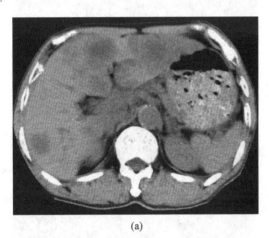
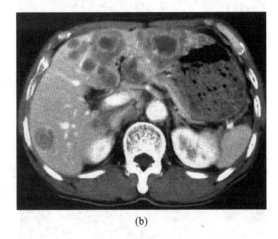

(a)          (b)

**图 5-67 肝转移瘤 CT**

(a) 平扫见肝内多发性大小不等的低密度肿块,边缘欠清;(b) 增强门静脉期肿块边缘环形强化,部分肿块呈典型的"牛眼征"表现

**2. MRI 表现**

(1)平扫:多数转移瘤 $T_1WI$ 呈稍低信号,$T_2WI$ 呈稍高信号;富血供转移瘤 $T_2WI$ 信号较高;黑色素瘤转移可呈 $T_1WI$ 高信号,$T_2WI$ 低信号。肿瘤内出血、钙化、囊变则信号不均,肿瘤中央坏死则 $T_2WI$ 呈明显高信号。

(2)增强扫描:增强表现与 CT 类似。

【诊断与鉴别诊断】

肝内散在、多发结节或肿块,增强检查表现为边缘环形强化,出现典型"牛眼征"等;结合其他部位原发恶性肿瘤病史,一般可诊断为肝转移瘤。需鉴别的疾病有:①肝癌,与单发富血供转移瘤表现相似,但后者坏死倾向及环形强化较肝癌明显,且肝癌通常有肝硬化背景和 AFP 升高等;②肝囊肿,与坏死明显的转移瘤相似,但囊肿壁菲薄且无强化为其特点;③肝脓肿,多发、中央坏死、边缘强化等也是肝脓肿常见的征象,有时与肝转移瘤难以鉴别;但肝脓肿 DWI 上脓腔信号强度明显高于转移瘤的坏死区,且患者临床上有发热、腹痛及白细胞升高等表现。

（六）肝硬化

肝硬化（hepatic sclerosis）是一种进行性的肝实质损伤、肝纤维化以及肝实质结节形成的肝脏弥漫性病变。其病因多种多样，最常见的为病毒性肝炎、自身免疫性肝炎和酗酒。

【病理与临床】

肝硬化早期，肝细胞弥漫性变性、坏死；中晚期大量纤维组织增生，并形成再生结节（regenerative nodule，RN），致使肝变形、变硬，肝叶萎缩，可继发门静脉高压。部分再生结节可演变成不典型增生结节（dysplastic nodule，DN），最后可导致肝细胞癌。

临床上早期多无症状，在失代偿期可出现显著的肝功能异常和门静脉高压症状，如乏力、纳差、腹胀、疲劳感、体重下降、腹腔积液、消化道出血及肝性脑病的症状，如意识障碍、感觉和运动等精神、神经障碍。

【影像学表现】

1. CT 表现　肝硬化 CT 表现多种多样，包括肝脏本身改变、门静脉高压及继发改变。

（1）直接征象：①肝脏大小改变：早期肝脏体积可稍增大；中晚期可出现肝叶增大和萎缩，大多表现为肝右叶和肝左内叶萎缩，肝尾叶和肝左外叶增大，导致肝脏各叶段大小比例失调，此为肝硬化 CT 特征性表现之一；②肝脏形态、轮廓改变：因肝脏结节再生及纤维化收缩，使肝脏表面不光滑，边缘凹凸不平或呈波浪状；③肝实质密度改变：肝脏密度不均匀，脂肪变性、纤维化可引起肝弥漫性或不均匀性密度减低，而较大且多发的再生结节可表现为散在的略高密度结节；增强 CT 检查显示肝脏不均匀强化；④肝裂改变：纤维组织增生和肝叶萎缩可导致肝裂和肝门增宽，胆囊也因此向外移位。（图 5-68）

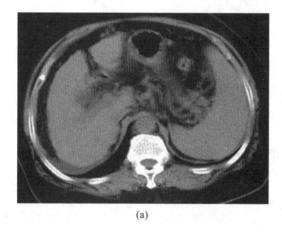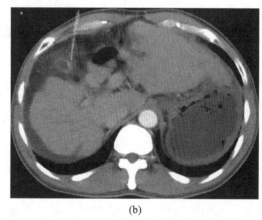

(a)　　　　　　　　　　　　　　　　(b)

**图 5-68　肝硬化 CT**

（a）平扫肝脏体积变小，肝裂增宽，脾脏增大，肝周积液；

（b）增强扫描肝脏各叶比例失调，肝左内叶萎缩，轮廓不规则，边缘凹凸不平，呈结节状突起

（2）间接征象：①脾肿大：CT 横断面见脾外缘超过 5 个肋单位或脾下缘低于肝下缘；②门静脉高压和侧支循环静脉曲张：增强扫描和 CTA 可清楚显示门静脉主干及左、右支增宽，脾门、胃底、食管下段及腰旁静脉曲张；③腹腔积液：常见的肝硬化征象之一。

2. MRI 表现

（1）直接征象：肝脏大小、形态改变与 CT 所见相同。由于同时存在脂肪变性、炎性反应及肝纤维化可致肝实质信号不均，增强 $T_1WI$ 表现为线状、网状高信号影（图 5-69）。肝硬化结节呈弥漫性分布，大小不等；RN 和 DN 在 $T_1WI$ 上均可表现为略高、等或低信号，但在 $T_2WI$ 上大多为低信号；增强检查，RN 及大部分 DN 为门静脉供血，因此各期强化与肝实质一致，DN 也可表现为动脉期轻度强化，但门静脉期和平衡期强化均与肝实质相同。

（2）间接征象：与 CT 表现相似；增强 MRA 可更好地显示门静脉高压所致的侧支循环静脉扩张、迂曲。

【诊断与鉴别诊断】

典型肝硬化出现肝脏形态改变、轮廓不规则、大小比例失调、密度不均匀以及门静脉高压及继发改变，CT、MRI 均易于诊断。肝硬化结节应与肝脏局限性病灶鉴别，且肝硬化易合并肝癌，因此要注意肝硬

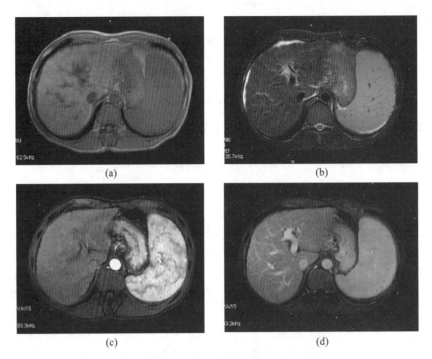

**图 5-69　肝硬化 MRI 表现**

（a）T₁WI 示肝内弥漫性中等信号结节,脾脏增大;（b）T₂WI 肝内硬化结节呈低信号,并见高信号的细小网格影,肝脾周围腹腔积液呈高信号;（c）、（d）增强动脉期、门静脉期硬化结节无明显强化,纤维间隔无强化

化的再生结节与早期小肝癌的鉴别;再生结节为门静脉供血,而肝癌为肝动脉供血,螺旋 CT 多期增强扫描时再生结节无明显强化或 MRI 检查 T₂WI 呈低信号等,可资鉴别。鉴别困难者可行 MRI 肝细胞特异性对比剂多期增强检查。

**（七）脂肪肝**

正常肝脏脂肪含量低于 5%,超过 5% 则为肝脏脂肪浸润,简称为脂肪肝(fatty liver)。脂肪肝可发生于任何年龄,与多种疾病密切相关,包括酒精性肝病、肥胖、糖尿病、营养不良、慢性疾病等。

【病理与临床】

病理上,为肝细胞内含过量的甘油三酯。根据脂肪的浸润程度和范围,脂肪肝可分为弥漫性和局灶性脂肪肝。肝脏脂肪变性时,大体病理可见肝肿大,呈淡黄色,质地略变软,触之有油腻感。镜下显示肝细胞内出现数量不等的脂肪空泡。

临床上常无明显症状,部分较严重者可出现乏力、食欲不振、恶心、右上腹隐痛,以及肝区压痛、肝肿大、肝功能异常等。实验室检查:转氨酶升高较为常见。

【影像学表现】

**1. CT 表现**　CT 平扫是诊断脂肪肝最便捷且准确的方法,并能够通过 CT 值的测量提供较准确的定量诊断。

（1）弥漫性脂肪肝:平扫表现为肝脏密度均匀一致性减低。通常将同层面脾脏密度作为衡量脂肪肝程度的参照标准,正常情况下肝实质密度高于脾脏,若肝实质密度等于或稍低于脾脏密度,则为轻度脂肪肝,此时肝内血管影与肝实质密度接近而不能区分;当肝脏脂肪含量更高时,肝实质密度进一步下降使肝内血管影成为相对略高密度而显示。增强 CT 检查肝实质强化程度略低,与增强的血管影密度对比更加显著。（图 5-70）

（2）局灶性脂肪肝:平扫表现为单发或散发性、片状或不规则形低密度影,边界不清;病灶内血管可显示不清或呈相对高密度,但位置及走行正常。增强扫描显示病灶仍为相对低密度,强化的血管影位于病灶内,走行正常,无受压、移位及扭曲。

（3）肝岛:肝岛是指位于弥漫性脂肪肝内的局部正常肝组织,表现为片状相对高密度影,常位于肝左内叶和胆囊旁。

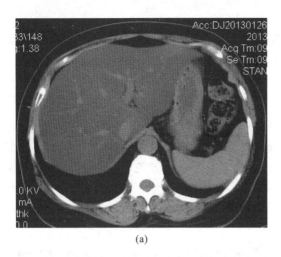
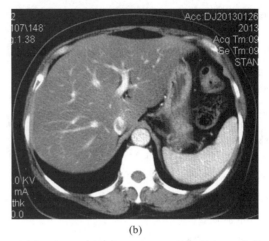

(a) (b)

**图 5-70 弥漫性脂肪肝 CT**

(a) 平扫肝实质密度一致性显著减低,肝内血管呈相对略高密度;(b) 增强门静脉期肝实质强化程度略低,肝内血管强化良好

**2. MRI 表现**

(1) 弥漫性脂肪肝:轻中度者 $T_1WI$ 和 $T_2WI$ 上常无异常表现,严重者在 $T_1WI$ 上可呈稍高信号,但在 $T_1WI$ 变化不明显;应用 GRE 序列 $T_1WI$ 同、反相位检查,较具特异性表现,均表现为与同相位相比,反相位上全肝实质信号明显降低。(图 5-71)

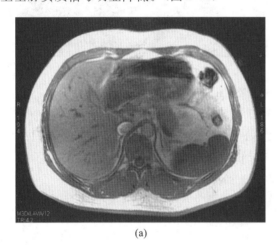
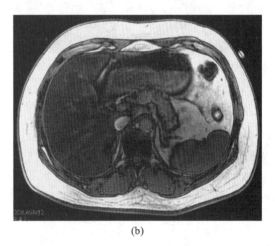

(a) (b)

**图 5-71 弥漫性脂肪肝 MRI**

(a) $T_1WI$ 同相位示肝实质信号稍增高;(b) $T_1WI$ 反相位示肝实质信号明显降低

(2) 局灶性脂肪肝:表现为在反相位上,某一叶或多叶、多段肝实质信号明显减低。

(3) 肝岛:肝岛信号强度在各序列上均同于正常肝实质。

【诊断与鉴别诊断】

弥漫性脂肪肝 CT 诊断不难。局灶性脂肪肝需与肝肿瘤鉴别,如肝海绵状血管瘤、肝癌、肝转移瘤等在 CT 平扫时均表现为低密度病灶,易与局灶性脂肪肝混淆;但局灶性脂肪肝无占位效应,增强扫描病灶内可见正常的血管通过,且无受压及侵犯表现,而不同于肝肿瘤,多可作出鉴别;疑难者可进一步行 MRI 检查。

## 五、胆道疾病

### (一)急性胆囊炎

急性胆囊炎(acute cholecystitis)是最常见的急腹症之一,大多由于胆囊颈部、胆囊管及胆总管结石引起胆道梗阻及细菌感染所致。多见于中年人,男女比例约 1:2。

【病理与临床】

病理上分为三型：①急性单纯性胆囊炎：表现为胆囊黏膜炎性充血和水肿；②急性化脓性胆囊炎：胆囊壁弥漫性白细胞浸润，胆囊壁增厚，胆囊内充满脓液，胆囊增大；③急性坏疽性胆囊炎：胆囊高度肿大，胆囊壁缺血坏死、穿孔，形成胆囊周围脓肿，甚至可见胆囊内或胆囊壁积气。

临床表现为突发性右上腹痛，为持续性胀痛并阵发性绞痛，可放射至右肩部；严重者伴畏寒、发热、恶心、呕吐及黄疸等症状。触诊局部压痛、反跳痛，墨菲（Murphy）征阳性。

【影像学表现】

**1. CT 表现**　主要表现为：①胆囊增大：胆囊直径大于 5 cm，但胆囊增大并无特异性；②胆囊壁增厚及水肿：胆囊炎的重要诊断依据，表现为胆囊壁弥漫性增厚超过 3 mm；增强扫描胆囊壁呈分层状强化，内层强化明显且持续时间较长，外层为无强化的胆囊壁组织水肿（图 5-72）；③胆囊周围低密度环：为胆囊周围肝组织水肿所致。

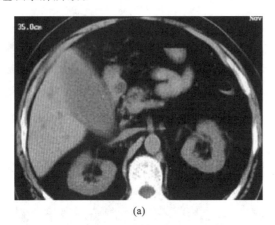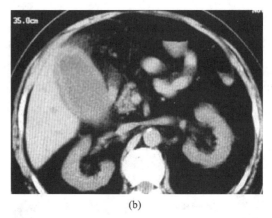

(a)　　　　　　　　　　　　　　　　(b)

**图 5-72　急性胆囊炎 CT**

（a）平扫胆囊明显增大，胆囊均匀性壁增厚，边缘模糊；（b）增强增厚的胆囊壁均匀强化，胆囊底部周围脂肪密度增高

**2. MRI 表现**　MRI 检查容易显示胆囊增大、胆囊壁增厚。增厚的胆囊壁因水肿而在 $T_1WI$ 呈低信号、$T_2WI$ 呈高信号；胆囊内的胆汁因含水量增高，$T_1WI$ 呈低信号、$T_2WI$ 呈高信号。

【诊断与鉴别诊断】

急性胆囊炎的 CT 表现较典型，如出现胆囊增大、胆囊壁增厚及水肿、周围渗出性改变等，一般可明确诊断。有时需与胆囊壁弥漫性增厚性病变，如不典型的胆囊癌、胆囊腺肌症等鉴别。

（二）慢性胆囊炎

慢性胆囊炎（chronic cholecystitis）多由急性胆囊炎反复发作所致。发病过程常与胆囊结石并存或互为因果关系。

【病理与临床】

由于反复细菌感染及化学性、机械性刺激，胆囊黏膜萎缩或破坏，粗糙不平；胆囊壁因纤维组织增生而增厚，可出现钙化；胆囊体积常缩小，或因胆囊管阻塞而引流不畅，导致胆囊积水增大；胆囊收缩功能和胆汁浓缩能力降低。

临床常见症状为右上腹部隐痛、饱胀不适、厌油、消化不良等。查体：右上腹局限性压痛、墨菲（Murphy）征阳性。

【影像学表现】

**1. CT 表现**　表现为胆囊缩小，因胆囊纤维化所致；也可因积水而胆囊增大。胆囊壁均匀或不均匀性增厚，并可有钙化（图 5-73）；常合并胆囊结石。

**2. MRI 表现**　与 CT 表现相似。

【诊断与鉴别诊断】

慢性胆囊炎增厚的胆囊壁需与胆囊癌鉴别，后者胆囊壁增厚更为显著，常超过 5 mm，边缘不规则，伴胆囊变形等。

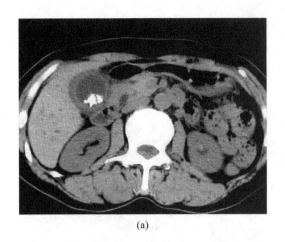 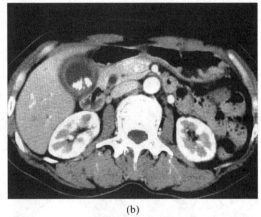

(a)　　　　　　　　　　　　　　(b)

**图 5-73　慢性胆囊炎 CT**

(a) 平扫示胆囊缩小,胆囊壁均匀性增厚,且腔内见多发高密度结石;(b) 增强示胆囊壁黏膜层明显强化

#### （三）胆系结石

胆系结石是胆道系统的常见疾病,可发生于胆囊内(称为胆囊结石)、肝内胆管或肝外胆管内(称为胆管结石),通常统称为胆石症(cholelithiasis)。以女性多见,男女比例约为 1:2。

【病理与临床】

根据化学成分不同,胆系结石可分为三类:①胆固醇类结石:主要成分为胆固醇,一般结石较大,常单发,圆形或类圆形;②胆色素类结石:主要成分为胆红素钙,结石常多发,呈泥沙样或颗粒状;③混合性结石:包含以上两种成分,结石大小及数目不等,常呈多面体形。

临床表现与结石的位置、大小、胆道有无梗阻及并发症有关。一般表现为右上腹不适及消化不良等症状;急性发作时,可有突发性右上腹阵发性剧烈绞痛,并向右肩部放射,伴呕吐、黄疸等症状;合并急性炎症时,可出现发热等症状。

【影像学表现】

**1. X 线表现**

(1) 胆囊结石:平片可显示的含钙量高的结石,称为阳性结石;而不能显示的含钙量低的结石,称为阴性结石。胆囊阳性结石表现为右上腹大小不等、边缘密度高而中央密度低的环形、菱形、多角形致密影;聚集成堆时,则呈石榴籽状;侧位片位于脊椎影前方。

(2) 胆管结石:PTC 或 ERCP 可显示胆管内结石所致的充盈缺损。

**2. CT 表现**　根据结石成分不同其 CT 密度各异。胆色素类结石和混合性结石,表现为较高密度或混合密度影;胆固醇类结石,表现为等密度或低密度影。

(1) 胆囊结石:结石密度可为高密度、等密度、低密度或混合密度;结石可单发或多发,形态可为圆形、椭圆形、多边形或呈泥沙样(图 5-74);常合并胆囊炎,表现为胆囊壁均匀性增厚。

(2) 胆管结石:多表现为胆管内高密度影。①肝内胆管结石,与肝管走行方向一致,呈点状、结节状、条状或不规则状高密度影,伴有相应胆管扩张;②肝外胆管结石,常嵌顿于胆总管内,形成胆道梗阻,导致上部胆总管扩张;结石层面可见所谓的"靶征"或"新月征",为结石周围或上方水样密度的胆汁环绕所致。(图 5-75)

**3. MRI 表现**　结石在 $T_1WI$ 和 $T_2WI$ 上均呈单个或多个圆形低信号影,在 $T_2WI$ 上与高信号的胆汁对比明显,并形成胆囊腔内胆汁的"充盈缺损区"。MRCP 对胆总管结石的显示更为直观,表现为扩张胆总管下端呈"杯口"状充盈缺损(图 5-76)。

【诊断与鉴别诊断】

高密度或混合密度的胆囊结石在 CT 上容易诊断;胆管结石多为较高密度影,常引起胆道梗阻,致近端胆管扩张,一般诊断不难。等密度或低密度的胆囊结石需与胆囊息肉鉴别;胆管结石引起胆道梗阻需与胆管肿瘤、胆管炎等病变鉴别。

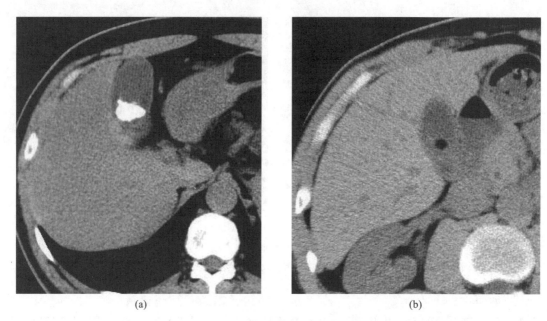

图 5-74　胆囊结石 CT

（a）胆囊内见一类椭圆形稍高密度结石；（b）胆固醇结石呈低密度灶

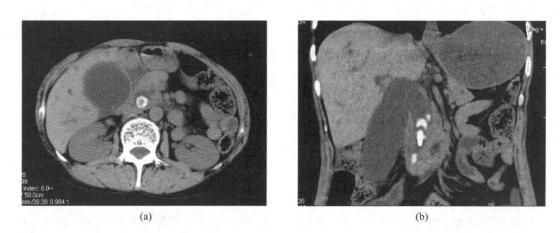

图 5-75　胆管结石 CT

（a）和（b）同一病例，示胆总管内多发不规则高密度结石，上段胆总管及肝内胆管扩张，胆总管管腔向下逐渐变窄，胆囊也扩大

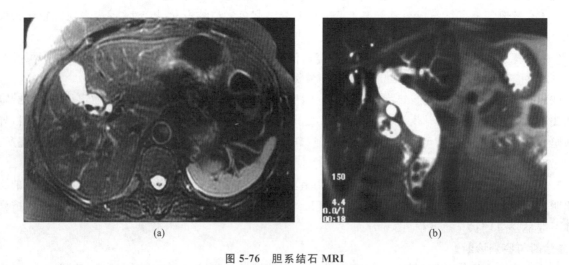

图 5-76　胆系结石 MRI

（a）平扫 $T_2WI$ 胆囊内多发结石呈类圆形低信号；（b）平扫 $T_2WI$ 冠状面示胆总管下端多发结石，胆总管明显扩张

（四）胆管癌

胆管癌（cholangiocarcinoma）指起源于胆管上皮的恶性肿瘤，可发生于肝内胆管，左、右肝管，肝总管及胆总管的任何部位。本节所介绍的胆管癌为左、右肝管及其以远的肝外胆管癌，不包括肝内胆管癌。

【病理与临床】

病理上，胆管癌约90％为腺癌，少数为鳞癌。按肿瘤生长方式和病理形态，可分为浸润型、结节型和乳头型。以浸润型最多见，肿瘤沿管壁环形生长，使胆管腔局部狭窄，甚至闭塞；乳头型和结节型以突入腔内的结节或肿块为主。按肿瘤发生部位，可分为肝内胆管癌、肝门区胆管癌和肝外胆管癌。

临床上起病隐匿，初期为右上腹隐痛或胀痛，继而出现进行性黄疸、脂肪泻、陶土样大便和上腹部包块。实验室检查：多有血清糖链抗原19-9（CA19-9）明显升高。

【影像学表现】

**1. X线表现**　PTC和ERCP均可直接显示胆管癌的位置和范围，目前仅在胆管癌介入治疗时应用。

**2. CT表现**

（1）平扫：显示肝内、外肝管不同程度扩张，常扩张显著。梗阻端的表现与肿瘤生长方式相关：①浸润型：主要表现为肝外胆管壁不规则环形增厚和管腔向心性狭窄，管腔及周围可无明确结节或肿块；若发生在肝门区，则仅显示左、右肝管未汇合；②结节型和乳头型：于梗阻处可见胆管腔内不规则结节影，少数胆管癌可向壁外延伸；发生在肝门者易侵犯肝实质，可形成结节或肿块（图5-77）。

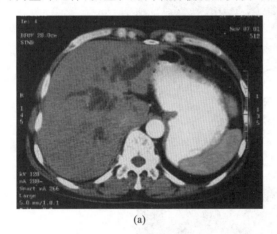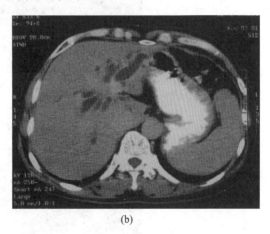

（a）　　　　　　　　　　　　　　　　　　　（b）

**图5-77　肝门区胆管癌CT**

（a）增强动脉期，肝内胆管扩张，扩张的左、右肝管不汇合，肝门区见软组织肿块轻度强化；（b）延迟期肿块强化更明显

（2）增强扫描：大多数肝门区胆管癌和胆总管癌，于动脉期即可发生较明显的环形或结节状强化（图5-78）。无论是平扫或增强检查，还是薄层重组和CPR均有利于显示局部胆管壁增厚和腔内外结节状软组织肿块。

**3. MRI表现**　表现与CT相似。扩张胆管$T_1WI$上表现为低信号，$T_2WI$呈明显高信号；肿瘤在$T_1WI$上呈低信号、$T_2WI$上呈不均匀较高信号的软组织结节。MRCP可清晰显示胆管扩张，同时可显示胆管内、外结节及胆管狭窄或阻塞情况（图5-79）。

【诊断与鉴别诊断】

胆管癌的CT和MRI检查均易于显示胆管扩张，若在扩张胆管远端发现胆管突然狭窄和中断、管壁不规则增厚或腔内和（或）外软组织结节，增强有强化；结合临床表现和实验室检查，常可明确诊断。主要鉴别的疾病为：①胆总管结石：于扩张胆总管末端可见高密度结石影；②胆管炎：通常表现为扩张的胆管逐渐变窄，呈"鼠尾状"，且末端无高密度结石影和软组织肿块。

（五）胆囊癌

胆囊癌（carcinoma of gallbladder）为胆道系统最常见的恶性肿瘤，多发生于50岁以上女性；一般认为与胆囊结石和慢性胆囊炎的长期刺激有关。

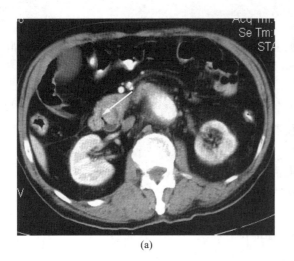
(a)

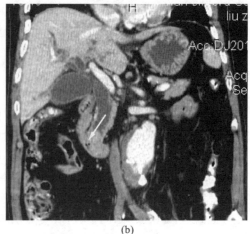
(b)

**图 5-78　胆总管癌 CT**

（a）增强门静脉期，胆总管远端见中等强化的软组织结节；（b）增强门静脉期冠状面，显示胆总管远端软组织结节，近端胆管显著扩张，肝内胆管扩张

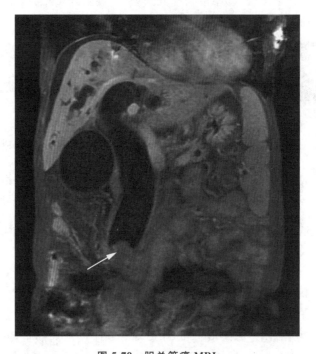

**图 5-79　胆总管癌 MRI**

肝内、外胆管及胆囊明显扩张，胆总管下端见一不规则状肿块影（↑）

【病理与临床】

胆囊癌常发生在胆囊底部或颈部，约 85% 为腺癌，鳞癌少见。肿瘤多数呈浸润性生长，胆囊壁呈环形增厚；少数呈乳头状生长并突入胆囊腔内。肿瘤增大后，可占据整个胆囊，形成软组织肿块，并侵犯周围肝组织。约 70% 的胆囊癌合并胆囊结石。

临床上，早期以胆囊结石或慢性胆囊炎的症状为主，进展期常出现右上腹持续性疼痛、黄疸、消瘦和上腹部包块等症状和体征。

【影像学表现】

**1. CT 表现**

（1）平扫：胆囊癌在 CT 上表现为三种类型：①结节型：表现为自胆囊壁向腔内突出的乳头状或菜花状肿块，单发或多发，其基底部附着的胆囊壁增厚；②厚壁型：胆囊壁局限性或弥漫性不规则增厚。③肿块型：胆囊腔大部或全部消失，被实性软组织肿块代替，邻近肝实质密度减低且与之分界不清（图 5-80）。

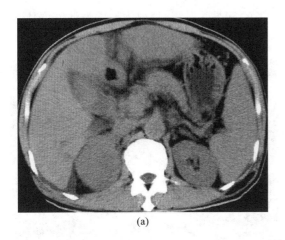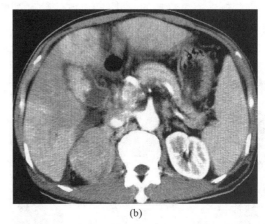

(a)　　　　　　　　　　　　　　　(b)

**图 5-80　肿块型胆囊癌 CT**

（a）平扫示胆囊内一不规则软组织密度肿块；（b）增强示肿块呈均匀性明显强化

（2）增强扫描：各类型肿瘤均呈较明显强化。

**2. MRI 表现**　胆囊癌 MRI 表现与 CT 所见相似，$T_1WI$ 和 $T_2WI$ 上均显示胆囊壁增厚和（或）胆囊内实性肿块，DWI 上肿块呈高信号。若 $T_2WI$ 上胆囊周围的肝实质有不规则高信号带，提示肿瘤已侵犯肝脏；也可同时显示淋巴结转移和胆系扩张征象。

【诊断与鉴别诊断】

CT 和 MRI 显示胆囊壁不规则增厚、胆囊腔内大小不等的肿块，诊断胆囊癌不难。侵及周围肝实质的肿块型胆囊癌，易与肝癌混淆，但后者易侵犯门静脉和发生癌栓，且血中 AFP 多升高，而不同于胆囊癌；厚壁型胆囊癌还需与胆囊炎鉴别，胆囊壁增厚明显且不规则、门腔静脉间淋巴结增大及 DWI 上呈显著高信号，均提示胆囊癌。

## 六、胰腺疾病

### （一）急性胰腺炎

急性胰腺炎（acute pancreatitis）是胰液外溢所致的胰腺及周围组织的化学性炎症；病因多为胆系疾病、酗酒、暴饮暴食等，是常见的急腹症。

【病理与临床】

急性胰腺炎可分为两型：①急性水肿型胰腺炎：占 80%～90%，表现为病变胰腺肿大变硬，间质充血水肿并炎性细胞浸润；②急性坏死型胰腺炎：较少见，以广泛的胰腺坏死、出血为特征。胰液、炎性渗出、出血、坏死组织等聚积在胰腺内、外，并可经多条途径向腹膜后其他间隙或腹腔内扩展。

临床上起病急骤，主要症状为上腹部疼痛、腹胀、恶心、呕吐和发热等，常为持续性剧痛，可放射到左侧腰部及肩背部；严重者可出现低血压、休克、腹膜炎体征，以及多器官功能衰竭和各种并发症。实验室检查：白细胞计数升高，血、尿淀粉酶及胰蛋白酶升高。

【影像学表现】

**1. CT 表现**

（1）急性水肿型胰腺炎：①平扫检查，可见胰腺局限性或弥漫性肿大，前缘多模糊不清，胰周脂肪常因炎性渗出而密度增高；左肾前筋膜增厚（图 5-81（a））。②增强检查，胰腺均匀轻度强化，使胰周渗出显示更加清楚（图 5-81（b））。

（2）急性坏死型胰腺炎：①平扫检查，除具有急性水肿型胰腺炎表现且更加显著外，常见胰腺密度不均，坏死灶呈略低密度而出血则呈高密度；②增强检查，胰腺强化不均，坏死灶无强化，据此可了解胰腺的坏死范围。

（3）急性胰腺炎继发性改变：胰腺周围炎性渗出可扩展至小网膜、脾周、胃周、肾前旁间隙、升结肠和降结肠周围间隙、肠系膜以及盆腔，CT 检查均可显示相应部位的脂肪组织密度增高或呈水样密度；胰腺假性囊肿表现为边界清楚的囊状低密度区;脓肿是胰腺炎的重要并发症,表现为局限性低密度灶,出现气体为其特征。

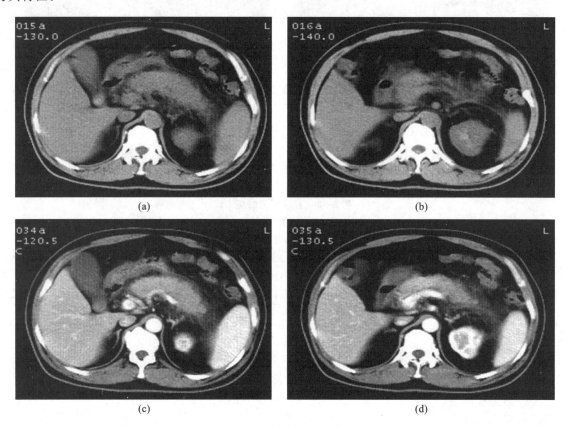

**图 5-81  急性水肿性胰腺炎 CT**

(a)、(b) 平扫胰腺弥漫性肿大,密度降低,轮廓模糊,左肾前筋膜增厚;(c)、(d) 增强示胰腺周围渗出液不强化

**2. MRI 表现**　急性胰腺炎较少应用 MRI 检查。①平扫检查,可见胰腺肿大,边缘模糊不清;肿大的胰腺在 $T_1WI$ 上信号降低,$T_2WI$ 上信号增高,$T_1WI$ 抑脂像上信号多不均匀;出血灶在 $T_1WI$ 和 $T_2WI$ 上均呈高信号;胰周渗出在 $T_1WI$ 上呈低信号,在 $T_2WI$ 上呈高信号;②增强检查,表现同 CT 增强。假性囊肿呈长 $T_1$、长 $T_2$ 的类圆形、边界清楚、壁厚的囊性病变,囊内信号可不均匀;脓肿表现与假性囊肿类似,不易区分。

**【诊断与鉴别诊断】**

临床上,根据急性胰腺炎病史、体征及实验室检查结果,诊断并不困难。影像学检查的目的主要是明确其类型、炎性渗出的范围及有无并发症,对了解病情的严重程度、决定治疗方案及预后评估均有重要意义。

**(二)慢性胰腺炎**

慢性胰腺炎(chronic pancreatitis)是指由各种病因引起的胰腺局限性或弥漫性的慢性进行性炎症,并导致胰腺实质和胰管的不可逆性损害。

**【病理与临床】**

慢性胰腺炎的病理改变特点是胰腺纤维化,质地变硬,体积缩小;晚期腺体完全萎缩,被纤维和脂肪组织取代。常伴有胰管不同程度的扩张、胰管结石和胰腺实质内钙化,部分病例可有大小不等的假性囊肿形成。

临床上轻者可无明显症状,主要表现为反复中上腹部疼痛,伴恶心、呕吐;饮酒和饱餐时可诱发疼痛或使疼痛加重。严重者可有消化不良、脂肪泻、体重减轻和糖尿病等表现。

**【影像学表现】**

**1. CT 表现**

(1) 平扫:主要表现为:①胰腺形态、大小改变:胰腺体积多数呈弥漫性萎缩变小,也可正常或增大,其大小取决于纤维化、炎性反应的程度和范围;②胰管扩张:胰管内径多超过 5 mm,且粗细不均,呈串珠状或管状扩张;③胰管结石和胰腺实质钙化:表现为沿胰管分布和胰实质内散在的斑点状、条状或结节状高密度影,此为慢性胰腺炎较可靠的 CT 征象;④假性囊肿形成:可见胰腺周围边界清楚的囊液密度影。(图5-82)

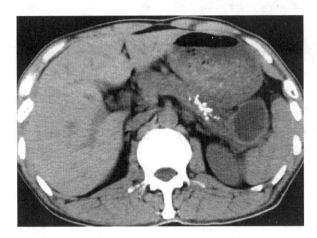

**图 5-82 慢性胰腺炎 CT**
平扫示胰腺萎缩,胰体部见点状钙化灶,胰尾部见一假性囊肿

**2. MRI 表现**

(1)平扫:胰腺大小、形态、胰管和胰周改变均同 CT 检查所见;由于胰腺纤维化,故在 $T_1WI$ 抑脂像和 $T_2WI$ 上均表现为信号减低,可为弥漫性或局限性;扩张的胰管和假性囊肿均表现为 $T_1WI$ 低信号、$T_2WI$ 高信号。

(2)增强扫描:同 CT 增强检查所见。钙化是慢性胰腺炎的重要征象,但在 MRI 上却难以识别。

【诊断与鉴别要点】

慢性胰腺炎典型影像学表现为胰腺弥漫性萎缩,伴有胰管扩张或胰腺内钙化灶,易于诊断。但慢性胰腺炎有时表现为胰头局限增大者,与胰腺癌鉴别困难,其鉴别要点:①胰头慢性炎性肿大以纤维化改变为主,在 $T_2WI$ 上呈较低信号;②动态增强扫描时,慢性炎症在各期基本与正常胰腺的强化规律一致,而胰头癌则在动脉期为低密度或低信号。

(三)胰腺癌

胰腺癌(pancreatic carcinoma)是胰腺最常见的恶性肿瘤,近年来发病率有升高且年轻化趋势,与饮食习惯、糖尿病、慢性胰腺炎以及遗传等因素有着密切的关系;多发生于 40 岁以上中老年人,男女比例约为2:1。

【病理与临床】

根据组织来源,胰腺癌分为胰导管细胞癌和腺泡细胞癌,其中 90% 为胰导管细胞癌。肿瘤富有黏蛋白和致密胶原纤维性基质。胰腺癌好发于胰头部,约占 70%,体部次之,尾部最少。胰腺癌常直接侵犯胆总管、十二指肠降部以及邻近血管,也可发生淋巴转移或血行转移至其他器官。

临床上,早期无特异症状和体征;随肿瘤进展,胰头癌产生进行性无痛性梗阻性黄疸;胰体癌和胰尾癌晚期常出现持续性剧烈左腰背部疼痛。实验室检查:CA19-9 升高。胰腺癌预后差,5 年存活率不足 5%。

【影像学表现】

**1. CT 表现** CT 能直接显示肿瘤的大小、范围和密度改变,对肿瘤与周围结构关系、淋巴结转移和肝脏等远处转移等情况能作出准确的评估。

(1)胰腺局部增大或出现肿块:胰腺癌的主要 CT 表现和直接征象。平扫肿块多为等密度或稍低密度,边界不清;若发生坏死液化则可见更低密度灶。因胰腺癌多为缺乏血供肿瘤,增强扫描肿瘤强化不明显,而周围正常胰腺强化明显,使肿瘤显示更清楚(图5-83)。

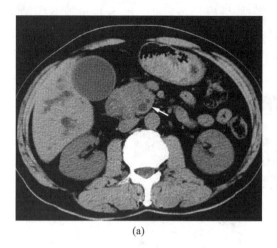
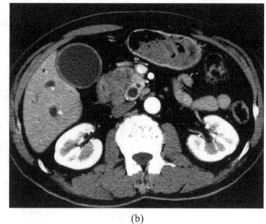

（a）　　　　　　　　　　　　　　　　（b）

**图 5-83　胰头癌 CT**

（a）平扫胰头增大膨隆，胆总管扩张（↑）；（b）增强动脉期肿瘤呈较低密度，边界较清楚

（2）胆总管和胰管扩张：胰头癌常早期侵犯胆总管胰内段，引起胆道梗阻及近端的胆管不同程度扩张；肿瘤也可侵犯主胰管使之阻塞而产生扩张。若胆总管、主胰管同时扩张，即谓"双管征"。（图 5-84）

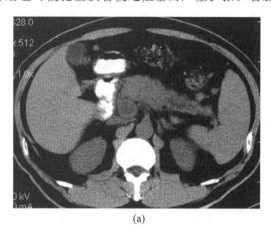
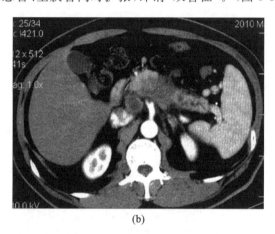

（a）　　　　　　　　　　　　　　　　（b）

**图 5-84　胰体癌 CT**

（a）平扫胰体部肿大，胰尾部胰管扩张；（b）增强示胰体部肿块强化程度低于正常胰腺组织

（3）肿瘤侵犯周围血管及脏器：肿瘤常侵犯周围血管如肠系膜上动脉、肠系膜上静脉、脾静脉、门静脉及腹腔动脉等，表现为胰腺与血管间的脂肪间隙消失或血管被肿块包绕，血管形态不规则、变细等。

（4）肿瘤转移：胰腺癌淋巴转移最常见于腹腔动脉干和肠系膜上动脉周围的淋巴结，其次是下腔静脉旁、腹主动脉旁、肝门区及脾门区淋巴结。胰腺癌血行转移至肝脏最常见。

**2. MRI 表现**

（1）平扫：①胰内肿块：$T_1WI$ 上信号强度稍低于正常胰腺，抑脂 $T_1WI$ 上病灶低信号更为显著；$T_2WI$ 肿块信号强度稍高，坏死灶则更高；②胰胆管扩张：扩张的胰胆管内富含游离水，在 $T_2WI$ 和 MRCP 均可清晰显示；③肿瘤外侵和转移：MRI 检查同样能发现胰周和血管侵犯、淋巴结转移和肝转移征象；DWI 上胰腺原发灶、淋巴结转移和肝转移灶均呈高信号，有利于病变的检出。

（2）增强扫描：多期增强 $T_1WI$ 并抑脂检查，表现同增强 CT 检查所见。

**【诊断与鉴别诊断】**

胰腺癌的 CT 和 MRI 检查均有异常表现，结合临床和实验室检查，多能确诊；此外，还可对其术前可切除性作出评估。主要的鉴别疾病包括：慢性胰腺炎、胰腺其他类型肿瘤等。

**（四）胰腺囊性肿瘤**

胰腺囊性肿瘤占胰腺肿瘤的 $10\%\sim15\%$，主要为胰腺浆液性囊腺瘤和胰腺黏液性囊腺瘤。

【病理与临床】

（1）胰腺浆液性囊腺瘤为较少见的胰腺良性肿瘤，常发生于胰尾部，以老年女性多见。肿瘤直径多约为 2 cm，切面呈蜂窝状，由无数小囊构成，内含透明液体。临床上一般无症状，无恶变倾向。

（2）胰腺黏液性囊腺瘤常较大，最大者直径可达 30 cm，为单囊或几个大囊组成，囊内充满黏液，囊腔内有分隔，有恶变可能，为一种潜在的恶性肿瘤。目前，把胰腺黏液性囊腺瘤与胰腺黏液性囊腺癌统称为胰腺黏液性囊性肿瘤。小的肿瘤（直径 1～3 cm）多为良性，直径超过 8 cm 者则多为恶性。

临床上，当肿瘤较小时多无症状，较大时可致上腹痛，引起压迫症状，甚至可触及包块。

【影像学表现】

**1. CT 表现**

（1）平扫：肿瘤多呈边缘光滑的圆形或卵圆形水样低密度灶。胰腺浆液性囊腺瘤内有多个分隔，呈蜂窝状，中央的纤维组织和分隔有时可见"星芒状钙化"；胰腺黏液性囊性肿瘤的囊壁厚薄不均，囊内有少量分隔，有时可见乳头状结节突入腔内，恶性者囊壁和分隔常较厚。

（2）增强扫描：胰腺浆液性囊腺瘤因囊壁和分隔强化，蜂窝状表现更加清楚；胰腺黏液性囊性肿瘤的厚壁、间隔和附壁结节呈较明显强化（图 5-85）。

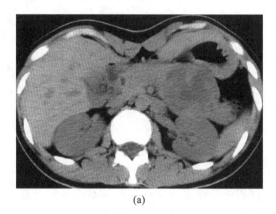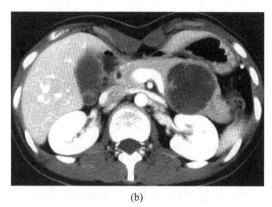

(a)　　　　　　　　　　(b)

**图 5-85　胰腺黏液性囊腺瘤 CT**
胰尾部见一圆形囊性低密度病灶，增强囊内见少量壁结节及分隔

**2. MRI 表现**

（1）平扫：MRI 对胰腺囊性肿瘤结构特征的显示优于 CT。肿瘤囊内液体在 $T_1WI$ 上呈低信号，在 $T_2WI$ 上呈高信号，囊壁及囊内分隔呈低信号，故能更清楚地显示胰腺浆液性囊腺瘤的蜂窝状表现特征及胰腺黏液性囊性肿瘤的厚壁和不规则结节。

（2）增强扫描：表现同 CT 增强检查。

【诊断与鉴别诊断】

胰腺囊性肿瘤主要应与胰腺假性囊肿和真性囊肿相鉴别：①胰腺假性囊肿多继发于胰腺炎，有相应病史，且病变边缘多光整，无壁结节；②胰腺真性囊肿的囊壁菲薄，无强化。

（廖伟雄）

# 第三节　急　腹　症

急腹症（acute abdomen）是以急性腹痛为表现的腹部急性疾病的总称，为临床日常工作中的常见病，涉及消化、泌尿、生殖及血管系统，包括腹内炎症、急性肠梗阻、腹内脏器破裂、腹壁病变、妇科及小儿急腹症等。本节关于急腹症的叙述，只涉及胃肠道穿孔、肠梗阻和腹部外伤。

## 一、影像学检查技术

### (一) X 线检查

**1. 透视及平片检查**

(1) 腹部透视：较少应用，但可观察膈肌运动和胃肠蠕动，对于胃肠道穿孔和肠梗阻诊断有一定价值。

(2) 腹部平片：能清楚显示腹腔内游离积气和腹腔及肠管内的气-液平面，对胃肠道穿孔和肠梗阻的诊断有较高价值。摄影体位首选站立前后位，必要时采用仰卧前后位、侧卧水平正位等。①站立前后位可显示膈下游离气体、肠腔内液平面等。若不能站立者，常以侧卧水平正位代替站立前后位。②仰卧前后位可显示腹内扩张肠管的排列位置、腹脂线、胆系结石、泌尿系统结石及下胸部病变等。

**2. 造影检查**

(1) 钡剂或空气灌肠检查：主要用于回、盲部肠套叠、乙状结肠扭转、结肠癌所致梗阻及先天性肠旋转不良等；对肠套叠和乙状结肠扭转患者，还可通过灌肠进行整复。

(2) 上消化道造影检查：钡餐检查主要用于先天性幽门肥厚、十二指肠梗阻等检查；口服含碘对比剂可用于胃肠道穿孔及肠梗阻等检查。

(3) 血管造影检查：对急性消化道大出血需行选择性或超选择性 DSA 检查，明确出血部位后，可滴注加压素或栓塞止血。

### (二) CT 检查

目前，CT 已逐渐成为急腹症的主要影像学检查技术。CT 检查有利于发现腹腔内包裹性及游离性气体和液体，有利于判断肠梗阻的部位和原因；对于腹部脏器的急性炎症、腹部外伤及肠坏死等均能提供丰富而细微的征象。

**1. 平扫检查** 急腹症 CT 检查的常规方法，可发现大多数急腹症所致的异常征象。检查时注意：①扫描范围，一般上至横膈，下达盆腔，以便全面显示全腹的异常表现；②窗技术应用，应使用恰当的窗技术，把腹内气体与脂肪区分开。③多平面重组（MPR），有利于全面观察腹部各解剖结构及其异常表现。

**2. 增强检查** 主要用于检查腹内脏器损伤、炎症及腹腔脓肿，也用于了解肠梗阻时的血供障碍。腹内脏器病变常需行多期增强检查，以观察不同时相病变的密度变化，例如肠梗阻时判断有无血供障碍；对于腹部血管性病变，可做 CTA 检查以明确病因。

## 二、正常影像学表现

### (一) 正常 X 线表现

正常情况下，由于腹壁与腹内器官缺乏天然对比，因此腹部平片所显示的结构较少，且细节有限。若要确切了解脏器的病变，必须做超声、CT 或 MRI 检查。

**1. 腹壁与盆壁**

(1) 脂肪组织：腹膜外（主要指腹膜后）间隙及器官周围的脂肪组织，于平片上显示为灰黑影。腹部前后位片上，在两侧胁腹壁内可见腹膜外窄带样脂肪影，上起第 10 肋骨下端，向下延伸至髂凹并逐渐消失，称为胁腹线；肾周脂肪影常可显示，从而勾画出肾脏轮廓。

(2) 肌肉组织：腰大肌、腰方肌位于腹后壁，闭孔内肌、提肛肌等位于盆腔腹膜外，由于周围脂肪的衬托，腹部前后位平片常可将其边缘显示出来。

**2. 实质脏器** 肝脏、脾脏、肾脏等脏器呈中等密度，借助其周围脂肪组织和相邻充气胃肠道的对比下，于腹部平片上，常可显示这些器官的轮廓、大小、形状及位置。

(1) 肝脏：部分患者可显示肝内下缘，微向外上突或较平直；肝内下缘与外缘相交形成肝角，一般呈锐角。

(2) 脾脏：脾脏上极与左膈影融合而不显示，下极较圆钝。

(3) 肾脏：两肾沿腰大肌上部两侧排列。

**3. 空腔脏器** 胃肠道、胆囊、膀胱等脏器为中等密度，依腔内的内容物不同而有不同的表现。

（1）胃肠道：由于胃、十二指肠球部及结肠腔内可含气体，于腹部平片可显示部分肠腔（图 5-86）；小肠除婴幼儿可有积气外，一般充满食糜及消化液，与肠壁同属中等密度，缺乏对比而不能显示。

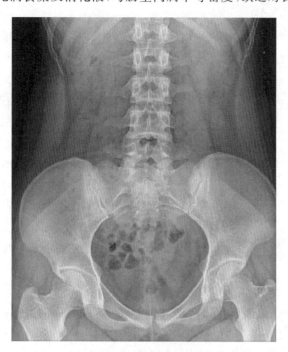

**图 5-86　正常腹部 X 线平片**

（2）膀胱和胆囊：其周围有少量脂肪，偶尔也可显示部分边缘。

**（二）正常 CT 表现**

**1. 平扫**　能够直接显示肝脏、脾脏、肾脏、胰腺及腹膜腔和腹膜后间隙内各解剖结构的密度和形态，其正常表现见有关章节；对胃肠道可以观察其位置、内腔和腔壁的径线、形态及密度；正常腹腔内无积气、积液表现。

**2. 增强扫描**　显示正常胃肠道的腔壁和系膜血管强化。

### 三、异常影像学表现

**（一）异常 X 线表现**

**1. 腹腔积气**　腹腔积气又称气腹，常见于胃肠道穿孔。正常腹腔内无气体存留，胃肠道穿孔后胃肠道内的气体进入腹膜腔而形成气腹。

（1）游离气腹：积气可随体位改变而游动。立位平片显示气体游离到膈下，在膈与肝脏或胃底之间，表现为新月形或镰刀状低密度气体影；侧卧水平正位片显示气体浮游到上方侧腹壁与腹内脏器之间；仰卧水平正位片显示气体浮游到腹腔前方。

（2）局限性气腹：若腹腔内气体局限于某处，且不随体位改变而移动，则称之为局限性气腹；常为胃肠道穿孔至小网膜囊内或腹膜后及腹腔感染等所致。

**2. 腹腔积液**　各种不同的病因，如感染、肿瘤、外伤、肝硬化、低蛋白血症等均可导致腹腔积液，简称腹水；腹腔积液在腹腔内坠积于低处。X 线平片检查时，腹腔积液可致腹部密度增高，投照位置不同和腹腔积液量不同，可致腹部相应部位发生不同程度的密度增高。

**3. 胃肠道积气、积液及管腔扩大**　胃肠道积气、积液及管腔扩大常见于梗阻性病变，也可见于炎症性病变和外伤性改变等。

（1）梗阻位置：小肠和结肠充气扩大，在气体衬托下，可通过观察肠黏膜皱襞的形态而将它们区分，有利于判断梗阻位置（图 5-87）。①空肠胀气扩张时，呈连续管状，位于上腹部或上中腹部偏左，一般管径 3 cm 以上；仰卧位腹部平片显示胀气的空肠呈平行状排列，立位时呈拱门状；肠黏膜皱襞在肠腔扩张时呈

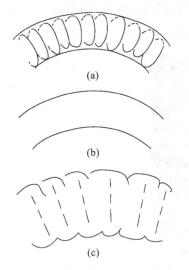

**图 5-87 不同肠管胀气形态特征示意图**

空肠皱襞呈"鱼肋骨样"改变;回肠呈光滑管状;
结肠皱襞呈不连贯状

"鱼肋骨样"改变。②回肠胀气扩张时,肠管黏膜皱襞排列稀疏或皱襞消失,呈光滑管状,一般位于中下腹或中下腹偏右。③大肠胀气扩张时,管径明显大于小肠,左半结肠管径在 5 cm 以上,右半结肠管径多在 7 cm 以上,若极度扩张可达 10 cm 以上;扩张结肠的边缘仰卧位呈花边状,立位呈波浪状,半月皱襞处的肠壁边缘内陷,肠腔内皱襞不横贯全径,胀大的结肠位于腹部周围。

(2)梗阻类型:①空、回肠换位:正常情况下,空肠居左上腹、回肠居右下腹及盆腔;小肠及其系膜扭转,如扭转度为 180° 或其奇倍数(如 180°、540°)时,则可出现易位情况,即空肠位于右下腹,回肠位于左上腹。②肠曲排列形式及活动度的变化:小肠系膜扭转时,胀气的肠曲常因系膜紧缩、牵引,而出现向周围伸展及活动度受限,呈向心性集中和对称性排列;粘连性肠梗阻常有肠曲活动度减少,甚至固定。③肠壁增厚:常发生于肠壁循环障碍时,如绞窄性肠梗阻、肠系膜血管血栓形成,也常见于炎性肠病及肠壁外伤等。

(3)肠曲积气、积液:立位腹部平片可显示肠曲内气-液平面,该征象为肠梗阻的 X 线特征。气-液平面的形态、宽窄、数量,肠梗阻的性质,发病时间的长短,肠内液、气量的多少,以及肠壁张力等因素有关。

**4. 腹腔内肿块影** 肿块在相邻充气肠曲的对比下可显示为均匀的软组织肿块影,有较清晰的边界。假性肿块又称"假肿瘤"征,为两端闭锁的绞窄性肠段,即闭袢内充满大量液体的表现,其密度较高,使仰卧前后位片上呈肿块影像。

**5. 腹腔内高密度影** 主要为阳性结石、钙化和异物等。急腹症患者阳性结石包括泌尿系统结石、胆系结石、阑尾粪石等。

**6. 胁腹线异常** 在局限性腹膜炎或腹部外伤时,患侧胁腹线常显示为密度增高、变宽、边缘模糊或消失,为脂肪肿胀的表现。当全腹膜炎或大量腹腔积液时,两侧胁腹线均不清或消失。

(二)异常 CT 表现

由于 CT 的软组织密度分辨率明显高于 X 线,使腹内脏器、肌肉、脂肪等组织能够清晰显示,对急腹症引起的异常密度变化,如脏器的水肿、脓肿、腹腔积液、异常气体及液体的潴留、异常钙化及异物等均可明确显示。增强检查还可为急腹症的诊断提供更多信息。

**1. CT 平扫**

(1)异常气体及液体:积气、积液位置较深时(如急性胰腺炎的炎性渗出液),X 线检查常难以辨认,而 CT 检查可确切检出。

(2)异常钙化灶:CT 对病灶钙化的检出比 X 线平片敏感,如对腹内部分肿瘤的钙化及结石的检出。

(3)腹内脏器外伤:如肝脏、脾脏和肾脏破裂出血以及其他脏器损伤,CT 检查可直接显示有无破裂出血及其范围,并可大致判断出血的时间及出血量。

(4)腹内肿块:CT 检查可准确判断肿块的有无、位置及其与周围脏器的关系,对肿块的鉴别常具有重要价值。

**2. CT 增强扫描** 急腹症通常不首选 CT 增强扫描,但需进一步明确实质脏器损伤细节、评估腹内肿块性质或疑为肠系膜血管病变时则应选用。

(1)实质脏器异常:①可以更清楚显示脏器损伤的位置、类型及出血范围;②能够鉴别实质脏器肿瘤破入腹腔导致的出血;③根据腹内肿块的强化表现,可推断其性质,如脏器内脓肿、胃肠道肿瘤等。

(2)肠管及肠系膜异常:①肠壁异常强化,多见于炎性肠病和肿瘤性病变;②门静脉和肠壁内积气,增强检查显示更为明显,主要见于肠坏死;③强化的肠系膜血管拉长、增粗、扭转(旋涡征)、集中、狭窄甚至闭塞,其中"旋涡征"是肠扭转较特异性的表现,血管狭窄和闭塞见于肠系膜血管病变。

（3）腹部大血管异常：强化的腹主动脉管径异常扩大，见于腹主动脉瘤，并可发现其内低密度血栓；有时还可见对比剂溢入大血管周围的腹膜后间隙内，指示动脉瘤破裂。腹主动脉扩张并分为真、假两腔，为腹主动脉夹层，其他也可累及腹腔动脉、肾动脉等重要分支。

（4）腹膜腔异常：当腹膜炎症及脓肿形成时，可以显示腹膜强化和脓肿壁强化。

### 四、胃肠道穿孔

胃肠道穿孔（gastro-intestinal perforation）常继发于溃疡、外伤破裂、炎症及肿瘤，尤以胃及十二指肠溃疡穿孔最为常见。影像学检查对胃肠道穿孔的诊断具有重要作用。

【病理与临床】

急性胃、十二指肠溃疡穿孔时，胃、十二指肠内的气体和内容物流入腹腔，引起气腹和急性腹膜炎。小肠穿孔时，由于小肠肠曲彼此紧靠，穿孔后纤维蛋白沉着，相互粘连，穿孔很快被封闭，故小肠内容物流出少；且小肠气体少，也较少造成气腹。结肠气体量较多，穿孔后肠内容物随大量气体流入腹腔，易形成气腹和局限性或全腹膜炎。

临床起病急骤，常为突发性、持续性上腹剧痛，呈烧灼样，可延及全腹；查体有全腹压痛、反跳痛，腹肌呈板样强直等；可伴恶心、呕吐，甚至出现休克症状。发病数小时后，可出现发热、白细胞升高。

【影像学表现】

**1. X 线表现** 胃肠道穿孔穿入腹腔内时，主要 X 线表现为气腹、腹液、胁腹线异常和麻痹性肠胀气等征象。

（1）气腹征象：站立位检查时可见膈下游离气体，表现为双侧膈下弧形或新月形透亮影（图 5-88），具有重要诊断意义。若患者不能站立，可采取左侧卧位水平正位投照，在侧腹壁与肝之间可见弧线状透亮带。需要注意的是，少数患者未显示气腹征象，也不能排除胃肠穿孔。

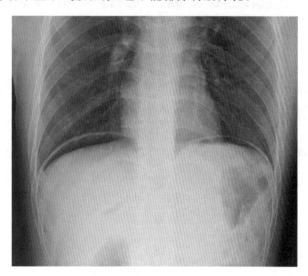

**图 5-88　双侧膈下游离气体 X 线**

（2）腹腔内积液及气液征象：胃肠穿孔后继发性腹膜炎的表现，显示腹腔积液或气液征象，相邻胁腹线变模糊，常伴肠曲反应性淤积和肠麻痹等征象。

（3）观察气腹应注意以下几种情况：①胃、十二指肠球部及结肠，正常时可有气体，因此穿孔后大都有游离气腹表现。②小肠及阑尾，正常时一般无气体，穿孔后很少有游离气腹表现。③胃后壁溃疡穿孔，胃内气体可进入小网膜囊，如网膜孔不通畅，则气体局限在网膜囊内，立位腹平片于中腹部可显示气腔或气液腔。④腹膜间位肠管向腹膜后间隙穿孔，可出现腹膜后间隙充气征象，而腹腔内并无游离气体；因此，没有游离气腹征象并不能排除肠道穿孔。⑤游离气腹也可见于输卵管通气检查、腹部手术后等。

**2. CT 表现** CT 检查能敏感地发现少量气腹和腹膜后积气，也可明确积液及其部位和液体量，特别是能显示少量积液。①气腹：CT 显示于腹腔前部、腹中线处、肝前缘与腹部之间可见低密度气体影。此外，网膜囊、肝肾隐窝、盆腔、膀胱前间隙等处也是气体聚集的部位。②腹腔积液：胃肠道穿孔后，除了腹腔游离气体外,常伴有胃肠内液体渗出,进而引起腹膜炎症,产生腹腔积液(图5-89)。

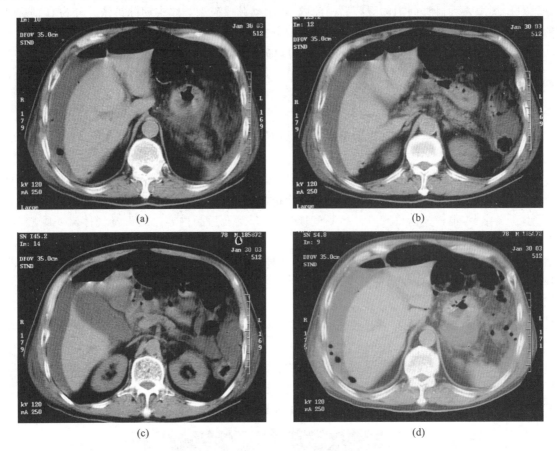

**图5-89　胃穿孔CT表现**

胃穿孔并急性腹膜炎:肝前外方见大量积液、积气

CT显示气腹的能力优于平片,但应注意的是,应该使用宽窗宽、低窗位才能更好地显示气体并将气体与脂肪区分,有时甚至利用肺窗以助于判断少量气体。

【诊断与鉴别诊断】

影像学检查的目的主要是明确是否有腹腔游离气体即气腹存在。膈下游离气体为典型表现,结合临床症状、体征和发病过程,易于明确诊断。当腹平片检查未见明确异常,特别是无游离气腹而临床资料提示为胃肠道穿孔时,则应行CT检查。CT对胃肠道穿孔征象的显示更明确,细节更清楚,不但能发现和确诊腹平片未能检出的胃肠道穿孔,且可为急腹症的鉴别诊断提供重要依据。

## 五、肠梗阻

肠梗阻(intestinal obstruction)指肠内容物不能正常运行或通过发生障碍性疾病,为临床上常见的急腹症之一。影像学检查的目的在于明确有无肠梗阻;若有梗阻则应进一步明确梗阻的类型,并确定梗阻的位置及病因。

【病理与临床】

肠梗阻一般分为机械性、动力性和血运性三类:①机械性肠梗阻:分单纯性与绞窄性两类。前者只有肠管狭窄,无血液循环障碍;后者除肠管狭窄外,同时有肠管血液循环障碍。②动力性肠梗阻:分为麻痹性肠梗阻与痉挛性肠梗阻,肠管本身均无导致通过障碍的器质性病变。③血运性肠梗阻:见于肠系膜血栓形成或栓塞,有血液循环障碍和肠肌运动功能失调。

肠梗阻主要病理变化是梗阻以上的肠内气体和液体通过受阻而淤积,肠壁吸收能力减弱,食物分解增加,因此肠腔内气体和液体越积越多,致肠腔扩大。

各种原因所致的肠梗阻临床表现可有不同,但均有其共同症状:腹痛、腹胀、呕吐及停止排气排便等。

【影像学表现】

不同类型肠梗阻有不同的影像学表现特点。

**1. 单纯性小肠梗阻** 单纯性小肠梗阻较常见,多为肠粘连、肠腔肿瘤和小肠炎症狭窄等原因引起。

1)X线表现

(1)确定肠梗阻的存在:立位腹部平片可见积气扩张的肠腔内有多个长短不一的液平面,形成所谓阶梯状表现(图5-90)。卧位腹部平片见积气扩张的空、回肠充满腹腔,形成连贯的透亮影,横跨腹腔之大部分,称为"大跨度肠袢"。同时,可见空肠内密集排列的弧线状皱襞,形似鱼肋骨状影,称之为"鱼肋征"。

(2)判断梗阻部位:根据积气扩张的肠管分布范围以及肠壁的黏膜皱襞形态,可以判断梗阻的部位。积气扩张的肠曲少,液平面少,扩张的肠曲和液平面位置高,肠腔内皱襞显著,可提示梗阻的部位高;如果扩张的肠曲多,液平面多,扩张积气的肠管和液平面布满全腹,可提示梗阻部位较低(图5-90、图5-91)。

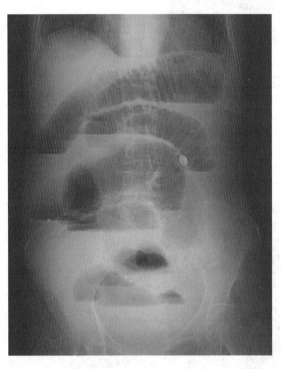

图5-90 单纯性小肠梗阻X线

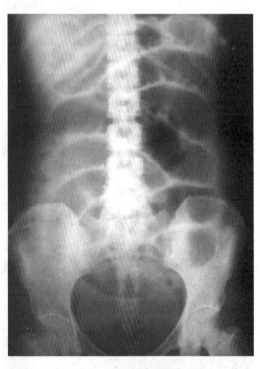

图5-91 低位小肠梗阻X线

2)CT表现 CT检查可更清晰显示小肠扩张及积气、积液(图5-92),还可发现扩张肠管与正常肠管之间的"移行带",常为判断梗阻部位和原因提供重要依据;如肿瘤性病变可见"移行带"处肿块影,肠粘连时则无肿块显示。因此,对于单纯性小肠梗阻的病因确定,CT检查较X线平片敏感而准确。

**2. 绞窄性小肠梗阻** 绞窄性小肠梗阻多为闭袢性肠梗阻,常见于肠扭转、腹内疝、肠套叠和肠粘连等。

1)X线表现 除出现小肠扩张、积气和积液等肠梗阻的基本X线表现外,还可见一些特有征象。

(1)假肿瘤征:由于被液体完全充满的闭袢肠曲,在周围充气肠曲的衬托下,显示为类圆形软组织包块影。

(2)咖啡豆征:近端肠管内的大量气体和液体进入闭袢肠曲,致使闭袢肠曲不断扩大显示为椭圆形、中央有分隔带的透亮影,形如咖啡豆。

(3)小跨度卷曲肠袢:积气扩张的小肠肠曲明显卷曲,并在两端相互靠拢,形成各种特殊排列形状,如"C"形、"8"形、花瓣形等。

(4)空、回肠换位征:表现为皱襞密集的空肠曲位于下腹偏右,而皱襞稀少的回肠曲位于上腹偏左,与正常空、回肠排列位置相反(图5-93)。

2)CT表现 CT检查可准确观察假肿瘤征和咖啡豆征的特有征象,可明确腹腔内是否有积液。此外,若发现肠系膜血管扭曲呈旋涡征,肠系膜血管水肿呈缆绳征等,则有利于小肠扭转的诊断(图5-94)。

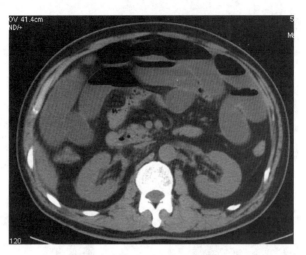

**图 5-92　小肠梗阻 CT**

小肠明显扩张,其内有大量积液及多发"阶梯状"液平面

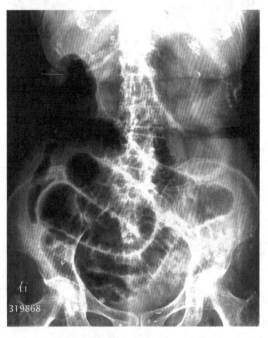

**图 5-93　空、回肠换位征 X 线**

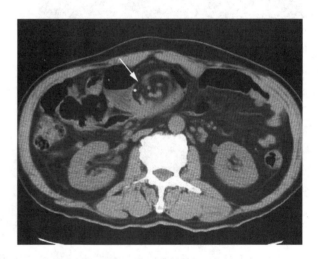

**图 5-94　CT 示肠系膜扭转呈旋涡征(↑)**

**3. 大肠梗阻**　多为大肠癌引起。

1)X 线表现　梗阻近端大肠明显胀气扩张并积液,远端结肠无积气、积液。

2)CT 表现　除显示梗阻近端大肠明显胀气扩张并积液外,还可清晰显示大肠梗阻端的肿块。

**4. 麻痹性肠梗阻**　麻痹性肠梗阻又称肠麻痹。全部肠管均处于麻痹扩张状态,无器质性狭窄;常见于急性腹膜炎、脓毒败血症、腹部术后、低钾血症、严重外伤或外伤性休克以及腹膜后间隙感染等。

X 线与 CT 表现包括:肠曲充气累及大肠与小肠,一般表现为中等程度的扩张,肠腔中气体较多,而液体较少,导致肠腔内液面较低,甚或肠腔内几乎全部是气体,通常以全结肠充气作为诊断本病的重要依据。

**5. 血运性肠梗阻**　因肠系膜血管闭塞,血液循环障碍,肠管缺血坏死和肠肌运动功能失调所致。

CT 表现:①因肠缺血而继发肠管积气、积液扩张,肠壁增厚。②部分出现"双晕征"样肠壁增厚改变,即"靶征",表现为内外层呈相对高密度,中心层为黏膜下层水肿,呈低密度。③CTA 可见肠系膜上动脉和(或)静脉血栓呈低密度充盈缺损,是特异性直接征象。(图 5-95)

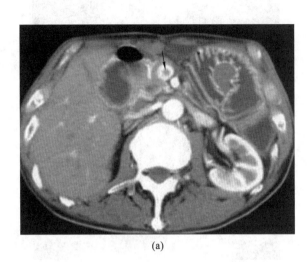 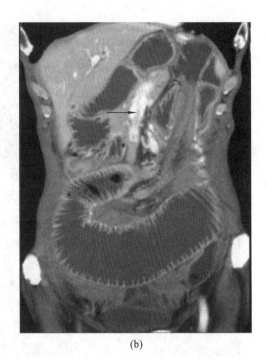

(a)　　　　　　　　　　　　　(b)

**图 5-95　血运性肠梗阻 CT**

肠系膜上静脉血栓(↑),部分小肠积液扩张

【诊断与鉴别诊断】

腹部平片显示肠腔扩大、积气、积液,结合临床腹胀、呕吐、肛门停止排气、排便等症状,即可诊断肠梗阻。但还须分析是否有绞窄性肠梗阻的可能,若发现空、回肠换位征,假肿瘤征,小跨度卷曲肠袢等征象,应进一步做 CT 检查;若发现肠系膜血管出现旋涡征、缆绳征等,即可诊断绞窄性肠梗阻。CT 增强扫描并应用 CTA 技术可直接显示肠系膜上动脉或静脉血栓,是诊断血运性肠梗阻的最佳手段。此外 CT 还可显示部分单纯性小肠梗阻的病因,如肠粘连、肿瘤、粪石等。

## 六、肠套叠

肠套叠(intussusception)是一段肠管套入其相邻的肠管腔内,并引起肠梗阻;肠套叠是常见的急腹症,也是小儿肠梗阻的常见病因,最常见的是回肠末端套入结肠。

【病理与临床】

肠套叠一般是近端肠管套入远端肠管,套叠由三层肠壁组成,外层肠管称为鞘部,进入其内的两层肠管称为套入部。根据套入部位的不同,肠套叠分为回结型、小肠型和结肠型,以回结型最常见。由于套入部的肠系膜血管受压、肠管供血发生障碍,导致肠壁缺血、水肿、出血和坏死。

临床上常见于小儿,80％为 2 岁以下婴幼儿。肠套叠的三大典型症状是腹痛、血便和腹部肿块;腹痛为突发性、阵发性疼痛(由于婴幼儿不能诉述,主要表现为烦躁和哭闹),伴呕吐和果酱样血便。

【影像学表现】

**1. X 线表现**

(1)腹部 X 平片:表现为小肠梗阻征象,肠管内可见阶梯状气-液平面。早期腹部平片可为正常表现。

(2)空气灌肠:在透视下,经肛门插管注入气体。气体沿结肠逆行充盈,到达套入部时通过受阻,并见肠管受阻处呈圆形软组织肿块影(图 5-96(a)),此为本病的特征性表现。随着肠腔内气体压力的维持和增加,气体继续向前推进,肿块影向后退缩,随后肿块影变小、消失,说明肠套叠已复位(图 5-96(b))。

肠套叠空气灌肠复位的标准是:有大量空气进入小肠,盲肠充盈良好,腹部包块消失;患者腹痛减轻,血便消失。

**2. CT 表现**　CT 检查可显示肠套叠的软组织肿块影,由于套叠部包含各层肠壁和肠系膜结构,各层密度高低相间;若套叠部与层面垂直,则可见多层"靶环征"表现,颇具特征(图 5-97)。

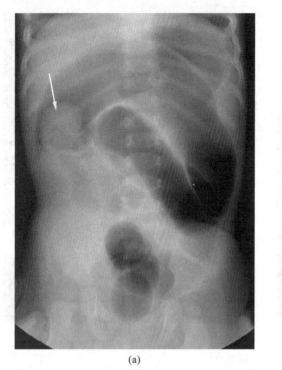
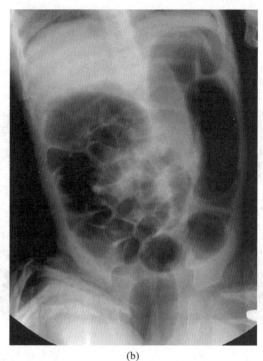

(a)　　　　　　　　　　　　　(b)

**图 5-96　肠套叠空气灌肠**

(a)升结肠肝曲处见软组织肿块(↑);(b)增加灌气压力后,肿块消失

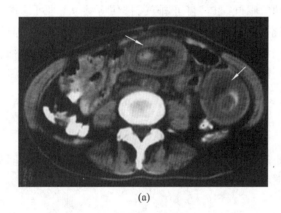
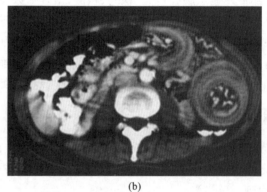

(a)　　　　　　　　　　　　　(b)

**图 5-97　肠套叠 CT**

(a)平扫示左侧中下腹类圆形软组织肿块影,呈环形混杂密度(↑);

(b)增强扫描示肿块呈"靶环征"强化,内部可见套入的肠系膜血管及脂肪

【诊断与鉴别诊断】

肠套叠的影像学和临床表现均具有特征性,易于诊断。空气灌肠作为复位治疗的主要方法已普遍应用,空气灌肠治疗应严格掌握适应证与禁忌证。

## 七、腹部外伤

腹部外伤(abdominal trauma)多为腹部受到外力撞击而产生的闭合性损伤,常累及实质性脏器如肝脏、脾脏、肾脏和(或)空腔脏器,亦可发生在腹膜腔或腹膜后间隙。本节主要介绍常见的实质性脏器外伤的影像学表现。

【病理与临床】

实质性脏器外伤可致实质内或包膜下发生血肿,亦可破裂而并有邻近腹膜腔和(或)腹膜后间隙内积血。实质性脏器损伤的发生率依递减顺序为脾脏、肝脏、肾脏、胰腺等。

临床上主要表现为局部或全腹疼痛、腹膜刺激症状,甚至出现失血性休克表现,如烦躁、口渴、心慌、冒冷汗、面色苍白及血压下降等。实验室检查：血色素下降明显；肾损伤者可出现血尿。

【影像学表现】

CT检查简单便捷，对腹部外伤的诊断具有很高的敏感性和准确性，为目前首选检查方法。

（1）包膜下血肿：表现为外伤的实质性脏器外周新月形或半月形高密度或略高密度影，随时间推移血肿密度逐渐降低；相邻的脾实质受压变扁或呈内凹状（图5-98（a））。增强检查，血肿部分无强化。

（2）脏器内血肿：新鲜血肿表现为实质性脏器内呈圆形或不规则形、高密度或稍高密度灶，随时间延长而密度逐渐减低，血肿边缘可见低密度水肿带；增强后脾实质明显强化，而血肿不强化，呈低密度改变（图5-98（b））。

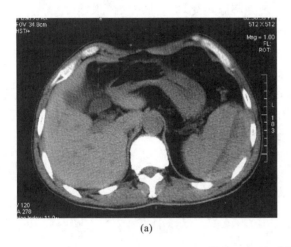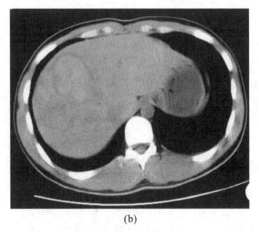

(a)        (b)

**图 5-98 肝、脾挫伤 CT 表现**

（a）脾包膜下血肿，脾脏外周见新月形低密度和稍高密度混杂影，脾实质受压变扁；

（b）肝内血肿，肝右叶见类圆形稍高密度影，周围见环状低密度影

（3）脏器破裂：表现为实质性脏器内多发线条状或不规则形稍低密度影；增强扫描显示更加清楚。脏器破裂常伴有相应器官的包膜下血肿和（或）腹腔积血。

【诊断与鉴别诊断】

腹部闭合性损伤影像学检查时，实质性脏器的各种类型损伤均有明确表现，结合外伤史和相应的临床症状与体征，诊断并不难。腹部闭合性损伤首选影像学检查方法为CT检查，具有很高的敏感性与特异性，且可明确损伤的类型与范围；必要时行CT增强检查还可提供更多的诊断信息。

（林志艳）

## 本章小结

本章分胃肠道、肝胆胰脾和急腹症三部分介绍了消化系统疾病影像学诊断。

第一节介绍了食管和胃肠道的影像学检查技术、正常影像学表现、异常影像学表现和常见疾病的影像学表现。

胃肠道常见疾病介绍了食管静脉曲张、食管癌、胃和十二指肠溃疡、胃癌、胃间质瘤和结肠癌等。疾病的影像学特点：①食管静脉曲张表现为食管中下段蚯蚓状或串珠状充盈缺损；②食管癌表现为食管腔狭窄，管壁僵硬，黏膜破坏，管壁不规则增厚；③胃和十二指肠溃疡主要表现为腔外龛影；④胃癌表现为腔内龛影伴环堤，充盈缺损，胃黏膜皱襞破坏，胃壁僵硬，胃壁不规则形增厚；⑤胃间质瘤表现为胃肠道壁黏膜下肿物，向胃肠腔内、外生长，增强明显强化；⑥结肠癌X线表现为管腔局限性狭窄或管腔内充盈缺损，管壁僵硬，黏膜破坏，CT表现为肠壁不规则形增厚或管腔内肿物，管腔狭窄。

第二节介绍了肝脏、胆道、胰腺和脾脏的影像学检查技术、正常影像学表现、基本病变影像学表现和常见疾病的影像学表现。

肝脏疾病诊断介绍了肝硬化、脂肪肝、肝海绵状血管瘤、肝细胞癌、肝转移瘤、肝脓肿和肝囊肿等。疾病的影像学特点：①肝海绵状血管瘤增强表现为"快进慢出"的强化特点；②肝细胞癌增强表现为"快进快出"的强化特点；③肝转移瘤增强表现为边缘环形强化；④肝脓肿增强典型表现为"双环征"。

胆道疾病诊断介绍了胆石症，急、慢性胆囊炎、胆囊癌和胆管癌。疾病的影像学特点：①胆石症 CT 平扫表现为胆囊和胆管高密度病灶；②胆囊炎表现为胆囊壁弥漫性增厚并胆囊周围积液；③胆囊癌表现为胆囊壁不规则形增厚和胆囊腔内软组织肿块；④胆管癌表现为胆管壁不规则形增厚和管腔内软组织肿块，并导致胆管梗阻性扩张。

胰腺疾病诊断介绍了急、慢性胰腺炎，胰腺癌和胰腺囊性肿瘤。疾病的影像学特点：①急性胰腺炎表现为胰腺体积弥漫性增大，胰周积液；②慢性胰腺炎表现为胰腺钙化，胰管狭窄、扩张，假性囊肿和胰周筋膜增厚；③胰腺癌表现为胰腺少血供肿块并胰管、胆管扩张；④胰腺囊性肿瘤表现胰腺囊实性肿块。

第三节介绍了急腹症的影像学检查技术、正常影像学表现、基本病变影像学表现和常见急腹症的影像学表现。

急腹症疾病诊断介绍了胃肠道穿孔、肠梗阻、肠套叠和腹部外伤等。疾病的影像学特点：①胃肠道穿孔主要表现为腹腔内游离气体；②肠梗阻表现为梗阻点以上肠管积气扩张和积液；③肠套叠气体灌肠可见套头呈软组织肿块影，CT 表现为多层"同心圆"状软组织肿块。

## 思考题

1. 简述胃肠道常用的影像学检查方法。
2. 简述正常胃的分型及其 X 线表现。
3. 简述食管的病理分型及 X 线表现。
4. 简述食管静脉曲张的病理学基础及其 X 线表现。
5. 简述胃良、恶性溃疡的 X 线鉴别诊断。
6. 简述十二指肠溃疡的 X 线表现。
7. 简述溃疡性结肠炎的 X 线表现。
8. 简述 Couinaud 肝脏分段法。
9. 试述正常肝脏多期增强扫描各期的 CT 表现。
10. 肝癌的 CT 表现有哪些？
11. 试述胆道梗阻常见于哪些疾病？简要列出鉴别要点。
12. 胰腺癌的 CT 表现有哪些？
13. 试述胃肠道穿孔的影像学检查技术及典型影像学表现。
14. 列出肠梗阻的分型，并说明各型肠梗阻的影像学特点。
15. 脾破裂的 CT 表现有哪些？

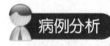 病例分析

病例一
男，53 岁。剑突下隐痛不适半年，加重 1 个月伴黑便。实验室检查：大便潜血试验阳性（图 5-99）。
【问题及讨论】
（1）指出病变发生部位。
（2）初步诊断为什么疾病？试说出诊断依据。
（3）是否应与其他疾病鉴别？简要说明鉴别要点。

病例二
男，42 岁。体检时超声检查发现肝右叶占位。查体未发现异常（图 5-100）。

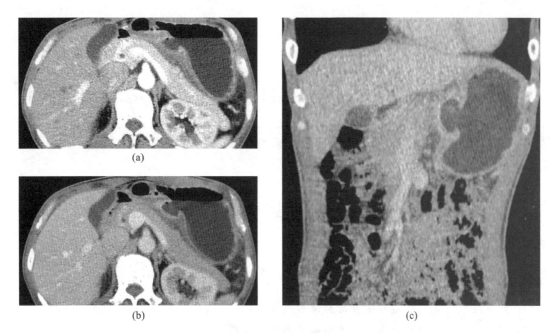

图 5-99 腹部 CT 表现

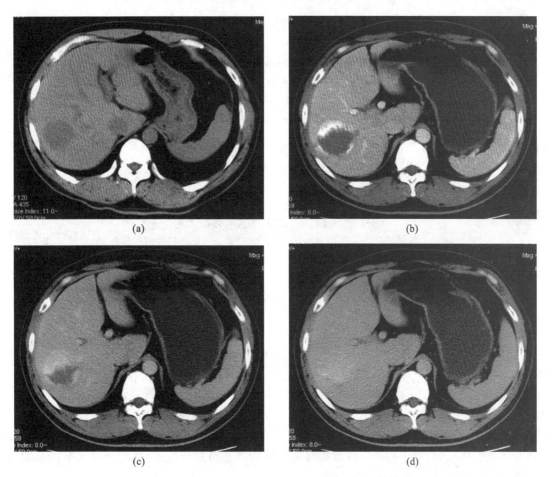

图 5-100 肝脏 CT 表现

【问题及讨论】

（1）指出病变发生部位。

（2）初步诊断为什么疾病？试说出诊断依据。

（3）是否应与其他疾病鉴别？简要说明鉴别要点。

# 第六章　泌尿系统与生殖系统

## 学习目标

**一、知识目标**

1. 熟悉泌尿系统与生殖系统常用影像学检查技术要点。
2. 掌握泌尿系统与生殖系统正常影像学表现。
3. 熟悉泌尿系统与生殖系统异常影像学表现。
4. 掌握泌尿系统与生殖系统常见疾病的影像学表现。
5. 熟悉泌尿系统与生殖系统常见疾病的病理、临床表现及影像学鉴别诊断。
6. 了解泌尿系统与生殖系统 CT、MRI 检查技术的新进展。

**二、素质目标**

1. 能针对泌尿系统与生殖系统不同的疾病选择恰当的影像学检查方法。
2. 能观察与分析泌尿系统与生殖系统常见疾病的影像学征象并做出初步诊断。
3. 掌握医患沟通技巧,尊重、关心患者,严格遵守影像学检查技术规范。

泌尿系统与生殖系统在解剖上彼此相邻,疾病谱广泛,常需借助影像学检查明确诊断。目前主要影像学检查手段有超声、CT、MRI、X线平片及造影检查等,各有其临床应用优势。

# 第一节　泌尿系统

## 一、影像学检查技术

### (一) X线检查

**1. 腹部平片**　泌尿系统 X 线平片常简称为 KUB(kidney-ureter-bladder),由于肾脏周围脂肪组织较丰富,腹部平片常可显示肾脏的轮廓、大小和位置。KUB 容易检出泌尿系统的结石或钙化(图 6-1)。

**2. 尿路造影**　根据对比剂引入途径可分为排泄性尿路造影和逆行性尿路造影。

(1) 静脉性肾盂造影(intravenous pyelography,IVP)又称排泄性尿路造影,是将对比剂通过静脉注射进入循环系统后,由肾小球滤过,排入肾盂、肾盏,可使肾盂、肾盏、输尿管和膀胱显影,并借此了解双侧肾脏的排泄功能。造影时,常用压迫器或腹带对两侧输尿管通路进行压迫,以利于对比剂在肾盂、肾盏内积聚,从而更加准确地反映尿路情况(图 6-2)。

(2) 逆行性尿路造影(retrograde urography,RU)包括逆行性肾盂造影、逆行性膀胱造影以及逆行性尿道造影。逆行性肾盂造影是将导管通过尿道、膀胱、输尿管逆行插入到肾盂内,并缓慢注入对比剂,从而使肾盂、肾盏显影。此检查患者较痛苦,且易发生逆行性感染,目前较少应用(图 6-3)。

**3. 肾动脉造影**　采用经皮股动脉穿刺插管技术,将导管插入一侧肾动脉,注入造影剂并连续摄影,可显示肾动脉、肾实质和肾静脉,主要用于检查肾血管病变,也可用于肾脏恶性肿瘤栓塞治疗前的检查。

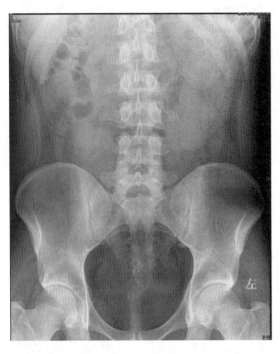

图 6-1 腹部平片

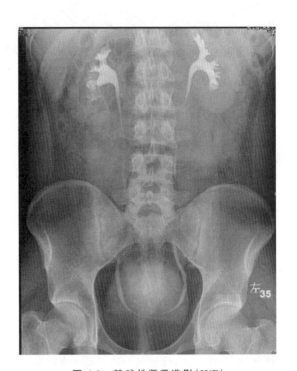

图 6-2 静脉性肾盂造影（IVP）

（二）CT 检查

**1. CT 平扫** 扫描包括肾脏、输尿管、膀胱。膀胱扫描需在检查前 1～2 h 分次口服稀释对比剂 500 mL 以上，目的是使盆腔内的肠道显影，并充盈膀胱。

**2. 增强扫描** 通过静脉内注入对比剂后，分别于 30 s、60 s 行双肾区扫描，称为肾皮质期和肾髓质期，可观察肾皮质、肾髓质的改变。3～5 min 再次扫描双肾区和输尿管，为排泄期，此时对比剂充盈肾盂、肾盏和输尿管，有利于其排泄通路形态的观察。多层螺旋 CT 扫描后可进行三维重组，得到肾动脉的 CT 血管造影图像及类似 IVP 的肾盂、肾盏图像，即 CT 尿路造影（CT urography，CTU）。

（三）MRI 检查

**1. 普通检查** 常规用梯度回波序列和快速自旋回波序列，行轴位和冠状位 $T_1WI$ 和 $T_2WI$ 成像，必要时加扫矢状位。应用 $T_1WI$ 并同反相位技术有助于肾脏解剖结构的分辨和含脂类病变的诊断。

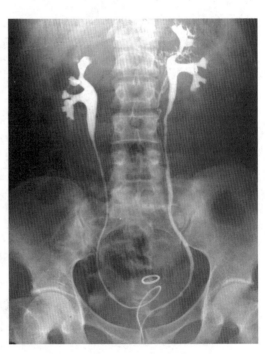

图 6-3 逆行性尿路造影

**2. 增强检查** 顺磁性对比剂 Gd-DTPA 经静脉注入后由肾小球滤过，快速梯度回波序列 $T_1WI$ 成像可获得不同期相肾脏的增强图像。

**3. 磁共振尿路造影（MR urography，MRU）** 利用 MR 水成像技术原理，在不使用造影剂情况下，使用重 $T_2$ 加权让含尿液的肾盂、肾盏、输尿管和膀胱成为高信号，周围背景结构为极低信号，主要用于检查尿路梗阻性病变，但是空间分辨率和图像信噪比有待提高。

## 二、正常影像学表现

（一）肾脏

**1. 正常 X 线表现**

（1）腹部平片：正常肾脏形似蚕豆，上极略尖，下极圆钝，内缘中部凹陷，为肾门所在；边缘光滑，密度均匀。成人肾脏长 12～13 cm,宽 5～6 cm;位于第 12 胸椎至第 3 腰椎之间,左肾一般较右肾高 1～2 cm。正位片上,肾影长轴与脊柱纵轴间存在一定角度,称为倾斜角或肾脊角,正常为 15°～25°,其中左侧肾脊角较小。侧位片上,双肾与脊柱重叠,不能显示(图 6-1)。

(2)尿路造影:排泄性尿路造影注入对比剂后 1～2 min,肾实质即显影,2～3 min 后肾盂、肾盏开始显影,15～30 min 后显影最浓(图 6-2)。

①肾实质:肾实质密度显示均匀,无法分辨皮、髓质,两侧肾脏显影基本一致。

②肾盂、肾盏:肾盏分为肾小盏和肾大盏。a. 肾小盏:分为体部和穹隆部,体部又称漏斗部,是与肾大盏相连的短管;穹隆部为短管的远端,其顶端由于肾乳头突入从而形成杯口状凹陷。b. 肾大盏:边缘光整,呈长管状,顶端与数个肾小盏相连,基底部与肾盂相连。c. 肾盂:形态各异,多数呈三角形,上缘隆凸,下缘微凹,边缘光滑整齐;还可呈壶腹状或分支状。

**2. 正常 CT 表现**

(1)CT 平扫:肾脏在肾周脂肪组织低密度影的对比下,表现为脊柱两侧的圆形或椭圆形软组织密度影,边缘光滑、锐利,中部层面可见内凹的肾门,指向前内。肾血管呈带状软组织密度影,自肾门向腹主动脉和下腔静脉走行,肾动脉位置较肾静脉偏后。肾实质密度均匀一致,无法区分肾皮、髓质,肾窦脂肪呈较低密度,肾盂呈水样密度(图 6-4(a))。

(2)增强扫描:各期相表现各异。①肾皮质期:肾动脉血管显影,肾皮质呈明显强化,表现为环形高密度影,部分强化的皮质可伸入肾髓质内,形成肾柱,而肾髓质呈低密度表现。②肾实质期:髓质强化程度类似或略高于皮质,皮、髓质分界可消失,整个肾脏呈均匀高密度影。③肾盂期:肾实质强化程度减低,肾盏、肾盂内可见造影剂填充(图 6-4)。

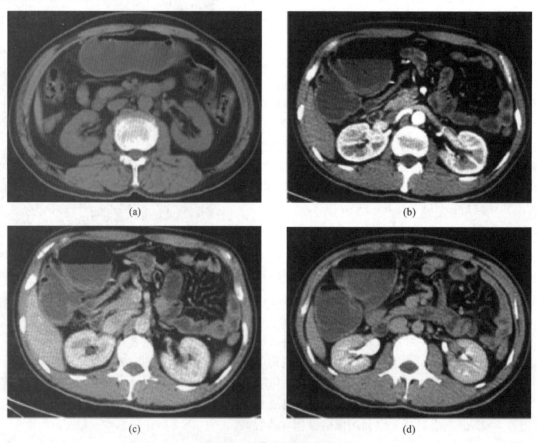

(a)　　　　　　　　　　　　　　　(b)

(c)　　　　　　　　　　　　　　　(d)

**图 6-4　肾脏正常 CT 表现**

(a)CT 平扫;(b)增强扫描皮质期;(c)增强扫描髓质期;(d)增强扫描肾盂期

**3. 正常 MRI 表现**

(1)平扫:$T_1$WI 像髓质信号低于皮质信号;$T_2$WI 皮、髓质均呈较高信号,而皮质信号则低于髓质;$T_1$WI 脂肪抑制像上,皮、髓质信号差异更为显著。肾窦脂肪组织在 $T_1$WI 和 $T_2$WI 像上分别呈高信号或中等信号。肾血管由于流空效应表现为低信号(图6-5)。

（2）增强检查：与CT增强检查表现类似。

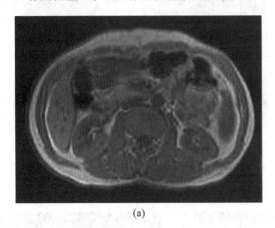
(a)
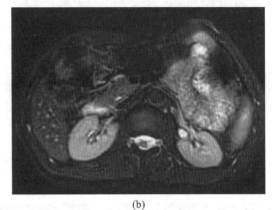
(b)

**图6-5 肾脏正常MRI表现**

(a) $T_1WI$;(b) $T_2WI$;

（二）输尿管与膀胱

**1. 正常X线表现**

（1）腹部平片：正位片可见双侧肾影，肾盂、输尿管及膀胱通常不显影。

（2）尿路造影：IVP解除腹部压迫后，输尿管和膀胱显影。①输尿管：全长25～30 cm，在第2腰椎水平起自肾盂，于腹膜后沿腰大肌前缘下行，在骶髂关节内侧越过骨盆缘入盆。输尿管有3个生理性狭窄，分别为与肾盂连接处、越过骨盆缘处和进入膀胱处。②膀胱：位于耻骨联合上方，充盈饱满的膀胱呈椭圆形或类圆形，边缘整齐光滑；其顶部由于子宫或乙状结肠压迫，可形成一定凹陷。

**2. 正常CT表现**

（1）输尿管：CT平扫正常输尿管显示不佳，输尿管扩张积水时可以较好显示。增强检查，肾盂期输尿管腔内由于充盈对比剂而表现为点状致密影，可自肾盂向下的连续层面观察输尿管全程，CT三维重组图像上可观察输尿管全程。

（2）膀胱：CT平扫膀胱可以轻易识别，完全充盈的膀胱呈类方形、圆形或椭圆形，膀胱腔内尿液呈均一水样低密度。膀胱壁在周围脂肪组织及腔内尿液衬托下，显示为厚度均一的薄层软组织密度影，膀胱壁的厚度取决于膀胱充盈程度，充盈良好时一般不超过3 mm。增强扫描早期膀胱壁可呈均匀强化，30～60 min后延迟扫描对比剂充盈膀胱腔，腔内呈均一高密度。

**3. 正常MRI表现**

（1）输尿管：平扫难以显示，如输尿管内充盈有尿液，即表现为水样信号，$T_1WI$ 表现为点状低信号，$T_2WI$ 为高信号。

（2）膀胱：膀胱腔内充盈尿液，$T_1WI$ 表现为低信号，$T_2WI$ 表现为高信号。膀胱壁则呈厚度一致的薄壁环形影，其信号类似肌肉信号(图6-6)。

**三、异常影像学表现**

（一）肾脏基本病变

**1. 肾脏数目、大小、位置和形态异常** 肾脏先天性发育异常为单纯肾脏数目、大小和位置的异常，肾脏形态的异常多伴有肾脏大小的改变，肾脏肿瘤、肾囊肿、肾脓肿等可出现肾脏局部增大，肾脏萎缩或瘢痕形成常表现为肾脏体积缩小。

**2. 肾脏肿块** 肾盂内肿块X线造影表现为肾盂、肾盏充盈缺损，CT或MRI更易发现肾实质内的肿块，如各种类型的肾脏肿瘤、囊肿、脓肿和血肿。肾脏肿瘤多表现为软组织或混杂密度，$T_1WI$ 低信号、$T_2WI$ 高信号或混杂信号，增强扫描多呈明显或不均一强化；肾囊肿为无强化的水样密度或信号(图6-7)。

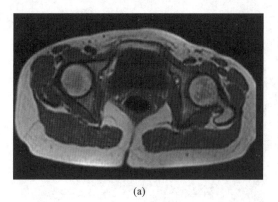

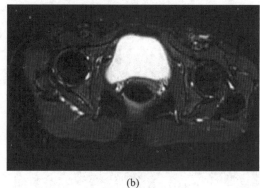

**图 6-6　正常膀胱 MRI 表现**

（a）$T_1WI$；（b）$T_2WI$

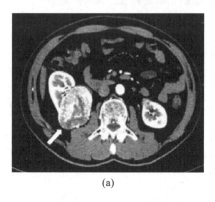

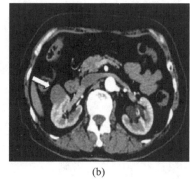

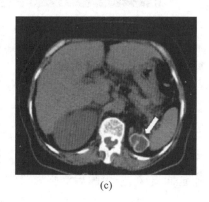

**图 6-7　肾脏肿块 CT**

（a）右肾混杂密度肿块；（b）右肾低密度肿块；（c）左肾低密度肿块伴钙化

**3. 肾脏异常钙化**　主要位于肾实质区，可见于肾结核、肾细胞癌和肾囊肿等，CT 表现为高密度。肾结石 X 线、CT 表现为肾集合系统区域的致密影，MRI 呈低信号。

**4. 肾脏结构异常**　肾结核或肾肿瘤侵犯肾实质、肾盂、肾盏，可表现为肾实质内充满造影剂的不规则腔隙，肾盂、肾盏边缘不规则、毛糙。肾结石或肿瘤，可致肾盂、肾盏扩张、积水。

**5. 肾血管异常**　常见的有肾动脉异常，表现为管腔不规则、狭窄甚至闭塞，或肾肿块所致肾动脉分支形态、管径、位置发生改变。"胡桃夹综合征"表现为左肾静脉狭窄，即左肾静脉压迫综合征。

（二）输尿管与膀胱基本病变

**1. 输尿管与膀胱异常**　钙化腹部平片即可显示，CT 检查很敏感，表现为致密影，MRI 不敏感，$T_1WI$ 和 $T_2WI$ 均表现为极低信号，常见于结核。

**2. 输尿管与膀胱肿块**　CT 检查表现为软组织密度，增强后可有强化；造影检查表现为充盈缺损，多见于肿瘤或肿瘤样病变。

**3. 输尿管扩张积水**　多见于结石或肿瘤所致梗阻。

**4. 膀胱壁增厚**　膀胱充盈时其壁厚度超过 5 mm 即为异常。弥漫性增厚常为炎症和结核，局限性增厚主要见于肿瘤（图 6-8）。

## 四、先天发育异常

【病理与临床】

肾和输尿管先天畸形种类繁多且较为常见，这与泌尿系统胚胎发育过程复杂密切相关，其中包括来自不同始基的肾曲管与集合系统连接、肾轴的旋转以及肾脏自盆腔升至腰部等，在此过程中的任何阶段发生失常，都会导致先天发育异常。影像学检查是确定泌尿系统先天发育异常的主要手段。

【影像学表现】

**1. 肾缺如（renal agenesis）**　均为单侧，一侧肾不发育，又称孤立肾。尿路造影检查一侧无肾脏和肾

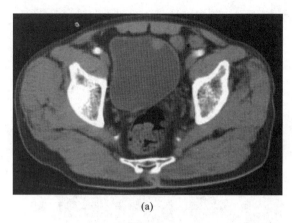 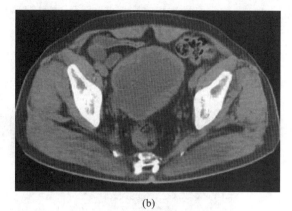

(a) (b)

**图 6-8 膀胱壁增厚 CT**

(a) 膀胱壁结节状增厚；(b) 膀胱壁弥漫性增厚

盂、肾盏显示，对侧肾影代偿性增大；CT、MRI 检查仅有单侧肾脏，增强扫描代偿肾强化正常，而对侧无强化肾影。此时应排除异位肾的存在，全面检查后可诊断肾缺如。

**2. 异位肾(ectopic kidney)** 肾脏位置异常，是肾在发育过程中未上升、上升不足或过度上升，但异位的肾脏仍居同侧腹膜后。异位肾可位于下腹部、盆腔、髂窝、膈下，偶尔位于胸腔。异位肾可为单侧或双侧性，常伴有发育不全或旋转不良。临床上可无症状，也可表现为腹腔、盆腔肿块。CT 容易显示异位肾，增强扫描可显示肾皮质、肾髓质、肾盂、肾盏及输尿管。位置异常的肾应注意与其所在部位肿瘤鉴别(图 6-9)。

**3. 马蹄肾(horseshoe kidney)** 常见的先天性肾形态异常，为融合肾中最常见的类型，表现为两肾的下极或上极融合，以下极融合多见，位置多较低，融合部称为峡部。马蹄肾发生率为 0.01%～0.1%，多见于男性，可无症状，或因腹部肿块就诊，部分病例可有尿路梗阻。CT 显示双肾增强的肾实质相连，双肾盂位置接近(图 6-10)。

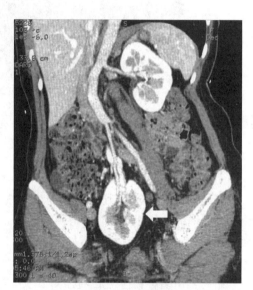

**图 6-9 异位肾 CT**

右肾位于盆腔内并伴有旋转不良

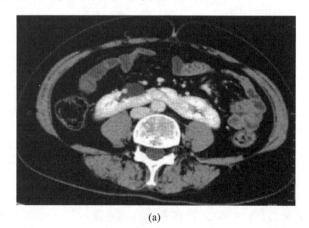 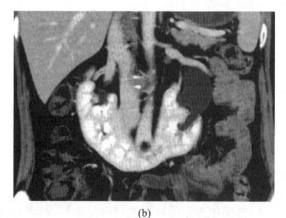

(a) (b)

**图 6-10 马蹄肾 CT**

(a) 横轴位；(b) 冠状位

**4. 肾盂、输尿管重复畸形(duplication of kidney)** 即重复肾，为一个肾脏分上、下两部，各有一套肾盂和输尿管。上部肾体多较小，下部较大。重复的输尿管向下走行时可相互汇合，称不完全性重复畸形；也可分

别汇入膀胱,称完全性重复畸形。CT 显示一侧有两个肾,增强扫描一侧可见两个类圆形输尿管。(图 6-11)

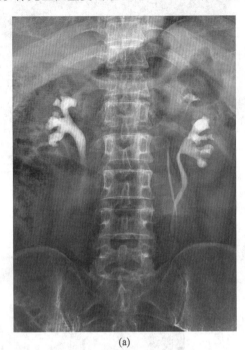

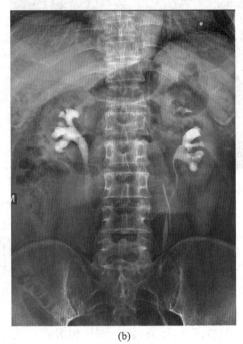

(a)　　　　　　　　　　　　　　　　　(b)

**图 6-11　左侧肾盂、输尿管重复畸形 X 线**

### 五、泌尿系统结石

泌尿系统结石(urolithiasis)临床常以肾与输尿管结石多见。本病男性多于女性,以青少年好发。X 线及 CT 将结石分为阳性结石与阴性结石,平片可显示者称为阳性结石,约 90% 的阳性结石成分以钙盐为主;少数结石平片难以显示,如以尿酸盐为主的结石,则称为阴性结石。

【病理与临床】

结石常由多种钙盐组成,包括草酸钙、磷酸钙、尿酸盐、胱胺酸盐和碳酸钙等,其中以草酸钙、磷酸钙或其混合物为主的结石最为常见。结石较大引起梗阻时可造成肾盏、肾盂、输尿管的扩张。

肾与输尿管结石临床常表现为下腹和会阴部的放射性疼痛,有镜下或肉眼血尿,继发感染可见尿急、尿频、尿痛。膀胱结石主要见于男性,多为 10 岁以下的儿童和老年人,临床表现为排尿疼痛、尿流中断、尿频、尿急和血尿等。

【影像学表现】

**1. X 线及 CT 表现**

(1)肾结石:为单侧或双侧肾区高密度影,其中桑椹状、珊瑚状、鹿角状及分层状均为肾结石的特征性表现。(图 6-12)

(2)输尿管结石:①典型者呈米粒大小的椭圆形致密影,边缘毛糙,长轴与输尿管走行一致。②多数由肾结石下移所致,常停留于输尿管生理性狭窄处。(图 6-13)

(3)膀胱结石:①表现为耻骨联合上方圆形、椭圆形或不规则致密影,密度均匀、不均或分层(图 6-14)。②结石可随体位改变,有一定活动度。

**2. MRI 表现**　MRI 检查不易显示泌尿系统结石,但可显示结石造成的肾盂和输尿管的扩张。

**3. 造影检查**　①可以发现阴性结石,表现为位于肾盏、肾盂、输尿管和膀胱内的充盈缺损。②可以明确阳性结石的具体位置。③显示结石引起的上方肾盏、肾盂和输尿管扩张积水。

【诊断与鉴别要点】

多数泌尿系统阳性结石表现典型,诊断不难。泌尿系统阴性结石在造影时显示为充盈缺损,需与血块、气泡、肿瘤鉴别。CT 平扫可显示高密度结石影,而血块、气泡和肿瘤的 CT 值均远远低于结石。

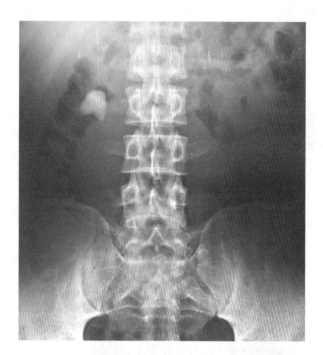

**图 6-12 右肾结石 X 线**

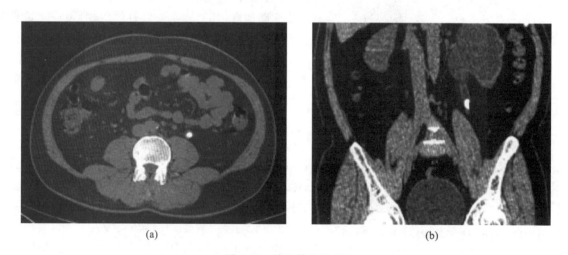

(a)                                                    (b)

**图 6-13 输尿管结石 CT**

（a）横轴位示左侧输尿管行程高密度影；（b）冠状位示左侧输尿管结石伴肾盂、输尿管积水

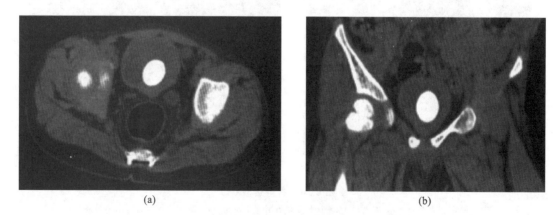

(a)                                                    (b)

**图 6-14 膀胱结石 CT**

（a）横轴位；（b）冠状位

## 六、泌尿系统结核

泌尿系统结核(urinary tuberculosis)是全身结核病的一部分，多继发于肺结核，少数继发于肠结核或骨关节结核。结核病变主要侵犯肾脏引起肾结核，输尿管和膀胱结核多继发于肾结核，临床上少见。

【病理与临床】

肾结核是泌尿系统结核中最常见的类型，结核杆菌经血或淋巴转移到泌尿生殖系统时，常先累及肾皮质。在适宜生长的条件下形成干酪样坏死灶，继而发展至肾髓质，在肾乳头部发展成干酪样坏死灶，随后蔓延至肾小盏形成结核性空洞。结核病变常可累及肾、输尿管、膀胱、尿道、前列腺、精囊、睾丸、输精管、输卵管等部位。

早期无明显症状，往往蔓延至膀胱时才出现典型的临床症状，表现为尿频、尿急、血尿或脓尿，可伴有低热、体重减轻、乏力和贫血等。

【影像学表现】

### 1. 肾结核

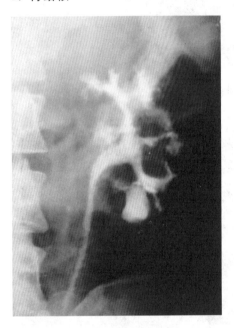

**图 6-15　肾结核逆行性尿路造影表现**

左侧肾小盏边缘呈不规则虫蚀状改变，
并可见团片状高密度影与肾小盏相通

（1）X 线表现：

①腹部平片：主要表现为肾实质钙化，多呈不规则散斑点状，也可为云絮状、环状或花瓣状。当出现全肾钙化，肾可萎缩变小，肾脏功能明显减退或消失，这种全肾弥漫性钙化称为"自截肾"，常见于晚期肾结核。

②尿路造影：肾结核累及肾锥体尖端后，尿路造影表现为肾盏变形，边缘模糊。病变继续扩大，则肾小盏也扩大并伴有不规则的破坏，说明肾锥体及皮质已发生糜烂坏死，病变进一步发展，肾盏外形如羽毛状或虫蚀状坏死，可见有造影剂进入肾盏外，甚至可见受累的肾盏与空洞之间的瘘管（图 6-15）。

（2）CT 表现：早期肾实质内低密度影，边缘不整，增强检查可有对比剂进入，代表肾实质内结核性空洞，然而肾盏、肾盂的早期破坏难以显示。病变进展，部分乃至全部肾盏、肾盂扩张呈多个囊状低密度灶，CT 值略高于水；可伴肾盂、输尿管壁增厚。晚期，肾结核可发生钙化，表现为肾实质多发点状或不规则状钙化，甚至肾脏弥漫性钙化，发生肾自截（图 6-16）。

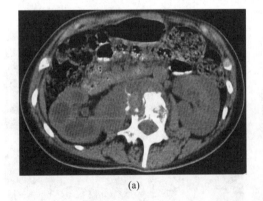
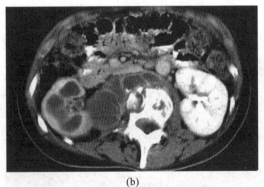

(a)　　　　　　　　　　　　　　(b)

**图 6-16　右肾结核 CT**

（a）平扫右肾稍缩小，肾盏扩大，椎体骨质破坏并椎旁肿脓；（b）增强扫描示右肾功能减退

（3）MRI 表现：形态学表现类似 CT。肾实质内的脓肿、空洞与扩张的肾盂、肾盏均呈 $T_1WI$ 低信号，$T_2WI$ 高信号。

**2. 输尿管结核**

（1）X 线平片：可见输尿管多发点状钙化影。

（2）造影检查：①典型表现为管壁蠕动消失；②早期输尿管结核主要表现为输尿管扩张，粗细不均，边缘不规则，有时呈串珠状；③晚期表现为挛缩而僵直，可有条索状钙化，重度输尿管狭窄可造成患侧肾脏及输尿管不显影。

（3）CT 与 MRI 表现：早期仅显示输尿管轻度扩张，后期则显示输尿管壁增厚，管腔多处狭窄，近段扩张。在结核的显示上，MRI 较 CT 无明显优势。

**3. 膀胱结核**

（1）造影检查：膀胱边缘毛糙，不光滑，膀胱容量缩小到 50 mL 以下，部分患者有膀胱输尿管回流（图 6-17）。

（2）CT 与 MRI 表现：可发现膀胱壁内缘不规则，晚期膀胱挛缩，体积缩小，膀胱壁增厚。

【诊断与鉴别要点】

肾及输尿管结核引起的钙化应与结石相鉴别，后者密度高，可移动，位于腔内。结核性肾积水应与非结核性肾积水鉴别。

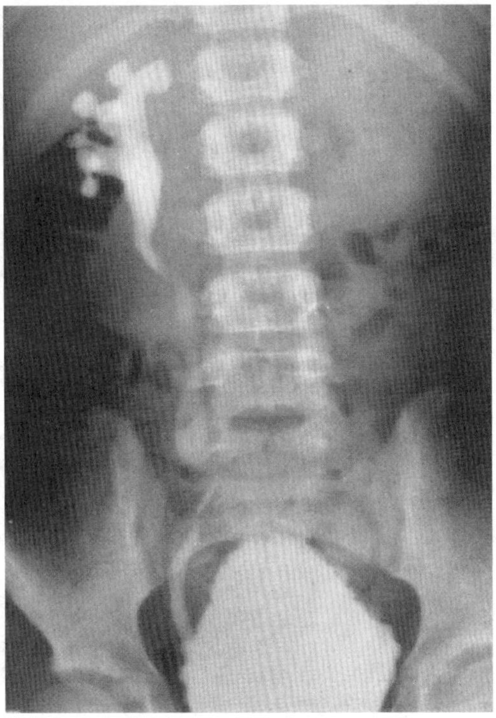

**图 6-17 膀胱结核尿路造影**

膀胱边缘略模糊，欠规整，大小仍属正常；患侧输尿管口扩张，可见造影剂向肾盂及输尿管反流

## 七、泌尿系统肿瘤

泌尿系统肿瘤中，肾脏肿瘤较为常见，并以恶性居多，常见的有肾细胞癌、肾盂癌、肾母细胞癌，此外，还有淋巴瘤和转移瘤；肾脏良性肿瘤有肾血管平滑肌脂肪瘤、腺瘤等。肾囊肿是最常见的肾脏良性病变，属肿瘤样病变。

### （一）肾血管平滑肌脂肪瘤

肾血管平滑肌脂肪瘤（renal angiomyolipoma）是肾脏较常见的良性肿瘤，又称错构瘤。本病发展缓慢，可单发或双侧多发。

【病理与临床】

肾血管平滑肌脂肪瘤为一种无包膜组织的错构性肿块，由不同比例的血管、平滑肌和脂肪构成，肿瘤大小从数毫米至 20 cm 不等。

多见于 40～60 岁女性，临床上早期无症状，肿瘤较大时可触及肿块，若引起肾脏破裂，可导致剧烈的腰部疼痛及血尿。

【影像学表现】

**1. X 线表现**　平片可见较大肿块所致的轮廓改变。尿路造影检查：肿瘤较小时可无异常，较大肿瘤可致肾轮廓发生改变，并致肾盂、肾盏受压移位和变形。

**2. CT 表现**　典型表现为肾实质内混杂密度肿块，内有脂肪性低密度灶及软组织密度区。增强扫描：其内脂肪性低密度灶无强化，血管性结构呈较明显强化（图 6-18）。

**3. MRI 表现**　肿块 $T_1WI$ 和 $T_2WI$ 均呈混杂信号；脂肪抑制序列上高信号脂肪信号被抑制而呈低信号，具有特征性。增强检查：病灶呈不均匀强化，血管成分明显强化。

【诊断与鉴别要点】

本病主要通过 CT 或 MRI 诊断，平扫及增强扫描肾实质不均质肿块内有明确脂肪与血管成分为主要特征。但脂肪含量较少的肾血管平滑肌脂肪瘤多不易与肾细胞癌鉴别。

### （二）肾细胞癌

肾细胞癌（renal cell carcinoma，RCC）简称肾癌，是最常见的肾脏恶性肿瘤。

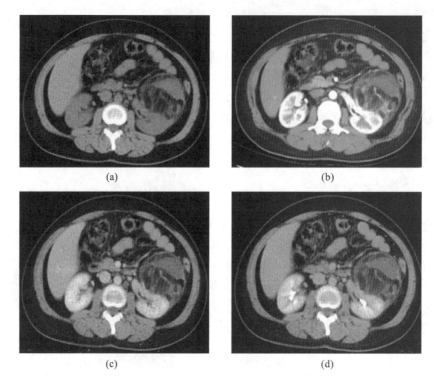

**图 6-18  肾血管平滑肌脂肪瘤 CT 表现**

(a) 平扫示左肾实质可见一混杂密度肿块影,内含脂肪性低密度影及软组织密度影,肿块向肾周间隙突出;

(b)、(c)和(d)增强扫描肿块呈不均匀强化,动脉期可见迂曲紊乱血管影

**【病理与临床】**

肿瘤易发生在肾上极或下极,起源于肾小管上皮细胞。病理上分为透明细胞癌、乳头状细胞癌、嫌色细胞癌、集合管癌和未分化类癌,其中以透明细胞癌常见,瘤内富含血管,常合并有出血和坏死,肿瘤周围常可见包膜形成。

肾癌好发于中老年人,以 40 岁以上男性多见,早期小肾癌可无任何症状,较大者典型表现为无痛性血尿、腹部疼痛和肾区可触及肿块。

**【影像学表现】**

**1. X 线表现**  尿路造影可显示肿瘤压迫肾盂、肾盏,使其变形、移位。

**2. CT 表现**

(1) 平扫:表现为肾实质肿块,呈类圆形或分叶状,边界模糊不清,密度可均一、低于或类似周围肾实质密度,偶为高密度。肿块内可出现密度更低的坏死区,中心或边缘可有钙化;较大肿块多不均匀。

(2) 增强扫描:肿块的强化程度和形式与病理组织学类型相关。①透明细胞癌:肿瘤血供丰富,皮质期肿块实质部分呈明显强化,强化程度类似肾皮质,而实质期强化程度明显降低,呈所谓的"快进快出"型(图 6-19)。②乳头状和嫌色细胞癌:为少血供肿瘤,皮质期肿块强化程度较低,明显低于肾皮质,且其后各期强化程度有逐渐增高的趋势,呈"缓慢升高"型。CT 增强检查还可明确肾静脉和下腔静脉内瘤栓,表现为血管内充盈缺损。

**3. MRI 表现**  ①$T_1WI$ 肿瘤信号强度多低于正常肾皮质,$T_2WI$ 呈高信号为主的混杂信号影,部分病变周边常见低信号环,为肿瘤假性包膜。②增强扫描:强化程度与形式类似于 CT 增强检查。③肿瘤侵犯肾静脉及下腔静脉形成瘤栓时,表现为血管流空影内可见高信号影(图 6-20)。

**【诊断与鉴别要点】**

肾癌的影像学诊断可进行超声和 CT、MRI 检查,多具有典型的表现,结合临床,诊断并不难。需注意与下列疾病鉴别:①肾盂癌:病变主要位于肾窦区,一般不造成肾脏大体轮廓的改变,呈轻度强化。②肾血管平滑肌脂肪瘤:其内常含有脂肪成分,可根据 CT 值的测量和 MRI 脂肪抑制序列检查明确诊断。

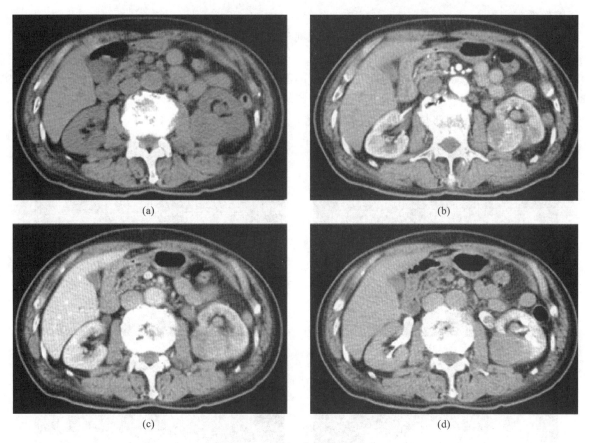

**图 6-19 肾细胞癌 CT 表现**

（a）平扫示左肾实质可见等密度肿块影，局部突出于肾轮廓之外；（b）增强扫描皮质期左肾实质内肿块呈明显不均匀强化；
（c）和（d）髓质期及延迟期，左肾肿块呈相对低密度

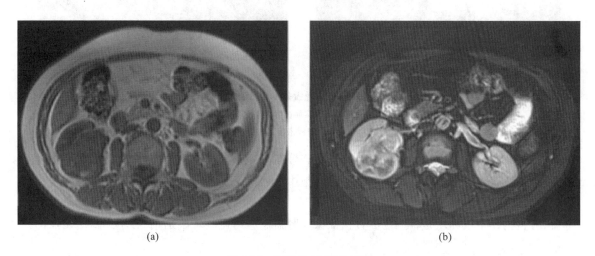

**图 6-20 肾细胞癌 MRI 表现**

右肾实质肿块信号影，$T_1WI$（a）呈等低信号，$T_2WI$ 抑脂序列（b）呈等高混杂信号

### （三）肾盂癌

肾盂癌（renal pelvic carcinoma）为发生在肾盂或肾盏上皮的肾恶性肿瘤。

【病理与临床】

多数为移行细胞癌，少数为鳞癌或腺癌，其恶性程度远高于移行细胞癌。肾盂癌可分乳头状癌和非乳头状癌，前者多见，为息肉样突出病变，后者表现为肾盂壁增厚，界限不清，肿瘤向下可种植至输尿管和膀胱。

常见于 40 岁以上男性，临床常见无痛性全程血尿，并有腰腹部疼痛。

【影像学表现】

**1. X线表现** 造影检查可见肾盂、肾盏内不规则充盈缺损,并可见由于肿瘤梗阻导致肾盂、肾盏扩张积水。

**2. CT表现** ①肾窦内肿块,其密度低于肾实质但高于尿液。②少数患者可见肾盂、肾盏扩张积水。③增强扫描肾窦肿块呈轻中度强化,延迟期在造影剂填充的肾盂内可见低密度充盈缺损为其典型征象。④当肿瘤侵犯肾实质时,局部与肾实质分界不清(图6-21)。

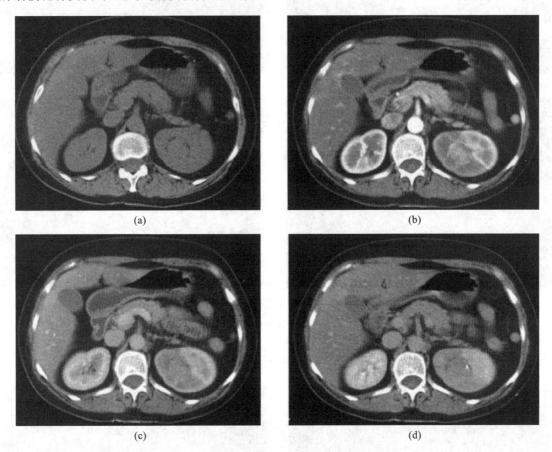

(a)　　　　　　　　　　　　　(b)

(c)　　　　　　　　　　　　　(d)

**图 6-21　肾盂癌 CT 表现**

(a) 平扫示左侧肾盂内可见类圆形肿块影,与肾实质分界欠清;(b) 增强扫描皮质期肿块呈明显强化;

(c)和(d) 髓质期及肾盂期呈相对等低密度,同侧肾实质局部强化程度稍弱

**3. MRI表现** 与CT表现类似。$T_1WI$肿块信号高于尿液,类似于肾实质,$T_2WI$低于尿液,MRU能清晰显示肾盂、肾盏扩张积水。增强扫描肿瘤轻至中度强化,侵犯肾皮质时,肿块与其分界不清。

【诊断与鉴别要点】

肾盂、肾盏内结节或肿块是肾盂癌的直接征象。肾盂癌应与血凝块鉴别,后者增强扫描无强化。

**(四) 膀胱癌**

膀胱癌(bladder carcinoma)起源于膀胱黏膜上皮,为泌尿系统最常见的恶性肿瘤。

【病理与临床】

病理上多为移行上皮细胞癌,少数为鳞癌和腺癌。分为增生型、浸润型和混合型。增生型多形成肿块,自膀胱壁突向腔内;浸润型则沿膀胱壁生长,造成膀胱壁局限性增厚;混合型可同时见有肿块和膀胱壁增厚。膀胱癌易发生在膀胱三角区和两侧壁,晚期肿瘤较大时,可侵犯膀胱全层或向膀胱外侵犯,常发生局部淋巴结或远处转移。

多见于50~70岁中老年人,以男性居多。主要临床表现为间歇性全程无痛性肉眼血尿,伴有尿频、尿急。

【影像学表现】

**1. 膀胱造影表现** 乳头状癌表现为自膀胱壁向腔内突出的结节状或菜花状充盈缺损,表面多凹凸不平;非乳头状癌常表现为膀胱壁局部僵硬。

**2. CT 表现**　①平扫:可见膀胱壁结节或肿块突入腔内,常位于膀胱侧壁和三角区,或见膀胱壁局限性增厚,少数肿瘤可有点状或不规则钙化。②增强检查:肿瘤多为均一强化,延迟期呈相对低密度充盈缺损。③肿瘤可向周围组织和邻近器官侵犯,如膀胱精囊三角消失(图 6-22)。

**3. MRI 表现**　其形态、侵犯情况与 CT 表现类似。$T_1WI$ 肿块信号类似于正常膀胱壁,$T_2WI$ 为中等信号,明显高于正常膀胱壁,增强扫描有明显强化。

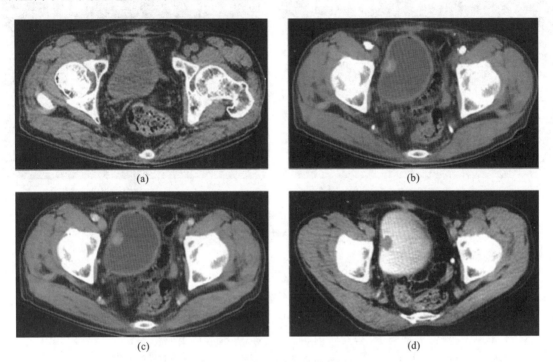

(a)　　　　　　　　　　(b)

(c)　　　　　　　　　　(d)

**图 6-22　膀胱癌 CT 表现**

(a)平扫示膀胱右侧壁可见软组织结节突向膀胱内;(b)和(c)增强扫描动脉期及静脉期病灶呈中度均匀强化;
(d)延迟期膀胱充填造影剂,肿块呈低密度的充盈缺损

【诊断与鉴别要点】

根据影像学检查表现,结合临床表现,多能明确膀胱癌的诊断。膀胱癌应与膀胱阴性结石、血块等鉴别:前者位置固定,后两者可随体位变换而发生位置变化,增强扫描无强化。

## 八、肾囊性疾病

肾囊性病变包括肾囊肿与多囊肾,以单纯性肾囊肿较为多见,病理上肾囊性病变由肾小管和集合管发育异常进而扩张形成。

肾囊肿与多囊肾,两者有共同表现,但也有明显区别。

【病理与临床】

**1. 单纯性肾囊肿(simple cyst of kidney)**　简称肾囊肿,是一种常见位于肾皮质内的良性囊性病变,55 岁以上的人中约 50% 患肾囊肿,且发病率随年龄的增长而增加。临床上多无症状。可单发或多发,其内充满浆液,囊壁较薄。

**2. 成人型多囊肾(adult polycystic kidney)**　常染色体显性遗传性肾发育异常。病程初期,多表现为肾脏内弥漫分布的小囊肿,随着囊肿增多、增大,囊肿的出血或感染加重,正常肾组织逐渐减少,晚期可出现肾功能衰竭。其病理改变为肾实质被大小不等的囊肿代替,也可以同时发生于肝脏、胰腺等其他脏器。

【影像学表现】

**1. 单纯性肾囊肿**

(1)尿路造影表现:较大或位置较深囊肿可使相邻肾盂、肾盏受压变形,但不会造成其破坏;较小或向肾外生长的囊肿不易显示。

（2）CT 表现：单发或多发，囊肿常突出于肾轮廓之外，平扫为圆形低密度影，密度略低于肾实质，其内密度均匀，增强扫描无强化，伴有出血或感染时密度可增高。

（3）MRI 表现：囊肿呈水样信号，$T_1WI$ 为低信号、$T_2WI$ 为高信号，增强扫描无强化；伴有出血时囊肿可因出血时间的不同而呈现不同的信号；伴感染时常表现为 $T_1WI$、$T_2WI$ 同时为高信号（图 6-23）。

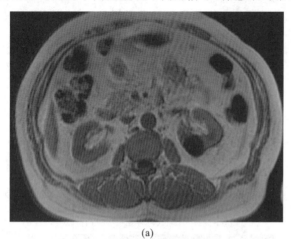
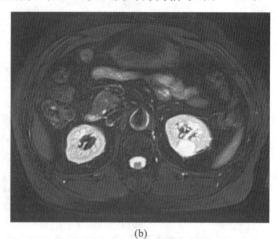

(a)　　　　　　　　　　　　　　　　　(b)

**图 6-23　左侧单纯肾囊肿 MRI 表现**

左肾实质见一类圆形异常信号影，边界清晰，$T_1WI(a)$ 呈低信号，$T_2WI(b)$ 呈高信号

**2. 成人型多囊肾**

（1）尿路造影表现：双侧肾盏肾盂普遍受压、拉长、变形和分离，呈"蜘蛛足"状改变。

（2）CT 表现：双肾轮廓增大变形，伴多发大小不等圆形或类圆形低密度影，当囊肿伴有出血或感染时，囊肿的密度增高且不均匀，增强扫描无强化；常并发多囊肝（图 6-24）。

（3）MRI 表现：双肾轮廓增大变形，实质内布满大小不等圆形或类圆形异常信号影，$T_1WI$ 为低信号、$T_2WI$ 为高信号；当囊肿伴有出血时，依据出血时间的不同可以表现为不同信号；当伴有感染时表现为 $T_1WI$ 和 $T_2WI$ 信号的增高。

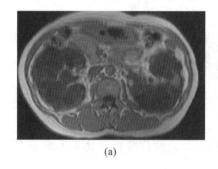
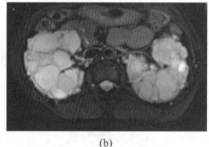
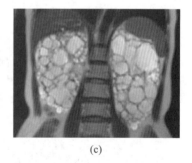

(a)　　　　　　　　　　(b)　　　　　　　　　　(c)

**图 6-24　多囊肾 MRI 表现**

双肾轮廓增大，实质内弥漫分布大小不等的类圆形异常信号影，$T_1WI(a)$ 呈低信号，$T_2WI(b、c)$ 呈高信号

【诊断与鉴别要点】

无论 CT 或是 MRI 检查，单纯性肾囊肿或成人型多囊肾的表现均具特征，易于诊断。但当单纯性肾囊肿合并出血、感染或钙化时，需增强扫描加以鉴别。

## 九、肾外伤

肾外伤（renal injuries）较常见，肾脏是泌尿系统中最易发生损伤的脏器。

【病理与临床】

由于肾脏具有极其丰富的血供，故损伤后常发生出血。肾外伤的临床表现视损伤的程度而异，主要的临床表现为疼痛、血尿、伤侧腹壁强直和腰部肿胀，严重者可发生休克。肾外伤可分为不同类型，常见者包括肾被膜下血肿、肾周血肿、肾实质内血肿及肾撕裂伤。

【影像学表现】

影像学检查可评价肾脏有无损伤、损伤的类型和程度。目前,肾外伤的主要检查方法是 CT 和超声,MRI 检查较少应用。

**1. 肾被膜下血肿 CT 检查** 肾被膜下血肿早期表现为与肾实质边缘紧密相连的新月形高密度区,常导致邻近肾实质受压和变形。增强检查,病灶无强化。随诊常用 CT 检查,由于血肿液化和吸收,密度逐渐减低并缩小。MRI 检查,血肿的形态学表现类似 CT 所见,$T_1WI$ 和 $T_2WI$ 信号强度随血肿期龄而异。

**2. 肾周血肿 CT 检查** 肾周血肿早期表现为肾脏周围的新月状高密度病变,范围较广泛,但限于肾筋膜囊内,常合并肾被膜下血肿。复查 CT 血肿密度逐渐减低。

**3. 肾挫伤 CT 检查** 视出血量的多少、并存的肾组织水肿及尿液外溢情况,CT 表现有所不同,可为肾实质内高密度、混杂密度或低密度灶。增强检查病灶多无强化,偶见对比剂血管外溢或随尿液进入病灶内。

**4. 肾撕裂伤 CT 检查** 肾撕裂伤表现为肾实质不连续,间隔有血液和(或)外溢的尿液而呈不规则带状高密度或低密度影。增强扫描,撕裂的肾组织可发生强化,但如撕裂的肾组织完全离断则不再有强化。肾脏撕裂伤通常并有肾被膜下血肿和肾周血肿。

【诊断与鉴别要点】

肾外伤的影像学检查,CT 作为首选检查方法,根据上述 CT 表现可确定有否损伤,并进一步确定损伤的类型和程度,以指导临床治疗。要特别强调 CT 增强扫描的价值,此外,还应注意有无并存其他脏器(如肝、胆、脾和胰)的损伤,以利于临床全面评价损伤情况。

(于 勇)

# 第二节　男性生殖系统

## 一、影像学检查技术

（一）CT 检查

**1. 平扫检查** 嘱患者在检查前 2 h 内饮水 800～1000 mL,使患者胃肠道、膀胱适度充盈,形成良好对比。患者取仰卧位,行 CT 平扫检查,扫描范围为耻骨联合下缘至双侧髂前上棘连线水平。

**2. 增强扫描检查** 即于静脉内快速团注对比剂后,同时对病变区进行扫描。

CT 密度分辨率高,对钙化显示敏感,但对软组织分辨率有限。前列腺肿瘤的组织密度与良性前列腺增生或正常前列腺组织相似,无明显差异。静脉注射造影剂后,亦无明显差异,因此尚局限于前列腺包膜之内的前列腺肿瘤,一般不能被 CT 发现。所以 CT 不常用于前列腺疾病的早期诊断。但 CT 对前列腺癌的骨及远处转移有一定的优越性,尤其是骨转移。

（二）MRI 检查

**1. 平扫检查** 常规采用体部表面线圈包绕扫描范围。轴位扫描 $T_1WI$、$T_2WI$ 及 $T_2WI$ 压脂,矢状位和冠状位扫描 $T_2WI$ 压脂,扫描中心位于耻骨联合上 2 cm 处。层厚为 3～5 mm。常规检查之后,亦可选用磁共振扩散加权成像(DWI)提高对前列腺病变的检出及诊断率。

**2. 增强扫描检查** 前列腺病变可行增强扫描提高对病变检出及诊断率。方法是静脉快速注入顺磁性对比剂(Gd-DTPA)后即行病变区 $T_1WI$ 多期快速扫描并预饱和脂肪抑制技术检查,扫描范围包括整个前列腺。

**3. 磁共振波谱(MRS)成像** 目前 MRI 新技术之一,尤其对前列腺肿瘤的诊断及分级提供新的参考。MRI 和 MRS 可以通过解剖和生物学数据对前列腺肿瘤提供一种非侵袭性的评价,并对前列腺肿瘤的定位、分级、术前选择和计划均有重要参考价值。目前,临床常用的前列腺代谢产物主要有枸橼酸盐(citrate,Cit)、胆碱(choline,Cho)、肌酸(creatine,Cre)和脂质。研究认为前列腺癌最显著的代谢变化是

Cit 下降和 Cho 的升高,但不同检查条件在一定程度上会影响 MRS 中代谢物浓度的准确性和可比性。

　　MRI 多种序列、多方位成像不仅可以清晰显示腺体与周围解剖结构,以及病灶早期变化、出血、坏死、液化等影像特征,并且可以较为准确显示前列腺癌对周围结构的侵犯及转移。此外,DWI 对前列腺癌的早期诊断具有一定的帮助,故 MRI 可作为前列腺病变常用影像学检查方法。

## 二、正常影像学表现

### (一)正常 CT 表现

**1. 前列腺**　前列腺因周围脂肪的衬托而清晰显示。前列腺紧邻膀胱下缘,呈圆形或横置椭圆形均匀软组织密度影,边缘光整(图 6-25(a)),径线随年龄而增大。年轻人,前列腺平均上下径、横径和前后径分别为 3.0 cm、3.1 cm 和 2.3 cm;老年人分别为 5.0 cm、4.8 cm 和 4.3 cm。由于 CT 对软组织分辨率不足,不能明确分辨前列腺各解剖带及被膜。

**2. 精囊**　精囊位于膀胱后方,前列腺上缘,呈"八"字形软组织密度影,边缘常呈小分叶状。两侧精囊前缘与膀胱后壁之间各有锐角形脂肪性低密度区,称为精囊角(图 6-25(b))。

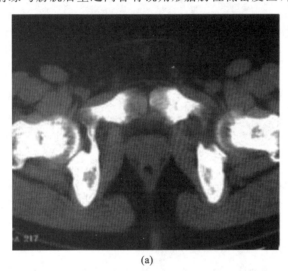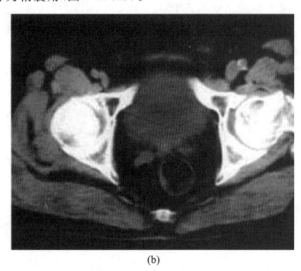

(a) (b)

**图 6-25　正常前列腺及精囊腺 CT 表现**
(a) 前列腺呈椭圆形软组织密度影;(b) 精囊腺呈"八"字形软组织密度影

### (二)正常 MRI 表现

**1. 前列腺**　扫描序列包括 $T_1WI$、$T_2WI$、DWI 及 MRS。①$T_1WI$:均匀中等信号,不能明确区分前列腺各带,但可区分前列腺实质与周围脂肪和静脉丛。②$T_2WI$:可以明确区分前列腺中央带及外周带。移行带和中央带信号较周围区低,前纤维肌区基质呈低信号;周围带呈高信号;包膜呈前列腺周围细环状薄层低信号带。③DWI:周围带信号高于移行带和中央带信号,呈环状高信号影。④MRS:正常前列腺组织内含有高浓度的枸橼酸盐(Cit),是正常前列腺组织分泌的产物;胆碱(Cho)及肌酸(Cre),其中 Cho 与细胞膜的合成与降解有关,而 Cre 参与能量代谢。这些代谢物在前列腺各带中的浓度有所差异:周围带的Cit 波峰最高,波峰(Cho+Cre)/Cit 的比值约为 60%,且随年龄增长无明显改变;中央腺体的 Cit 含量较低,但其波峰不应低于 Cho,随年龄增长,Cit 波峰由于腺体增生而增高(图 6-26)。

**2. 精囊**　$T_1WI$ 序列呈均匀低信号,$T_2WI$ 序列呈多发囊状高信号,其壁呈低信号(图 6-27)。

**3. 阴囊及睾丸**　正常睾丸信号在 $T_1WI$ 上高于水而低于脂肪,$T_2WI$ 上高于脂肪而低于水。$T_2WI$睾丸周边可见低信号,代表睾丸白膜。附睾 $T_1WI$ 不能与睾丸准确区分,$T_2WI$ 上呈不均匀中等信号,信号低于睾丸。

## 三、异常影像学表现

### (一)异常 CT 表现

**1. 前列腺**　常常表现为体积的改变,前列腺增大,可合并形态及密度异常。

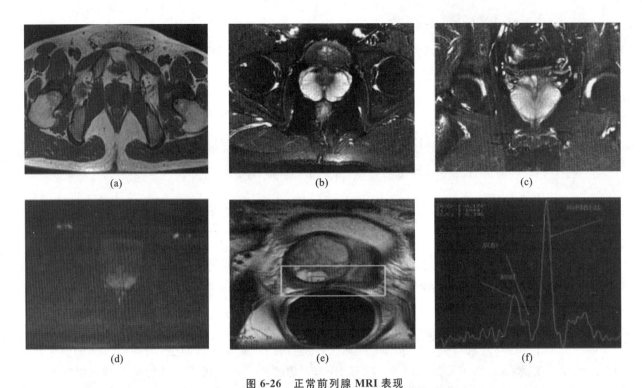

**图 6-26 正常前列腺 MRI 表现**

(a) $T_1WI$；(b) $T_2WI$ 横轴位；(c) $T_2WI$ 冠状位；(d) DWI 图；(e) MRS 定位像；(f) MRS

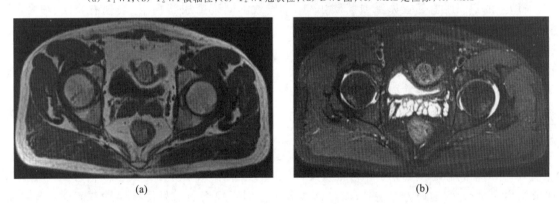

**图 6-27 正常精囊腺 MRI 表现**

(a) $T_1WI$；(b) $T_2WI$

$T_1WI$ 双侧精囊呈"八"字形均匀低信号；$T_2WI$ 精囊呈多发囊状高信号,壁呈低信号

（1）前列腺增大：前列腺体积增大是最常见的异常表现。前列腺体积增大的测量指标是 CT 断层图像前列腺的横径＞5 cm,冠状位重组耻骨联合层面以上 2 cm 仍显示前列腺的图像。

（2）形态异常：可表现为对称性增大与非对称性增大。

（3）密度异常：高密度的病变提示前列腺结石。低密度的病变较多见,常常提示前列腺脓肿、囊肿或肿瘤等疾病。

**2. 精囊** 常表现为急性或慢性感染性疾病,如精囊囊肿及脓肿。原发性精囊肿瘤罕见,而膀胱癌和前列腺癌侵犯精囊则较多见,所以继发性病变多为肿瘤侵犯,精囊转移瘤少见。

（1）大小异常：对称性增大,液体潴留,常见于精囊囊肿及脓肿。

（2）形态异常：最常表现为膀胱精囊三角不对称,粗细不均,形态消失。病变原因多为膀胱癌或前列腺癌侵犯精囊。

（3）密度异常：水样密度常表现为精囊囊肿。

（二）异常 MRI 表现

**1. 前列腺**

（1）大小及形态异常：前列腺体积增大是最常见的异常表现。影像学表现同 CT 检查。

（2）信号异常：$T_1WI$ 周围带见低信号灶提示前列腺肿瘤，前列腺炎及穿刺后前列腺出血亦可有如此表现。前列腺移形带增大并多发高信号结节，提示良性前列腺增生。前列腺癌通常突破包膜向外生长，前列腺周围脂肪间隙模糊。

**2. 精囊**

（1）大小及形态异常：常表现为急性或慢性感染性疾病。表现同 CT 检查。

（2）信号异常：精囊囊肿的影像学表现为长 $T_1$ 长 $T_2$ 信号。当精囊内出现短 $T_2$ 信号，提示肿瘤侵犯。

**3. 睾丸** 睾丸肿块相对常见，多提示肿瘤，如精原细胞瘤、淋巴瘤等。睾丸肿瘤影像学表现无特异性。$T_2WI$ 显示较低的均匀信号，提示精原细胞肿瘤。

### 四、前列腺疾病

（一）前列腺增生

前列腺增生（prostatic hyperplasia）是引起中老年男性排尿障碍原因中最为常见的一种良性疾病。随着人口老龄化，前列腺增生已成为老年男性患者最常见的疾病，最初常发生于 40 岁以后，到 60 岁时发病率大于 50%，80 岁时高达 80%。

【病理与临床】

前列腺增生多发生在移行带及尿道周围腺体区，增生的组织呈结节样改变，增生结节推挤使正常前列腺组织受压变薄，大的结节可突入膀胱。病理上，前列腺增生主要表现为腺体组织及基质组织的不同程度增生，因前列腺增生所含组织成分不同，前列腺可能大而软（腺体增生为主）或小而硬（基质组织增生为主）。当增生的组织压迫邻近尿道或膀胱出口时，导致不同程度尿路梗阻，表现有尿频、尿急、夜尿增多，随病情加重，出现尿流变细、中断，甚至尿潴留。

【影像学表现】

**1. CT 表现** CT 扫描时，表现为前列腺弥漫性增大。正常前列腺上缘低于耻骨联合水平。如耻骨联合上方 2 cm 或更高层面可见前列腺或前列腺横径大于 5 cm，可诊断前列腺增大。良性前列腺增生包膜完整，边缘光滑，密度可均匀或伴有散在点状钙化。增大的前列腺常常突入膀胱底部，易误诊为膀胱肿物。

**2. MRI 表现** 整体表现为前列腺体积增大，包膜常光滑、完整。增生的前列腺结节 $T_1WI$ 一般呈均匀稍低信号，亦因前列腺增生成分不同信号各异，可以呈现低信号、中等信号或稍高信号。增生结节以肌纤维成分为主时，则常常表现为低信号，以腺体成分为主则表现为高信号。有些结节的周围伴有环形低信号结节包膜。前列腺增生以中央区、移行区体积增大为主，而边缘受压变薄、萎缩（图 6-28）。MRS 检查，增生的中央区及移行带由于腺体增生，Cit 峰明显升高，Cho 峰和 Cre 峰变化不明显。

【诊断与鉴别要点】

前列腺增生的诊断主要结合临床症状和直肠指检结果。影像学检查的目的主要在于明确前列腺增大的程度，评估前列腺增生手术前后前列腺的大小，评估有无并发症、输尿管积水以及与前列腺癌相鉴别。CT 虽能显示前列腺大小，但难以判断结节具体的区带和位置，常不能达到鉴别诊断的目的。

MRI 能显示前列腺内的结构，尤其是直肠内线圈对前列腺解剖结构的显示更为清晰，MRS 检查等功能影像学技术也可进一步提供鉴别点，因而 MRI 对前列腺增生的诊断和鉴别诊断有很高的价值。当增生结节较小时，主要应与早期前列腺癌鉴别。在 MRI 上，前者多发生在前列腺中央区和移行区，很少发生在边缘区，而后者多发生于前列腺外周带。此外，增强扫描时，前列腺强化比较明显，而后者轻度强化，可作为鉴别点。当增生前列腺突入膀胱底时，除与前列腺癌相鉴别外，还需要与膀胱底部肿瘤相鉴别，CT 或 MRI 多平面重组技术可清晰显示病变与膀胱的关系。

（二）前列腺癌

前列腺癌（prostatic cancer）是欧美男性常见的恶性肿瘤之一，我国前列腺癌的发病率相对较低，但随着我国人口老龄化、生活环境的改变，前列腺癌在我国发病率逐年上升。

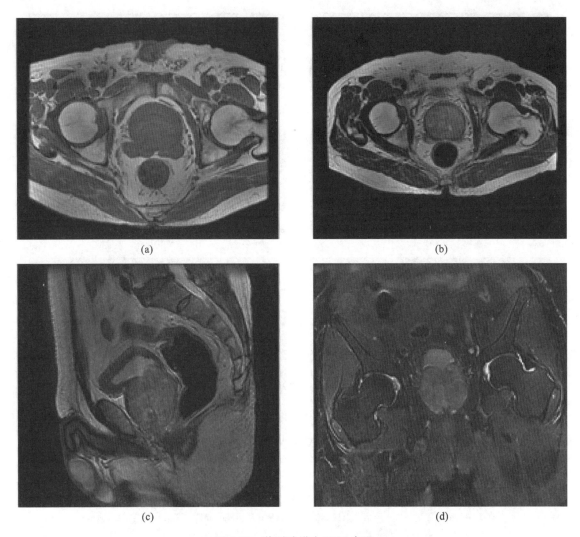

(a)                            (b)

(c)                            (d)

**图 6-28　前列腺增生 MRI 表现**

(a) $T_1WI$；(b) $T_2WI$；(c) $T_2WI$ 矢状位；(d) $T_2WI$ 抑脂冠状位

**【病理与临床】**

前列腺癌中腺癌居多,大约占 95%,移行细胞癌、鳞癌相对较少见,肉瘤属罕见。常发生于外周带,常为多发病灶,肿瘤质地相对较硬,边缘不清,切面呈白色或灰白色。肿瘤早期局限在包膜内,晚期常侵犯包膜及邻近脏器或发生远处转移,以骨转移常见,多呈成骨性改变。

早期临床症状和体征多不明显,无特异性,临床症状与前列腺增生常难以区分。临床实验室 PSA 检查有助于病变的协助诊断,直肠指检可触到前列腺结节,质地坚硬,表面不规则,可与良性前列腺增生鉴别。

**【影像学表现】**

**1. CT 表现**　CT 诊断早期前列腺癌有一定限度,当癌肿较大,侵犯包膜时,前列腺明显增大,边缘不规则,密度不均匀,邻近脂肪间隙不清。前列腺癌最常侵犯精囊腺,表现为膀胱精囊三角消失。伴盆腔淋巴结转移者,可见盆腔脂肪间隙内结节状软组织密度影。肿瘤侵犯膀胱、直肠可表现为壁不规则增厚。

**2. MRI 表现**　MRI 是前列腺癌分期的最佳影像学检查方法,可确定前列腺包膜有无破坏、精囊腺是否受侵,这对临床是否采取有效干预及预后评价非常重要。

(1) 平扫:肿瘤多位于边缘区,在 $T_1WI$ 呈稍低信号,与周围正常组织较难区分,$T_2WI$ 癌结节相对于高信号边缘区呈低信号影,DWI 表现为明显高信号结节,易于显示(图 6-29)。当癌肿侵犯包膜时,则包膜连续性中断。肿瘤侵犯前列腺周围脂肪在 $T_1WI$ 上表现为高信号的脂肪内出现低信号影。精囊腺受侵常表现为单侧或双侧精囊腺 $T_2WI$ 信号减低,体积增大。

(2) 增强扫描:癌肿明显强化,病灶显示更清楚。

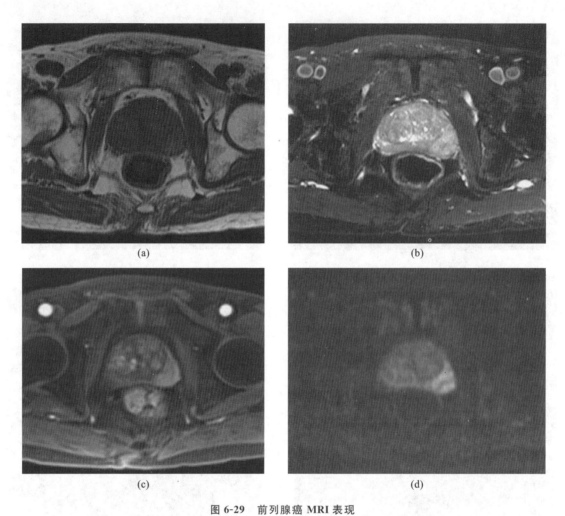

**图 6-29　前列腺癌 MRI 表现**

（a）T$_1$WI，前列腺形态大小及信号未见异常；（b）T$_2$WI，左侧周围带见一高信号结节，被膜完整；

（c）增强 T$_1$WI，结节明显强化；（d）DWI，结节呈高信号

（3）MRS：前列腺 MRI 波谱检查在前列腺癌诊断中有重要作用，主要表现为外周带病灶区域正常枸橼酸盐（Cit）峰显著减低，胆碱（Cho）峰增高，或（Cho＋Cre）/Cit 值显著增高（图 6-30）。

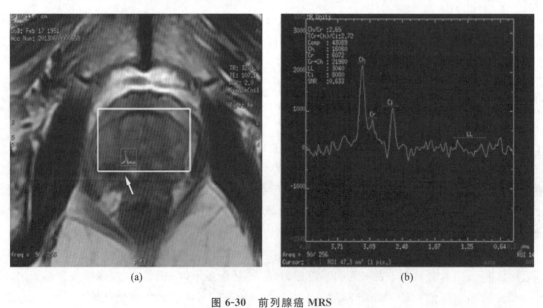

**图 6-30　前列腺癌 MRS**

（a）T$_2$WI 显示前列腺外周带高信号区域内局灶性低信号区（↑），为外周带前列腺癌灶；

（b）MRS 显示癌灶区域胆碱（Cho）峰显著增高，枸橼酸盐（Cit）峰显著减低

【诊断与鉴别要点】

对于早期前列腺癌的诊断需要临床、直肠指检及影像学检查三者结合,最后借助穿刺活检进一步明确诊断。MRI宜作为首选的影像学检查方法,尤其MRS能对前列腺病变的鉴别诊断有重要价值。局限于被膜内的前列腺癌,特别是中央带与移行带内的前列腺癌,需与良性前列腺增生鉴别。对于进展期的前列腺癌,CT和MRI均能较准确显示肿瘤范围,据此进行肿瘤分期,还可评价治疗效果。

(于　勇)

#  第三节　女性生殖系统

## 一、影像学检查技术

### (一)X线检查

**1. 子宫输卵管造影(hysterosalpingography)**　经宫颈口注入40%的碘化油或有机碘剂以显示子宫和输卵管内腔的检查方法。常用来检查子宫的位置,宫腔的形态、大小,是否有先天畸形,观察输卵管的通畅情况,有时可使宫腔内的粘连分离,起治疗作用。

**2. 盆腔动脉造影**　经皮穿刺股动脉插管,将导管顶端置于腹主动脉分叉处进行造影,可显示子宫动脉;若置于肾动脉起始处稍下方,可显示卵巢动脉。

### (二)CT检查

**1. 平扫空腹**　检查前2～3 h分多次口服含1%泛影葡胺的清水800～1000 mL,以充盈和识别盆腔肠管。检查应在膀胱充盈状态下进行。扫描范围通常自髂嵴水平至耻骨联合,层厚10 mm,检查子宫及附件用3～5 mm。已婚妇女,可用浸碘水的纱布条填塞阴道,以显示阴道及宫颈的位置。

**2. 增强扫描**　以2～5 mL/s的注射速率静脉推注含碘造影剂80～100 mL,建议动脉期和静脉期扫描。

### (三)MRI检查

**1. 平扫**　常规行SE序列$T_1WI$,FSE序列$T_2WI$及脂肪抑制技术检查。其中$T_2WI$检查尤为重要,不仅能显示子宫各部解剖结构,还可以显示卵巢,有助于确定盆腔病变的起源部位和范围。

**2. 增强扫描**　静脉内快速注入顺磁性对比剂Gd-DTPA后行脂肪抑制$T_1WI$扫描。

## 二、正常影像学表现

### (一)正常X线表现

子宫输卵管造影表现:正常宫腔呈倒置三角形,边缘光整,上底为子宫底,两侧角为子宫角,与输卵管相通,下端与宫颈管相连,宫颈管为柱形,边缘呈羽毛状。输卵管自子宫角向外下走行,为迂曲柔软的线状影,依次分为间质部、峡部、壶腹部和伞部(图6-31)。造影时对比剂进入腹腔内,呈多发弧线状或波浪状致密影,提示输卵管通畅。

### (二)正常CT表现

**1. 平扫**　子宫体在膀胱后方,为软组织密度影,边缘光滑,中心较小的低密度区为宫腔(图6-32)。在子宫体下方层面上,宫颈呈梭形软组织密度影,外缘光滑,横径小于3 cm。宫体、宫颈和阴道上部的外侧可见宫旁组织,为脂肪性低密度区,内含的血管、神经和纤维组织呈细小点状或条状软组织密度影。子宫前方为膀胱,呈水样密度,后方为直肠,内常有气体。育龄女性的卵巢正常表现为子宫旁卵圆形较低密度的不均质结构,输卵管则难以识别。

**2. 增强扫描**　子宫肌层呈明显均一强化,中心低密度宫腔不强化,显示更为清晰。

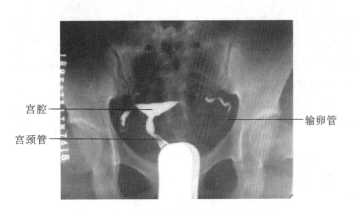

图 6-31 正常子宫输卵管造影 X 线表现

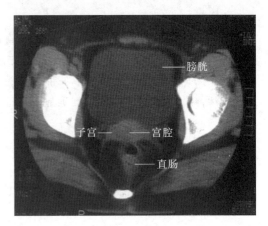

图 6-32 正常子宫 CT 表现

CT 平扫显示子宫为软组织密度影,境界清晰,
中央低密度区为宫腔

（三）正常 MRI 表现

**1. 子宫和阴道** 平扫 $T_1WI$ 正常宫体、宫颈和阴道表现为一致性较低信号;$T_2WI$ 可显示宫体、宫颈和阴道的解剖结构(图 6-33)。宫体由三层组成:①子宫肌层,厚度为 1~3 cm,$T_1WI$ 呈较低信号,$T_2WI$ 呈中等信号影;②子宫内膜,厚度为 1~7 mm,$T_1WI$ 表现为稍高信号,$T_2WI$ 表现为子宫中央的长条状均匀高信号;③子宫联合带,是子宫肌层与内膜之间的条状结构,$T_2WI$ 呈低信号,厚度约 5 mm,在月经期边界更清晰。$T_2WI$ 宫颈自内向外分为四种信号:①宫颈管内含黏液呈高信号;②宫颈黏膜呈中等信号;③宫颈纤维间质为低信号;④宫颈肌层呈中等信号。阴道全长 7~9 cm,MRI 矢状位显示最佳,阴道壁 $T_1WI$ 呈中等信号,$T_2WI$ 呈低信号,阴道内主要为分泌液及上皮,$T_2WI$ 呈明显高信号。

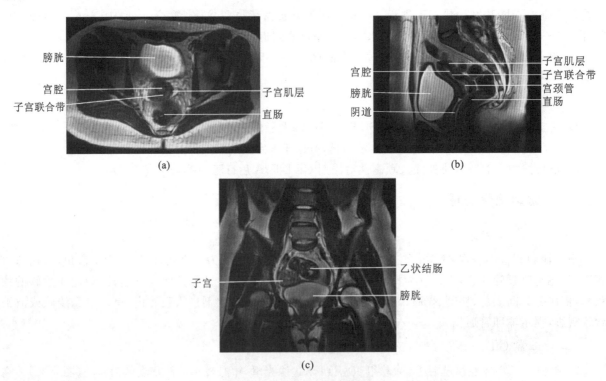

图 6-33 正常子宫 MRI 表现

(a) $T_2WI$ 横断面;(b) $T_2WI$ 矢状面;(c) $T_2WI$ 冠状面

$T_2WI$ 显示子宫肌层呈中等信号,子宫内膜为子宫中央的均匀高信号,子宫联合带呈低信号

增强扫描:宫体、宫颈和阴道各层强化表现随时间而异。

**2. 卵巢** 正常卵巢在 MRI 上可以显示,通常位于宫体两侧外上方,位置常有变异而不确定,大小为 4

cm×3 cm×1 cm，$T_1$WI 呈低信号，$T_2$WI 卵泡呈高信号，中心部为低至中等信号。

### 三、异常影像学表现

#### （一）异常 X 线表现

子宫输卵管造影：①宫腔异常：子宫先天性发育异常表现为子宫大小、形态改变（图 6-34）；炎性病变致宫腔变形、边缘不规则；黏膜下肌瘤及息肉表现为宫腔内充盈缺损。②输卵管异常：结核及非特异性炎症可致输卵管僵硬、狭窄、扩张等改变。

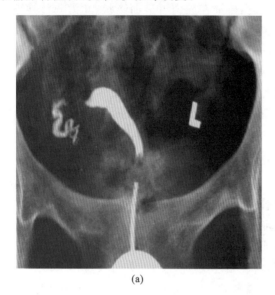 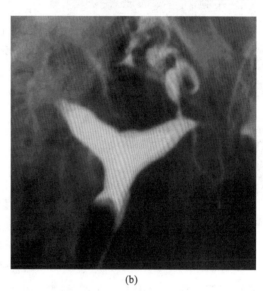

(a)               (b)

**图 6-34　子宫发育异常造影表现**

（a）单角子宫；（b）鞍状子宫

#### （二）异常 CT 表现

**1. 子宫异常**　①子宫大小、形态异常：常见占位性病变所致子宫大小和形态异常，如子宫肿瘤和瘤样病变等；各型先天性子宫发育异常，如幼稚子宫、双角子宫、双子宫等；同时可伴有宫腔改变。②子宫密度异常：指子宫内局灶性异常密度改变，常合并有子宫大小和形态改变。其中边界清晰、含有钙化的低密度肿块常提示为良性子宫肌瘤，而边界不清、无包膜的等密度肿块多提示为子宫恶性肿瘤。

**2. 卵巢肿块**　各种类型的卵巢囊肿常表现为圆形或椭圆形的卵巢肿块、壁薄而均一、呈水样密度。卵巢囊腺瘤或囊腺癌的常见表现为边缘不规则或分叶状肿块，呈多房状，同时含有液体和实性成分。卵巢囊性畸胎瘤的特征表现是肿块内有脂肪性低密度区或有脂-液分层现象。女性盆腔肿块常来自卵巢。

#### （三）异常 MRI 表现

**1. 子宫异常**　①子宫大小、形态异常：表现意义同 CT 检查，但 MRI 可显示子宫内部的解剖带，对病变的显示优于 CT。②子宫信号异常：$T_2$WI 上，宫腔内有类圆形中等信号，为息肉或黏膜下肌瘤；宫壁信号异常，联合带增宽，边界不清，见于子宫内膜异位；宫壁内信号异常见于子宫良、恶性肿瘤。宫颈信号异常，$T_1$WI、$T_2$WI 为中等信号，常见于宫颈癌。

**2. 卵巢肿块**　卵巢类圆形肿块，信号与尿液相似，常为卵巢囊肿。肿块形态不规则，呈多房状表现，同时含有液体和实性成分，为卵巢囊腺瘤或囊腺癌的常见表现。肿块内有脂肪性高信号灶，是卵巢囊性畸胎瘤的特征表现。

### 四、子宫输卵管炎

#### （一）慢性子宫输卵管炎

【病理与临床】

慢性子宫输卵管炎（chronic uterine tubal inflammation）指由于下生殖道炎症上行扩散感染、急性输卵管炎未经治疗或治疗不彻底而转为慢性炎症。慢性子宫输卵管炎常发生宫腔粘连,输卵管增粗、粘连、闭塞,而导致不孕。临床主要表现为腰背痛、坠感和月经不调。

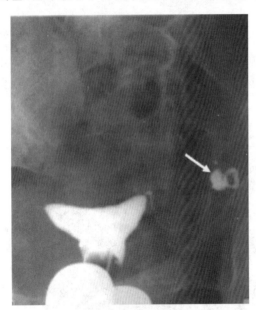

**图 6-35　慢性输卵管炎造影表现**
右侧输卵管未显影,左侧输卵管壁欠光滑,
壶腹部及伞端扭曲(↑)

【影像学表现】

子宫输卵管造影是检查慢性子宫输卵管炎的主要影像学方法,同时还可分离粘连起到治疗作用。造影时可见宫腔粘连变形、狭窄、甚至闭塞。慢性输卵管炎多双侧发生,粘连处管腔狭窄、闭塞,闭塞近侧管腔扩张、积水(图 6-35)。增粗明显时,碘油在腔内可呈油滴状,此为非特异性炎症的重要征象。

【诊断与鉴别要点】

子宫输卵管造影发现宫腔粘连、狭窄,输卵管有狭窄、闭塞、积水、碘油积聚等征象,即可诊断。需与子宫输卵管结核鉴别,后者常有结核病史,子宫输卵管可见钙化影,子宫输卵管造影显示宫腔边缘不规则、狭小、变形,两侧输卵管变细、僵直,边缘不规则,呈植物根须状改变。

### (二)子宫输卵管结核

【病理与临床】

输卵管结核较为多见。病变首先累及输卵管,发生干酪样坏死,进而纤维组织增生,致使输卵管僵直、变硬、粘连和狭窄,宫腔粘连、狭窄、变形,并可发生钙化。

子宫输卵管结核发病缓慢,多无明显症状和体征。有些患者表现为消瘦、乏力、低热、闭经及下腹部疼痛,常合并不孕症。

【影像学表现】

X 线平片和 CT 可见盆腔两侧横行条状钙化影,宫体钙化呈不规则形。子宫输卵管造影显示宫腔边缘不规则,严重时宫腔狭小、变形。双侧输卵管狭窄、变细、僵直,边缘不规则。溃疡形成小的窦道,充盈对比剂时呈植物根须状,是结核的重要征象。

【诊断与鉴别要点】

平片显示子宫输卵管钙化影,子宫输卵管造影显示宫腔边缘不规则、狭小、变形,两侧输卵管狭窄、变细、僵直,边缘不规则,呈植物根须状改变可诊断为本病。

## 五、子宫疾病

### (一)子宫平滑肌瘤

子宫平滑肌瘤(uterine leiomyoma)简称子宫肌瘤,是子宫最常见的良性肿瘤,好发年龄为 40~50 岁,其发病可能与长期和过度的卵巢雌激素刺激有关,绝经后逐渐萎缩。

【病理与临床】

平滑肌瘤由平滑肌及纤维间质组成,为球状实质性的结节,表面光滑,与周围子宫肌界限明显,周围由一层疏松结缔组织包绕形成假包膜,血管由外穿过假包膜供给肌瘤营养。生长迅速或供血不足时,肌瘤可发生各种退行性改变,包括玻璃样变、黏液样变、脂肪样变,也可发生坏死、囊变、出血、钙化。肌瘤可发生在子宫的任何部位,96%发生在宫体,按生长部位可分为肌壁间肌瘤、黏膜下肌瘤和浆膜下肌瘤三种类型。

临床主要表现为月经量过多、严重痛经、月经期长、不规则阴道出血及腹部肿块。若肿瘤较大压迫膀胱可引起尿频,压迫直肠可引起便秘。

【影像学表现】

**1. CT 表现**　子宫增大,轮廓不整呈波浪状,可见团块影(图 6-36(a)),其内可见不规则的斑点状或蛋壳样钙化影,若发生坏死液化,可见不规则低密度区。增强扫描检查肿瘤有不同程度的强化,强化程度略低于正常子宫肌(图 6-36(b))。

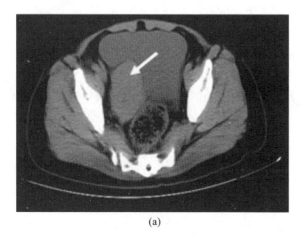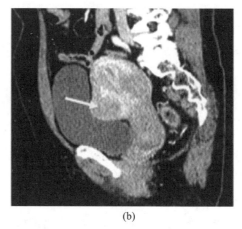

(a)　　　　　　　　　　　　　　　(b)

**图 6-36　子宫肌瘤 CT 表现**

(a) 平扫显示子宫增大,可见团块状等密度影;(b) 增强扫描肿块不均匀明显强化

**2. MRI 表现**　敏感性较高,能发现小至 3 mm 的子宫肌瘤。肌瘤 $T_1WI$ 与邻近肌组织信号相似,$T_2WI$ 呈均匀低信号,边界清晰(图 6-37)。增强检查肌瘤常为不均匀强化。囊变区 $T_1WI$ 呈低信号,$T_2WI$ 呈高信号,不强化。

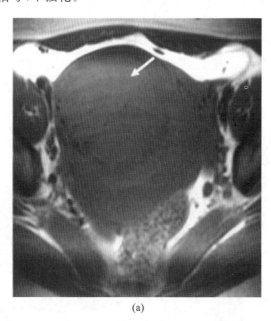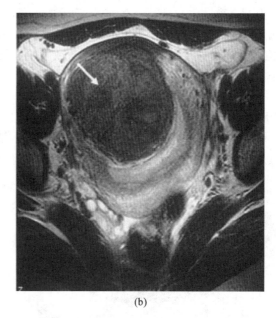

(a)　　　　　　　　　　　　　　　(b)

**图 6-37　子宫肌瘤 MRI 表现**

子宫增大,其内见较大肿块影,$T_1WI$(a)呈中等信号,$T_2WI$(b)呈不均匀低信号

**【诊断与鉴别要点】**

CT 扫描子宫呈分叶状增大,肌层低密度肿块伴有钙化,有包膜,增强呈中等强化,提示子宫肌瘤;MRI $T_2WI$ 肿块呈边界清晰的低信号灶,即可明确诊断。

**(二)宫颈癌**

宫颈癌(cervical carcinoma)是最常见的妇科恶性肿瘤。患者年龄分布呈现 35~39 岁和 60~64 岁两个高峰。

**【病理与临床】**

宫颈癌 80%~90% 为鳞状上皮癌,其次为腺癌,少数为腺鳞癌。临床上宫颈癌分四期:Ⅰ期,肿瘤完全局限宫颈。Ⅱ期,肿瘤延伸超过宫颈,但未达到盆壁和阴道下 1/3。Ⅲ期,肿瘤延伸至盆壁和阴道下

1/3。Ⅳ期,肿瘤延伸超过真骨盆或侵犯膀胱、直肠。

宫颈癌早期常无症状。中期可出现自发性或接触性阴道出血,阴道分泌物增多,可有恶臭。晚期侵及盆腔及邻近脏器,出现尿频、尿急、肛门坠胀、里急后重等。

【影像学表现】

影像学检查主要用于观察宫颈癌的侵犯范围和转移情况,有利于临床分期和制订治疗方案。

**1. CT 表现** 宫颈增大,见软组织密度肿块,局限于宫颈,或蔓延至宫体及宫旁,若发生坏死可见低密度区。肿瘤向周围蔓延侵犯邻近器官如膀胱、直肠时,相邻脂肪间隙消失,直肠、膀胱壁增厚(图 6-38)。

**2. MRI 表现** 宫颈肿块,$T_1WI$ 呈中等信号,$T_2WI$ 呈高信号,高于正常宫颈组织信号。MRI 可显示癌肿向腔内生长的情况,以及周围器官组织受侵的情况。

【诊断要点】

中老年女性,CT、MRI 检查发现宫颈内实性肿块,结合阴道出血等临床表现可考虑宫颈癌。

### (三)子宫内膜癌

子宫内膜癌(endometrial carcinoma)也称宫体癌,发病率仅次于宫颈癌。高发年龄为 58～61 岁。子宫内膜癌的病因与雌激素、绝经晚、高血压、糖尿病及遗传因素有关。

【病理与临床】

子宫内膜癌 80%～90% 为腺癌,腺鳞癌及透明细胞癌少见。肿瘤分为局限型和弥漫型,局限型为息肉状或外生性连接于子宫内膜表层,弥漫型累及整个子宫内膜。子宫内膜癌生长缓慢,局限在内膜的时间较长。肿瘤可累及宫体、宫颈,或穿透肌层累及邻近器官。转移途径主要为直接蔓延和淋巴转移,晚期可发生血行转移。

临床上子宫内膜癌依侵犯范围分为四期:Ⅰ期,肿瘤局限于宫体。Ⅱ期,肿瘤侵犯宫颈。Ⅲ期,肿瘤侵犯至子宫外。Ⅳ期,肿瘤侵犯膀胱、肠管或发生远处转移。

子宫内膜癌临床表现为不规则阴道出血,白带增多,有血性和脓性分泌物。晚期出现疼痛和下腹部肿块。

【影像学表现】

**1. CT 表现** 子宫对称性或局限性分叶状增大,密度不均匀,有低密度坏死区。若肿瘤累及宫颈,可见宫颈增大。增强扫描,病变强化程度低于周围正常子宫肌,坏死区不强化(图 6-39)。

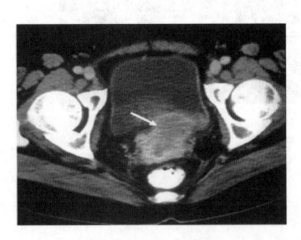

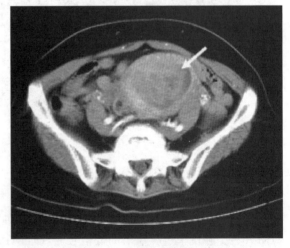

| 图 6-38 宫颈癌 CT 表现 | 图 6-39 子宫内膜癌 CT 表现 |
|---|---|
| CT 增强显示宫颈增大(↑)、可见软组织肿块影,<br>病变强化低于周围子宫肌,膀胱受侵,脂肪间隙消失 | CT 横断面增强显示子宫增大(↑),<br>病变强化程度低于周围子宫肌 |

**2. MRI 表现** 子宫内膜增厚,宫体不对称性增大,$T_1WI$ 呈中等信号,$T_2WI$ 呈高信号,其间可混有结节状中等或低信号区。癌肿侵犯肌层时,$T_2WI$ 可见低信号联合带破坏、中断且不规则。增强扫描,$T_1WI$ 子宫内膜增厚,呈不均匀强化(图 6-40)。侵犯宫旁组织时,邻近结构分辨不清,脂肪信号消失。

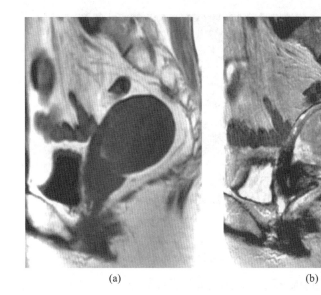
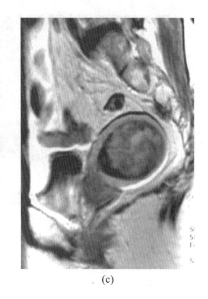

(a)         (b)         (c)

**图 6-40　子宫内膜癌 MRI 表现**

(a) $T_1WI$ 子宫稍增大；(b) $T_2WI$ 宫腔内见一肿块呈不均匀高信号影，子宫壁变薄，子宫前壁部分联合带中断；(c) 增强扫描示肿块呈不均匀性强化

**【诊断与鉴别要点】**

中老年女性，CT、MRI 检查发现宫体内实性肿块，结合临床有阴道出血等表现首先要考虑子宫内膜癌。需与黏膜下子宫肌瘤鉴别，后者 $T_2WI$ 呈低信号。

## 六、卵巢疾病

### （一）卵巢囊肿

卵巢囊肿（ovarian cyst）是与卵巢密切相关的潴留性囊肿，可分为单纯性卵巢囊肿、滤泡囊肿、黄素囊肿、多囊卵巢囊肿及巧克力囊肿等，以单纯性卵巢囊肿较多见。

**【病理与临床】**

单纯性卵巢囊肿好发于 30～40 岁，组织来源不清，常为薄壁单房，内含清亮液体，囊壁由纤维结缔组织构成，有时可见被覆的扁平上皮。滤泡囊肿是卵泡内液体潴留而成，一般直径不超过 5 cm，单发多见，囊肿可自行缩小或消失。黄素囊肿是由于绒毛膜促性腺激素刺激卵泡引起，常为多房性，双侧发生，囊肿可自行破裂吸收。多囊卵巢囊肿是由于内分泌紊乱引起的卵巢囊状增生硬化，特点为重复性不排卵。巧克力囊肿是由子宫内膜异位至卵巢出血而形成的慢性血肿。

临床上卵巢囊肿较小时，多无症状。囊肿大，可因重力作用引起腰痛。中等大小的囊肿，重心偏向一侧或妊娠期子宫位置改变时，易发生蒂扭转，为常见的妇科急症。如囊肿破裂，可产生急性腹痛，肿物突然消失或缩小。巧克力囊肿大小可随月经周期而变化。

**【影像学表现】**

**1. CT 表现**　病灶表现为均匀一致的囊性低密度区，呈水样密度，CT 值为 0～15HU，边缘光滑，分界清楚，囊壁薄而均匀。增强扫描检查囊内无强化，囊壁可有轻度强化（图 6-41）。

**2. MRI 表现**　囊肿为 $T_1WI$ 低信号，$T_2WI$ 均匀一致的高信号，信号强度变化与一般体液相似。巧克力囊肿以 $T_1WI$ 和 $T_2WI$ 均表现为高信号为特征。其他卵巢囊肿不易区别。

**【诊断与鉴别要点】**

CT、MRI 显示圆形或类圆形水样密度（信号）灶，增强时不强化即可诊断为卵巢囊肿。

### （二）卵巢囊腺瘤

卵巢囊腺瘤（cystic adenoma of ovary）约占卵巢良性肿瘤的 45%，好发年龄为 20～50 岁，常单侧发生，15% 为双侧性。按其囊内成分可分为浆液性囊腺瘤和黏液性囊腺瘤两种，分别占卵巢全部肿瘤的

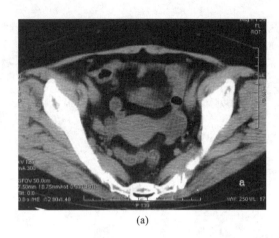
(a)

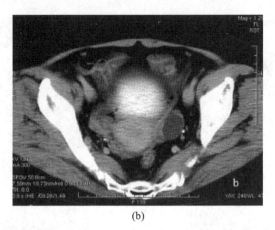
(b)

**图 6-41 卵巢囊肿 CT 表现**

（a）平扫显示左侧附件区椭圆形囊性低密度影，边界清晰；（b）增强扫描病灶无强化

23％和22％。浆液性囊腺瘤又可分为单纯性浆液性囊腺瘤及浆液性乳头状囊腺瘤两种。

【病理与临床】

病理上，肿瘤可为多房性或单房性，囊壁和内隔较光滑或有乳头状突起，其内含有清亮或黏稠的液体。浆液性囊腺瘤和黏液性囊腺瘤通常较大，尤其是后者，重量可达 45 kg 以上，充填整个腹腔。肿瘤可自行破裂致腹腔种植，保留分泌功能，产生大量黏液形成"腹腔假黏液瘤"。浆液性囊腺瘤可有钙化，呈砂粒状，30％～50％的病例可发生恶变。

卵巢囊腺瘤早期常无症状，肿瘤长大时可出现下腹不适、腹胀、月经紊乱，若肿瘤发生蒂扭转或破裂时，可出现腹痛。

【影像学表现】

**1. CT 表现** 平扫显示附件区有圆形或椭圆形囊性肿块，边界光滑，单房或多房。浆液性囊腺瘤呈水样密度，囊壁薄，体积常较小，囊内显示多个细条状间隔，囊壁上见有乳头状突起。黏液性囊腺瘤囊内液体密度稍高，囊内也有多个细条样间隔，囊壁较厚，体积大，直径常大于 10 cm，囊壁上很少有乳头状突起，而且多为单侧发生（图 6-42）。增强扫描时，囊壁、乳头状突起和间隔有轻度均匀强化，囊腔无强化。

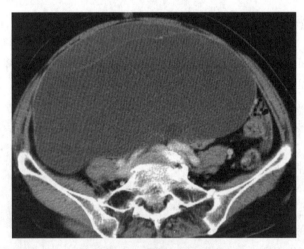

**图 6-42 卵巢囊腺瘤 CT 表现**

盆腔内巨大薄壁囊液性肿块，囊内见细线样间隔

**2. MRI 表现** 平扫肿瘤表现为盆腔内单房或多房囊性肿块，大小不等，呈圆形或椭圆形，边缘光整，肿块内有多发间隔。浆液性囊腺瘤表现 $T_1WI$ 低信号、$T_2WI$ 高信号，黏液性囊腺瘤由于含有较多的蛋白质，导致肿瘤显示为 $T_1WI$ 和 $T_2WI$ 均呈高信号。增强扫描时，囊壁、乳头及间隔强化。

【诊断与鉴别要点】

CT 和 MRI 显示盆腔内囊性肿块，呈液体密度或信号，单房或多房，边缘光滑，壁较薄，囊内见多发间隔等征象,可诊断为卵巢囊腺瘤。但应与以下疾病鉴别:①卵巢巧克力囊肿:多囊或单囊状肿块,常双侧发病,CT 检查囊内密度因新旧出血而显示高低不一,MRI $T_1WI$ 和 $T_2WI$ 均呈高信号,增强扫描不强化。②卵巢囊腺癌:囊壁和分隔厚薄不均,增厚的囊壁或囊隔上乳头状突起多不规则,CT、MRI 增强扫描时囊壁、囊隔强化明显,乳头状突起强化不均匀。囊腺癌晚期还出现远处转移征象。

### (三)卵巢畸胎瘤

**【病理与临床】**

卵巢畸胎瘤(teratoma of ovary)是常见的卵巢良性肿瘤,由三个胚层的成熟组织构成。多为囊性,少数为实性,表面光滑,囊壁较厚,内含皮脂样物质、脂肪、毛发,并可有浆液、牙齿或骨组织。10%为双侧,很少恶性,肿瘤可发生扭转、破裂。

临床常无症状,部分患者仅觉腹部不适或胀满,少数因肿瘤发生扭转可产生腹痛。

**【影像学表现】**

**1. CT 表现** 平扫表现为盆腔内囊实性肿块,密度不均匀,囊壁厚薄不均,内有脂肪密度,还可有钙化、牙或骨组织(图 6-43),增强扫描可见不均匀强化。

**2. MRI 表现** 为混杂信号肿块,内有脂肪成分(在 $T_1WI$、$T_2WI$ 均呈高信号、STIR 呈低信号)是畸胎瘤的特点。

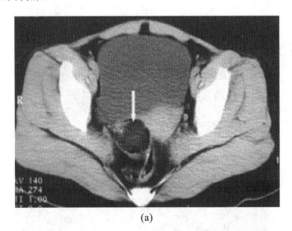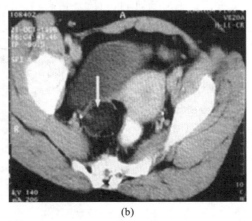

(a)　　　　　　　　　　　　　　(b)

**图 6-43 卵巢畸胎瘤 CT 表现**

CT 显示右侧附件区混杂密度肿块,内含脂肪和钙化(↑)

**【诊断与鉴别要点】**

CT 和 MRI 检查显示混杂密度(信号)肿块,内有脂肪性密度或信号灶,即可诊断本病。应与脂肪瘤鉴别,脂肪瘤瘤体内全部是脂肪成分,信号或密度均匀。

### (四)卵巢癌

卵巢癌(oophoroma)发病年龄大多在 30～60 岁,绝经后女性的卵巢肿瘤 80%以上为上皮性。发病率在女性生殖器官恶性肿瘤中仅次于宫颈癌,接近子宫内膜癌,居第三位,是常见的卵巢肿瘤之一,主要为浆液性囊腺癌和黏液性囊腺癌,以浆液性囊腺癌最多见,单侧多见。

**【病理与临床】**

病理上肿瘤为囊实性,内含陈旧性出血,囊壁上有乳头状突起。卵巢癌的转移以直接种植和淋巴转移为主,血行转移少见。

临床上早期常无症状,发现时多属晚期。表现为腹部肿块,并有消瘦、乏力等。实验室检查 CA125 和 CEA 明显升高。

**【影像学表现】**

**1. CT 表现** 盆腔内较大肿块,呈囊实性,其间隔和囊壁厚薄不均。增强扫描检查间隔、囊壁及实性部分明显强化(图 6-44(a))。可伴发腹腔及大网膜的转移,典型的大网膜转移表现为横结肠与前腹壁之间的扁平状软组织肿块,密度不均匀或呈蜂窝状,边缘不规则,界限不清(图 6-44(b))。约 30%的患者出现腹腔积液。卵巢癌的淋巴结转移,表现为主动脉周围淋巴结及髂外、髂总淋巴结肿大。

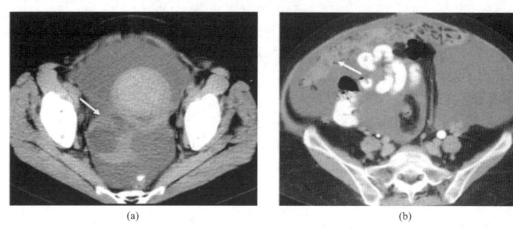

(a)           (b)

**图 6-44 卵巢癌 CT 表现**

(a) 盆腔较大肿块,强化不均,有粗大分隔(↑);(b) 腹膜转移:前腹壁后方扁平状软组织肿块(↑),界限不清,呈蜂窝状

**2. MRI 表现** 癌肿 $T_1WI$ 为中等信号,$T_2WI$ 呈不均匀高信号(图 6-45)。腹腔积液 $T_1WI$ 呈低信号,但较一般液体信号高,因蛋白质含量高,在 $T_2WI$ 上呈明显高信号。MRI 在判断卵巢癌的范围、囊实性、盆腔脏器受累状况以及术前分期方面具有优势。

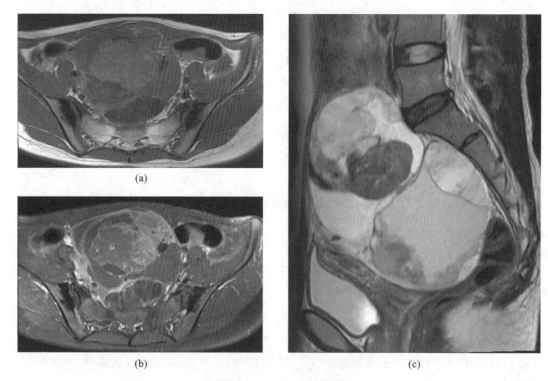

(a)           (c)

(b)

**图 6-45 卵巢囊腺癌 MRI 表现**

(a) $T_1WI$,盆腔见一个巨大混合信号肿块;(b) 增强扫描示肿块为等高信号部分组织呈轻至中度强化,大部分等低部分组织不强化;
(c) $T_2WI$,肿块中大部分为囊性高信号,内见间隔,囊内见多个大小不等的稍低信号肿块

【诊断与鉴别要点】

中老年女性,CT、MRI 检查发现盆腔内一侧附件区囊实性肿块,增强扫描呈不均匀强化,结合实验室检查 CA125 和 CEA 明显升高,首先考虑为本病。若发现大网膜转移、腹腔积液和盆腔淋巴结肿大,诊断更加明确。若两侧附件区均发现囊实性肿块,要考虑到卵巢转移瘤(Krukenberg 瘤)可能,注意观察胃有无肿瘤。

(韩晓磊)

# 第四节 肾 上 腺

## 一、影像学检查技术

### (一) CT 检查

**1. 平扫** 空腹,检查前口服含 1‰～2‰泛影葡胺的清水 500～800 mL,以避免将胃肠道结构误认为肾上腺区肿块。常规横断面扫描,自第 11 胸椎至左肾门水平。高度怀疑肾上腺嗜铬细胞瘤时,需薄层扫描全腹部,甚至纵隔。

**2. 增强扫描** 静脉注射含碘对比剂 80～100 mL 后进行扫描,对病变的鉴别诊断有一定帮助。

### (二) MRI 检查

**1. 平扫** 以横轴位为主,辅以冠状位和矢状位扫描。常规行 SE 或 FSE 序列 $T_1WI$ 及 $T_2WI$ 扫描。化学位移成像对诊断肾上腺腺瘤有一定价值。

**2. 增强扫描** 静脉快速注入 Gd-DTPA 后即行病变区 $T_1WI$ 扫描。

### (三) 各种检查技术的优选

肾上腺增生及占位病变首选 CT 或 MRI 检查,由于 MRI 具有多序列、多参数、可任意方位成像的特点,对病变的定位和定性诊断优于 CT。

## 二、正常影像学表现

### (一) 正常 CT 表现

**1. 平扫** 肾上腺位于双肾上极内上方。肾上腺在不同层面上形态各异,右侧者常为斜线形、倒"V"字形或倒"Y"字形,左侧者多为倒"V"、倒"Y"或三角形。其长为 4.0～6.0 cm,宽为 2.0～3.0 cm,厚度为0.3～0.6 cm。大小用侧肢厚度和面积表示,正常侧肢厚度小于 10 mm,面积小于 150 $mm^2$。正常肾上腺呈软组织密度,类似肾脏密度,皮、髓质不易分辨。

**2. 增强扫描** 肾上腺均匀强化(图 6-46)。

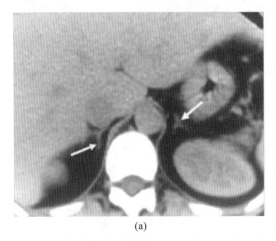
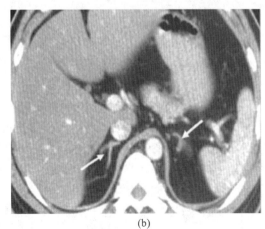

(a)           (b)

**图 6-46 正常肾上腺 CT 表现**

(a) CT 平扫右侧肾上腺呈倒"Y"字形,左侧肾上腺呈倒"V"字形,密度均一;(b) CT 增强扫描后双侧肾上腺均匀强化

### (二) 正常 MRI 表现

**1. 平扫** 肾上腺 $T_1WI$ 呈低信号(图 6-47(a)、图 6-47(b)),$T_2WI$ 信号强度明显低于周围脂肪(图6-47(c)),类似肝实质。脂肪抑制技术检查,肾上腺信号强度明显高于周围被抑制的脂肪组织。

**2. 增强扫描** 肾上腺均匀强化(图 6-47(d))。

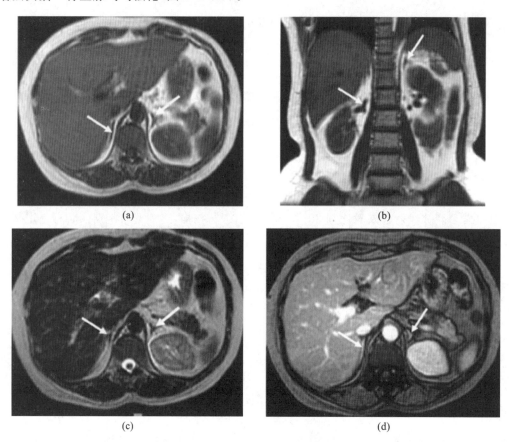

(a)　　　　　　　　　　　(b)

(c)　　　　　　　　　　　(d)

**图 6-47 正常肾上腺 MRI 表现**

(a) $T_1WI$ 横断面;(b) $T_1WI$ 冠状面;(c) $T_2WI$ 横断面;(d) $T_1WI$ 横断面增强

(a)、(b)和(c)双侧肾上腺位于肾脏内上方,呈斜线形、"Y"字形、"V"字形或三角形,信号均一,明显低于周围脂肪;(d)增强扫描后均匀强化

### 三、异常影像学表现

#### (一)异常 CT 表现

**1. 平扫**

(1)肾上腺大小的改变:①肾上腺增大:腺体弥漫性增大,侧肢厚度和(或)面积超过正常值,多为双侧,常见于 Cushing 综合征。②肾上腺缩小:侧支变细,但形态正常,代表肾上腺萎缩,多为特发性肾上腺萎缩和垂体下丘脑病变所致的继发性肾上腺萎缩。

(2)肾上腺肿块:①肿块大小:良性肿瘤尤其是功能性者一般较小,直径多在 3 cm 以下,而恶性肿瘤或非功能性肿瘤常较大,直径多在 5 cm 以上,甚至超过 10 cm。②肿块数目:肾上腺肿块多为单侧性,双侧性常见于肾上腺转移瘤,也可为淋巴瘤、双侧性嗜铬细胞瘤、双侧性肾上腺腺瘤及结核(干酪化期)。③肿块密度:肾上腺囊肿呈水样低密度,肾上腺腺瘤密度类似于水,其他肿瘤呈软组织密度,肾上腺髓脂瘤肿块呈混杂密度,内有脂肪灶。

**2. 增强扫描** 肾上腺囊肿不强化,肾上腺腺瘤轻度强化,肾上腺皮质癌、嗜铬细胞瘤、转移瘤等呈不规则强化。

#### (二)异常 MRI 表现

**1. 平扫** MRI 对肾上腺大小、形态改变的判断与 CT 相似。信号改变:呈水样信号,$T_1WI$ 低信号、$T_2WI$ 高信号为肾上腺囊肿;$T_1WI$ 等低信号,$T_2WI$ 高信号者为肾上腺肿瘤、增生等;$T_1WI$ 和 $T_2WI$ 均呈混杂信号,并含有脂肪信号($T_1WI$ 和 $T_2WI$ 均呈高信号)者为肾上腺髓脂瘤;与同相位比较,反相位上信号明显降低者为肾上腺腺瘤。

**2. 增强扫描** 同 CT。

## 四、肾上腺疾病

### (一) 肾上腺增生

【病理与临床】

肾上腺增生(adrenal hyperplasia)包括肾上腺皮质增生(adrenal cortical hyperplasia,ACH)、肾上腺髓质增生(adrenal medullar hyperplasia,AMH)和肾上腺皮质髓质增生(adrenal cortical and medullar hyperplasia,ACMH)三种病理类型,以 ACH 最常见,ACMH 罕见。

肾上腺皮质受下丘脑-垂体-肾上腺轴的调控,因此 ACH 可继发于下丘脑或垂体疾病,也可原发于肾上腺。前者主要包括 Cushing 综合征中的 ACTH 依赖性 ACH 和 Conn 综合征中的 IAH,病理表现为双侧肾上腺弥漫性增生,少数后期可出现结节。后者主要包括 ACTH 非依赖性 ACH,表现为双侧或单侧肾上腺结节性增生。

临床上根据增生肾上腺过量分泌激素的不同可见 Cushing 综合征、Conn 综合征和儿茶酚胺增多症(hypercatecholaminism)三种类型,三者均可出现高血压。病程偏长,临床表现隐匿,部分仅表现为高血压,而无其他典型临床症状。

【影像学表现】

肾上腺区富含脂肪组织,CT 分辨率高于 MRI,平扫即可作出诊断,是首选的影像学检查。

**1. CT 表现** ①多数表现为双侧(或单侧)肾上腺弥漫性增大,侧肢厚度大于 10 mm 和(或)面积大于 150 mm² (图 6-48(a))。②少数病例增大肾上腺边缘可见小结节影,单发或多发,等或稍低密度(图 6-48(b))。③增强检查:强化程度低于正常肾上腺组织。

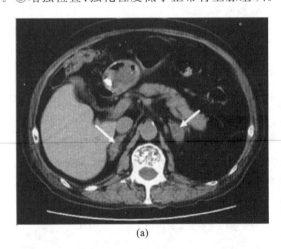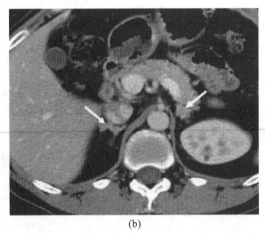

(a)           (b)

**图 6-48 肾上腺增生 CT 表现**

(a) 平扫双侧肾上腺弥漫性增生,体部及内外侧支均增粗;(b) 另一例,增强扫描双侧肾上腺体积稍大,呈结节样增生,强化程度不如肾脏明显

**2. MRI 表现** MRI 发现肾上腺皮质增生的敏感性很低,主要用于怀疑垂体肿瘤患者的颅脑检查。

【诊断与鉴别要点】

主要通过临床表现和生化检查结果获得肾上腺激素分泌过量的证据,结合以 CT 为主的影像学检查获得的形态学诊断,确诊为某一类型的肾上腺增生。需与其他原因所致的肾上腺增大鉴别。

### (二) 肾上腺腺瘤

肾上腺腺瘤(adrenal adenoma)是发生于肾上腺皮质的良性肿瘤,好发于 20~40 岁,女性多见。

【病理与临床】

肾上腺腺瘤多数具有分泌功能,分泌糖皮质激素(主要为皮质醇)者称为皮质醇腺瘤又称 Cushing 腺瘤,分泌醛固酮者称为醛固酮腺瘤又称 Conn 腺瘤,无分泌功能者为无功能腺瘤。多发生在一侧、单发,瘤体较小,直径多 1~2 cm,包膜完整,脂质成分多。生长缓慢,有恶变可能。瘤体内可有出血、坏死及囊变。

无功能腺瘤,一般无临床症状,多数偶然发现。Cushing 腺瘤患者满月脸、多血质外貌、向心性肥胖、痤疮、紫纹、高血压、继发性糖尿病和骨质疏松等,实验室检查血和尿中 17-羟和 17-酮皮质激素增多。Conn 腺瘤患者临床表现为高血压、肌无力、麻痹、夜尿增加,实验室检查可有低血钾、高血钠、血浆和尿中醛固酮水平增高,肾素水平下降。

【影像学表现】

**1. CT 表现**

(1) Cushing 腺瘤:①平扫:一侧肾上腺圆形或椭圆形肿块,边界清楚,密度均匀(图 6-49(a))。②增强扫描:轻至中度强化(图 6-49(b))。一般 Cushing 腺瘤瘤体较大,直径多大于 3 cm,密度较高,强化明显。有同侧腺体残留和对侧肾上腺萎缩表现,肿块周围、腹腔内及腹壁脂肪多而明显。

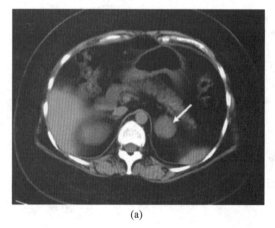
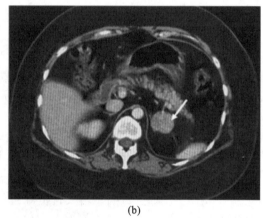

(a)　　　　　　　　　　　　　　(b)

**图 6-49　肾上腺 Cushing 腺瘤 CT 表现**

(a) 平扫显示左侧肾上腺区圆形肿块,境界清晰;(b) 增强扫描呈轻度强化

(2) Conn 腺瘤:①平扫:一侧肾上腺圆形或椭圆形肿块,边界清楚,密度均匀。②增强扫描:轻度强化。一般 Conn 腺瘤瘤体较小,多小于 2 cm,密度较低,强化轻。肿块周围、腹腔内及腹壁脂肪很少。

**2. MRI 表现**　不同腺瘤的形态和大小同 CT 检查所见(图 6-50)。肿瘤在 $T_1WI$ 和 $T_2WI$ 上均类似肝实质信号,化学位移成像能显示肿块内富含脂质。与同相位相比,反相位上肿块信号明显下降,具有特征。

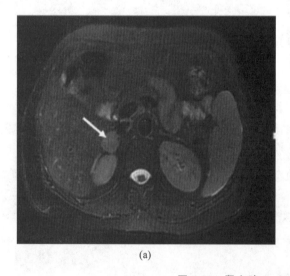
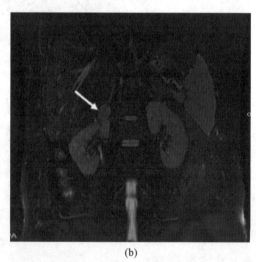

(a)　　　　　　　　　　　　　　(b)

**图 6-50　肾上腺 Cushing 腺瘤 MRI 表现**

(a)和(b) $T_2WI$ 压脂序列显示右侧肾上腺区肿块,境界清晰,信号均匀

【诊断与鉴别要点】

CT、MRI 显示单侧肾上腺类圆形或椭圆形肿块;低密度或类似肝实质信号,结合临床表现和实验室检查可诊断为 Cushing 腺瘤或 Conn 腺瘤。若患者无相应临床表现,实验室检查无异常,则可诊断为无功

能性腺瘤。应与以下疾病鉴别:①肾上腺皮质癌:肿块较大(多>5 cm),形态不规则,多见出血、坏死、钙化,质地不均,可伴其他部位转移。②肾上腺囊肿:Conn腺瘤为较小的水样密度肿块,需与囊肿鉴别,后者常较大而无任何强化。

### (三)肾上腺嗜铬细胞瘤

**【病理与临床】**

嗜铬细胞瘤(adrenal pheochromocytoma)是发生于嗜铬组织的良性肿瘤,范围广泛。约90%的肿瘤起源于肾上腺髓质成熟神经嵴细胞(嗜铬细胞),单侧单发瘤占60%~80%,双侧性肿瘤占10%左右。肿瘤一般较大,易发生出血、坏死和囊变。肿瘤细胞可大量分泌肾上腺素和去甲肾上腺素。约10%的肿瘤异位于肾上腺外的交感神经节和副交感神经节,可发生在自颈动脉体至盆腔的任何部位。约10%的肿瘤可以多发,10%的肿瘤可为恶性。

临床以20~40岁多见,女性多于男性。典型表现为阵发性高血压、高代谢、高血糖(三高症),心悸、头痛、出汗(三联症)等。实验室检查:24 h尿香草基扁桃酸(vanilmandelicacid,VMA)即儿茶酚胺代谢物显著高于正常值(10~35 $\mu$mol/24 h)。

**【影像学表现】**

**1. CT表现** ①平扫:单侧(偶为双侧)肾上腺圆形或椭圆形肿块,密度均匀或不均匀,直径多在3 cm以上(图6-51)。②增强扫描:肿块实体部分发生明显强化,坏死囊变区不强化。

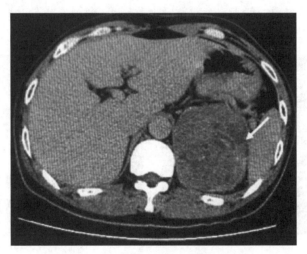

**图6-51 肾上腺嗜铬细胞瘤CT表现**

平扫显示左侧肾上腺区较大肿块,密度不均,境界清晰

**2. MRI表现** 因瘤体内水分含量较多,整个瘤体的信号强度接近于水,肿块 $T_1WI$ 大部分呈低信号,少数为中等信号,$T_2WI$ 呈高信号,为嗜铬细胞瘤的MRI特点。增强扫描,肿瘤明显不均匀强化。

**【诊断与鉴别要点】**

CT、MRI检查肾上腺区较大肿块,结合临床阵发性高血压、24 h VMA显著高于正常值即可诊断为本病。需与肾上腺腺瘤、肾上腺皮质癌和肾上腺转移癌鉴别,临床表现是主要的鉴别点。临床有嗜铬细胞瘤表现,而肾上腺区未发现异常,则应考虑异位嗜铬细胞瘤。

### (四)肾上腺皮质癌

**【病理及临床】**

肾上腺皮质癌(adrenocortical carcinoma)分有功能和无功能两种,前者约占80%。常为单发类圆形或不规则形肿块,较大,包膜不完整,可有出血、囊变、坏死及钙化,侵犯包膜及血管。

无功能者,症状出现较晚,临床表现为腰部不适、局部肿块及转移。有功能的症状出现较早,主要表现为满月脸、向心性肥胖、高血压、骨质疏松等皮质醇增多表现。女性可有月经失调。少数可出现肌无力、麻痹、夜尿增加、血及尿醛固酮水平增高、血钾减低和肾素水平增高等醛固酮症表现。

【影像学表现】

**1. CT表现** 肿块较大,多大于5cm,形态不规则,密度不均匀,出血、坏死、钙化多见。增强扫描检查,肿块呈不均匀强化,内有不规则无强化区。伴其他部位转移时,可见下腔静脉内瘤栓,淋巴结、肝、肺等部位转移灶。

**2. MRI表现** 肾上腺区不规则肿块,$T_1WI$低或混杂信号,出现高信号提示有出血,$T_2WI$高或混杂信号。增强扫描检查,肿块不均匀强化,内有不规则无强化区。

【诊断与鉴别要点】

中老年患者,CT、MRI检查显示单侧肾上腺区巨大不规则实性肿块,考虑本病可能,伴有转移征象则可明确诊断。应与大的嗜铬细胞瘤鉴别,临床表现和实验室检查是鉴别的要点。

(五)肾上腺转移瘤

【病理与临床】

肾上腺转移瘤(adrenal metastases)可来自肺癌、乳腺癌、甲状腺癌、肾癌等转移,以肺癌居多。最初发生在肾上腺髓质,而后累及皮质。肾上腺转移瘤多双侧发生,肿瘤内常有坏死和出血,可伴其他部位转移。

肾上腺转移瘤极少影响肾上腺皮质功能,临床症状主要为原发肿瘤所致。

【影像学表现】

**1. CT表现** 肾上腺转移瘤一般表现为双侧肾上腺圆形、椭圆形或分叶状肿块,偶见单侧性,大小不等,常为2~5cm,也可更大。肿块密度均匀或不均匀,增强扫描检查,肿块均匀或不均匀强化(图6-52)。

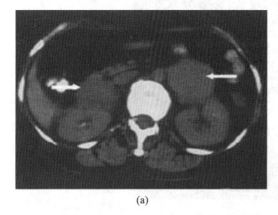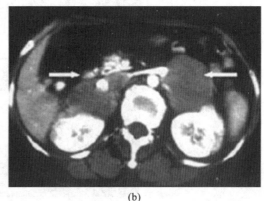

(a)            (b)

**图6-52 肾上腺转移瘤CT表现**

(a) 平扫显示双侧肾上腺区较大圆形肿块;(b) 增强扫描后肿块轻中度强化

**2. MRI表现** 肿块$T_1WI$低信号,出现高信号提示有出血,$T_2WI$高或混杂信号。增强扫描检查表现同CT。

【诊断与鉴别要点】

CT、MRI发现双侧肾上腺实性肿块,患者身体其他部位有原发恶性肿瘤,可考虑肾上腺转移。可通过病史、临床表现和实验室检查与淋巴瘤、双侧嗜铬细胞瘤和肾上腺结核等鉴别。

(韩晓磊)

## 本章小结

本章分泌尿系统、生殖系统和肾上腺三部分介绍了泌尿、生殖系统疾病影像学诊断。

第一节介绍了泌尿系统的影像学检查技术、正常影像学表现、异常影像学表现和常见疾病的影像学表现。

泌尿系统疾病诊断介绍了泌尿系统结石、肾盂癌、肾囊肿和多囊肾、肾血管平滑肌脂肪瘤、肾和输尿管先天发育异常、肾和输尿管结核和膀胱癌等。疾病的影像学特征:①泌尿系统结石表现为肾、输尿管或膀胱可见高密度影;②肾癌表现为大小不等的肿块,呈类圆形或分叶状,增强扫描检查肿块明显强化,但密度低于肾皮质;③肾盂癌表现为肾窦区肿块,CT密度高于尿液并低于肾实质;④肾血管平滑肌脂肪瘤以肿块内见明显脂肪组织为特征;⑤膀胱癌表现为膀胱壁突向腔内的结节状、分叶状或菜花状肿块。

第二节介绍了生殖系统的影像学检查技术、正常影像学表现、异常影像学表现和各种常见疾病的典型影像学表现。

生殖系统疾病诊断介绍了子宫输卵管炎、子宫肿瘤、卵巢肿瘤和肿瘤样病变、前列腺增生及前列腺癌等。①子宫肌瘤是女性常见良性肿瘤,超声检查是子宫肌瘤的首选检查方法,MRI检查能较准确定位及定性诊断;②子宫癌中以宫颈癌常见,影像学主要作用是进行肿瘤的分期诊断;③卵巢肿瘤常见卵巢囊肿、囊腺瘤或囊腺癌,良性囊肿或囊腺瘤边界清楚,囊壁薄而均匀;而囊腺癌常为囊实性肿块,实性部分明显强化,常伴有腹腔积液、脏器及淋巴结转移等征象;④男性生殖系统比较常见的疾病是前列腺增生及前列腺癌,前列腺癌突破包膜后,影像学诊断比较容易,早期前列腺癌,MRI检查具有优势。

第三节介绍了肾上腺的影像学检查技术、正常影像学表现、异常影像学表现和常见疾病的影像学表现。肾上腺疾病诊断介绍了肾上腺增生、肾上腺腺瘤、肾上腺嗜铬细胞瘤、肾上腺皮质癌和肾上腺转移瘤。

## 思考题

1. 简述泌尿系统的影像学检查方法及正常肾脏的影像学特点。
2. 简述尿路结石的影像学表现。
3. 何谓"肾自截"?
4. 简述肾血管平滑肌脂肪瘤、肾细胞癌及肾盂癌的诊断及鉴别诊断。
5. 简述前列腺的影像学检查技术及正常前列腺的影像学表现。
6. 简述良性前列腺增生与前列腺癌的诊断要点及鉴别诊断。
7. 子宫肌瘤的影像学诊断要点有哪些?
8. 宫颈癌及子宫内膜癌的影像学表现有哪些?
9. 简述卵巢囊肿、囊腺瘤、畸胎瘤及卵巢癌的鉴别诊断。
10. 肾上腺腺瘤及嗜铬细胞瘤的影像学诊断要点有哪些?
11. 简述肾上腺腺瘤、嗜铬细胞瘤、皮质癌及转移瘤的鉴别诊断。

 病例分析

病例一

男,55岁。腰部不适半年,以左侧明显(图6-53)。

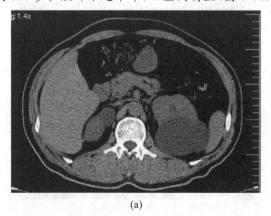
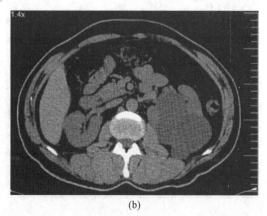

(a)　　　　　　　　　　　　(b)

**图6-53　腹部CT表现**

【问题及讨论】

(1) 描述影像所见,初步诊断什么疾病?并说明诊断依据。

(2) 应与何种疾病鉴别?鉴别要点有哪些?

病例二

女,46 岁。发现无痛性血尿 1 周,偶感右腰部不适,尿常规血细胞(＋＋＋)(图 6-54)。

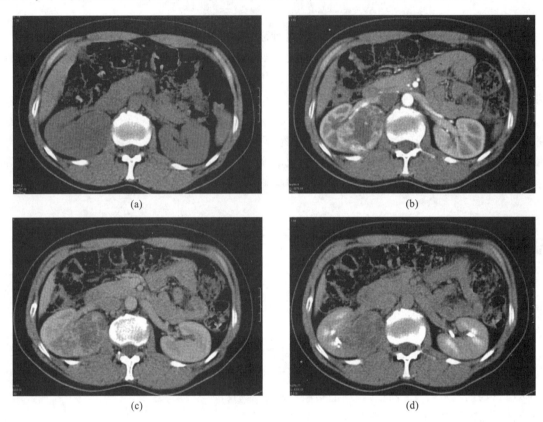

图 6-54　腹部 CT 表现

【问题及讨论】

(1) 简述影像所见及诊断意见。

(2) 应与何种疾病鉴别?鉴别要点有哪些?

病例三

患者女,35 岁,多血质外貌、向心性肥胖、面部痤疮严重,查体血压 160/100 mmHg,实验室检查血和尿中 17-羟和 17-酮皮质激素增多(图 6-55)。

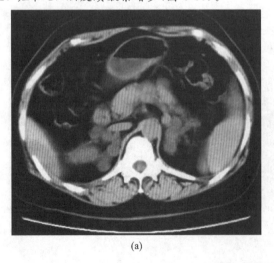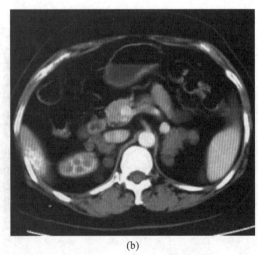

图 6-55　腹部 CT 表现

【问题及讨论】

（1）此图像为何种检查技术下的哪一部位检查？试对图像进行描述。

（2）指出病变发生部位？初步诊断为何病？试说出诊断依据。

（3）应与何种疾病鉴别？鉴别要点有哪些？

病例四

患者女，32岁，自觉下腹胀满、坠痛就诊，查体小腹隆起，稍硬（图6-56）。

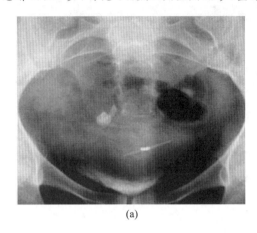 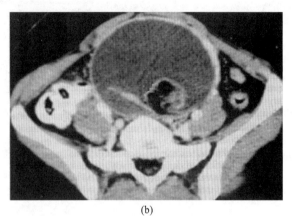

(a)       (b)

图 6-56 盆部影像表现

【问题及讨论】

（1）图像分别为何种检查技术下的哪一部位检查？试对图像进行描述。

（2）指出病变发生部位？初步诊断为何疾病？试说出诊断依据。

（3）应与何种疾病鉴别？鉴别要点有哪些？

# 第七章 骨骼、肌肉系统

## 学习目标

**一、知识目标**

1. 熟悉骨骼、肌肉系统常用影像学检查技术。
2. 掌握骨骼、肌肉系统正常影像学表现。
3. 熟悉骨骼、肌肉系统异常影像学表现。
4. 掌握骨骼常见疾病的影像学表现。
5. 熟悉关节常见疾病的影像学表现。
6. 熟悉骨骼、肌肉系统常见疾病的病理、临床表现及影像鉴别诊断。
7. 了解骨骼、肌肉系统 CT、MRI 检查技术的新进展。

**二、素质目标**

1. 能针对不同的骨骼、肌肉系统疾病选择恰当的影像学检查方法。
2. 能观察与分析骨骼、肌肉系统常见疾病的影像学征象并初步作出诊断。
3. 具有基本的医患沟通技巧，关心患者，严格遵守影像学检查技术规范。

骨骼、关节及其周围软组织的疾病种类多而复杂，除外伤、炎症、肿瘤和畸形等疾病外，全身性疾病和内分泌疾病也可引起骨骼的改变。由于骨骼、肌肉系统组织结构的特点，影像学的各种成像技术，不仅能够反映出这些疾病的病理变化、显示病变范围、程度及发展过程，还为临床诊断和治疗疾病提供重要依据，在临床被广泛应用。

## 第一节 影像学检查技术

### 一、X线检查

X线平片是骨骼、肌肉系统最基础和常规的检查方法，不仅能显示各种基本病变改变的范围和程度，而且还有可能作出定性诊断。一般常用正、侧位投照。但对于不少骨骼疾病和软组织病变，由于X线表现较病理改变、临床体征出现要晚或由于病变自身缺乏良好的天然对比而不能发现。因此，X线检查后，需要结合临床情况并依据不同疾病的发展规律，进行定期复查或选择 CT、MRI 检查。

### 二、CT检查

CT 检查作为常规影像学检查的补充，能够为临床诊断、治疗提供更多、更有价值的信息。CT 不但能够清楚显示病变部位的解剖关系，CT 值的测量对识别病变内的脂肪组织、气体和钙化或骨化十分敏感。临床上多应用于细微骨折、细小骨质病变和软组织疾病等。CT 增强扫描主要用于了解病变血供情况、确定病变范围、发现病变有无坏死，对疾病的定性诊断有一定价值。

### 三、MRI 检查

MRI 是骨关节及邻近软组织病变常用的检查方法。当临床、X 线或 CT 诊断骨骼、肌肉系统疾病有疑难时，可选用 MRI 进一步检查。对早期骨质破坏和细微骨折，MRI 较 X 线平片和 CT 敏感；MRI 对脊柱解剖结构及其病变的显示也优于 CT 检查；但 MRI 对于细小钙化、骨化和骨皮质的显示则不如 X 线平片和 CT。MRI 平扫中自旋回波和快速自旋回波的 $T_1WI$ 和 $T_2WI$ 是基本扫描序列。脂肪抑制 $T_1WI$ 和 $T_2WI$ 也是骨骼、肌肉系统检查常用的基本序列。层面方向可根据部位和病变选用横断、冠状、矢状或任意方位成像的斜切面。增强扫描主要用于检查骨关节及邻近软组织病变血供情况、确定病变与水肿界限、区分肿瘤活性成分和坏死成分，也用于早期发现肿瘤术后复发，是观察肿瘤疾病治疗前后疗效的重要检查手段。

（蒋 蕾）

##  第二节　正常影像学表现

### 一、正常 X 线表现

#### （一）四肢长骨

**1. 成人长骨**　成人长骨分为骨干和骨端两部分（图 7-1）。

（1）骨干：位于长骨中央的管状部分，其外侧被一层致密的骨所包围，即骨皮质。X 线上显示为密度均匀的致密影，在骨干中部较厚，向两端渐次变薄；骨皮质内缘与骨松质相续，外缘光整。骨松质位于皮质下方显示为网状骨纹理，密度较骨皮质略低，骨小梁的排列、粗细和数目，因重力、肌肉张力和部位而异。骨髓腔位于骨的中心区域，常被骨皮质和骨松质遮盖而不能清晰显示，在骨干中部呈条带状密度减低区，其两侧逐渐消失。正常骨膜与骨周围软组织密度相同，在 X 线上不能显示；如出现骨膜影，即为病理现象。

（2）骨端：长骨两端光滑的边缘部，即骨端。骨端的皮质多菲薄，但韧带附着处可不规则，骨内可见清晰的骨小梁。

**2. 儿童长骨**　儿童骨骼因在发育阶段，其管状骨组织构成与成人不同，其主要特点是骨干两端仍为软骨，未完全骨化（图 7-2）。

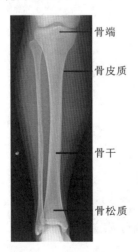

图 7-1　正常成人长骨

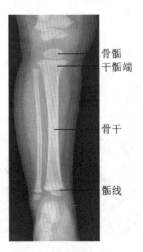

图 7-2　正常儿童长骨

（1）骨干：骨皮质 X 线表现为密度均匀的致密影，外缘清楚；在骨干中部最厚，向两端逐渐变薄。骨皮质内、外均覆有骨膜,正常情况下骨膜为软组织,在X线上不显影,如显影即为病理现象。骨干中央为骨髓腔,X线表现为无结构的半透明区。

（2）干骺端:骨干两端增宽的部分称干骺端,干骺端主要为松质骨,近骺线处为一不规则致密带,称干骺端临时钙化带。临时钙化带由钙化的软骨和初级骨小梁组成。在机体出现内分泌或代谢障碍时,干骺端可发生明显变化。

（3）骨骺:位于长骨骨端或突出部,在儿童时期多为软骨,即骺软骨;X线上不显影。骺软骨具有骨化功能,在骨化初期于骺软骨内出现一个或几个二次骨化中心,X线表现为点状骨性致密影。随着骺软骨不断增大,其中的二次骨化中心也逐渐增大形成骨松质,其边缘由不规则变为光整,最后与干骺端融合为完整的骨。

（4）骺板:为骨骺与干骺端之间的软骨,呈透明的带状或线状透亮影,随年龄的增长和骨化的进展而逐渐变窄;若消失则提示骨的生长已经完成。

**3. 骨龄**　在骨的发育过程中,骨骺内骨化中心的出现、骨骺完全骨化及与骨干闭合的时间及其形态的变化都有一定的规律性,这种规律性以时间来表示即为骨龄。测定骨龄的方法有简单计数法、图谱法、评分法和计算机评分等多种方法,在临床工作中可以根据实际情况联合运用。通常2岁以下拍摄手-腕、足及膝部X线片;2岁以上可进行手-腕部摄影,若发现骨发育延迟仍需拍摄足及膝部X线片;7岁以上需加肘部摄影观察。将X线片与相应的图谱进行对照,寻找相符的一张,即可判断骨龄。

检测骨龄是了解被检者实际骨发育的情况,由于种族、区域及性别的差异,被检者骨龄低于或高于正常骨龄标准1～2岁,多属正常范围。若骨龄与被检者实际年龄相差超出一定范围,常提示骨发育过早或延迟,对诊断内分泌疾病和一些先天性畸形或综合征有一定临床价值。

（二）四肢关节

关节包括骨端、关节软骨和关节囊。关节由两个或两个以上的骨端组成。每个骨端的骨性关节面上覆盖着关节软骨,关节囊内层衬以滑膜,关节腔内含少量滑液。另外,不少关节有囊内和（或）囊外韧带,有的关节还有关节间软骨（关节盘）。

（1）骨性关节面:是关节软骨深层的菲薄钙化带和其下方的薄层致密骨。在X线上表现为边缘锐利光滑的线样致密影。

（2）关节间隙:是两个相对骨端的骨性关节面之间的半透明间隙（图7-3）。在X线上显示的关节间隙包括关节软骨、关节间软骨及真正微小间隙的关节腔和少量滑液。正常关节间隙相距匀称、间隙清晰、宽度均匀。新生儿的关节间隙,由于骨端有骺软骨,骨化中心尚未出现或很小,而显得很宽;随着年龄增

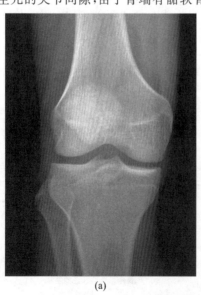 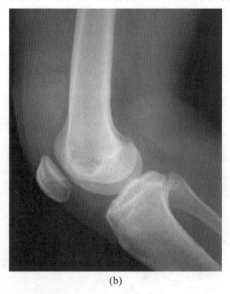

(a)　　　　　　　　　　　　(b)

**图 7-3　正常膝关节 X 线表现**

(a) 正位片;(b) 侧位片

长,骨骺逐渐增大,间隙逐渐变窄,待骨骼发育完成,则成为成人的关节间隙;老年时期,因关节软骨退变变薄,关节间隙变窄。

（3）关节囊:由于其密度与周围软组织密度相仿,在X线片上不能显示,偶尔在关节囊外脂肪层的衬托下可见其边缘。

（4）关节附属结构:某些大关节(如膝关节、髋关节)周围的韧带,在脂肪组织的衬托下可显示。

### （三）脊柱

脊柱由脊椎骨和椎间盘组成。除第1颈椎外,每个脊椎分为椎体和椎弓两部分。椎弓由椎弓根、椎弓板、棘突、横突和关节突等附件结构组成;相邻的上下关节突之间构成椎小关节。各个椎体与椎弓围成椎管,容纳脊髓。椎间盘位于椎体之间;椎间盘腰部最厚,中胸部较薄,腰椎和颈椎椎间盘前宽后窄,胸椎椎间盘则前后基本一致。

**1. 正位片**　椎体呈长方形,从上向下依次增大。主要由松质骨构成,纵行骨小梁较横行骨小梁明显,周围为一层致密骨皮质,密度均匀,轮廓光滑;其上下缘的致密线状影为终板。横突为椎体两侧向外的延伸影,左右对称。在横突内侧可见椭圆形环状致密影,为椎弓根投影,称椎弓环;在椎弓环的上下方可见上下关节突的影像。椎弓板由椎弓根向后内延续,在中线联合成棘突,投影在椎体中央的偏下方,呈尖朝上的类三角形结构,周边为线状致密影,其大小、形态可有不同。以棘突为中心向两旁观察椎弓各部分,犹如一只展翅的蝴蝶,棘突似蝴蝶体部,椎板、上下关节突等对称分居两旁,似蝴蝶双翼。

**2. 侧位片**　可清晰显示脊椎的四个生理弯曲:颈椎向前弯曲,以第4颈椎处最明显;胸椎向后弯曲,以第7胸椎处最明显;腰椎向前弯曲,以第4腰椎处最明显;骶椎向后弯曲。脊椎椎体在侧位片上呈长方形,其上下缘与前后缘成直角,椎弓根紧居后方。椎体后方的椎管显示为纵行的半透明区。椎弓板位于椎弓根与棘突之间;棘突在上胸段斜向后下,与肋骨重叠不易观察,在腰段则向后突,易于显示。上下关节突分别起于椎弓根与椎弓板连接处的上、下方,上关节突在前方,下关节突在后方。椎间小关节间隙为匀称的透亮影,颈、胸椎小关节侧位显示清楚,而腰椎正位显示清楚。相邻两个椎体之间的横行透亮间隙为椎间隙。胸椎的椎间隙较窄,于腰椎自上而下逐渐增宽,以第4、5腰椎间隙最宽,至第5腰椎、第1骶椎间隙又变窄。椎间孔位于相邻两个椎弓根、椎体、关节突及椎间盘之间,呈类圆形半透明影;颈椎椎间孔于斜位显示清楚,胸、腰椎于侧位显示清楚,呈类圆形。

**3. 斜位片**　主要用于观察椎间孔和椎弓附件结构。

（1）颈椎斜位:主要观察椎间孔,右前斜位显示右侧椎间孔,左前斜位显示左侧椎间孔。椎间孔呈卵圆形,第2~5颈椎之间的椎间孔稍窄。第1、2颈椎间和第6、7颈椎间椎间孔较大。左右两侧应对称。

（2）腰椎斜位:主要观察椎弓峡部,右后斜位显示右侧峡部,左后斜位显示左侧峡部。与椎体重叠的椎弓根影显示清晰,呈环形致密影;椎弓根向上、向前的突起分别为上关节突和横突,向后下延伸的狭长致密影为椎弓峡部,峡部继续向下延伸为下关节突。正常椎弓及附件的投影形似"猎狗","狗嘴"为同侧横突;"狗眼"为椎弓根的纵切面投影;"狗耳"为同侧上关节突;"狗颈"为椎弓峡部;"狗腹"为椎板;"狗前后腿"分别为同侧及对侧的下关节突;"狗尾巴"为对侧横突。正常情况下椎弓峡部骨皮质完整,若局部见线状裂隙,即为峡部不连,常喻为"狗脖子戴项圈"(图7-4)。

### 二、正常 CT 表现

#### （一）四肢长骨

**1. 成人长骨**　成人骨干 CT 骨窗显示骨皮质呈线状或带状致密影;骨小梁为细密网状影;骨髓腔呈低密度影。正常骨膜不显示。

**2. 儿童长骨**

（1）骨干:CT 表现与成人相似。

（2）干骺端:CT 骨窗显示为骨小梁交错构成细密的网状影,密度低于骨皮质。网格间低密度影为骨髓组织;临时钙化带在 CT 上呈致密影。

（3）骨骺:骺软骨为软组织密度影,其中骨化中心的结构和密度类似干骺端。

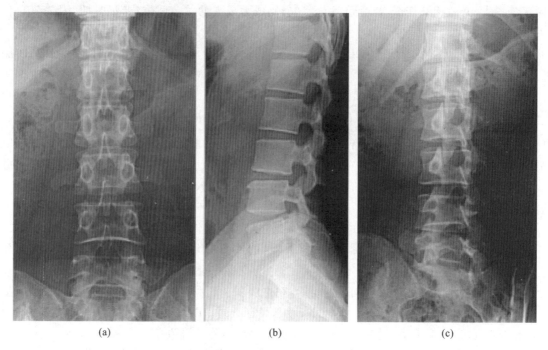

图 7-4　正常成人腰椎 X 线片

(a) 正位片；(b) 侧位片；(c) 斜位片

(4) 骶板：CT 表现为软组织密度影。

### (二) 四肢关节

CT 显示关节骨性关节面表现为线样高密度影；关节软骨不能显示；关节间隙显示为低密度间隙，在冠状和矢状重组图像上比较直观；关节软骨及少量滑液在 CT 上多不能分辨；关节囊壁在 CT 上显示为窄带状软组织密度影，厚约 3 mm；韧带显示为线条状或带状软组织密度影。膝关节半月板在薄层 CT 图像上显示为密度均匀的"C"形或"O"形结构，显示效果不及 MRI。

### (三) 脊柱

椎体在骨窗上显示为薄层骨皮质包绕的海绵状松质骨结构，其后缘向前凹或平直；在椎体中部层面上有时可见松质骨中的"Y"形低密度线条影，为椎体中央静脉管。椎管由椎体、椎弓根和椎弓板共同构成，为骨性椎管横断面；硬膜囊居椎管中央，呈较低密度影，与周围结构形成明显对比；黄韧带呈软组织密度，附着于椎弓板和关节突内侧，厚为 2～4 mm；腰段神经根位于硬膜囊前外侧，呈圆形等密度影，两侧对称；侧隐窝呈漏斗样，其前方是椎体后外部，后方是上关节突，侧方是椎弓根内侧壁，其前后径 > 3 mm，内有神经根穿行。椎间盘表现为均匀软组织密度影，CT 值为 50～110HU，由于层厚和扫描位置的原因，常见椎体终板影混入其间。CT 图像上不能区分纤维环和髓核 (图 7-5)。

### 三、正常 MRI 表现

#### (一) 四肢长骨

**1. 成人长骨**　成人骨骼的骨皮质和骨小梁在 $T_1WI$ 和 $T_2WI$ 均显示为低信号；随着年龄增长骨髓中脂肪成分增多，故成人骨髓信号较儿童高。正常骨膜不能显示。

**2. 儿童长骨**

(1) 骨干：与成人骨干 MRI 信号基本一致。骨髓腔如为红骨髓，$T_1WI$ 为中等信号，$T_2WI$ 呈高信号；如为黄骨髓，在 $T_1WI$ 和 $T_2WI$ 均为高信号。

(2) 干骺端：干骺端骨髓多为红骨髓且含有一定量的骨小梁，MRI 信号低于骨干区的骨髓腔；临时钙化带在 $T_1WI$ 和 $T_2WI$ 均为低信号。

(3) 骨骺：由于富含脂肪组织，在 $T_1WI$ 和 $T_2WI$ 上信号较骨髓腔高。

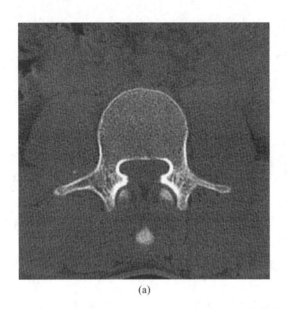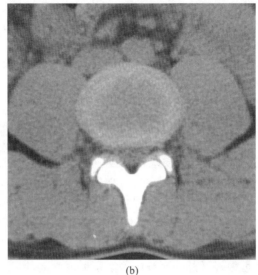

(a)             (b)

**图 7-5　正常成人腰椎 CT 表现**

(a) 椎体中部层面(骨窗);(b) 椎间盘层面(软组织窗)

（4）骶板：骶板和骶线在 $T_1WI$ 和 $T_2WI$ 上均为高信号。

### （二）四肢关节

MRI 显示关节骨性关节面表现为薄层清晰锐利的低信号影；关节软骨在 $T_1WI$ 和 $T_2WI$ 均为弧形中等偏低信号影；关节腔内滑液在 $T_1WI$ 上呈薄层低信号，在 $T_2WI$ 上呈细条样高信号；关节囊壁在 MRI 上显示为光滑连续的弧形低信号影；韧带显示为条带状低信号影。膝关节半月板在 $T_1WI$、$T_2WI$ 的矢状和冠状图像上可清晰显示，表现为领结样或三角形低信号影（图 7-6）。

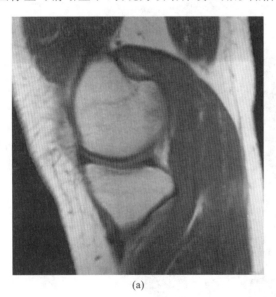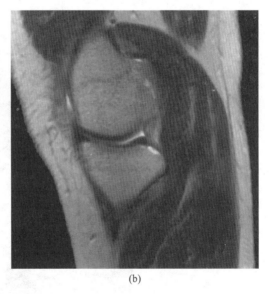

(a)             (b)

**图 7-6　膝关节关节软骨与半月板 MRI 表现**

(a) $T_1WI$;(b) $T_2WI$

### （三）脊柱

在 MRI 图像上脊椎各皮质、前及后纵韧带和黄韧带均呈低信号；骨髓在 $T_1WI$ 上呈高信号，$T_2WI$ 上呈中等或稍高信号；椎间盘在 $T_1WI$ 上呈低信号，不能区分髓核和纤维环，在 $T_2WI$ 上髓核呈高信号，纤维环呈低信号；脊髓在 $T_1WI$ 上呈中等信号，较脑脊液高，在 $T_2WI$ 上则低于脑脊液信号。

（蒋　蕾）

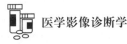 

 # 第三节 异常影像学表现

## 一、异常 X 线表现

### (一)骨骼的改变

**1. 骨质疏松** 骨质疏松指在一定单位体积内正常钙化的骨组织量的减少,即骨组织的有机成分和钙盐均减少,但骨的有机物和无机物的比例正常。组织学上骨皮质变薄、哈氏管扩大和骨小梁减少。

X 线上主要表现为骨密度减低和骨小梁稀疏。在长骨可见骨小梁变细、数量减少、间隙增宽,骨皮质出现分层和变薄现象。在脊椎椎体表现为骨皮质变薄,横行骨小梁减少或消失,纵行骨小梁相对明显,呈不规则纵行排列;严重时椎体内结构消失,椎体变薄,其上下缘内凹,椎间隙增宽;疏松的骨骼易发生骨折,椎体可因轻微外伤而被压缩呈楔形改变。

临床上骨质疏松见于多种疾病。广泛性骨质疏松主要见于老年及绝经后、内分泌紊乱、营养性或代谢障碍性疾病、先天性疾病、酒精中毒等;局限性骨质疏松多见于肢体失用、感染、肿瘤等。

**2. 骨质软化** 骨质软化指一定单位体积内骨组织有机成分正常,而矿物质含量减少。组织学上骨样组织钙化不足,骨小梁中央部分钙化,而外围为一层未钙化的骨样组织。

X 线上主要表现为骨密度减低、骨皮质变薄和骨小梁减少变细;以腰椎和骨盆尤为明显。与骨质疏松不同的是,其骨小梁或骨皮质因含有大量未钙化的骨样组织而边缘模糊。承重骨骼发生骨质软化常伴骨骼变形;在儿童可见干骺端和骨骺改变;此外还可见假骨折线,表现为与骨皮质垂直的1～2 mm 宽的透明线,边缘稍致密,周围无骨痂形成,且多为两侧对称性存在,常见于耻骨支、股骨、肱骨、胫骨上 1/3、肋骨等部位(图 7-7)。

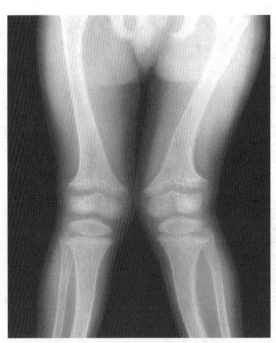

**图 7-7 骨质软化 X 线表现**

双膝外翻呈"X"形,双侧股骨干、胫骨及腓骨弯曲变形,骨密度减低,骨皮质变薄,干骺端增宽,边缘呈毛刷样

在成骨过程中,骨样组织的钙盐沉积发生障碍,即可引发骨质软化。如钙磷代谢障碍、维生素 D 缺乏及肠道吸收功能减退等。骨质软化属于全身性骨病,发生在生长期为佝偻病,发生在成年则为骨软化症。

**3. 骨质破坏** 局部正常骨组织被病理组织所代替而造成骨组织缺失。破坏的病理基础是由病变组织本身或其引起的破骨细胞活动增强所致;骨松质和骨皮质均可发生骨质破坏。

X线上主要表现为局部骨质密度减低,骨小梁稀疏消失而形成骨质缺如区,其中无正常骨质结构;骨质破坏初期,骨松质破坏可表现为斑片状骨小梁缺损;骨皮质破坏发生于哈氏管周围,X线上呈筛孔样,骨皮质内外层表层破坏呈虫蚀样改变。当骨质破坏进展到一定程度,可见骨松质和骨皮质大片状缺损。

骨质破坏见于感染、肉芽肿、肿瘤或肿瘤样病变。不同病因造成的骨质破坏各具特点:感染性疾病急性期或恶性肿瘤多表现为溶骨性骨质破坏,常呈不规则或大片状,边界模糊,病变进展迅速;感染性疾病慢性期或良性肿瘤多表现为膨胀性骨质破坏,病变境界清楚,边缘有致密增生硬化环围绕,骨干轮廓多膨胀变形,病变进展缓慢。

**4. 骨质增生硬化** 一定单位体积内骨量增多。组织学上骨皮质增厚、骨小梁增粗增多,为成骨细胞增多或破骨细胞减少或两者同时存在所致。

X线表现为骨质密度增高,骨皮质增厚,皮质与髓质分界不清,骨小梁粗密、小梁间隙变窄或消失,髓腔硬化或闭缩,骨干增粗或变形(图7-8)。

骨质增生硬化见于多种疾病。多数为慢性疾病,外伤后修复、感染、肿瘤均可引起局部骨质增生硬化,是机体一种代偿性修复反应;全身性骨质增生硬化见于氟骨症、石骨症、某些代谢性骨病等。

**5. 骨膜增生** 骨膜增生是骨膜受各种刺激后,骨膜内层的成骨细胞活动亢进引起的骨膜反应性新生骨形成。组织学上骨膜内层或外层的形成层成骨细胞增多,有新生骨小梁出现。

X线上在病变急性期表现为与骨皮质平行的细线状致密影,与骨皮质间可见1~2 mm宽的透亮间隙,呈平行排列(图7-9)。病变慢性期,骨膜新生骨常使骨皮质增厚。骨膜增生可显示为多种不同的形态,常见的有与骨皮质平行的线状、层状、葱皮样改变,亦有与骨皮质垂直的放射状、针状表现。骨膜增生的厚度、范围与病变发生部位、性质和发展阶段有关,一般以长骨骨干最明显;炎症者较广泛,而肿瘤者则局限。

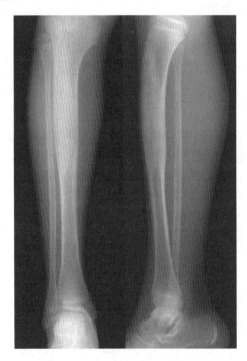

**图7-8 骨质增生硬化X线表现**

胫骨中上段广泛性骨质密度增高,骨皮质增厚,骨髓腔变窄

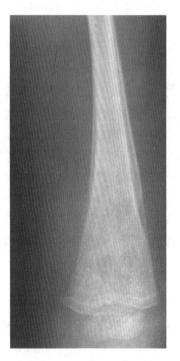

**图7-9 骨膜增生X线表现**

股骨干外与骨皮质平行的细线状致密影

骨膜增生见于感染、外伤、肿瘤和骨的生长发育异常等,仅依据其形态不能确定病变性质,需结合其他表现才能作出诊断。

**6. 软骨钙化** 软骨钙化指软骨基质发生钙化,标志着骨内或骨外有软骨组织或瘤软骨存在。软骨钙化可为生理性或病理性,前者多见于喉软骨、肋软骨的钙化;后者多见于肿瘤软骨的钙化。

X线表现为大小不同的环形或半环形致密影,中心区域密度低或呈毛玻璃样。良性病变的软骨钙化密度较高,钙化环完整、清楚;恶性病变的软骨钙化密度较低,边缘模糊,钙化环形态多不完整或残缺不全,钙化可融合成片状而呈蜂窝影。

**7. 骨质坏死**　骨质坏死指骨组织局部代谢的停止,坏死的骨质称为死骨。形成死骨的主要原因是血液供应的中断。组织学上骨细胞死亡、消失和骨髓液化、萎缩。在坏死早期,骨结构和骨钙含量变化不大;随着周围血管丰富的肉芽组织长向死骨,则出现破骨细胞对死骨的吸收和成骨细胞生成的新骨。

骨质坏死初期 X 线上无异常发现。在骨质坏死 1～2 个月后,死骨表现为局限性密度增高;其原因为在死骨骨小梁表面及髓腔内有新骨形成;死骨周围骨质被吸收或在周围肉芽组织及脓液的衬托下,使死骨密度增高。晚期死骨被清除,新骨形成并重组,出现真正的骨密度增高。

骨质坏死多见于化脓性骨髓炎、骨结核、骨缺血性坏死和外伤骨折后。

**8. 骨内矿物质沉积**　铅、磷、铋等矿物质进入人体后,主要沉积在骨内;在生长期沉积在生长较快的干骺端。

X 线表现为干骺端内多条平行于骺线的致密带,厚薄不一,成年期则不易显示。

**9. 骨骼变形**　多与骨骼大小改变并存,可累及一骨、多骨或全身骨骼。局部病变或全身性疾病均可引起骨骼变形,如骨肿瘤可使骨局部膨大、变形;发育畸形可使一侧骨骼增大;脑垂体功能亢进使全身骨骼增大;骨软化症和成骨不全使全身骨骼变形。

X 线上易于显示局部或全身骨骼变形,对于适合矫形治疗的骨骼变形能进行术前测量分析,为临床治疗提供参考。

（二）关节的改变

**1. 关节肿胀**　多由关节腔积液或关节囊及其周围软组织充血、水肿、出血和炎症所致;常见于关节炎症、外伤或出血性疾病等。

X 线表现:关节周围软组织影增厚、密度增高,病变累及的周围软组织结构层次欠清晰;大量关节腔积液时,关节间隙多增宽。

**2. 关节破坏**　关节破坏指关节软骨及其下方的骨性关节面被病理组织侵犯、代替,包括关节软骨破坏和骨质破坏;常见于各种急、慢性关节感染,肿瘤,痛风等。关节破坏是关节疾病的重要诊断依据。

X 线表现:当关节破坏只累及关节软骨时,仅见关节间隙变窄;累及关节面骨质时,则出现相应区域的骨质破坏和缺损,严重时可引起关节脱位、半脱位或变形。

关节破坏的部位和进展可因疾病不同而异。急性化脓性关节炎,软骨的破坏首发于关节持重面,软骨和骨破坏进展迅速,破坏范围广泛;关节滑膜结核,软骨破坏常从边缘部位开始,逐渐累及骨质,表现为关节边缘骨质呈虫蚀样破坏,类风湿性关节炎在疾病晚期才出现关节破坏,表现为关节边缘或关节面下多发囊状骨质破坏,邻近骨质疏松明显。

**3. 关节退行性变**　关节退行性变指关节软骨变性坏死,逐渐被纤维组织代替,引起不同程度关节间隙狭窄,骨性关节面边缘骨质增生硬化并形成骨赘,关节囊肥厚、韧带骨化。常见于老年人,以承重的脊柱和髋、膝关节尤为明显,是组织衰退的表现;此外还见于长期关节过度负重、慢性关节创伤和感染性疾病的晚期。

关节退行性变早期 X 线表现为骨性关节面模糊、中断、消失;中晚期出现关节间隙狭窄,以承重部位为重,软骨下骨质囊变,关节边缘骨赘形成;严重者出现关节变形,无明显骨质破坏。

**4. 关节强直**　关节遭到破坏后,滑膜关节骨端之间被异常的骨或纤维组织增生连接而使关节丧失运动功能;分为骨性强直和纤维性强直两种。常见于化脓性关节炎、强直性脊柱炎等疾病。

骨性强直 X 线表现为关节间隙明显变窄或消失,并有骨小梁通过关节连接两侧骨端;多见于急性化脓性关节炎愈合后和强直性脊柱炎。

纤维性强直 X 线表现为关节间隙变窄,关节面不规整,边界清楚,无骨小梁通过关节间隙;多见于关节结核。

**5. 关节脱位**　构成关节的骨端正常相对位置发生改变或距离增宽;分为完全脱位和半脱位。常见于外伤、先天性和病理性。

完全脱位是构成关节正常解剖关系完全丧失，X线显示为相对关节面整个分开；半脱位是组成关节正常解剖关系部分丧失，X线显示为相对关节面分开，但仍有部分对合在一起。

**（三）软组织的改变**

**1. 软组织肿胀**　软组织肿胀是指由于炎症、出血、水肿或脓肿等原因造成软组织肿大、增厚。

X线表现为病变部位密度略高于正常邻近软组织；水肿可使皮下脂肪层内出现网状结构影，皮下组织与肌肉间境界不清。如形成脓肿，其边界较清楚，邻近肌束受压移位；结核性脓肿的壁可发生钙化；血肿的边界锐利清晰或模糊不清。

**2. 软组织肿块**　软组织肿块是指各种软组织起源的良、恶性肿瘤或肿瘤样病变引起的结节或团块。软组织肿块也可见于骨肿瘤破坏骨皮质侵入软组织内形成，或炎症引起的包块。

X线表现：良性软组织肿块，多边界清楚，邻近软组织可受压移位，邻近骨质可出现压迫性骨质吸收或反应性骨质硬化；恶性软组织肿块，边缘模糊，邻近骨皮质受侵明显。肿块组织成分不同，密度亦有所差异，脂肪瘤密度较一般软组织低；软骨类肿瘤可见钙化影；骨化性肌炎内可见成熟的骨样组织。

**3. 软组织钙化**　软组织钙化是指软组织因出血、退变、坏死、肿瘤、结核及寄生虫感染等导致在肌肉、肌腱、关节囊、血管和淋巴结等处发生的钙盐沉积。

X线表现：表现为各种形状的高密度影。不同病变的钙化或骨化各有特点，软骨组织的病变内钙化多为环形、半环形或点状高密度影；骨化性肌炎骨化多为斑片状，可见骨小梁甚至骨皮质；成骨性骨肉瘤的瘤骨多为云絮状或针状。

**4. 软组织积气**　软组织内气体为软组织外伤、手术或产气杆菌感染等病理情况下所引起。

X线上表现为单发或多发的不同形态气体性极低密度影，边界锐利，常沿皮下、筋膜和肌肉间分布，甚至可充分显示其软组织外形。

## 二、异常 CT 表现

**（一）骨骼的改变**

骨骼系统基本病变 CT 表现的病理基础和临床意义与 X 线表现相同，CT 图像不仅能够显示 X 线上所能观察到的所有表现，而且较 X 线更为敏感和细致。

**1. 骨质疏松和骨质软化**　两者的 CT 表现和征象评价与 X 线表现基本一致。

**2. 骨质破坏**　CT 能够区分骨松质和骨皮质的破坏。前者在早期表现为局部的骨小梁稀疏，破坏区呈软组织样密度；晚期表现为斑片状或大片状骨质缺损。骨皮质破坏表现为皮质内筛孔样破坏和其内外表面的不规则虫蚀样改变、骨皮质变薄或出现大小和范围不一的全层骨皮质缺损（图 7-10）。

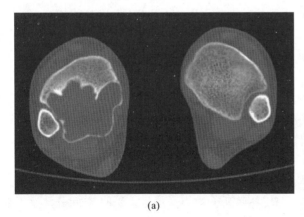 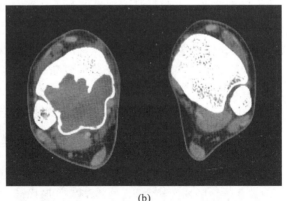

(a)　　　　　　　　　　　　(b)

**图 7-10　骨质破坏 CT 表现**

（a）骨窗；（b）软组织窗
胫骨大片状骨质破坏

**3. 骨质增生硬化**　CT 表现和征象评价与 X 线表现基本一致。

**4. 骨膜增生** CT 表现和征象评价与 X 线表现基本一致,但有其特殊性。CT 能够显示平片不能显示的扁平骨,如肩胛骨、髂骨的骨膜增生。但由于 CT 空间分辨率不高,对于多层状的骨膜增生显示不佳;对于骨膜增生与骨皮质之间的透亮区域,多不能清楚显示,呈骨皮质增厚样表现。

**5. 软骨钙化** CT 能优于 X 线平片显示,且能显示平片不能见到的分化较低的软骨肿瘤所产生的小点状钙化。

（二）关节的改变

**1. 关节肿胀** CT 扫描显示关节周围软组织肿胀优于 X 线,能够直接显示关节腔内、关节附近滑膜囊内的积液和关节囊的增厚。表现为呈软组织密度的关节囊肿胀、增厚;关节腔内出现水样密度影,合并积血或积脓其密度更高;关节附近的滑膜囊积液表现为关节附近含液的囊状影。

**2. 关节破坏** 可清晰显示关节软骨下的细小骨质破坏,但对关节软骨的破坏显示不佳;因软骨破坏所造成的关节间隙的狭窄,较 X 线平片敏感,特别是与健侧对比时。

**3. 关节退行性变** CT 与 X 线平片表现相似,可以清晰显示软骨下囊变、关节囊肥厚、韧带增生与钙化或骨化。

**4. 关节强直** CT 与 X 线平片表现相似,MPR 图像可清晰显示关节间隙改变和有无骨小梁通过关节。

**5. 关节脱位** 能够显示平片难以发现或显示不佳的关节脱位。MPR 图像可清晰显示关节结构和关节囊改变,三维重组图像可以整体显示骨性关节结构,并可进行相关测量。

（三）软组织的改变

**1. 软组织肿胀** CT 显示软组织肿胀优于 X 线检查。脓肿的边界较清楚,内可见液性密度区;水肿表现为局部肌肉肿胀,肌间隙模糊,密度正常或稍低,邻近的皮下脂肪层密度增高并可见网状影;新鲜血肿表现为边界清楚或模糊的高密度区。

**2. 软组织肿块** CT 表现优于 X 线检查,能清楚显示软组织肿块的边界、密度(其内是否含有脂肪、钙化或骨化、囊变、坏死)等。增强扫描可明确肿块与邻近组织的关系,也可区分肿瘤与瘤周水肿并了解其内有无囊变、坏死等;动态增强扫描有助于了解肿块的血供情况及肿块与周围血管的关系。

**3. 软组织钙化** CT 平扫显示软组织内钙化和骨化效果最佳,可直接反映其形态、大小与密度情况。

**4. 软组织积气** CT 能准确显示软组织内少量的气体,CT 值＜－200HU,边界清楚。

## 三、异常 MRI 表现

（一）骨骼的改变

**1. 骨质疏松** 老年性骨质疏松因黄骨髓增多,骨小梁稀疏,在 $T_1WI$ 和 $T_2WI$ 上信号均增高;骨皮质变薄其内出现异常线状高信号影,提示哈氏管扩张和黄骨髓侵入;炎症、肿瘤、骨折等病变引起的骨质疏松因局部组织充血、水肿而呈边界模糊的长 $T_1$、长 $T_2$ 信号。

**2. 骨质软化** MRI 很少用于诊断骨质软化。

**3. 骨质破坏** 骨质破坏 MRI 表现为低信号的骨质被不同信号强度的病理组织所取代。骨皮质破坏表现与 CT 相似,呈不规则虫蚀样改变和变薄,骨破坏区周围的骨髓因水肿而呈现边缘模糊的长 $T_1$、长 $T_2$ 信号影;骨松质破坏常表现为高信号的骨髓被较低信号或混杂信号的病理组织所取代。

**4. 骨质增生硬化** 增生硬化的骨质在 MRI 表现为长 $T_1$、短 $T_2$ 信号。

**5. 骨膜增生** 显示骨膜增生早于 X 线和 CT,早期的骨膜水肿导致骨膜肥厚,在 $T_1WI$ 呈中等信号、$T_2WI$ 呈高信号的连续线样影;骨膜新生骨形成后,在 MRI 各序列上均为低信号。MRI 空间分辨率不高,其显示骨膜增生的形态精细程度不及 X 线。

**6. 骨质坏死** MRI 显示骨质坏死较 X 线、CT 早。在骨密度和形态尚未出现变化前,就能显示骨髓信号的改变,坏死区 $T_1WI$ 上呈均匀或不均匀等或低信号,$T_2WI$ 上呈中至高信号。死骨周围肉芽组织和软骨化生组织带在 $T_1WI$ 上为低信号,$T_2WI$ 为高信号;最外侧新生骨质硬化带在 $T_1WI$ 和 $T_2WI$ 均为低信号,二者构成双线征。晚期坏死区出现纤维化和骨质增生硬化,在 $T_1WI$ 和 $T_2WI$ 上均为低信号。

**（二）关节的改变**

**1. 关节肿胀** 关节肿胀 MRI 除显示关节囊增厚外，在 $T_2WI$ 上可见关节囊尤其是滑膜层呈高信号；关节周围软组织肿胀呈弥漫性长 $T_1$、长 $T_2$ 信号；MRI 对关节腔积液较 X 线、CT 敏感，表现为液性长 $T_1$、长 $T_2$ 信号，合并出血时 $T_1WI$ 和 $T_2WI$ 均为高信号。

**2. 关节破坏** 关节软骨破坏早期 MRI 显示为关节软骨表面毛糙、不规整或表层缺损，晚期可显示关节软骨信号不连续，呈碎片状或大片状缺失；当关节骨质破坏时，低信号骨性关节面出现信号中断或混杂信号。

**3. 关节退行性变** 较 X 线、CT 更早发现关节软骨的改变，能够清楚显示软骨下囊变、滑膜增生，关节囊肥厚等。关节面下的骨质增生在 $T_1WI$ 和 $T_2WI$ 均为低信号；骨赘的表面为低信号的骨皮质，其内可见高信号的骨髓；关节面下的囊变区呈长 $T_1$、长 $T_2$ 信号，大小不一，边缘清晰。

**4. 关节强直** 关节骨性强直时，可见关节软骨完全破坏，关节间隙消失，骨髓信号贯穿于关节骨端之间；纤维性强直时，关节间隙可见，但关节骨端有破坏，骨端间可见高低混杂异常信号影。

**5. 关节脱位** MRI 不但能显示关节脱位，还可直观显示关节脱位合并的损伤及关节周围软组织损伤等；尤其对解剖结构复杂部位的关节脱位的显示有独到之处。

**（三）软组织的改变**

**1. 软组织肿胀** MRI 分辨水肿、脓肿及血肿优于 CT、X 线。水肿及脓肿呈长 $T_1$、长 $T_2$ 信号；血肿根据形成时期不同而呈不同的信号，较具特征的是亚急性期血肿呈短 $T_1$、长 $T_2$ 信号。

**2. 软组织肿块** MRI 对软组织肿块的观察优于 CT、X 线，但对钙化、骨质的显示不如 CT、X 线。一般软组织肿块多呈均匀或不均匀的长 $T_1$、长 $T_2$ 信号或混杂信号；脂肪成分呈短 $T_1$、中长 $T_2$ 信号，在脂肪抑制序列上其信号可被抑制；液化坏死区呈液性长 $T_1$、长 $T_2$ 信号，有时可见液-液平面，上层为液体信号，下层为坏死组织或血液信号。增强扫描可提供与 CT 相似的更详尽信息。

**3. 软组织钙化** 软组织内钙化和骨化在 MRI 各序列上均显示为均匀或不均低信号。

**4. 软组织积气** 软组织积气在 MRI 各序列上均呈无信号区。

（蒋 蕾）

#  第四节 骨与关节创伤

骨与关节创伤（trauma of bone and joint）是外科常见病，影像学检查是临床诊断和观察的主要手段。X 线平片检查是诊断、观察骨折最简便且有效的常用方法，并可指导临床治疗。CT、MRI 可从不同的方面弥补平片不能直接显示软组织的细微结构和影像重叠等不足。

## 一、骨折

骨折（fracture）是指骨的连续性和完整性的中断，包括骨小梁和（或）骨皮质的断裂。根据发病机制可分为创伤性骨折、疲劳性骨折和病理性骨折，其中以创伤性骨折最常见。骺板损伤是一种特殊类型骨折，发生于儿童。

### （一）创伤性骨折

创伤性骨折（traumatic fracture）即由直接或间接暴力所引起正常骨的骨折。

**【病理与临床】**

骨折后，骨膜下、断端之间、骨髓腔内及附近组织间隙形成血肿；2～3 天后血肿开始机化，形成纤维性骨痂；4～7 天后纤维骨痂逐渐转变为软骨，再分化为骨样骨痂；2～3 周后断端分别以软骨内化骨和膜内化骨的方式成骨形成骨性骨痂。随着骨性骨痂的形成和不断增多，骨折断端稳固并达到一定强度，即临床愈合期。

临床有明确外伤史,并有局部持续性疼痛、软组织肿胀、肢体变形及功能障碍等,查体可闻及或触及骨擦音(感)。

**【影像学表现】**

**1. X线表现**

(1)骨折的直接征象:①低密度线状影:骨折断端呈不规则的锐利透亮影(图7-11(a))。②带状或线状密度增高影:多见于压缩性骨折、嵌入性骨折。③骨碎片:由于韧带或肌腱附着处的牵拉引起的撕脱性骨折所致。④骨皮质皱褶、骨小梁扭曲:见于儿童青枝骨折(图7-11(b))。⑤骺板(线)增宽或骨骺对位异常:儿童的骺软骨X线上不显影,当骺软骨骨折致骨骺离开其正常位置,称为骺离骨折(图7-11(c))。

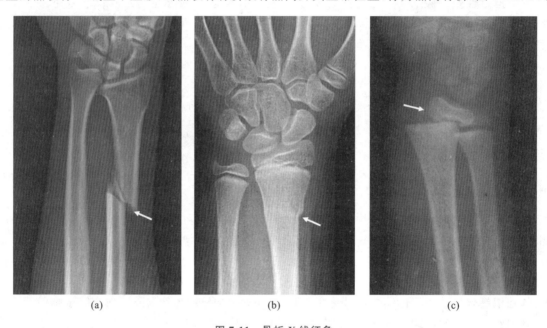

(a)           (b)           (c)

**图7-11 骨折X线征象**

(a) 低密度骨折线;(b) 青枝骨折;(c) 骺离骨折

(2)骨折的间接征象:①骨折周围局部软组织肿胀;②关节囊内骨折可造成关节积液(血),也可使关节囊外的脂肪层移位。

(3)骨折的类型:根据骨折的程度可分为完全性和不完全性,前者骨折线贯穿骨全径,后者则不贯穿骨全径;根据骨折线的形状和走向,可将骨折分线形、横形、斜形、T形、Y形和螺旋形骨折等(图7-12);根据骨碎片情况可分为撕脱性、嵌入性和粉碎性骨折;根据骨折的时间可分为新鲜骨折和陈旧性骨折。

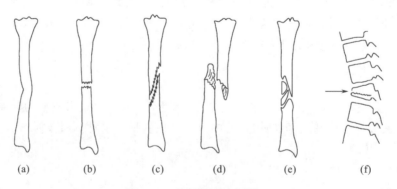

(a)     (b)     (c)     (d)     (e)     (f)

**图7-12 骨折类型示意图**

(a) 青枝骨折;(b) 横形骨折;(c) 斜形骨折;(d) 螺旋形骨折;(e) 粉碎性骨折;(f) 压缩性骨折

(4)骨折的移位:在骨折发生后及复位后均应注重观察对位与对线情况。观察移位情况应以骨折近端为准(脊椎骨折以下位脊椎为准),以此来判断远端断端的移位情况。骨折断端向内、外、前、后和上、下移位,对位不到1/2者即为对位不良;对线不良是指骨折两断端纵轴线成角或纵轴旋转。骨折两断端纵轴形成的夹角,即为成角移位。骨折复位以断端对位对线完全恢复正常最为理想,但断端对线正常,对位达 2/3 以上者,一般已达到复位要求。

(5)骨折的愈合:骨折 1 周内形成的纤维骨痂及骨样骨痂,X 线平片不能显示,仅可见局部和周围的软组织肿胀;骨折后 3 周左右达到临床愈合期,此时 X 线平片可见模糊骨折线,周围有骨膜反应和不规则的斑片状新生骨痂。骨折 3 个月后,骨痂体积变小,致密,边缘清楚,骨痂与骨皮质界限和骨折线均消失,可见骨小梁的结构,达到骨性愈合。骨折愈合后还要进行缓慢的塑形改建,恢复原来的骨形态,此过程需要 1~2 年或更长。

(6)骨折的常见并发症:①骨折不愈合:骨折半年以上,断端仍有异常活动,X 线上无骨痂形成或骨折线增宽,骨折断端髓腔硬化封闭、变光滑,称为骨折不愈合。②外伤后骨质疏松:常见于外伤后长期固定引起的失用性骨质疏松,可延缓骨折的愈合。③畸形愈合:骨折断端骨性愈合,但对位、对线差,外形畸形或影响功能。④骨缺血性坏死:骨折影响了骨骼的血供,引起骨的缺血性坏死。常见于股骨头、距骨、腕舟骨和月骨等。⑤创伤性骨关节病:由于骨折导致关节软骨和软骨下骨质破坏,形成创伤性骨关节病。⑥骨化性肌炎:骨折后周围软组织内的血肿机化形成不规则的钙化影。⑦骨、关节感染:因开放性骨折伤口没有处理好,形成骨髓炎或化脓性关节炎。

**2. CT 表现** CT 检查是 X 线检查的重要补充,CT 扫描或重建可显示 X 线不能显示的隐匿骨折、骨折重叠或结构复杂部位的骨折。如骨盆和髋、肩、膝、腕关节及脊柱和面骨的创伤可作为首选检查方法。

**3. MRI 表现** MRI 能更敏感发现隐匿骨折和骨挫伤,显示骨折断端周围软组织以及邻近关节的损伤情况。骨折 MRI 表现为骨质内大片状长 $T_1$、长 $T_2$ 水肿区,其内见不规则走行线状低信号达骨皮质,骨皮质中断甚至错位。

【诊断与鉴别要点】

影像学检查发现骨折线,结合患者体征和外伤史,X 线平片可明确诊断。但股骨颈、腕舟骨等部位的轻微、无移位骨折,X 线平片可能不显示或难以确定,需行 CT 或 MRI 检查。另外应熟悉解剖变异、骨血管沟、骨骺发育情况等,不要将其误认为骨折。

(二)疲劳性骨折

疲劳性骨折(fatigue fracture)又称应力骨折(stress fracture),系长期反复的外力作用集中于骨的某一部位,可逐渐地发生慢性骨折。

【病理与临床】

好发于跖骨和胫腓骨,也见于肋骨、股骨干和股骨颈等处。骨折起病缓慢,最初仅感局部疼痛,以后逐渐加重,影响功能。局部可摸到固定骨性包块,压痛明显,无异常活动,软组织可有轻度肿胀。

【影像学表现】

**1. X 线表现** 骨折有一定好发部位,如第 2 跖骨中远 1/3 交界处,胫骨中上 1/3 交界处。骨折线的特点是呈横形或稍呈斜形,早期骨折线可清楚显示;晚期骨折部位多呈边缘模糊的横形密度增高影。骨膜增生为本病的主要 X 线表现,不完全骨折发生在一侧,完全骨折骨膜新生骨可包绕骨干。

**2. CT 表现** 在疲劳性骨折好发区域发现不规则骨硬化中出现骨折线。

**3. MRI 表现** 骨折线呈低信号,新生骨痂 $T_1WI$ 低信号、$T_2WI$ 高信号,骨化区域信号相对较高。骨髓广泛水肿,骨外软组织肿胀。

(三)病理性骨折

由于骨病变的存在使骨的强度下降,轻微外力即可导致骨折,称为病理性骨折(pathological fraeture)。

【病理与临床】

骨病变可以是局限性病变如肿瘤、肿瘤样病变、炎性病变,也可以是全身性病变如骨质疏松、骨质软化和骨发育障碍等。

【影像学表现】

**1. X 线表现** 除有骨折的征象外,还有原有骨病变引起的骨质破坏(图 7-13)。根据骨质病变和轻微外伤史,可以诊断为病理性骨折。

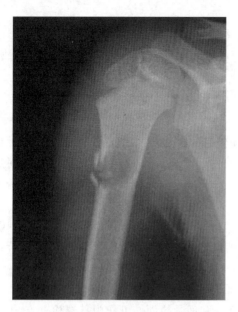

**图 7-13 病理性骨折 X 线表现**

**2. CT 表现** CT 发现骨破坏较 X 线敏感,在破坏区域内见到骨折线的存在。

**3. MRI 表现** 显示骨髓的病理变化及骨质破坏最为敏感,能够为病理性骨折提供明确的诊断。

**（四）四肢骨折**

四肢骨折很常见,在此主要介绍肱骨外科颈骨折、肱骨髁上骨折、柯莱斯骨折、股骨颈骨折等。

【病理与临床】

患者一般均有明确的外伤史,为直接或间接暴力作用于骨骼所致。

临床主要表现为局部持续性疼痛、肿胀、压痛、肢体缩短、局部变形和功能障碍等,可闻及或触及骨的摩擦音(感)。

**1. 肱骨外科颈骨折** 常发生在解剖颈下 2～3 cm 处,相当于大小结节松质骨下缘与肱骨干皮质骨交界处的骨折,常合并大结节撕脱骨折。可分为无移位骨折、外展型骨折和内收型骨折,以外展型骨折最常见。

(1) X 线表现:①外展型骨折:骨折远折段和近折段呈外展关系,内侧皮质分离,外侧皮质嵌入,两骨折端形成向内成角(图 7-14)。②内收型骨折:骨折远折段和近折段呈内收关系,两骨折端形成向外成角,外侧皮质分离,内侧皮质嵌入。③无移位骨折:包括裂纹骨折和嵌插骨折,均属稳定性骨折,无错位。

(2) CT 表现:表现为肱骨外科颈处骨质断裂,冠状位图像可很好显示断端有无嵌插、错位及成角等。

**2. 肱骨髁上骨折** 肱骨髁上骨折为儿童中最常见的骨折,指肱骨干与肱骨远端松质骨的交界处、肱骨内外髁上方 2～3 cm 处的骨折。骨折分三型,伸直型、屈曲型和粉碎型,以伸直型骨折多见。

(1) X 线表现:①伸直型骨折:远侧断段向背侧倾斜,致骨折向掌侧成角。②屈曲型骨折:远侧断段向掌侧倾斜,致骨折向背侧成角。③粉碎型骨折:肱骨髁上骨折伴髁间纵行骨折,骨折线呈"T"或"Y"形,两髁骨折块向前或后移位。

(2) CT 表现:肱骨远端髁上骨质断裂,矢状位图像显示远折端向后错位、向前成角的为伸直型骨折;若远折端向前错位、向后成角的为屈曲型骨折。

**3. 柯莱斯骨折(Colles' fracture)** 为最常见的骨折,是指桡骨远端距离远端关节面 2～3 cm 以内的骨折。

(1) X 线表现:骨折发生在桡骨远端,距腕关节面 2～3 cm 处,且伴有远侧断段向背侧移位和向掌侧成角,骨折线常为横形,有时为粉碎性骨折,并累及关节面。可合并尺骨茎突骨折和下尺桡关节分离(图 7-15)。

(2) CT 表现:显示桡骨远端骨质断裂,可见碎骨片,矢状位可见远折端向背侧移位、掌侧成角,常伴尺骨茎突骨折。

**4. 股骨颈骨折** 股骨颈骨折是指发生在股骨头下至股骨颈基底部之间的骨折。以绝经后妇女多见,多为单侧。按骨折部位股骨颈骨折分为头下部、颈中部和基底部骨折,前两者骨折线在关节囊内,又称囊内骨折;后者的骨折线的后部多位于关节囊外,称为囊外骨折。囊内骨折股骨头多有移位,以致骨折近端缺血,不仅骨折难以愈合,且易发生缺血性坏死;基底部骨折,骨折线部分位于囊外,且移位不多,骨折近端血供良好,骨折不愈合和缺血性坏死发生率较低。

(1) X 线表现:X 线将股骨颈骨折分为外展型和内收型两种。外展型骨折多在髋关节外展时发生,骨折线与骨干纵轴垂直线的夹角在 30°～50°之间,多为头下骨折,断端互相嵌插。内收型骨折常在髋关节内收时发生,骨折线与骨干纵轴垂直线的夹角＞50°,多为颈中部骨折,断端多有移位(图 7-16)。

(2) CT 表现:CT 轴位结合冠状位图像可明确显示骨皮质不连续及骨折线的走行,对于不全骨折、细微骨折及嵌入型骨折能很好显示(图 7-17)。

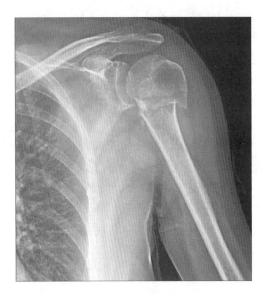

图 7-14　肱骨外科颈骨折 X 线

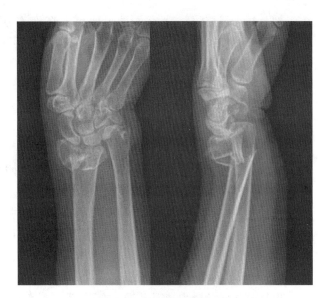

图 7-15　柯莱斯骨折 X 线

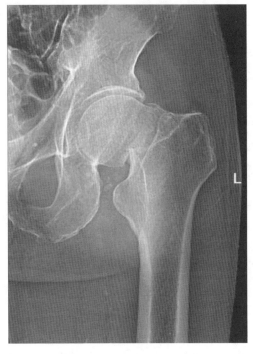

图 7-16　左股骨颈骨折 X 线表现

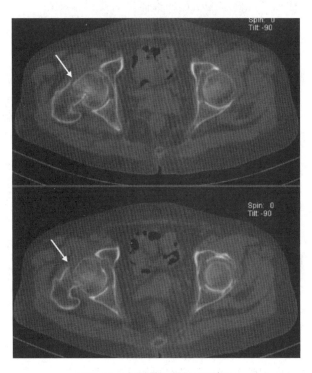

图 7-17　右股骨颈骨折 CT 表现

（五）脊柱骨折

脊柱骨折包括椎体及其附件的骨折，容易导致椎管、神经、脊髓、椎间盘、韧带的损伤等。主要依靠 X 线和 CT 检查明确椎体及其附件的骨折、移位情况，对脊髓的损伤评估需进行 MRI 检查。

【病理与临床】

脊柱骨折多因间接外力引起，由高处堕落时臀部或足着地、冲击力向上传导所致；少数因直接外力引起，如重物压伤、撞伤或火器伤。胸椎段多见。

颈椎骨折患者可有颈部疼痛、活动障碍，甚至高位截瘫或休克发生；胸腰椎损伤后，主要症状为局部疼痛，站立及翻身困难。此外脊椎骨折可合并韧带损伤和脊髓损伤。

【影像学表现】

1. X 线表现　脊柱骨折表现与骨折类型有关。①单纯性压缩性骨折：以胸腰椎最多见。X 线表现为椎体压缩呈楔形，前缘变短，无明显骨折线，呈一横形不规则带状致密影，相邻上下椎间隙多正常。②椎体爆裂骨折:是椎体压缩性骨折的一种特殊类型,常压迫脊髓。X 线表现为脊椎垂直方向上的粉碎性骨折,椎体和附件的骨折片可向各个方向移位,椎体压缩变扁。③骨折并脱位:X 线检查主要显示椎体脱位、关节突绞锁,常伴脊柱骨折,严重时并发脊柱后突成角、侧移。

**2. CT 表现**　可作为脊柱骨折的常规检查或首选检查。MSCT 扫描及图像后处理,可清楚显示 X 线检查漏诊的脊柱骨折,并确切判断骨折类型、骨折片移位程度,观察有无骨折片突入椎管以及骨折移位对脊髓的压迫情况。

**3. MRI 表现**　在脊柱外伤中不作首选检查,当 CT 检查提示椎管内损伤或脊柱相关韧带损伤时,进行辅助检查。①椎间盘损伤:急性损伤的椎间盘呈明显的长 $T_1$ 长 $T_2$ 信号,矢状面显示最佳。②韧带撕裂:正常脊柱韧带在各成像序列中均为低信号。当撕裂后,其信号影失去正常连续性或因水肿、出血而表现为不同程度的高信号影,以脂肪抑制 $T_2WI$ 和短时间反转恢复(STIR)序列观察最好。③脊髓损伤:显示为硬膜囊和脊髓受压、移位;脊髓损伤出血呈短 $T_1$ 长 $T_2$ 信号;脊髓水肿在 $T_1WI$ 呈低或中等信号,$T_2WI$ 呈高信号。MRI 还可以观察神经根撕脱和硬膜囊撕裂等情况。

【诊断与鉴别要点】

根据外伤时的受力情况及椎体变形、骨质中断等表现,诊断不难。脊柱外伤需与全身性骨质疏松、脊柱结核和转移瘤引起的椎体压缩变形相鉴别。

## 二、关节创伤

（一）关节脱位

关节脱位为关节组成骨之间正常解剖关系的异常改变,表现为关节对位关系完全或部分脱离。关节脱位多发生在活动范围大、活动较频繁且关节囊和周围韧带不坚固、结构不稳定的关节。

【病理与临床】

创伤性关节脱位系由暴力造成关节囊、韧带及附近肌腱广泛撕裂后而发生的关节脱位。以肘关节脱位发生率最高,其他发生部位依次为肩、足、髋、踝、腕等关节。脱位超过 3 周者为陈旧性关节脱位。陈旧性关节脱位常出现纤维愈合、功能丧失、关节周围异常骨质增生、韧带骨化和畸形等。创伤性关节脱位治疗不当,经复位后屡次复发者,则称为习惯性脱位。

创伤性关节脱位有明确的外伤史,关节疼痛、肿胀变形和功能丧失,甚至引起关节畸形或关节囊的撕裂,可并发邻近关节肌腱附着部的撕脱骨折。

【影像学表现】

**1. X 线表现**

(1)肩关节脱位:常见于青壮年和老年人。根据肱骨头脱位的方向分为前脱位和后脱位,以前者最常见。前脱位又分为盂下脱位、喙突下脱位、锁骨下脱位。喙突下脱位多见,X 线显示肱骨头向内下移位,与肩胛骨关节盂及肩胛颈相重叠;盂下脱位,X 线显示肱骨头脱出肩胛骨关节盂后,明显向下移位,在肩胛骨外缘下方,常伴有肱骨大结节和肩胛盂撕脱骨折;锁骨下脱位,少见,肱骨头脱出关节盂后向内移位。后脱位 X 线表现为肱骨轻度外展,关节间隙存在;在前后位片上容易漏诊。

(2)肘关节脱位:根据尺桡骨上端移位方向脱位分后脱位、侧方脱位和前脱位。后脱位最多见,X 线侧位片显示尺桡骨上端向肱骨远端的后上方移位,关节对位关系丧失,正位片显示尺桡骨上端和肱骨下端重叠;前脱位,X 线可见鹰嘴粉碎性骨折、尺桡骨向前脱位,此型较少见;侧方脱位,侧位片显示尺桡骨上端和肱骨下端相互重叠,正位片示尺桡骨上端向肱骨下端的侧方移位,多外侧移位,关节对位关系丧失。

(3)髋关节脱位:外伤性脱位分为后脱位、前脱位和中心性脱位,以后脱位最多见。①后脱位:股骨头移位到髋臼后缘或髂骨翼后方,X 线正位片示股骨头脱出髋臼外,头上移,与髋臼上部重叠,股骨呈内收内旋畸形,大粗隆突出、小粗隆消失,可伴发髋臼后缘及股骨头骨折。侧位片更有助于了解股骨头与髋臼的关系。②前脱位(罕见):股骨头移位到闭孔前方或耻骨上支附近,X 线正位片示股骨头下移至髋臼下方,与坐骨结节重叠,股骨干呈外展水平位、外旋或内旋畸形,外展外旋时大粗隆在下方,外展内旋时大粗隆在上方。③中心性脱位(少见):髋臼底粉碎性骨折,股骨头嵌入碎片间,向盆腔内移位。

（4）寰枢关节脱位:寰枢关节前间隙增宽,侧位 X 线片上,表现为寰椎前弓后缘与齿状突前间隙增宽,该征象是诊断寰枢关节脱位的主要依据,正常成人间隙在 2 mm 以下,儿童在 4 mm 以下;脊椎椎管前后缘连线错位;齿状突与寰椎侧块的关节失常。

**2. CT 表现**

（1）肩关节脱位:关节盂空虚,肱骨头向前移位(前脱位)或向后移位(后脱位),正常盂头间平行弧线关系消失,常伴有肱骨大结节撕脱骨折,有时可显示肱骨头压缩性骨折和关节盂骨折。

（2）肘关节脱位:正常肘关节对位关系消失,矢状位图像显示尺桡骨近端移向肱骨下端的后上方(后脱位),也可观察到合并的骨折情况。

（3）髋关节脱位:CT 轴位显示髋臼窝空虚,股骨头脱出髋臼,可合并髋臼或股骨头的骨折,CT 可准确显示骨折片的形态、大小及移位情况,还可以显示关节腔内的骨折碎片。

（4）寰枢关节脱位:MSCT 扫描及图像三维重组能清楚显示寰枢椎关节的对位情况,是否合并骨折,骨折的位置和骨片移位,以及椎管狭窄的程度。

### （二）半月板损伤

半月板位于膝关节腔内,由纤维软骨构成,上凹下平,外缘肥厚,并与关节囊相连,内缘薄而锐利游离于关节腔。半月板的功能是减缓压力,增加关节的稳定性。关节镜是诊断半月板撕裂的金标准,但有盲区和创伤性。MRI 是影像诊断半月板损伤的最佳选择。

**【病理与临床】**

半月板损伤指半月板撕裂,分为纵行、横行和水平撕裂。损伤后关节周围软组织肿胀、水肿、关节囊膨隆,关节内有血性渗液。半月板轻度不全撕裂可由新生纤维软骨增生愈合,完全撕裂可永久不愈。

青年人多见于急性外伤(运动性损伤),老年人多见反复慢性损伤和进行性退变(非运动性损伤)。伤后明显疼痛,不能站立或跛行,走路时膝关节不能伸直。部分患者有关节弹响、绞锁等现象。

**【影像学表现】**

**1. X 线、CT 表现** 平片不能显示半月板,CT 也很难诊断,平片和 CT 主要诊断是否合并骨折。

**2. MRI 表现** 正常半月板主要由纤维软骨组成,在所有 MRI 序列中呈均匀低信号,其外缘与关节囊相连处有脂肪、滑膜、肌腱和血管,多为纵形不均匀混杂信号。在矢状位和冠状位上均看到半月板内线形高信号影延伸至其表面,即可诊断为半月板撕裂。当其高信号影未延伸到表面则提示慢性损伤或变性。

### （三）膝关节前后交叉韧带损伤

膝关节韧带包括前交叉韧带、后交叉韧带、内侧副韧带、外侧副韧带、囊韧带、髌支持带、横韧带等,在各种韧带中最易损伤的是前交叉韧带和内侧副韧带。膝关节前后交叉韧带与关节囊、侧副韧带等协同作用,起到稳定膝关节的作用。MRI 是首选的影像学检查方法。

**【病理与临床】**

多见于青壮年,常伴侧副韧带或半月板损伤,暴力撞击胫骨上端后方,使胫骨向前滑移,造成前交叉韧带撕裂。暴力撞击胫骨上端前方,使胫骨向后滑移,造成后交叉韧带撕裂。患者膝关节肿胀、活动受限、不稳定。

膝关节疼痛、肿胀和活动受限,膝关节抽屉试验阳性,关节浮髌试验阳性。

**【影像学表现】**

**1. X 线、CT 表现** 平片不能显示前后交叉韧带,CT 也很难诊断,平片和 CT 主要诊断是否合并撕脱性骨折。

**2. MRI 表现** 在两个半月板之间为髁间隆起,前交叉韧带起于胫骨髁间隆突前方,向后上走行,呈扇形止于股骨外侧髁的内侧面,较后交叉韧带薄。后交叉韧带起于胫骨髁间隆突的后方,向前上内走行止于股骨内侧髁外侧面。正常交叉韧带在 MRI 各个序列中均为低信号。当发生前后交叉韧带撕裂时在矢状位和冠状位均看不到正常的交叉韧带或见交叉韧带中断、增粗,边缘不规则,其内见局限性或弥漫性高信号影(图 7-18)。

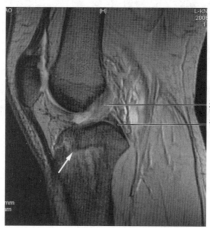

**图 7-18 前交叉韧带损伤 MRI 表现**

$T_2WI$ 矢状面显示前交叉韧带肿胀、信号增高;胫骨上段骨挫伤,骨髓水肿致信号增高(↑)

膝关节矢状位 SE 序列 $T_1WI$ 显示前交叉韧带行经呈现一团紊乱的中低信号结构,前交叉韧带显示不清。矢状面 $T_2WI$ 像,上述低信号紊乱结构变为不规则的高信号,其内见前交叉韧带连续性中断。

(蒋 蕾)

#  第五节 骨坏死和骨软骨病

## 一、股骨头缺血性坏死

股骨头缺血性坏死(ischemic necrosis of femoral head)致病相关因素包括解剖结构上的先天缺陷、血管病变、骨营养不良、内分泌疾病和创伤等。好发于 30～60 岁男性。

**【病理与临床】**

病理改变包括骨细胞坏死、血管再形成、重新骨化和死骨吸收。根据病理发展过程,将缺血性坏死分为骨坏死期、骨修复期和骨愈合期。早期改变为缺血所致的骨细胞坏死,骨陷窝空虚;随后出现修复反应,坏死的骨组织被肉芽组织清除代替,周围出现成骨活动。多数进而发生股骨头塌陷变形,关节间隙改变,髋关节脱位、畸形,髋关节退行性骨关节病。

临床主要表现为髋部疼痛、压痛、活动受限、跛行及"4"字试验阳性;晚期,关节活动受限加重,同时还有肢体短缩、肌肉萎缩和屈曲、内收畸形。

**【影像学表现】**

**1. X 线表现** 根据股骨头和关节间隙改变,股骨头缺血性坏死可分为三期。

(1)早期:股骨头外形和关节间隙可无明显异常。股骨头内出现散在的斑片状或条带状密度增高影,局部骨小梁结构模糊,以股骨头前上方多见。

(2)中期:股骨头塌陷,但关节间隙无变窄。股骨头内以混杂存在的致密硬化区和斑片状、囊状透光区为主。股骨头皮质下可见沿骨折线分布的新月形低密度区,即新月征,是诊断股骨头缺血性坏死的重要征象。

(3)晚期:股骨头塌陷加重,关节间隙变窄。股骨头内多呈混合性死骨改变,股骨头不完整,呈蘑菇状变形(图 7-19)。

**2. CT 表现**

(1)早期:股骨头外形完整,边缘可出现轻微增生或皮质增厚。头内正常星芒状骨小梁结构变形或消

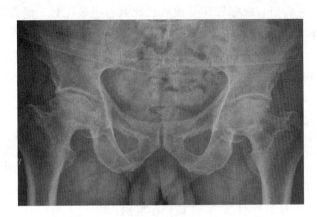

**图 7-19　双侧股骨头缺血性坏死 X 线表现**

失,可见簇状、条带状和斑片状高密度硬化影,边缘较模糊。斑片状高密度硬化区多呈扇形或地图形,周围多有高密度硬化条带构成的边缘,颇具诊断特征。

(2)中期:随病程进展,股骨头内发生大小不等的囊状骨破坏,中心有死骨块,周围有硬化边。囊变区大多发生于头的前外侧,靠近关节面的囊变可引起局部骨皮质中断。髋臼缘有不同程度骨质增生,或与股骨头囊变区对应的髋臼骨也发生囊变。关节囊内常可见积液。

(3)晚期:股骨头塌陷、变形、碎裂,关节面凹凸不圆,外形变扁宽,髋臼骨质增生硬化,关节间隙变窄,继发退行性骨关节病。CT 轴位像结合冠状位、矢状位重组图像能显示股骨头变形、塌陷以及髋臼的破坏程度。

**3. MRI 表现**

(1)早期:坏死区在 $T_1WI$ 上为中低信号,在 $T_2WI$ 上呈较高信号,周围环绕线样低信号。邻近的头颈部可出现骨髓水肿,关节囊可有积液。

(2)中期:常见不规则走行的低信号带环绕新月形信号不均一的坏死区。

(3)晚期:除形态变化外,在股骨头负重区周围的高信号中出现不同形态的环状、带状和灶状低信号区。

【诊断与鉴别要点】

股骨头缺血性坏死病变弥散或局限于承重区,边缘模糊,早期关节间隙正常,中晚期股骨头塌陷,不难诊断。X 线检查是本病诊断和分期的主要方法,但难以显示早期病变。MRI 是早期诊断股骨头缺血性坏死最敏感和特异的方法。但需与股骨头退变性囊肿、暂时性骨质疏松、骨岛等疾病或正常变异鉴别。

## 二、剥脱性骨软骨炎

剥脱性骨软骨炎(osteochondritis dissecans)是以骨骺或骨端局限性缺血性坏死为主,关节面碎裂,伴或不伴碎片分离为特征的一种疾病。好发于膝关节、踝关节、肘关节及肩关节等处。5~15 岁及骨骺愈合以后均为发病高峰期。

【病理与临床】

骨坏死区域有带状充血区,使其与正常骨组织分隔,随后充血区发生机化,死骨表面被吸收。关节软骨或关节软骨连同部分关节骨质碎裂剥脱,剥脱骨软骨片与骨床相连或完全游离。碎裂部分软骨肥大,伴或不伴有层状钙化。

临床可有关节钝痛,活动时加重,休息时减轻;关节内可出现游离体,可出现关节绞锁、关节肿胀等表现。

【影像学表现】

**1. X 线表现**　自关节面剥脱的一个或数个圆形、类圆形小骨块,密度高,边缘锐利,周围有透明线环绕,碎骨片位于相应的骨性凹陷窝内,周围有明显的硬化环形成;完全剥脱并形成关节内游离体者,其关节面可见不规则骨质缺损,缺损周围骨质密度增高。

**2. CT 表现** CT 检查对病变的观察与 X 线检查相比具有明显优势。能发现骨端的小碎骨片及关节内的小游离体,显示周围骨质密度减低、关节面下透亮缺损区、骨性凹陷窝及周边硬化改变等。

**3. MRI 表现** 多方位成像,能够显示 X 线和 CT 检查无法显示或显示不清的病灶。能清晰显示软骨的断裂、不完全缺损和剥脱;剥脱的骨软骨片 $T_1WI$ 呈低信号、混杂信号,$T_2WI$ 及 STIR 呈不均匀高信号或混杂信号;骨髓水肿呈片状,$T_1WI$ 呈低信号,$T_2WI$ 呈高信号。增强扫描肉芽组织带强化明显,骨质增生区域不强化,骨髓水肿区有明显强化。

【诊断与鉴别要点】

本病多见于喜好运动的青壮年男性。影像学表现为轮廓清晰的局限性软骨下骨骨质硬化,与周围正常骨质分离。完全剥脱并移位者于股骨髁可见到透亮缺损区,关节腔内可见游离体。本病需与自发性骨坏死、膝关节退行性骨关节病、撕脱性骨折、关节结核等鉴别。

## 三、骨梗死

骨梗死(bone infarction)是指发生在骨干和干骺端的缺血性骨坏死。好发于四肢长骨的松质骨部分,以股骨、胫骨最为多见。可发生于任何年龄,以 20~60 岁多见。常见于潜水作业人员和大量应用激素和免疫抑制剂者。

【病理与临床】

当血管栓塞形成后,局部骨组织持续缺血,产生梗死后缺血性坏死,病灶大小不一,单发或多发,左右对称或不对称。骨梗死灶中央区为梗死的骨组织,周围是缺血的骨髓及骨构成的活动性充血水肿带,病灶修复期梗死边缘的正常骨组织生成血管和肉芽组织迂曲包绕梗死区,并逐渐纤维化,部分可钙化。长期慢性缺血可导致骨内外膜增生成骨。

急性骨梗死临床主要表现为患侧肢体肌肉关节骤然剧痛,活动障碍。慢性骨梗死为患者肢体酸痛、软弱无力,伴轻度活动受限。累及关节时可出现关节疼痛、畸形,严重者出现关节强直。部分患者没有任何临床症状。

【影像学表现】

**1. X 线表现** 病变早期 X 线无明显异常表现。随病情进展骨骼的 X 线改变主要有:长骨上端单发或多发囊状密度减低区,呈分叶状,大小不一;硬化斑块影、条带状钙化影呈密度均匀的圆形、类圆形或不规则形,边缘锐利(图 7-20(a));绒毛状骨纹,见于骨干,近端较远端显著,骨小梁增粗,间隙加大;骨内膜钙化或骨化。沿骨皮质内缘平行延伸的条状致密影;骨外膜增生,早期呈层状,晚期与骨皮质相融合,皮质增厚,骨干增粗;疾病后期骨髓腔内可见条带状高密度钙化影。

**2. CT 表现** 病变早期 CT 无明显异常表现。随病情进展骨骼的 CT 主要表现为骨质稀疏逐渐明显,骨髓腔内可见异常低密度,边界模糊,死骨密度逐渐增高;疾病后期病变骨质内出现囊变、坏死、硬化和骨质疏松共存,表现为多发圆形或类圆形低密度影,中央呈软组织密度影,边缘为条状、斑片状高密度影,边界清楚。

**3. MRI 表现** 对骨梗死诊断具有较高的敏感性和特异性,是诊断早期骨梗死的最佳检查方法。典型的骨梗死病灶在骨干、髓腔、干骺端或骨骺内呈地图样表现,形态不规则、大小不一(图 7-20(b))。STIR 序列能反映出骨髓腔早期的水肿和坏死。

股骨下段及胫骨上段髓腔内可见不规则钙化、骨化影;MRI 冠状位显示股骨、胫骨内广泛地图样异常信号影。

【诊断与鉴别要点】

有减压病史或其他相关疾病的实验室检查结果,X 线、CT 显示长骨松质骨部分出现囊状低密度区和形态不一的硬化区,骨端或骨骺缺血性坏死改变,MRI 显示骨干、髓腔、干骺端或骨骺内地图样异常信号改变,即可明确诊断。本病需与骨斑点症、骨样骨瘤、软骨瘤和成骨性骨肉瘤相鉴别。

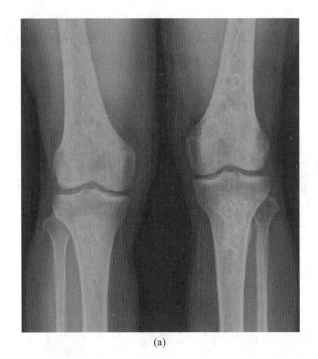
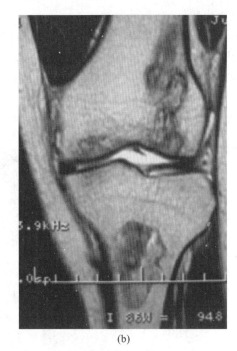

(a) (b)

**图 7-20 骨梗死 X 线、MRI 表现**

(a) 双侧股骨、胫骨多发囊状密度减低区,囊状影边缘硬化;(b) $T_2WI$ 股骨、胫骨干骺端骨髓内多发不规则异常信号

(蒋 蕾)

# 第六节 骨与关节化脓性感染

化脓性骨髓炎(pyogenic osteomyelitis)是指因各种感染因素造成的骨髓炎症,涉及骨膜、骨密质、骨松质与骨髓组织的化脓性细菌感染,以病程长短分为急性和慢性两种。

## 一、急性化脓性骨髓炎

急性化脓性骨髓炎多为血源性感染,以青少年多见,好发于股骨、胫骨及肱骨的干骺端和骨干。

【病理与临床】

血行感染时,细菌栓子经滋养动脉进入骨髓,广泛地侵犯骨髓和骨皮质,常较多停留于干骺端的骨松质部分,形成局部脓肿。发病早期主要是周围软组织充血、水肿;2周后可出现局限性骨质疏松,继而出现虫蚀状骨质破坏;随病程进展,破坏区向骨干发展,范围扩大,可达骨干大部或全部,有时引起病理性骨折。骨质破坏的同时,常出现骨质增生。骺软骨板可起屏障作用,所以脓肿一般不穿破软骨板进入关节。

临床上发病急骤,局部软组织红、肿、热、痛,患肢功能障碍。白细胞计数增高,以中性粒细胞为主。

【影像学表现】

**1. X 线表现** 急性化脓性骨髓炎 X 线特点是以骨破坏为主,同时伴有死骨形成,骨膜反应,软组织肿胀和骨质增生。骨质增生硬化比较轻,随病变发展骨质增生硬化逐渐明显。

(1)早期:骨质改变不明显,以广泛软组织肿胀为主。病变周围软组织密度增高及厚度增加,肌间结构模糊、移位或消失,皮下脂肪混浊,出现网、条状阴影。

(2)进展期(急性期):软组织肿胀更明显。干骺端或(和)骨干见多发性斑点状边缘模糊破坏区(图 7-21(a));短期复查见破坏区迅速扩大、融合,周边可有部分增生硬化,可见广泛骨膜增生及位于破坏区内死骨形成。

(3)抗感染治疗后:X 线改变较临床表现缓慢,常常可以见到临床症状已消失,而 X 线改变仍继续进行。

**2. CT 表现** 能发现小的骨质破坏、小的死骨及不明显的软组织肿胀;对破坏区边缘的骨硬化和骨膜反应显示也较好,有利于诊断。

**3. MRI 表现**　MRI 在确定髓腔炎症和软组织感染方面优于 X 线平片和 CT。MRI 对骨髓充血、水肿、渗出和坏死非常敏感,在 $T_1WI$ 上表现为广泛分布的斑片状不均匀低信号,与正常骨髓的高信号形成明显的对比;在 $T_2WI$ 上呈高信号,境界不清。周围软组织肿胀呈弥漫分布的 $T_1WI$ 低信号、$T_2WI$ 高信号(图 7-21(b)、图 7-21(c))。病灶向骨皮质蔓延,穿破骨皮质可形成半梭形骨膜下脓肿及软组织脓肿;脓肿 $T_1WI$ 呈低信号、$T_2WI$ 呈高信号,增强后脓肿壁明显强化。

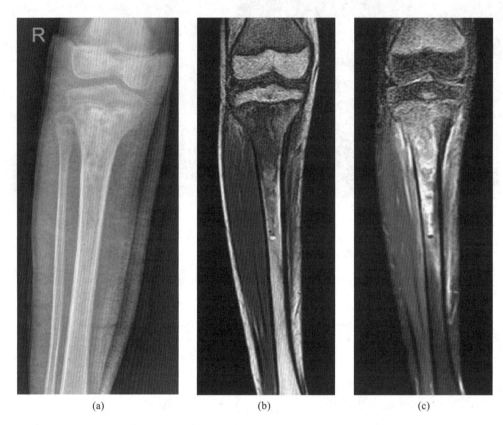

(a)　　　　　　　　(b)　　　　　　　　(c)

**图 7-21　急性化脓性骨髓炎 X 线、MRI 表现**

(a) X 线片示右胫骨中上段多发虫蚀状骨质破坏及少量骨质增生;(b) $T_1WI$ 胫骨中上段骨髓腔呈广泛斑片状不均匀低信号;(c) $T_2WI$ 脂肪抑制示胫骨中上段髓腔广泛斑片状高信号,周围软组织水肿

**【诊断与鉴别诊断】**

急性化脓性骨髓炎起病急,软组织肿胀,红、肿、热、痛常见,主要表现为不同程度的骨质破坏,骨膜新生骨形成和死骨。应与不典型的骨结核和恶性骨肿瘤如成骨肉瘤、尤文肉瘤等鉴别,注意其急性起病,患肢大范围间断性骨质破坏和一定程度的骨质增生,可以资鉴别。

## 二、慢性化脓性骨髓炎

**【病理与临床】**

慢性化脓性骨髓炎常继发于急性化脓性骨髓炎,多为急性化脓性骨髓炎治疗不当或不及时迁延而成。以骨质增生硬化为主要病理改变。临床上以窦道流脓、死骨和脓腔、肢体变形为特征。

**【影像学表现】**

**1. X 线表现**　死骨和包壳形成是慢性化脓性骨髓炎的特征性改变,并可伴有周围软组织脓肿或窦道。典型表现为骨破坏周围广泛性增生硬化,但仍有脓腔和死骨存在。骨内膜增生致髓腔变窄甚至闭塞、消失,致骨密度明显增高;骨外膜增厚增浓,其深层与骨皮质融合,致骨干增粗,轮廓不规整(图 7-22)。慢性骨髓炎痊愈后,骨破坏和死骨消失,增生的骨质逐渐被吸收,髓腔再通。

**2. CT 表现**　与平片相似,主要为骨皮质增厚、髓腔变窄或消失,密度增高,骨干增粗,边缘不整。死

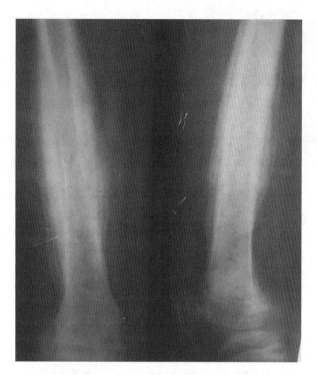

**图 7-22 慢性化脓性骨髓炎 X 线表现**

股骨干广泛骨质增生,皮质明显增厚,骨髓腔狭窄,并见葱皮样骨膜反应

骨表现为孤立的高密度骨块,被低密度脓腔包绕。

**3. MRI 表现** 死骨在 $T_1WI$ 和 $T_2WI$ 中均为低信号,增强后无明显强化;骨髓腔内活动性炎症呈不均匀长 $T_1$、长 $T_2$ 信号,而慢性纤维化组织和硬化骨 $T_1WI$ 和 $T_2WI$ 中均为低信号;窦道为直线状或曲线样 $T_2WI$ 高信号影,由髓腔延伸至周围软组织;骨髓和软组织脓肿 $T_1WI$ 呈低信号,$T_2WI$ 呈高信号,增强后脓肿壁明显强化。

【诊断与鉴别诊断】

慢性化脓性骨髓炎的特点为残存的骨破坏、大量的骨质增生和可有死骨形成,诊断不难。骨皮质或骨膜感染引起局限性不典型骨髓炎应与骨样骨瘤、硬化型骨肉瘤相鉴别。

### 三、化脓性关节炎

化脓性关节炎是细菌感染滑膜引起的关节化脓性炎症。本病多见于儿童与青少年,多发生于四肢承重大关节,如髋关节和膝关节。

【病理与临床】

致病菌侵入关节后,首先引起关节滑膜充血、水肿、白细胞浸润及关节内浆液渗出,侵蚀破坏关节软骨及软骨下骨质。软骨和骨质破坏以关节持重部位为显著,并可导致关节间隙狭窄。关节囊和韧带被破坏,可引起关节的病理性脱位。愈合期肉芽组织形成,并发生纤维化可形成关节强直。

临床上常起病急骤、寒战、高热,关节红、肿、热、痛;血白细胞增高,以中性粒细胞计数增高为著。

【影像学表现】

**1. X 线表现**

(1)早期:关节囊肿胀和关节间隙增宽,关节周围软组织弥漫性肿胀。关节内渗出液较多时,引起关节半脱位。构成关节的骨骼可一过性、废用性骨质疏松。

(2)进展期:关节间隙狭窄,骨性关节面发生破坏,以持重部分出现最早和最明显;严重时可发生干骺端的骨髓炎(图 7-23)。

(3)愈合期:破坏区边缘明显骨质增生硬化,纤维或骨性关节强直。

**2. CT 表现** 可显示化脓性关节炎的关节肿胀、积液及骨质破坏,可明确病变的范围。

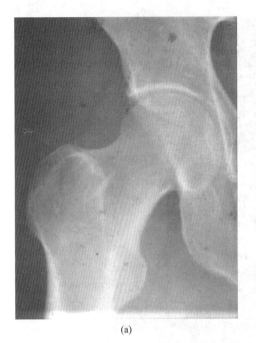 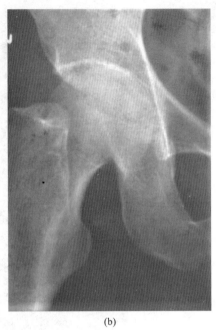

(a) (b)

**图 7-23 化脓性关节炎 X 线表现**

(a) 髋关节间隙轻度变窄；(b) 1 个月后，关节间隙明显狭窄

**3. MRI 表现** 软组织肿胀 MRI 表现为边缘模糊的长 $T_1$、长 $T_2$ 信号区，滑膜及肉芽组织增生在脂肪抑制 $T_2WI$ 上表现为关节腔内混杂信号影，骨质破坏表现为极低信号的骨皮质内出现斑点状、斑片状及横穿骨皮质的线状异常信号。

【诊断与鉴别诊断】

本病起病急骤、高热，关节周围肿胀、疼痛，关节可出现脱位或半脱位，较早出现关节间隙变窄，关节面持重部位骨质破杯；晚期多产生骨性关节强直，诊断不难。需与关节结核鉴别，关节结核病程长，症状不明显，在关节非承重面出现虫蚀状骨质破坏，骨质增生不明显。

（李　杨）

# 第七节　骨关节结核

骨关节结核(tuberculosis of bone and joint)大多数继发于肺结核或胸膜结核，结核杆菌经血行转移到骨，停留在血管丰富的椎体、短管状骨、骨骺及干骺端松质骨内和负重大、活动较多的髋、膝关节等关节而发病。好发于儿童和青年；以脊椎结核发生率最高，其次为关节结核。

## 一、骨结核

（一）脊椎结核

脊椎结核(tuberculosis of spin)是骨关节结核中最常见者，病变常累及两个以上的椎体，有时为间隔分段发病。病变好发部位常在腰椎，胸腰段次之，颈椎较少见。

【病理与临床】

椎体结核按骨质最先破坏的部位，可分为椎体结核和附件结核，约 90% 的脊椎结核发生在椎体，单纯附件结核少见。椎体结核可分为中心型、边缘型和韧带下型。①中心型：椎体中央骨质破坏导致椎体塌陷，呈楔状变形，但椎间盘一般正常。②边缘型：在引起椎体边缘破坏的同时，椎间盘也被侵及，因此椎间盘常变扁。③韧带下型：病灶发生于椎体前缘和前纵韧带间，可使多个椎体前缘破坏，椎间盘受累较晚。

临床上,全身症状可有低热、食欲差和乏力。局部脊柱活动障碍及强迫姿势,颈、背、腰疼痛或脊椎后突畸形等。

【影像学表现】

**1. X线表现**

(1)骨质破坏:①中心型:椎体内圆形或不规则形骨质缺损区,边缘不清;因承重作用,椎体可塌陷变扁或呈楔形。②边缘型:破坏开始于椎体的上、下缘,逐渐向椎体和椎间盘侵蚀、蔓延;随椎体破坏扩大,椎间隙变窄(图7-24(a))。③韧带下型:病变常开始于前纵韧带下,累及数个椎体,椎体前缘破坏。④附件型:表现为附件骨小梁模糊,骨质密度减低,骨皮质模糊、中断;累及关节突时常跨越关节。

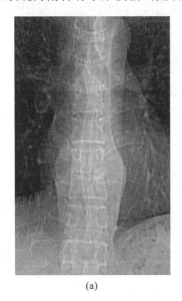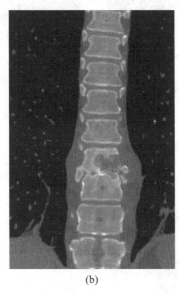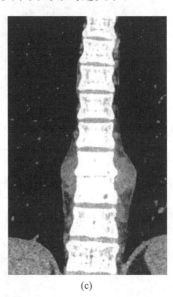

(a)              (b)              (c)

**图7-24 脊柱结核 X线、CT表现**

(a)平片见第9、10胸椎间隙变窄及椎旁脓肿;(b)CT骨窗冠状面MPR示第9胸椎椎体骨质破坏及椎间隙变窄;
(c)CT软组织窗冠状面MPR示椎旁脓肿

(2)椎间隙变窄或消失:因相邻两椎体的软骨板被破坏,髓核疝入椎体并被破坏,进而椎间盘完全破坏,相邻的破坏的椎体互相融合在一起;此为脊椎结核的重要征象。

(3)后突畸形:较常见,可伴有侧弯;通常见于少儿胸椎结核。

(4)椎旁脓肿:腰椎结核形成腰大肌脓肿,表现为腰大肌轮廓不清或呈弧形突出;胸椎结核形成椎旁脓肿,表现为胸椎两旁梭形软组织肿胀影;颈椎结核形成咽后壁脓肿,表现为咽后壁软组织影增宽,并呈弧形前突,气管受压向前移位。

**2. CT表现** CT检查有利于显示椎体和附件不规则的溶骨性和虫蚀状骨破坏以及小片死骨;椎间盘可有不同程度的破坏,冠状位或矢状位重组可见椎间隙狭窄;对椎旁脓肿和椎管内脓肿的范围可清楚地显示(图7-24(b)、图7-24(c));增强扫描可见脓肿边缘明显强化。

**3. MRI表现** 脊柱结核的椎体和椎间盘骨质破坏在$T_1WI$多呈较低信号,$T_2WI$多呈混杂高信号;增强检查呈不均匀强化。冷脓肿在$T_1WI$呈低信号,$T_2WI$多为混杂高信号;增强后脓肿壁可呈环形强化,壁薄且均匀强化是其特点(图7-25)。

【诊断与鉴别诊断】

椎体骨质破坏、椎间隙变窄和椎旁脓肿为脊柱结核特点。需与椎体压缩性骨折及椎体转移性瘤进行鉴别:①椎体压缩性骨折:有外伤史,常为单个椎体病变,多为椎体前中部压缩,呈楔状变形,一般椎间隙正常,无椎旁脓肿。②椎体转移性瘤:多有恶性肿瘤病史,椎体附件易受累,常首先侵犯椎体的后部及椎弓根,很少累及关节软骨及椎间盘,周围见软组织肿块。

**(二)长骨结核**

长骨结核(tuberculosis of long bone)主要继发于肺结核,好发于骨骺与干骺端。

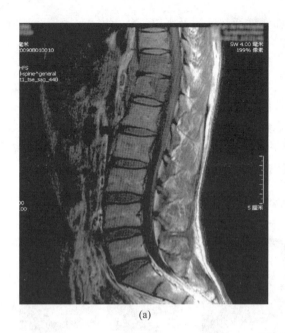

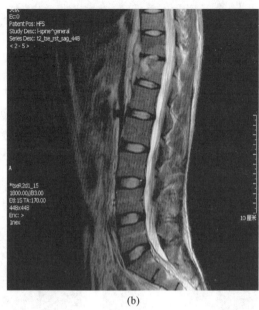

(a)

(b)

**图 7-25 脊柱结核 MRI 表现**

(a)和(b)示第11、12胸椎椎体信号异常,呈片状长 T₁、长 T₂信号影,第12胸椎椎体骨质破坏,第11、12胸椎椎间盘受累,椎前脓肿

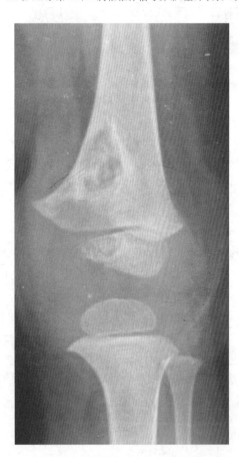

**图 7-26 长骨结核 X 线表现**

股骨远侧干骺端不规则骨质破坏,横跨骺板

【病理与临床】

病理可分渗出性为主、增殖性为主和干酪坏死性为主三种性变,其中干酪坏死性为主型常伴有不同程度的钙化。临床表现为邻近关节活动受限,酸痛不适,负重活动后加重;局部肿胀,但热感不明显。

【影像学表现】

**1. X 线表现** 以骨骺、干骺端结核较多见,可分为中心型和边缘型。

(1)中心型:病变早期表现为局限性骨质疏松,随后可出现散在的点状骨质吸收区,逐渐扩大并相互融合,形成类圆形或不规则破坏区。病灶边缘多较清晰,周围无明显骨质增生现象,骨膜反应较轻微。在骨质破坏区内有时可见砂粒状死骨,密度不高,边缘模糊。破坏灶常横跨骺线,此是骨骺、干骺端结核的特点(图 7-26)。

(2)边缘型:病灶多见于骺板愈合后的骺端,特别是长骨骨突处(如股骨大粗隆)。早期表现为局部骨质不均匀破坏,进一步发展,形成不规则的骨质缺损,可伴有薄层硬化缘,周围软组织肿胀。

**2. CT 表现** 可较早发现骨质破坏区,显示砂粒状死骨比 X 线平片更明确。

【诊断与鉴别诊断】

平片或 CT 显示骨骺与干骺端局限性骨质破坏,内有砂粒状死骨,无骨质增生硬化,结合临床局部酸痛不适、肿胀等表现即可提示本病。需与以下疾病相鉴别:①骨囊肿:好发于骨干或干骺端的中心,多为卵圆形透亮影,边缘清晰锐利,腔内无死骨,容易并发病理性骨折;CT、MRI 表现为典型的含液囊性病变。②成软骨细胞瘤:好发于青少年,发病于骨骺区,囊状破坏,可见分叶状轮廓,病灶边缘硬化,瘤内有时可见钙化或骨化影。

（三）短骨结核

【病理与临床】

短骨结核（tuberculosis of short bone）也称结核性指（趾）骨炎或骨气臌，多见于 5 岁以下儿童。病变常为双侧，多发好发于近节指（趾）骨，可有肿胀等轻微症状，大多可自愈，也可破溃形成窦道。

【影像学表现】

X 线及 CT 表现：双侧多指、多骨发病。早期仅见软组织肿胀，手指呈梭形增粗和局部骨质疏松，继而骨干内出现圆形、卵圆形多房膨胀性骨破坏，大多位于骨中央。病灶内有时可见粗大而不整的残存骨嵴，很少有死骨，称骨气臌。病灶边缘大多比较清楚，可有轻度硬化，并可见有层状骨膜增生或骨皮质增厚呈纺锤状。严重的骨破坏可延及整个骨干，但很少累及关节，有时可形成瘘管。

【诊断与鉴别诊断】

青少年或儿童手足短骨骨干多房膨胀性骨破坏，呈骨气臌样改变，即可提示本病。需与多发性内生软骨瘤相鉴别：多发性内生软骨瘤好发于骨骺端或骨干，呈偏心性膨胀性生长，与正常骨组织分界清楚，瘤区内可见有条状骨嵴及斑点状钙化影，骨皮质变薄，无骨膜反应。

## 二、关节结核

【病理与临床】

关节结核（tuberculosis of joint）多见于儿童和少年，多见于髋关节和膝关节等承重大关节，依据发病部位，可分为骨型和滑膜型关节结核。前者先为骨骺、干骺端结核，后蔓延至关节，侵犯滑膜及关节软骨。后者是结核杆菌先侵犯滑膜，较晚才破坏关节软骨及骨端。以骨型关节结核多见。在晚期，关节组织和骨质均有明显改变时，则无法分型，此时称为全关节结核。

发病及病程缓慢，症状轻微。活动期可有全身症状，如盗汗、低热、食欲减退、逐渐消瘦，关节肿痛，活动受限。

【影像学表现】

**1. X 线表现**

（1）骨型关节结核：表现较为明显，即在骨骺与干骺端结核征象的基础上，又出现关节周围软组织肿胀、关节骨质破坏及关节间隙不对称狭窄等。

（2）滑膜型关节结核：最常见于膝、踝和髋等关节。①早期：关节囊和关节软组织肿胀，密度增高，关节间隙正常或增宽和周围骨质疏松；可持续几个月或 1 年以上，多次复查仅软组织肿胀，无明显骨质破坏，常提示本病。②进展期：软骨和关节面受侵首先发生于关节非承重面（即骨端边缘部分），出现虫蚀样骨质破坏，边缘模糊，且关节上、下边缘多对称受累（图 7-27）；关节间隙不对称变窄出现较晚，可发生半脱位。③晚期：病变愈合，则骨质破坏停止发展，关节面骨质边缘变得锐利，骨质疏松也逐渐消失；严重病例，愈合后产生关节强直，多为纤维性强直。

**2. CT 表现**　骨型关节结核的改变与骨骺、干骺端结核相同，同时又有关节肿胀积液、关节骨质破坏等。滑膜型关节结核在 CT 上可清楚地显示关节囊增厚、关节腔积液和周围软组织肿胀或脓肿的部位和范围。CT 增强检查，关节囊和脓肿壁多呈均匀强化。

**3. MRI 表现**　MRI 可全面显示关节结构的病理改变，如关节积液、滑膜肿胀充血、结核肉芽组织、软骨及软骨下骨质破坏和关节周围脓肿等。关节囊内积液表现为 $T_1WI$ 低信号、$T_2WI$ 高信号；关节面骨皮质低信号缺损；冷脓肿表现为 $T_1WI$ 低信号，$T_2WI$ 高信号。

【诊断与鉴别诊断】

影像学检查发现关节周围软组织肿胀、骨质疏松明显、关节非承重面骨质破坏、关节间隙变窄等表现，结合临床起病缓慢，即可提示本病可能。需与化脓性关节炎相鉴别：化脓性关节炎起病急，症状及体征较严重，破坏发生在关节承重面，骨破坏同时有骨质增生，常为对称性关节间隙变窄。

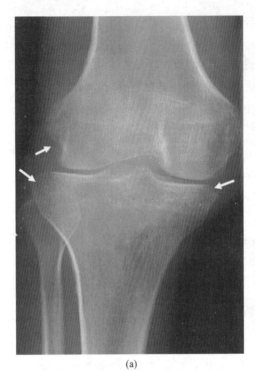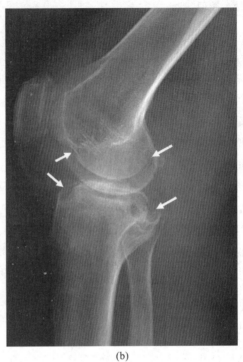

(a)　　　　　　　　　　　　(b)

**图 7-27　膝关节结核 X 线表现**

右侧膝关节间隙狭窄,关节面两侧虫蚀样骨质破坏(↑)

（李　杨）

# 第八节　骨肿瘤与肿瘤样病变

## 一、概论

骨肿瘤（bone tumor）与肿瘤样病变（tumor-like disease）虽比其他系统的肿瘤和肿瘤样病变的发病率低,但其临床、病理和影像学表现复杂而多变,大多数病例的影像学表现缺乏特征性,临床表现更不具特异性,因此影像学检查结合临床和病理检查是诊断骨肿瘤的正确途径。

### （一）骨肿瘤的分类

骨肿瘤包括骨原发性、继发性骨肿瘤和瘤样病变。原发性骨肿瘤包括骨基本组织（骨、软骨和纤维组织）发生的肿瘤和骨附属组织（血管、神经、脂肪和骨髓）发生的肿瘤,以及特殊组织来源的肿瘤（如脊索瘤）和组织来源未定的肿瘤（如骨巨细胞瘤）。继发性骨肿瘤包括恶性肿瘤的骨转移和骨良性病变的恶变。瘤样病变是指临床、病理和影像学表现与骨肿瘤相似而并非真性肿瘤,但也具有骨肿瘤的某些特征,如复发和恶变的一类疾病。

### （二）临床表现

骨肿瘤的诊断需结合临床资料。应注意肿瘤的发病率、年龄、症状、体征和实验室检查结果等,这些资料对骨肿瘤定性诊断具有参考价值。

**1. 发病率**　在良性骨肿瘤中以骨软骨瘤多见;恶性骨肿瘤以转移瘤多见,而原发性恶性骨肿瘤则以骨肉瘤为常见。

**2. 年龄**　多数骨肿瘤患者的年龄分布有相对的规律性。在恶性骨肿瘤中,年龄更有参考价值,在婴儿多为转移性神经母细胞瘤,尤文肉瘤好发于儿童与少年,青少年以骨肉瘤为多见,而 40 岁以上则多为骨髓瘤和转移瘤。

**3. 症状与体征** 良性骨肿瘤较少引起疼痛;而恶性者,疼痛常是首发症状,且常为剧痛。良性骨肿瘤的肿块边界清楚,压痛不明显;而恶性者则边界不清,压痛明显。良性骨肿瘤患者,全身情况良好;而恶性者,除非早期否则可有消瘦和恶病质表现,且发展快、病程短。

**4. 实验室检查** 良性骨肿瘤,血液、尿和骨髓检查均正常;而恶性者则常有变化,如骨肉瘤碱性磷酸酶多增高,尤文肉瘤血中白细胞可增多,转移瘤和骨髓瘤可发生继发性贫血及血钙增高;骨髓瘤患者血清球蛋白增高,尿中可查出本-周蛋白。

（三）影像学分析

在分析观察图像时,应注意发病部位、病变数目、骨质改变、骨膜增生和周围软组织变化等。因为这些方面的差别对诊断有所帮助。

**1. 发病部位** 不同肿瘤有其一定的好发部位,对鉴别诊断有一定帮助。如骨巨细胞瘤好发于长骨骨端,偏心生长;骨肉瘤好发于长骨干骺端;而骨髓瘤好发于扁骨和异形骨。

**2. 病变数目** 原发性骨肿瘤多为单发,而骨髓瘤和骨转移瘤常为多发。

**3. 骨质变化** 常见的是骨质破坏。良性骨肿瘤多引起膨胀性、压迫性骨质破坏,界限清楚、锐利,破坏区邻近的骨皮质多完整、连续。恶性骨肿瘤则多为浸润性骨质破坏,边缘不整、界限不清,少见膨胀,骨皮质早期可出现破坏和缺损;肿瘤易穿破骨皮质进入周围软组织形成肿块影。

有些恶性骨肿瘤还可引起骨质增生。一种是生长较缓慢的骨肿瘤可引起邻近骨组织的成骨反应,可见骨破坏区周围有骨质增生带,多见于良性或恶性程度较低的肿瘤;另一种是肿瘤自身的成骨,即肿瘤骨形成,这种骨质增生可呈毛玻璃状、斑片状、放射针状或有骨皮质硬化,常见于骨肉瘤。

**4. 骨膜增生** 良性骨肿瘤常无骨膜增生,即使出现,也表现为均匀、致密、清晰,并常与骨皮质愈合。恶性骨肿瘤常有广泛的不同形式的骨膜增生,而且骨膜新生骨还可被肿瘤破坏,形成 Codman 三角,这种表现为恶性骨肿瘤特有征象。

**5. 周围软组织变化** 良性骨肿瘤多无软组织肿胀,仅见软组织被肿瘤推移;恶性骨肿瘤常侵入软组织并形成软组织肿块影,与邻近软组织界限不清。

（四）骨肿瘤的综合诊断

骨肿瘤的影像诊断需要密切结合临床。除少数骨肿瘤外,性别在骨肿瘤的发病上一般无明显差别。诊断时应注意骨肿瘤的发病率、年龄、症状、体征和实验室检查结果等资料,这对骨肿瘤诊断具有重要参考价值,同时应强调影像学表现。应当将 X 线平片、CT 与 MRI 等相互结合,还要密切联系临床、结合病理进行综合诊断。总体上可归纳为以下几点。（表 7-1）

**表 7-1 良、恶性骨肿瘤的鉴别**

| 鉴别要点 | 良 性 | 恶 性 |
| --- | --- | --- |
| 生长情况 | 生长缓慢,不侵及邻近组织,但可引起压迫移位;无转移 | 生长迅速,侵及邻近组织、器官,可有转移 |
| 局部骨质变化 | 呈膨胀性骨质破坏,与正常骨界限清晰,皮质变薄,连续性存在 | 浸润性骨质破坏,边缘不清,病变区与正常组织界限模糊 |
| 骨膜增生 | 一般无骨膜增生或少量骨膜增生 | 不同形式的骨膜增生,可见 Codman 三角 |
| 周围软组织变化 | 多无肿胀和肿块阴影,若有肿块,边缘清晰 | 常有和周围组织分界不清的肿块 |

## 二、良性骨肿瘤

（一）骨瘤

骨瘤(osteoma)是一种成骨性良性肿瘤,起源于膜内成骨,多见于膜内化骨的骨骼。骨瘤约占骨良性肿瘤的 8%,多在儿童发病。

【病理与临床】

骨瘤组织学上发生于骨膜内层骨母细胞。由成骨性纤维组织、成骨细胞及其所产生的新生骨组成,随生长发育成长。骨瘤质硬,有骨膜覆盖,基底与骨组织相连,可有宽广基底或带蒂。

临床上骨瘤生长慢,症状较轻,无恶变倾向;较大者随部位不同可引起相应的症状,如发生于鼻窦者可有头痛,窦口闭塞可引起继发性炎症和黏液性囊肿;位于颅骨表面者局部隆起变形。

【影像学表现】

**1. X 线表现** 骨瘤好发于颅骨,其次为颌骨,也可见于软骨内成骨的骨,如股骨、胫骨和手足骨等。①颅面骨骨瘤:多起于外板,表现为半球状、分叶状边缘光滑的均匀高密度影。②鼻窦骨瘤:多有蒂,常呈结节状、分叶状突出于鼻窦腔内,并可由一窦腔向其他窦腔生长。③四肢骨瘤:突出于骨表面,基底部与骨皮质外表面相连,肿瘤表面光滑,邻近软组织可受压。

**2. CT 表现** CT 表现似 X 线,但显示瘤结构更佳。致密型骨瘤为圆形或椭圆形、边缘光滑锐利且与正常骨皮质相连的高密度肿物,伴局部软组织向外推移;松质型骨瘤内部密度不均。

**3. MRI 表现** 致密型骨瘤在 $T_1WI$、$T_2WI$ 上均呈边缘光滑的低信号或无信号影,强度与邻近骨皮质一致,周围软组织信号正常。

【诊断与鉴别诊断】

影像学检查发现鼻窦腔内骨性肿块或突出颅骨表面的骨性肿块,即可诊断为本病。需与以下疾病鉴别:①骨岛:是正常组织内的局灶性致密骨块,X 线表现为病变区位于骨内,密度类似于骨皮质,常可见骨岛与正常骨小梁相连。②骨软骨瘤:多发生在干骺端,背向关节面生长。

### (二)骨样骨瘤

骨样骨瘤(osteoid osteoma)为良性成骨性肿瘤。常见于 30 岁以下的青少年。最常见部位为股骨小粗隆、肱骨近端内侧皮质、胫骨远端 1/3。

【病理与临床】

骨样骨瘤由成骨细胞及其产生的骨样组织构成,富于血管性支持组织。病灶为一小瘤巢,直径一般不超过 1.0 cm,瘤巢为暗红色肉芽组织,其中有砂粒样的钙化和骨化灶。瘤巢周围由增生致密的反应性骨质包绕。

临床上起病较缓,症状以疼痛为主,初为间歇性疼痛,夜间加重;服用水杨酸类药物可缓解;疼痛多局限,也可向周围扩散。

【影像学表现】

**1. X 线表现** 肿瘤多发生于长骨骨干皮质,其次为骨松质和骨膜下;发生于脊椎者大多位于附件。根据受累部位大致可分为皮质型、松质型和骨膜下型,均表现为瘤巢所在部位的骨破坏区以及周围不同程度的反应性骨硬化,偶可见瘤巢内的钙化或骨化影。①皮质型:瘤巢位于骨皮质,周围骨质增生硬化和骨膜反应明显且广泛,甚至可遮盖瘤巢(图 7-28(a))。②松质型:瘤巢位于松质骨内,周围仅有轻度的骨硬化带;发生于末节指(趾)骨者可无骨质硬化。③骨膜下型:瘤巢所在部位骨皮质可出现凹陷,肿瘤可将骨膜掀起形成数量不等的骨膜新生骨,邻近骨皮质硬化。

**2. CT 表现** 瘤巢所在的骨破坏区为类圆形低密度影,其内可见不规则钙化和骨化影,骨破坏区周围有不同程度的硬化带和皮质增厚(图 7-28(b))。

**3. MRI 表现** 瘤巢在 $T_1WI$ 上呈低到中等信号,在 $T_2WI$ 上呈低、中等或高信号,内部钙化或骨化明显者则大部分为低信号;增强后多数瘤巢强化明显。肿瘤周围的骨髓和软组织常有充血和水肿,呈 $T_1WI$ 低信号,$T_2WI$ 高信号,并可有一定程度的强化(图 7-28(c))。

【诊断与鉴别诊断】

通过临床表现及影像学检查可以明确诊断。本病需要与下列疾病鉴别:①慢性骨脓肿:多见于长骨干骺端,可有反复发生的炎症表现,骨破坏区内无钙化或骨化,边界模糊。②硬化性骨髓炎:以骨质增厚硬化为主,无低密度瘤巢影;疼痛常呈间歇性,服用水杨酸类药物无效。

### (三)骨巨细胞瘤

骨巨细胞瘤(giant cell tumor of bones)是起源于骨骼结缔组织间充质的肿瘤。大部分为良性。以 20～40 岁为常见;好发于骨骺板已闭合的四肢长骨骨端,以股骨下端、胫骨上端和桡骨下端为常见。

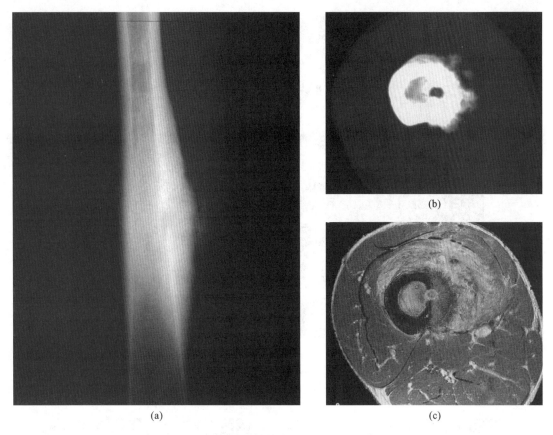

**图 7-28　股骨骨样骨瘤 X 线、CT、MRI 表现**

（a）平片示股骨中段内侧大量骨质增生，其中央区隐约见一小破坏区；（b）CT 横断面清楚显示骨皮质内的小破坏区、瘤巢内钙化和骨化；（c）MRI T₂WI 显示瘤巢、骨膜反应和周围软组织水肿

【病理与临床】

肿瘤主要由单核基质细胞和多核巨细胞构成，前者是决定肿瘤性质的细胞。病理分为三级：Ⅰ级为良性，Ⅲ级为恶性，Ⅱ级为良、恶性之间。瘤内常有出血、坏死或形成大小不等的囊腔，其间有纤维分隔，与正常骨分界清晰，边缘有或无包膜；肿瘤外可有薄层骨壳，为骨破坏后骨膜不断形成新骨所致。

主要症状为疼痛和肿胀，可伴有软组织肿块；局部包块，压之有乒乓球样感觉，关节活动受限。

【影像学表现】

**1. X 线表现**　肿瘤好发于骨端，多呈膨胀性、多房性和偏心性骨破坏，骨壳较薄，其内可见纤细骨嵴，典型者表现为皂泡样改变（图 7-29）。发生病理性骨折或生长活跃及恶性骨巨细胞瘤，可见骨膜反应。生长活跃骨巨细胞瘤软组织肿块范围局限，边界较清晰；恶性者软组织肿块范围广泛，边界可不清。

**2. CT 表现**　肿瘤常表现为偏心囊状膨胀性骨质破坏区，呈软组织密度，少数有薄层硬化缘。骨皮质或骨壳基本完整，部分可见骨嵴伸向瘤区；生长活跃或恶性者可出现断裂。瘤内出血有时可见液-液平面，下部较上部密度高，可随体位变化；瘤内坏死液化区则呈更低密度。生长活跃和恶性病例可显示软组织肿块的形态和边界。增强扫描可见非液化坏死肿瘤组织明显强化。

**3. MRI 表现**　MRI 的优势在于显示肿瘤周围的软组织情况，与周围神经、血管的关系，关节软骨下骨质的穿破，关节腔受累，骨髓的侵犯和有无复发等。肿瘤在 T₁WI 上多呈低或中等信号，在 T₂WI 上多为高信号（图 7-30）。坏死囊变区在 T₁WI 上信号较低而在 T₂WI 呈高信号；肿瘤内出血在 T₁WI 和 T₂WI 上均为高信号；液-液平面在 T₁WI 下部信号常高于上部，而在 T₂WI 则相反。增强扫描病灶呈轻度到明显不规则强化。

【诊断与鉴别诊断】

影像学检查发现长骨骨端膨胀性、多房性或单房性、偏心性骨质破坏，首先考虑骨巨细胞瘤，注意与下面几种病变进行鉴别诊断：①骨囊肿：好发于儿童和青年，病变位于干骺端，纵向扩展，膨胀较骨巨细胞

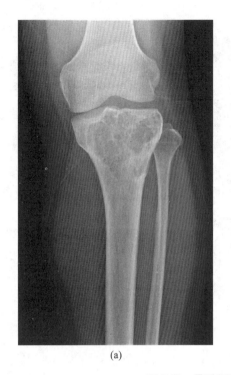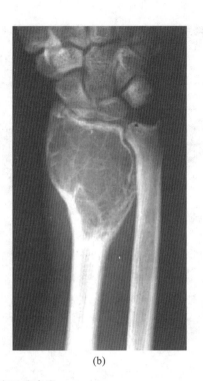

(a)　　　　　　　　　　　　　　(b)

**图 7-29　骨巨细胞瘤 X 线表现**

（a）胫骨近端偏心性骨质破坏；（b）桡骨远端呈皂泡样骨质破坏，骨壳变薄

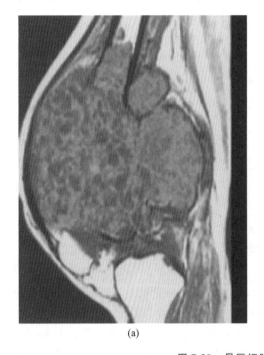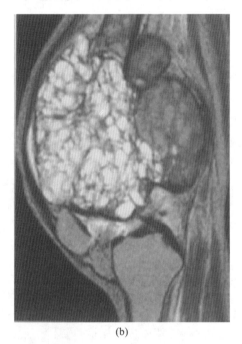

(a)　　　　　　　　　　　　　　(b)

**图 7-30　骨巨细胞瘤 MRI 表现**

（a）股骨下端膨胀性骨质破坏，$T_1WI$ 呈小片状混杂中等、低信号；（b）$T_2WI$ 骨质破坏呈小片状混杂中等、高信号

瘤轻。②软骨母细胞瘤：多发生于 20 岁以下患者，好发于长骨干骺愈合前的骨骺，肿瘤内常见钙化影。③动脉瘤样骨囊肿：好发于长骨干骺端和脊椎附件，肿瘤较大、病史较长者，瘤内可有液-液平面。

**（四）骨软骨瘤**

骨软骨瘤（osteochondroma）又名外生骨疣，是指在骨的表面覆以软骨帽的骨性突出物。本病好发于 10～30 岁，以股骨远端和胫骨近端多见。

**【病理与临床】**

骨软骨瘤组织学上肿瘤由骨性基底、软骨帽和纤维包膜三部分构成。骨性基底为骨小梁和骨髓，外被薄层骨皮质,两者均分别与母骨的相应部分相连续;软骨帽位于骨性基底的顶部,为透明软骨,其厚度一般随年龄增长而减退,至成年可完全钙化。

肿瘤生长缓慢,早期一般无症状,仅局部可扪及一硬结。肿瘤增大时可有轻度压痛和局部畸形,近关节的可引起相应关节活动障碍,或压迫邻近的神经而引起相应的症状;若肿瘤突然长大或生长迅速,应考虑恶变可能。

【影像学表现】

**1. X线表现** 肿瘤常发生于长骨干骺端,表现为突出于干骺端骨表面的骨性突起,背向关节生长(图7-31(a))。肿瘤以细蒂或广基与母体骨相连,基底部与正常骨皮质相延续,向瘤体远端逐渐变薄;瘤内松质骨与正常松质骨相延续,内有软骨残留,所以其透亮度较相邻正常松质骨高,骨小梁较远端相邻正常松质骨稀疏。软骨帽钙化呈线状、团状或菜花状等,覆盖于瘤体顶周,与周围软组织分界清楚(图7-31(b))。

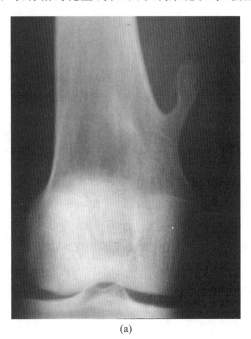 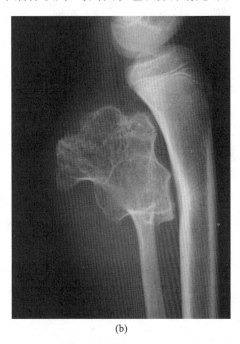

(a)　　　　　　　　　　　　(b)

**图 7-31　骨软骨瘤 X 线表现**

(a) 股骨远端见肿瘤背离关节面生长,基底部与母体骨相连;(b) 腓骨近端见肿瘤呈菜花状生长

**2. CT表现** 骨性基底的骨皮质和骨松质均与母体骨相延续,表面有软骨覆盖表现为低密度区,当软骨帽钙化时可见肿瘤顶部高密度影。

**3. MRI表现** 肿瘤的形态特点与X线、CT所见相同。骨性基底各部的信号特点与母体骨相同;软骨帽在 $T_1WI$ 上呈低信号,在脂肪抑制 $T_2WI$ 上为明显的高信号,信号特点与关节透明软骨相似。

【诊断与鉴别诊断】

影像学显示长骨干骺端背向关节生长的骨性突起,其骨皮质和骨松质均与母体骨相延续,为骨软骨瘤的典型X线表现,可明确诊断。注意与下面的疾病进行鉴别:①骨旁骨瘤:肿瘤骨皮质和骨松质与母骨均无连续性。②肌腱和韧带钙化:发生于肌腱、韧带附着处,沿肌腱、韧带走行,多呈尖角状或条带状,平片或CT上为钙化密度,MRI为低信号,而非松质骨结构和骨髓信号。

**(五) 软骨瘤**

软骨瘤(chondroma)是一种软骨源性的良性肿瘤。分为单发和多发性软骨瘤,单发性内生软骨瘤多见于干骺端和骨干髓腔;多发性软骨瘤可发生于骨髓腔、骨皮质和骨膜,其中以髓腔者多见。

【病理与临床】

肿瘤由软骨细胞和软骨基质构成,组织切面可见白色坚硬的钙化区或黄色的骨小梁,有的部位可呈胶冻状;有时可见大小不等的囊变区,内含液体。邻近骨皮质可受肿瘤压迫而变薄,其内侧有不规则的骨嵴。依据病变部位分为内生性软骨瘤和外生性软骨瘤。

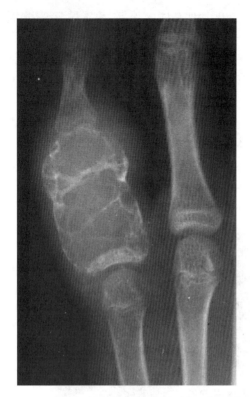

**图 7-32 内生性软骨瘤 X 线表现**
第五近节指骨囊状膨胀性骨质破坏区，
内有分隔

软骨瘤多发生于四肢短管状骨，其次是股骨、肋骨、胫骨。软骨瘤生长缓慢，症状轻，常因肿瘤长大发生畸形而发现；主要症状为轻微疼痛和压痛，位于表浅者见局部肿块。肿块表面光滑，质硬，局部皮肤正常。患部运动可有轻度受限，偶可合并病理性骨折。

【影像学表现】

**1. X 线表现** 病变位于骨干者多为中心性生长，而位于干骺端者则以偏心性生长为主。病灶呈囊状膨胀性骨质破坏区，边缘清晰，多有硬化缘与正常骨质相隔；骨质破坏区内可见点状、小环状钙化或不规则软骨钙化影；相邻骨皮质膨胀变薄或偏心性膨出，内缘因骨嵴而凹凸不平或呈多弧状（图 7-32）。

**2. CT 表现** 可显示髓腔内异常软组织影，密度略低于肌肉，其内可见小环形、点状或不规则钙化影。邻近皮质膨胀变薄，边缘光整、锐利，一般无中断，其内缘凹凸不平。

【诊断与鉴别诊断】

影像学检查发现四肢短管状骨内边界清楚的类圆形骨质破坏区，内有钙化影，病灶侵蚀骨皮质内面，边缘呈花边状或波浪状硬化边为其特征性表现，可考虑为本病。注意与下列疾病鉴别诊断：①骨囊肿：极少发生于短管状骨，也少见偏心性生长。骨破坏区内无钙化影。②骨巨细胞瘤：手足短骨少见，多见于长骨骨端。膨胀一般较显著，骨破坏区内无钙化影。

## 三、骨恶性肿瘤

### （一）骨肉瘤

骨肉瘤（osteosarcoma）又称成骨肉瘤，恶性度高，发展快，是最常见的原发性恶性骨肿瘤。本病好发于股骨下端、胫骨上端和肱骨上端；多见于 15～25 岁青少年。

【病理与临床】

骨肉瘤的主要成分为肿瘤性成骨细胞、肿瘤性骨样组织和肿瘤骨，还可见肿瘤性软骨组织和纤维组织。长骨干骺端的骨肉瘤开始在骨髓腔内产生不同程度、不规则的骨破坏和增生，病变向骨干一侧发展且侵蚀骨皮质，侵入骨膜下则出现平行、层状骨膜增生，肿瘤可侵及和破坏骨膜新生骨，当侵入周围软组织时则形成肿块，其中可见多少不等的肿瘤新生骨。病变早期不侵犯骨骺，晚期则可超越骺线进入关节。

主要临床表现是局部进行性疼痛、肿胀和功能障碍。局部疼痛最为常见，最早期症状常为局部疼痛，初为间断性，以后为持续性，夜间尤甚，药物治疗无效；以后局部肿胀，可扪及硬韧之肿块；局部皮肤红、热，皮温增高、有压痛，后期见皮肤表浅静脉怒张、水肿。肿块发生于关节附近时可引起关节疼痛和运动障碍。实验室检查：血清碱性磷酸酶升高。

【影像学表现】

**1. X 线表现**

（1）骨质破坏：多始于干骺端中央或边缘部，骨松质出现虫蚀样或小斑片状骨质破坏，继而出现骨皮质边缘破坏区，在皮质内表现为哈佛斯管扩张而呈筛孔状破坏，以后骨破坏区融合扩大形成大片的骨缺损。

（2）肿瘤骨：肿瘤细胞形成的骨组织称为"肿瘤骨"。骨破坏区和软组织肿块内的肿瘤骨是骨肉瘤特征性的表现，也是影像学诊断的重要依据。瘤骨的主要表现形态：①云絮状瘤骨：密度较低，边界模糊。

②斑块状瘤骨:密度较高,边界清楚,多见于髓腔内或肿瘤的中心部。③针状瘤骨:为骨皮质外呈放射状向软组织伸展的肿瘤新骨(图 7-33)。

(3)骨膜增生和 Codman 三角:骨肉瘤可引起各种形态的骨膜新生骨和 Codman 三角,两者虽是骨肉瘤常见而重要的征象,但并非特异,也可见于其他骨肿瘤和非肿瘤性病变。Codman 三角是由于骨膜反应性新生骨中央部分被快速发展的肿瘤组织破坏,两端残留的骨膜新生骨向外掀起而形成的三角形阴影,也称"肿瘤三角"。

(4)软组织肿块:表示肿瘤已侵犯骨外软组织,肿块多呈圆形或半圆形,境界多不清楚;在软组织肿块内可见瘤骨。

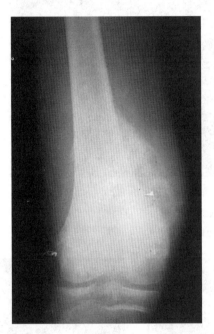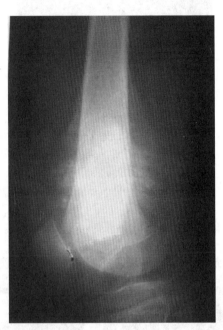

**图 7-33 骨肉瘤 X 线表现**

股骨下段大量肿瘤骨,并见骨膜反应、Cordman 三角和软组织肿块

根据瘤骨形成的多少分为成骨型、溶骨型和混合型(图 7-34)。①成骨型:瘤区以密度增高的肿瘤骨为主,呈磨玻璃样、斑片状、象牙质样硬化区;骨膜增生较明显;软组织肿块中多有肿瘤骨生成。②溶骨型:瘤区以骨质破坏为主,呈不规则斑片状或大片溶骨性骨质破坏,边界不清;骨皮质受侵较早,呈虫蚀状破坏或消失,范围较广;骨膜增生易被肿瘤破坏,而于边缘部分残留,形成骨膜三角。软组织肿块中大多无新骨生成;易引起病理性骨折。③混合型:溶骨破坏与肿瘤骨形成相近,成骨与溶骨的程度大致相同。

**2. CT 表现** 骨破坏在 CT 上表现为骨松质的斑片状缺损和骨皮质内表面的侵蚀或骨皮质全层的虫蚀状、斑片状缺损甚至大片的缺损。骨膜反应呈与骨干表面平行的弧线状高密度影并与骨皮质之间有线样透亮带。软组织肿块常偏于病骨一侧或围绕病骨生长,其边缘大多模糊而与周围正常的肌肉、神经和血管分界不清,其内常见片状低密度区。

CT 发现肿瘤骨较平片敏感,瘤骨分布在骨破坏区和软组织肿块内,形态与平片所见相似。增强扫描肿瘤实质部分可有较明显的强化。

**3. MRI 表现** 骨肉瘤在 $T_1WI$ 呈不均匀低信号或低、中等、高混杂信号,$T_2WI$ 为不均匀高信号或混杂信号。肿瘤骨在 $T_1WI$ 及 $T_2WI$ 均为低信号;出血在 $T_1WI$ 均为高信号,液化坏死区 $T_1WI$ 呈低信号,$T_2WI$ 呈高信号,可见液-液平面。增强扫描肿瘤呈不均匀强化(图 7-35)。

【诊断与鉴别诊断】

典型的骨肉瘤诊断不难,表现为长骨干骺端髓腔内边界不清的骨质破坏区,穿破骨皮质生长并伴软组织肿块形成,内见瘤骨,有时可发生病理性骨折。注意与下列疾病鉴别:①化脓性骨髓炎:骨髓炎的骨破坏、新生骨和骨膜反应从早期到晚期的变化是有规律的,即早期骨破坏模糊,新生骨密度低,骨膜反应轻微,到晚期骨破坏清楚,新生骨密度高,骨膜反应光滑完整,有死骨形成,无软组织肿块。②骨转移瘤:

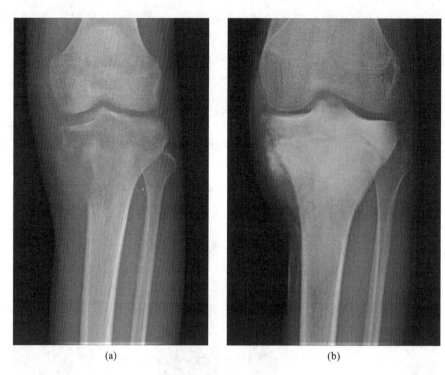

(a)                                    (b)

**图 7-34　骨肉瘤 X 线表现**

（a）胫骨上段溶骨型骨肉瘤；（b）胫骨上段成骨型骨肉

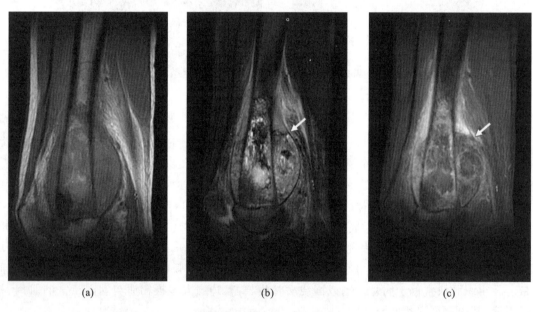

(a)                          (b)                          (c)

**图 7-35　骨肉瘤 MRI 表现**

（a）$T_1WI$ 显示右股骨下段肿瘤呈不均匀低信号；（b）$T_2WI$ 肿瘤呈混杂信号，骨膜增厚外突（↑）；（c）增强扫描肿瘤明显不均匀强化（↑）

发病年龄较大，好发于躯干和四肢长骨骨干及骨端，常为多发性，极少出现骨膜反应。

（二）软骨肉瘤

软骨肉瘤（chondrosarcoma）是起源于软骨或成软骨结缔组织的一种较常见的骨恶性肿瘤，其发病率仅次于骨肉瘤。

【病理与临床】

根据肿瘤的发生部位，可分为中心型和周围型，前者发生于髓腔，呈中心性生长，后者发生于骨表面。肿瘤呈分叶状，可见钙化灶和软骨内骨化部分。肿瘤表面有纤维性假包膜，纤维组织伴随血管伸入瘤内，将肿瘤分隔为大小不等的小叶。软骨基质的钙化多沿血管丰富的小叶边缘区进行，并可见以软骨内骨化方式形成骨质。

主要临床症状为疼痛和肿胀,局部可扪及质硬的肿块。

【影像学表现】

**1. X 线表现**

(1)中心型软骨肉瘤:呈溶骨性破坏,髓腔内高、低混杂密度肿块,其中肿瘤破坏区呈低密度,边界多不清楚,破坏后残余骨、瘤骨及软骨钙化呈高密度;邻近骨皮质膨胀变薄,或穿破骨皮质形成大小不等、密度不均匀的软组织肿块;肿块内有片状、环状或(和)半环状钙化灶是其特征(图 7-36)。

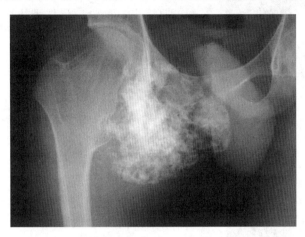

**图 7-36 软骨肉瘤 X 线表现**

右侧耻骨局部骨破坏及软组织肿块,其内见斑片状钙化

(2)周围型软骨肉瘤:多为继发性。继发于骨软骨瘤者,肿瘤与相应骨皮质相连,顶部有一较厚的软骨帽,形成界限模糊的软组织肿块,内有较多不规则的钙化灶。

**2. CT 表现** 平扫有助于发现骨破坏区残骨、瘤骨、钙化及坏死灶,CT 增强扫描后肿瘤边缘及分隔强化明显。

**3. MRI 表现** 能够清楚地显示肿瘤的轮廓及向髓内和软组织侵犯的范围。肿瘤常呈分叶状,信号不均匀,其信号特点与其组织成分和恶性程度有关。低度恶性者内含透明软骨成分,$T_1WI$ 上呈低信号,$T_2WI$ 上呈均匀高信号;高度恶性者内含黏液和软骨细胞,$T_1WI$ 呈低信号,$T_2WI$ 上呈不均匀中等信号,瘤内骨化和钙化灶呈低信号。骨外软组织呈分叶状,$T_1WI$ 和 $T_2WI$ 多呈低信号。行 MRI 增强扫描骨内肿瘤呈中等强化,软组织肿块强化明显,但坏死区无强化。

【诊断与鉴别诊断】

影像学检查发现溶骨性破坏伴有大量不规则钙化灶者,首先考虑本病。注意与下列疾病鉴别:①骨肉瘤:骨肉瘤的瘤骨呈斑片或棉絮状,边界较模糊,并多见各种骨膜反应;软骨肉瘤的大片致密影是由点状或小环形影密集而成,密度较高,边界较清楚,骨膜反应较少。②软骨瘤:表现为囊状或囊状膨胀性骨质破坏,骨皮质连续,周围无软组织肿块。

**(三)骨转移瘤**

骨转移瘤(metastatic tumor of bone)较任何一种原发性骨肿瘤多见,任何恶性肿瘤均可转移至骨内。骨转移瘤可单发或多发,以多发常见。

【病理与临床】

恶性肿瘤骨内转移主要通过直接侵犯、血行转移和淋巴转移,多经血行转移,易发生在富含红骨髓的部位,常见脊椎骨、骨盆、肩胛骨、胸骨、股骨、颅骨、肱骨近端及肋骨等处。骨转移瘤引起的骨质破坏分为溶骨型、成骨型和混合型。溶骨型骨转移瘤多见于肺癌、乳腺癌等;成骨型骨转移瘤多见于前列腺癌、结肠癌、鼻咽癌、肺癌等;混合型骨转移瘤常见于乳腺癌、前列腺癌等。

主要症状为疼痛,进行性加重,病理性骨折和脊髓神经根压迫症状。转移瘤引起广泛性骨质破坏时,血清碱性磷酸酶可增高,血钙增高。实验室检查:成骨型骨转移瘤者碱性磷酸酶水平增高,血清钙、磷水平正常或偏低;溶骨型骨转移瘤者血清钙、磷水平增高;前列腺癌转移者酸性磷酸酶水平增高。

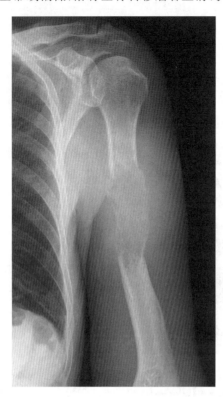

**图 7-37 骨转移瘤 X 线表现**
左侧肱骨中段不规则溶骨性破坏

**【影像学表现】**

**1. X 线表现** 骨转移瘤可分溶骨型、成骨型和混合型,以溶骨型最常见。

(1)溶骨型:表现为各种形式骨质破坏,转移至扁骨可形成软组织肿块,长骨转移常无软组织肿块,一般无骨膜增生,常并发病理性骨折(图 7-37)。发生在脊椎者椎体、椎弓根受侵、破坏,重者椎骨广泛性破坏、椎体变扁,但椎间隙仍保持完整。

(2)成骨型:较少见,多由生长较缓慢的肿瘤引起。病变于骨松质内呈多发高密度斑片状或结节状影,密度均匀,境界清楚或不清楚,骨皮质多完整,骨轮廓多无改变。发生在腰椎与骨盆,椎体无压缩变扁。多见于前列腺癌、乳腺癌、肺癌或膀胱癌。

(3)混合型:兼有溶骨型和成骨型的骨质改变。

**2. CT 表现** CT 能清楚地显示局部软组织肿块的范围、大小及与邻近脏器的关系。溶骨型转移表现为骨松质或(和)骨皮质内的低密度缺损区,边缘较清楚,无硬化,常伴有局限性软组织肿块。成骨型转移为骨松质内斑点状、片状、团絮状或结节状边缘模糊的高密度灶,多无软组织肿块及骨膜反应。混合型转移则兼有以上两型的病灶。

**3. MRI 表现** MRI 对骨髓中的肿瘤组织及其周围水肿非常敏感,能够显示 X 线平片、CT 不易发现的转移灶,能进一步明确转移瘤的位置、分布、大小、数目和邻近组织受累情况。大多数骨转移瘤在 $T_1WI$ 上呈低信号,在高信号骨髓组织的衬托下显示非常清楚,在 $T_2WI$ 上呈高信号,其内信号不均。脂肪抑制序列可以显示更清楚;在梯度回波 $T_2WI$ 上,骨转移瘤呈高信号。增强扫描常见肿瘤呈明显不均匀强化。

**【诊断与鉴别诊断】**

本病常见于中老年人,好发于脊椎、肋骨、髂骨、股骨上端及颅骨等部位,病灶多发,疼痛明显,多为溶骨型骨破坏,少数为成骨型改变,累及脊柱者而不累及椎间盘为其特征。骨转移瘤常需与多发性骨髓瘤鉴别,多发性骨髓瘤病灶大小多较一致,呈穿凿样骨质破坏,常伴有明显的骨质疏松,实验室检查血清球蛋白增高,尿中可出现本-周蛋白。

**(四)骨髓瘤**

骨髓瘤(myeloma)为起源于骨髓网织细胞的恶性肿瘤,由于其高分化的瘤细胞类似浆细胞,又称为浆细胞瘤。本病有单发和多发之分,多发者占绝大多数;好发于含红骨髓的部位,以椎骨、颅骨、肋骨多见,其次为骨盆和肩胛骨等。

**【病理与临床】**

骨髓瘤起于红骨髓,在髓腔内呈弥漫性浸润,也可为局限性;初期为髓腔内蔓延,骨外形正常,后期可破坏骨皮质,侵入软组织。瘤细胞可分为浆细胞型和网状细胞型,有时两型混杂存在。

临床表现复杂,主要为患骨疼痛,初期为间歇性,继而为持续性,疼痛剧烈;常伴全身症状,如发热、乏力及消瘦等;一般有进行性贫血,70% 病例在晚期发生肾病。实验室检查:约 40% 患者尿中可见本-周蛋白,约 50% 病例的血清球蛋白或(和)血清钙水平增高。

**【影像学表现】**

**1. X 线表现** ①广泛性骨质疏松:脊椎和肋骨常有病理性骨折。②多骨多发性骨质破坏:破坏区呈穿凿状,边缘清楚或模糊,无硬化缘和骨膜反应;以颅骨最多见和典型(图 7-38)。膨胀分房性骨破坏,见

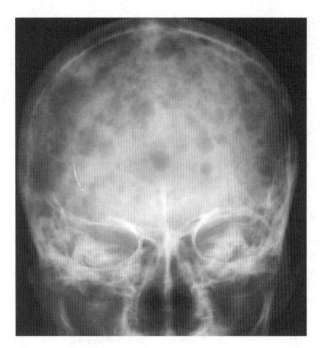

**图 7-38 颅骨骨髓瘤 X 线表现**
颅骨可见多发穿凿样骨质破坏区

于脊椎和骨盆,皮质变薄,破坏区中可见残存骨小梁,呈皂泡状。③骨质硬化:少见,表现为骨质破坏与骨质增生硬化并存;骨髓瘤治疗后也可出现硬化改变。④软组织肿块:位于破坏区周围,椎旁软组织肿块很少跨越椎间盘水平。

**2. CT 表现** 与 X 线所见相同,但较 X 线平片能更早期显示骨质细微破坏和骨质疏松,并能观察肿瘤侵犯椎体情况;增强扫描肿瘤可有强化。

**3. MRI 表现** X 线平片及 CT 对骨破坏出现之前骨髓内的改变不能显示。MRI 对检出病变、确定范围非常敏感。骨质破坏或骨髓浸润区在 $T_1WI$ 上呈边界清楚的低信号,多位于中轴骨及四肢骨近端;病变弥漫时,呈多发、散在点状低信号,分布于高信号骨髓背景内,呈特征性的"椒盐性"改变。$T_2WI$ 呈高信号。脂肪抑制 $T_2WI$ 或 STIR 序列上,由于脂肪信号被抑制,病灶的高信号较 $T_2WI$ 更明显。

【诊断与鉴别诊断】

老年患者出现弥漫性骨质疏松,多发性骨质破坏或多发性骨质硬化灶时要考虑到本病,实验室检查和骨髓涂片可明确诊断。注意与骨转移瘤鉴别,有原发肿瘤病史是最主要的鉴别点。

### 四、骨肿瘤样病变

（一）骨囊肿

骨囊肿(bone cyst)是常见的非肿瘤性病变,最好发于肱骨近端,其次为股骨近端。

【病理与临床】

骨囊肿是在骨内形成的一个充满棕黄色液体的囊腔,囊肿局部骨皮质膨胀,在薄的皮质壳外包有完整的骨膜;可为单一的囊腔,亦可为由纤维组织间隔分开的多个囊腔,囊壁有许多骨嵴伸入囊腔。

好发于青少年,尤以少年和儿童多见。临床上一般无任何症状,或仅有隐痛或间歇性不适。约半数病例因病理性骨折而就诊。

【影像学表现】

**1. X 线表现** 单房性囊肿位于骺端中央,呈圆形、卵圆形或圆柱状边界清楚、密度均匀的透亮区,可有一线状硬化边。病变沿骨长轴发展,常引起轻度膨胀,使骨皮质变薄。多房性者其中则可见大的分房状现象,骨间隔大部分与长骨纵轴垂直。骨囊肿发生病理性骨折时,因囊内液体流出,致使骨折片向囊内移位称为"骨片陷落征",此为骨囊肿的特殊征象(图 7-39)。

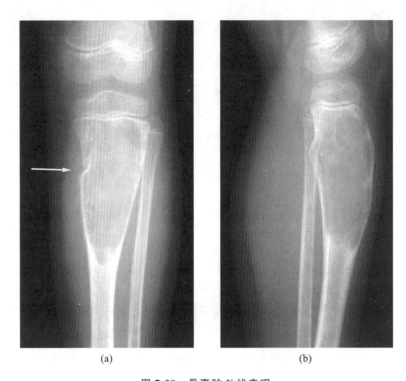

(a)                                    (b)

**图 7-39　骨囊肿 X 线表现**

胫骨干骺端膨胀性骨质破坏,骨皮质变薄,可见"骨片陷落征"(↑)

**2. CT 表现**　囊性病灶于 CT 上一般呈中心性圆形或卵圆形均匀的液体密度影,骨壳完整;若合并病理性骨折,可显示"骨片陷落征"。

**3. MRI 表现**　病变呈圆形或卵圆形,$T_1WI$ 呈中低信号,$T_2WI$ 为高信号,由于囊液成分不同,如出血或蛋白沉积等可使信号改变。

【诊断与鉴别诊断】

骨囊肿通常易于诊断。注意与下列疾病鉴别:①动脉瘤样骨囊肿:多为偏心性生长,其内可呈皂泡样或有斑片状钙化影,囊壁可呈蛋壳样改变,膨胀程度较囊肿为大;CT 或 MRI 可见液-液平面。②骨纤维异常增殖症:病变范围多较广泛,内密度较高,多呈磨玻璃样改变,多不呈中心性生长。

### (二)动脉瘤样骨囊肿

动脉瘤样骨囊肿(aneurysmal bone cyst)大多被认为是骨骼局部的血管性改变,静脉压持续增高、血管床扩张,引起骨质吸收,并发生反应性修复。分为原发性和继发性两大类,后者多发生在原发骨肿瘤基础上。好发于四肢长骨及脊柱。

【病理与临床】

病理上为大小不等的扩张血性囊腔,腔壁多由纤维组织及巨噬细胞包绕,囊腔内含新鲜或陈旧血液。常见的症状为局部轻度疼痛、肿胀、压痛及关节运动障碍;可合并病理性骨折;脊柱受累者可出现神经症状。

【影像学表现】

**1. X 线表现**　管状骨病变可分为偏心型、中心型及骨旁型三种。

(1)偏心型:最常见,好发于长骨干骺端,病灶偏心性膨胀呈气球样膨出至骨外;囊外缘为薄的骨壳包绕,骨壳可部分缺如;病灶内常有粗细不一的小梁分隔,使病灶呈分房状;病灶髓腔侧边界清楚,部分可有硬化边。可合并病理性骨折,也可有不同程度的骨膜反应。

(2)中心型:较少见,多见于短管状骨。病灶位于病骨中央,向四周扩展,呈溶骨性囊样透明区,囊内有粗或细的骨小梁分隔致其呈蜂窝状改变。

(3)骨旁型:少见,病变大部分位于骨外,被完整或断续的菲薄骨壳包绕,局部骨皮质受压、凹陷。

**2. CT 表现**　CT 上液性密度囊腔内可见液-液平面,液平面以上为低密度,平面以下为略高密度;增强扫描病灶实质部分明显强化,液性囊腔无明显强化。

**3. MRI表现** 所有的动脉瘤样骨囊肿均有膨胀性改变,大部分呈不规则的分叶状;无论 $T_1WI$、$T_2WI$ 均可显示病灶的边缘呈薄而光整的低信号;内部分隔在 $T_1WI$ 上呈低信号,在 $T_2WI$ 呈略高信号。囊腔内液-液平面在 $T_1WI$ 上,液面上层相对于下层可呈低信号、中等信号或高信号,在 $T_2WI$ 通常均呈高信号(图 7-40)。

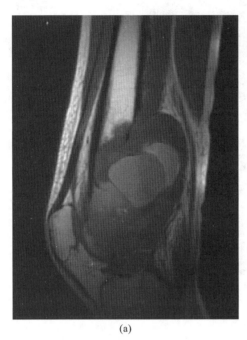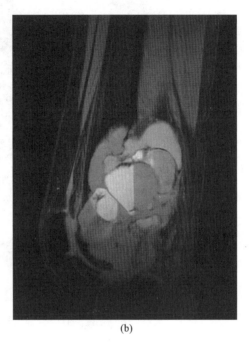

(a)　　　　　　　　　　　　　　　(b)

**图 7-40　动脉瘤样骨囊肿 MRI 表现**

(a)股骨下端膨胀性囊状骨质破坏,$T_1WI$ 病灶外周为低信号,中央为略高信号;(b)$T_2WI$ 显示病灶内有多个大小不等的液-液平面,液平面下方为略低信号

**【诊断与鉴别诊断】**

平片示长骨干骺端偏心性膨胀性骨质破坏,呈气球样膨出至骨外,囊外缘为薄的骨壳包绕,病灶内有粗细不一的小梁分隔,首先考虑本病;CT 和 MRI 检查发现为液性肿块,且其中可见液-液平面则可诊断明确。注意与下列疾病鉴别:①骨巨细胞瘤:多见于 20 岁以上的成年人,病变位于长骨骨端,与正常骨交界处多无骨质增生硬化,病灶内无钙化或骨化。CT 或 MRI 显示为实性肿块。②单纯性骨囊肿:多呈中心型,位于骨干或长骨干骺端骨松质内,膨胀性生长多不显著。

**(三)骨纤维异常增殖症**

骨纤维异常增殖症(fibrous dysplasia of bone)也称骨纤维结构不良,系一种先天性类似于错构瘤的骨纤维发育异常的疾病。好发年龄为 11～30 岁。

**【病理与临床】**

骨纤维异常增殖症组织学上由脆弱的类骨质及含小梁骨的纤维组织构成。病变好发部位是股骨近段、胫骨、肋骨、颌骨和尺、桡骨;多骨发病者病变常呈偏肢性分布。

临床上病变进展缓慢,多数患者无自觉症状;症状轻重与病损程度有关,主要包括骨膨大、疼痛、病理性骨折和畸形;侵犯颅面骨表现为头颅或颜面不对称及突眼等,称为"骨性狮面"。

**【影像学表现】**

**1. X线表现** 可有四种类型:①囊状病变:最好发于股骨近段,呈圆形、椭圆形或半圆形异常透亮区,有明显硬化缘,周围硬化带可厚达数毫米,病灶内可见斑点状钙化或絮状略高密度影。②磨玻璃样病变:病变区呈半透明结构,正常骨纹理消失,病骨膨胀变形(图 7-41)。③丝瓜瓤样改变:病变内有许多扭曲和粗大的骨小梁,呈纵行或横行排列,皮质膨胀变薄;有时在病变周围也可见长条状密度增高影向外延伸。④硬化性改变:颅面骨骨纤维异常增殖症主要以骨质膨大、增生硬化为主,表现为外板和板障肥厚,密度增高及少量囊样低密度改变；发生在长骨可呈略膨胀的硬化性病变。

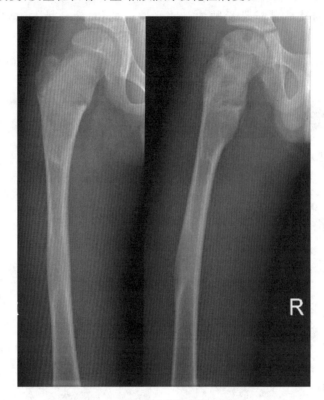

**图 7-41　骨纤维异常增殖症 X 线表现**

右股骨粗隆间和股骨干局限增粗，其内密度较高呈磨玻璃样病变

**2. CT 表现**　病灶 CT 值一般为 40～80HU。磨玻璃样高密度区内可有不规则斑点状、条索状和絮样更高密度影和小囊状低密度区，边缘可有憩室样突出，增强扫描无明显强化。

**3. MRI 表现**　磨玻璃样病变和囊型骨纤维在 MRI 上表现为 $T_1WI$ 为中等或略低信号，$T_2WI$ 和 $T_2WI$ 压脂像为高信号；其内可有斑点状或条带状低信号硬化区；囊型骨纤维周边常绕以明显的低信号硬化缘。

**【诊断与鉴别诊断】**

平片和 CT 见长骨内磨玻璃样病变、丝瓜瓤样改变伴骨畸形首先考虑本病；颅面骨不均匀骨质膨大、增生硬化者也要首先考虑本病。

（李　杨）

# 第九节　慢性骨关节病

## 一、类风湿性关节炎

类风湿性关节炎(rheumatoid arthritis，RA)是一种累及全身多关节、多器官的慢性自身免疫性结缔组织疾病，病因不明。本病好发于青壮年女性，年龄多为 20～40 岁。

**【病理与临床】**

病理表现为：①早期滑膜明显充血、水肿，并出现大量淋巴细胞、浆细胞及巨噬细胞浸润；②富含毛细血管的肉芽组织血管翳形成，关节软骨遭到破坏；③关节相邻的骨质破坏及骨质疏松；④关节间隙狭窄以及关节纤维性强直。

早期症状包括低热、消瘦、肌肉酸痛、疲劳和血沉增快等。本病常累及关节，手足小关节最为好发。受侵关节呈梭形肿胀、疼痛、肌无力、萎缩、活动受限和关节半脱位等。多对称性累及近侧指间关节，部分患者出现较硬的皮下结节。实验室检查,血清类风湿因子一般呈阳性。

【影像学表现】

**1. X 线和 CT 表现**

(1)早期:①手足小关节多发对称性梭形软组织肿胀,进而关节间隙变窄。②骨性关节面模糊可伴小囊变区,手足小关节边缘骨质侵蚀特别以近侧指间关节和掌腕关节为常见。③关节邻近骨端骨质疏松。

(2)晚期:①可出现四肢肌萎缩,关节半脱位或脱位,骨端破坏后则形成骨性融合。指间、掌指间关节半脱位较为明显,且常可造成手指向尺侧偏斜畸形,此表现具有一定特征(图 7-42)。②肌腱韧带附着处表浅骨质吸收是类风湿炎症所致。

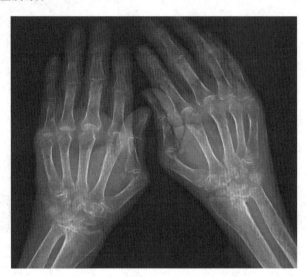

**图 7-42 类风湿性关节炎 X 线表现**
双手各骨广泛性骨质疏松,小关节面虫蚀样破坏,双侧第一掌指关节脱位

**2. MRI 表现** MRI 检查诊断 RA 较 X 线更为敏感,已经成为早期诊断 RA 的重要检查手段。早期,因炎性血管翳富含毛细血管肉芽组织,故 $T_1WI$ 表现为低信号,而 $T_2WI$ 表现为高信号;增强后,$T_1WI$ 明显强化。疾病处于静止期,纤维性血管翳则于 $T_1WI$ 表现为低信号,$T_2WI$ 表现为中/高信号;增强后 $T_1WI$ 无明显强化。骨髓水肿于 $T_1WI$ 表现为低信号,$T_2WI$ 表现为高信号。软骨与骨质破坏表现为软骨变薄,边缘毛糙,信号减低,骨性关节面边缘可见圆形骨质破坏。

【诊断与鉴别要点】

本病为一全身多发性、对称性、手足小关节最早、最常受累的慢性关节炎。影像学表现虽有一些特点,但对定性诊断多无特殊意义,必须结合临床和实验室检查作出诊断。

本病需与以下疾病鉴别:①侵蚀性骨关节炎:主要发生于老年妇女,手指末节指间关节受累,以增生为主。②关节结核:多为单关节发病,骨质破坏速度较快,可出现死骨与瘘管。③痛风性关节炎:男性常见,高尿酸血症,可见穿凿样骨质缺损,但远离关节面。

## 二、强直性脊柱炎

强直性脊柱炎(ankylosing spondylitis,AS)为原因不明的慢性非特异性、以进行性脊柱强直为主的炎性疾病,中轴骨常受到侵犯,骶髂关节几乎全部受累,且多不断上行而侵犯脊柱。本病主要发生于青年男性,男女比例约为 5:1。

【病理与临床】

本病基本病理改变为肌腱、韧带以及关节囊的慢性炎症,伴有淋巴细胞与浆细胞浸润,也可同时伴有滑膜炎症。骶髂关节常为首发部位,随后可发生关节粘连与强直。

发病后主要为骶髂关节、臀部或表现为大腿后侧隐痛,活动期骶髂关节、耻骨联合、髂嵴、脊椎棘突等多部位疼痛及压痛。实验室检查时约 90% 患者白细胞抗原-B27(HLA-B27)呈阳性,可作为本病诊断的参考指标。

【影像学表现】

**1. X线表现**

（1）骶髂关节改变：病变通常最早侵犯骶髂关节，多为对称性双侧发病，骨质呈鼠咬样破坏，以髂侧为主，此时关节间隙因软骨下骨吸收而表现为"假增宽"，随后破坏区骨质增生硬化，关节间隙变窄，最终间隙消失而发展为骨性强直。

（2）脊柱改变：病变一般为自下而上发展，最终累及全脊柱。早期表现为脊柱普遍性骨质疏松，椎间小关节模糊甚至消失。由于炎症引起椎旁韧带广泛钙化、骨化，使脊柱呈竹节样改变（图7-43）。

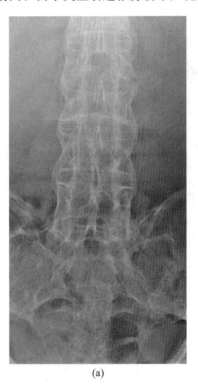
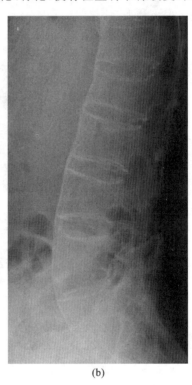

(a)　　　　　　　　　　　(b)

**图7-43　强直性脊柱炎X线表现**

**2. CT表现**　应用三维重组以及多平面重组可较X线平片更早显示本病骶髂关节骨质变化，通常表现为骶髂关节髂骨面骨质呈虫蚀样破坏，并可伴有髂骨硬化。晚期骶髂关节炎常表现为关节面破坏，边缘不清，关节面骨质硬化，骨质破坏缺损，骶髂关节间隙狭窄甚至消失。

**3. MRI表现**　可更早期显示病变，如关节滑膜增厚与积液，关节腔积液呈$T_1WI$低信号，$T_2WI$高信号；滑膜增厚增强扫描时呈$T_1WI$明显强化；骨髓水肿于$T_1WI$呈低信号，在$T_2WI$呈高信号；关节周围骨髓内脂肪蓄积，$T_1WI$与$T_2WI$均表现为高信号；关节面软骨破坏则显示异常信号；关节间隙狭窄、消失，在$T_2WI$表现为低信号的骨小梁穿过骨性关节面。

【诊断与鉴别要点】

本病诊断主要依据临床病史、体征与X线显示双侧对称性骶髂关节炎。应与类风湿性关节炎进行鉴别，RA以女性多见，且类风湿因子呈阳性，病变多为对称性侵犯多关节，并以小关节最为常见，较少侵犯骶髂关节，免疫组化浆细胞浸润以IgM为主；本病好发于青年男性，免疫组化浆细胞浸润以IgG、IgA为主，骶髂关节几乎全部受累。

## 三、退行性骨关节病

退行性骨关节病（degenerative osteoarthrosis）是一种非炎性退行性的关节疾病，以关节软骨退变、关节面和其边缘形成新生骨为特征。

【病理与临床】

本病分原发性和继发性两类。原发性者最多见，见于老年人，为随年龄增长关节软骨退行性变的结果;继发性者可为任何原因引起的关节软骨破坏所致。病理改变主要为软骨水含量减少、表层侵蚀或磨损而引起软骨变薄,严重者可完全破坏而剥脱。关节液通过关节软骨微小缺损,压迫其下方组织引起软骨下囊变,囊变周围纤维组织增生和反应性新生骨形成。晚期关节软骨碎片脱落,形成关节内游离体,后者可发生钙化和骨化。

临床上原发性者发病缓慢,多见于 40 岁以上;好发于髋关节、膝关节、指间关节、脊椎等关节。病变初期受累关节活动障碍,在晨起或久坐起立时明显,经活动后消失;有关节疼痛和关节绞锁。

【影像学表现】

**1. X 线表现**　发生在四肢关节时,因关节软骨破坏,导致关节间隙变窄,关节面变平,边缘锐利或骨赘形成,软骨下骨质致密,关节面下方骨内可见圆形或不规则透亮区(图 7-44)。晚期上述表现加重,还可出现关节半脱位与关节内游离体,但多不形成关节强直。在指间关节常先累及远侧关节,关节间隙可消失,并有骨小梁通过,形成关节强直。

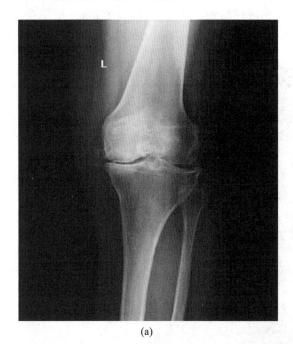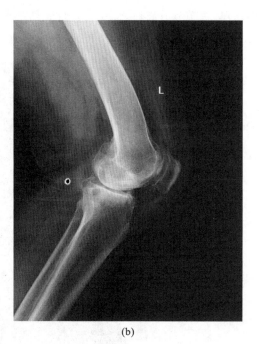

(a)　　　　　　　　　　　　(b)

**图 7-44　膝关节退行性变 X 线表现**

关节间隙不对称性狭窄,关节边缘骨赘形成

**2. CT 表现**　三维与多平面重组可以清楚地显示关节边缘的骨质增生、关节面下方的囊性变以及关节腔中的游离体。软骨游离体多为类圆形,呈同心圆样中心密度略低影。

**3. MRI 表现**　可清晰显示关节软骨变化,关节软骨肿胀时在 $T_2WI$ 上显示为高信号,晚期纤维化在 $T_2WI$ 上表现为低信号。MRI 也可以显示滑膜增厚、软骨变薄与囊变。硬化带与骨赘于 $T_1WI$ 与 $T_2WI$ 上呈低信号影。

【诊断与鉴别要点】

退行性骨关节病主要见于中老年,慢性进展。X 线主要表现为关节间隙狭窄,关节面骨质增生硬化与骨赘形成,可出现关节游离体,不难诊断;但对继发性退行性骨关节病病因的推断,仍较困难。本病需与类风湿性关节炎进行鉴别,类风湿性关节炎患者关节间隙多呈对称性狭窄,滑膜增厚较退行性骨关节病更为广泛,且骨质疏松更加普遍、严重,骨质病变呈对称性分布。

## 四、痛风性关节炎

痛风(gout)为嘌呤代谢紊乱和(或)尿酸排泄减少的全身性疾病,尿酸盐结晶体沉积于关节与关节软组织而引起炎症性损伤称之为痛风性关节炎。本病大多数发生于男性。

【病理与临床】

本病为尿酸盐结晶沉积于关节软骨、软骨下骨质、关节周围结构和肾,结晶引起局灶性坏死,继而发生炎症反应,形成肉芽组织。尿酸盐沉积及其周围纤维化,即为痛风结节。关节病变主要为软骨变性、滑膜增生和边缘性骨质侵蚀,关节强直罕见。

临床上分为三期:①无症状期:仅有高尿酸血症,可持续很长时间,甚至十多年;部分患者可有尿路结石。②急性痛风性关节炎期:发作期起病急骤,关节剧痛。早期多侵犯单关节,以第一跖趾关节多见,其次为踝、手、腕、膝和肘等关节;一般数日至2周症状可缓解,关节炎症状逐渐消退,皮肤红肿逐渐恢复正常。③慢性痛风性关节炎期:炎症不能完全消退,关节畸形、僵硬。

【影像学表现】

**1. X线表现** 早期无异常变化或仅有软组织肿胀,密度增高。随着病变进展,关节周围可见软组织肿块,即痛风结节,病灶不断增大,并且数目逐渐增多,常伴钙化。若尿酸盐沉积于关节间隙,炎性刺激导致滑膜增厚,关节软骨破坏,骨性关节面呈边界清晰的穿凿样与囊性缺损,其边缘硬化,常见于手、足小关节,特别是第一跖趾关节(图7-45)。晚期关节面病变广泛,可出现关节脱位及畸形。

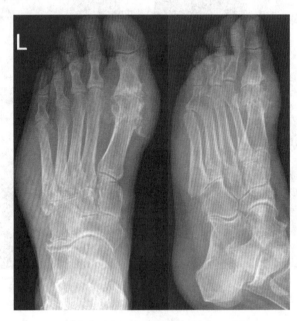

**图7-45 痛风性关节炎X线表现**

左足第一跖趾关节破坏,周围软组织肿胀

**2. CT表现** 较X线平片更加清晰,可显示痛风结节及与关节面骨质破坏的关系,对痛风结节可进行CT值测定,由此区别于其他非尿酸盐结节。

**3. MRI表现** 对于滑膜增厚、关节软骨以及软组织受侵等内容的显影具有独特优势。痛风结节呈多样信号,这与结节内钙化物质沉积有关,一般 $T_1WI$ 为低信号,$T_2WI$ 为均匀高信号至接近均匀的中等信号;增强后病灶呈均匀性强化,骨髓与周围肌腱、肌肉因炎症刺激,可出现强化。

【诊断与鉴别要点】

依据临床症状、尿酸增高以及影像学表现可以明确诊断。本病需与以下疾病进行鉴别:①假痛风:主要侵犯大关节,呈对称性关节软骨弧状钙化或表现为关节旁钙化,血尿酸正常。②类风湿性关节炎:常见于女性,实验室检查类风湿因子阳性;呈对称性侵犯手足小关节,伴有骨质疏松,可出现类风湿结节。

(林志艳)

# 第十节 脊柱病变

## 一、脊柱退行性变

脊柱退行性变(degenerative spinal diseases)主要为生理性退化过程,通常不引起明显症状。

**【病理与临床】**

脊柱退行性变主要病理改变包括椎间盘、椎间关节与韧带的退行性变。一般无明显症状,常见颈、腰背部僵硬或疼痛;当并发椎间盘突出、椎管狭窄等病变压迫神经血管时,才引起相应的症状和体征。

**【影像学表现】**

**1. X线表现** ①脊柱生理曲度变化以及序列不稳定,可出现侧弯和变直等。②椎间隙狭窄,可出现前窄后宽。③关节面硬化、椎体终板骨质增生硬化、边缘部呈唇状增生,晚期连成骨桥(图7-46)。④韧带钙化,可见项韧带、前纵韧带不规则钙化影。

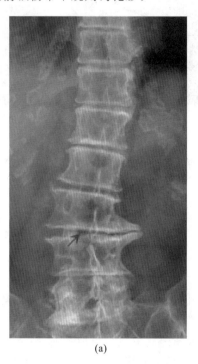
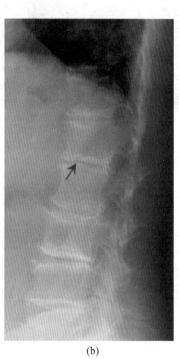

(a) (b)

**图7-46 腰椎退行性变X线表现**

椎体边缘唇状骨质增生,椎间隙变窄(↑)

**2. CT表现** ①椎间盘改变:几乎所有退行性变都由椎间盘变性开始,包括椎间盘膨出、椎间盘积气、髓核钙化、Schmorl氏结节(图7-47);可伴硬膜囊、脊髓受压移位,椎间孔狭窄。②骨性结构变化:常表现为椎体边缘处唇样骨质增生硬化。③椎小关节:关节突肥大,骨刺形成,关节间隙变窄、积气,关节脱位。④周围韧带改变:黄韧带与后纵韧带肥厚、钙化。

**3. MRI表现** 矢状位 $T_2WI$ 在椎间隙水平,硬膜囊与脊髓前、后缘受压改变。增生骨质、钙化肥厚韧带均为低信号。椎间盘变性 $T_2WI$ 为中低信号,丧失夹层样结构。脊髓受压,急性期可引起髓内水肿,长期压迫导致不可逆性损伤(胶质增生、脱髓鞘、坏死软化), $T_2WI$ 髓内灶性或线样高信号。

**【诊断与鉴别要点】**

平片显示椎体骨质增生硬化、椎间隙变窄、椎间关节变窄、关节面硬化,即可诊断为本病;CT检查优于X线,MRI能较好地显示椎间盘、椎体骨髓、硬膜囊、脊髓和神经根的改变。

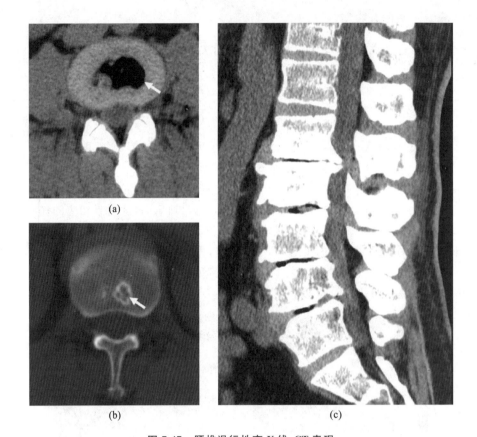

**图 7-47　腰椎退行性变 X 线、CT 表现**
(a) 椎间盘"真空"现象(↑);(b) Schmorl 结节(↑);(c) 多个椎间盘积气及狭窄,椎体边缘骨赘形成

## 二、椎间盘突出

椎间盘突出是常见病、多发病,大多数为慢性损伤所致;可发生于颈椎、胸椎及腰椎,以下段腰椎最为常见。

【病理与临床】

椎间盘是由纤维环、髓核及软骨板三部分构成,其前方与侧方的纤维环最厚且最坚韧,并与坚强的前纵韧带紧密附着。后方的纤维环最为薄弱,与后纵韧带呈疏松相连。椎间盘突出即纤维环破裂,髓核突出。大多数病变均为纤维环后部破裂,髓核向后突出而压迫周围组织与神经根,引起临床症状。

临床常见症状为颈肩痛或腰痛和下肢放射性疼痛,由臀部沿坐骨神经方向向下蔓延,疼痛可因步行、咳嗽及腹内压力增加而加重,休息后可减轻,直腿抬高试验常阳性。椎间盘前突和前侧突较少,并且常无明显的临床症状。

【影像学表现】

**1. X 线表现**　不能明确诊断。

**2. CT 表现**　直接征象为椎间盘后缘向椎管内局限性突出的软组织块影;间接征象有硬膜囊、神经根和椎间孔受压等。

(1) 椎间盘膨出:表现为椎间盘均匀且对称地超出椎体边缘的软组织密度影,轮廓完整(图 7-48)。

(2) 椎间盘突出和脱出:椎间盘突出位于中线者称中央型(图 7-49);椎间盘突出位于中线两侧椎管内者为侧后型;椎间盘突出的中心位于椎管外者为外侧型。

**3. MRI 表现**　MRI 能清晰地显示脊髓、脑脊液、硬脊膜等组织,对椎间盘突出的显示优于 CT。正常椎间盘的髓核和纤维环的内侧部含水量较多,在 $T_1WI$ 呈稍高信号;纤维环外侧部和后纵韧带的水分较少,呈 $T_1WI$ 低信号;在 $T_2WI$ 上前者呈高信号而后者仍呈低信号。椎间盘变性时水分丢失,$T_2WI$ 上高信号消失。$T_1WI$ 轴位像上突出的髓核在椎间盘后方呈中等信号,基底部可宽广或局限。在 $T_2WI$ 椎间

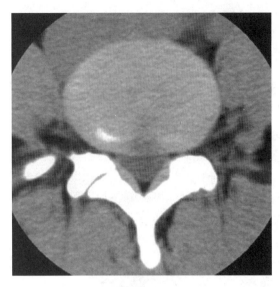

**图 7-48 椎间盘膨出 CT 表现**

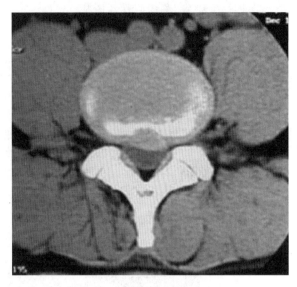

**图 7-49 椎间盘突出 CT 表现**

盘呈中等稍低信号,由于脑脊液呈高信号,能更准确地显示硬脊膜和神经根鞘的受压及椎间孔内脂肪的移位情况。MRI 还可进行矢状位扫描,若椎间盘向后突出,可直接显示硬脊膜受压情况(图 7-50)。

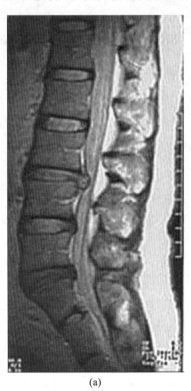

(a)

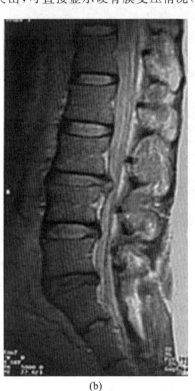

(b)

**图 7-50 椎间盘突出 MRI 表现**

$T_2WI$ 矢状面示第 4、5 腰椎间盘髓核信号减低,椎间盘突出向后,并见硬膜囊受压

【诊断与鉴别要点】

椎间盘突出症通常有典型的临床表现,CT 和 MRI 可见突出于椎体后方的椎间盘结构及硬膜囊、神经根受压移位和侧隐窝变窄,诊断较明确。

## 三、椎弓崩裂及脊椎滑脱

椎弓崩裂及脊椎滑脱是指因椎弓峡部缺损、分离,而引起椎体向前滑动。只有椎弓峡部缺损而没有椎体滑动者,称为脊椎滑脱症前期;椎弓峡部存在缺损且有椎体滑动者,称为真性脊椎滑脱症;只有椎体滑动但椎弓完整者,称为假性滑脱症。

【病理与临床】

真性脊椎滑脱症多见于40～50岁男性。椎弓峡部的骨质缺损可为一侧性或两侧性的,但以两侧多见;多数脊椎滑脱症发生在第4、5腰椎,多数累及第5腰椎。因椎板的椎弓峡部缺损,故其稳定性差,导致脊椎向前、向后有不同程度的滑动。常见症状为腰腿痛;也可出现类似椎间盘脱出症所致的神经根受压症状。

通常将滑脱椎体的下位椎体由前向后分为四等份,以此来衡量脊椎滑脱的程度:椎体向前滑动超过1/4者为Ⅰ度滑脱,超过1/2者为Ⅱ度滑脱,超过3/4者为Ⅲ度滑脱,超过4/4者为Ⅳ度滑脱。

【影像学表现】

**1. X线表现** X线平片是诊断腰椎滑脱的首选方法,根据病变程度不同,腰椎侧位片上可见滑脱部位脊柱的椎体可不同程度地向前滑动移位;腰椎斜位片可清晰显示椎弓峡部,椎弓峡部裂表现为一条纵行带状透亮裂隙(图7-51)。

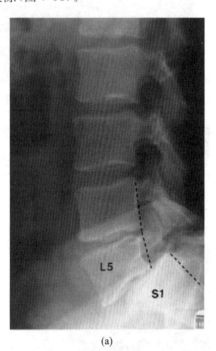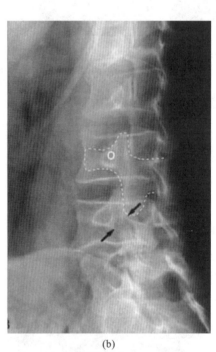

(a)                                         (b)

**图 7-51 腰椎椎弓崩裂并滑脱 X 线表现**

(a)腰椎侧位片示第5腰椎向前移位;(b)腰椎斜位片示椎弓峡部不连续

判断椎体向前移位是以侧位片为准,以下位椎体为参照,描述上位椎体移位的情况。滑脱程度测量多采用 Meyerding 测量法:将邻近下一椎体上缘自后向前分为四等份,依据向前移位椎体的后下缘在邻近下一椎体上缘的位置,将脊椎滑脱分为四度,如位于第一等份内的滑脱称为Ⅰ度滑脱,位于第二等份的滑脱称为Ⅱ度滑脱,以此类推。

**2. CT 表现** 上位椎体前移,导致椎体后缘与其椎弓间的距离增宽,椎管前后径增加,由于椎间盘未发生移位,其在椎体后缘形成条带影,易与椎间盘膨出混淆,峡部不连可于椎弓峡部层面显示。采用多角度 MPR 重组可更清楚显示峡部不连情况(图7-52)。

**3. MRI 表现** 脊椎的移位于矢状面可清晰显示。通过峡部的横断面也可显示峡部不连,在 $T_1WI$ 与 $T_2WI$ 上均显示为低信号,横断面也可观察椎管前后径增加。此外,由于受力改变使椎体骨髓发生变化,开始呈长 $T_1$、长 $T_2$ 信号(纤维血管组织),随后脂肪化而显示为高信号,最终演变为骨质硬化的低信号。

【诊断与鉴别要点】

椎弓崩裂与脊椎滑脱通常依靠平片即可作出诊断,对于椎弓峡部不连的显示较 CT 轴面图像及 MRI 更优越,但多角度的 MPR 重组可较平片显示椎弓崩裂更清楚。

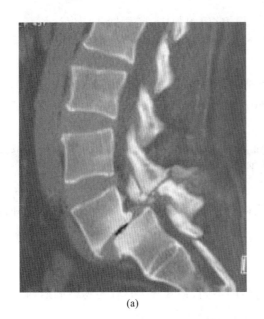 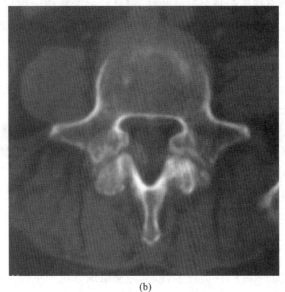

(a)　　　　　　　　　　　　　　　　　(b)

**图 7-52　腰椎滑脱与椎弓崩裂 CT 表现**

(a) 第 5 腰椎向前 Ⅱ 度滑脱并椎弓崩裂；(b) CT 骨窗显示双侧椎弓不连

（林志艳）

 # 第十一节　软组织病变

## 一、骨化性肌炎

骨化性肌炎（myositis ossificans）是指发生于肌肉或软组织内的异位骨化性疾病。根据有无外伤史，可分为外伤性和非外伤性骨化性肌炎，其中以外伤性多见。

【病理与临床】

主要病理改变为肌肉内出血后钙化及骨化，约外伤 1 周后先从出血病灶周围开始有钙化形成；2 周后，钙化向病灶内部发展；约 6 周后，病灶已进入成熟期，钙化转为骨化，骨化组织内可有骨髓形成。

好发于青年男性，可有明显肿胀、疼痛，软性包块；后期肿块逐渐缩小、变硬，症状减轻，可遗留硬实性肿块。

【影像学表现】

**1. X 线表现**　病变初期可发现肿块内斑片状钙化与毛糙不整的网状致密影。随着骨化不断进展，表现为条纹状或层状致密结构，与肌束方向平行。成熟的骨化灶可显示清晰的骨小梁结构。病灶典型表现为外周部分呈不同程度的环状钙化或骨化，中央部和周围肌肉呈等或低密度。

**2. CT 表现**　CT 显示病灶较 X 线平片更加清晰。病变初期通常表现为边缘清晰的低密度肿块，随着病灶周围钙化与骨化的不断增多，病灶逐渐显示清晰，可表现为斑点状或云雾状，肿块可出现部分或全部钙（骨）化。

【诊断与鉴别要点】

主要与皮质旁骨肉瘤鉴别，后者瘤体先在病灶中心形成，再向外扩展，并常侵犯邻近骨骼。

## 二、软组织脓肿

软组织脓肿为软组织炎症中最常见的类型，脓肿可并发于局部软组织炎症后。

【病理与临床】

软组织脓肿感染途径分为细菌经创面直接侵入、邻近感染灶蔓延、血行转移等，常并发骨髓炎。病理上脓肿为纤维假囊包裹的脓液,可呈有或无确切病史与症状的软组织肿块,多发者约占 1/3。

临床表现可出现局部红、肿、热、痛,疼痛表现为搏动性。

【影像学表现】

**1. CT 表现** 可显示软组织肿胀,皮下脂肪层模糊不清,可呈网状影,软组织内圆形或类圆形、分叶状肿块,病灶中央坏死、液化区表现为水样密度,其内可见低密度气体影或可出现气-液平面。增强扫描后,坏死灶周围可呈环形强化,为肉芽组织形成的脓肿壁。

**2. MRI 表现** 可清晰显示脓肿边缘轮廓。脓肿通常表现为圆形或类圆形,可有分叶。中央液化、坏死区常表现为长 $T_1$、长 $T_2$ 信号,其内可出现气体或气-液平面。

【诊断与鉴别要点】

MRI 显示软组织病变最佳,CT 次之。病灶中央呈液体信号或密度,其内可见气体或气-液平面是本病的特征表现,不难诊断。

### 三、软组织肿瘤

软组织肿瘤种类较多,依据肿瘤组织分化与生物学特性的不同,将其分为良性与恶性肿瘤两大类,以下几种较为常见。

#### (一)脂肪瘤

脂肪瘤(lipoma)是由分化成熟的脂肪组织构成,为最常见的良性软组织肿瘤。

【病理与临床】

脂肪瘤在病理上呈包膜完整的圆形或分叶状病灶,当肿瘤巨大时可出现脂肪坏死、液化、囊变以及钙化;镜下可见肿瘤由成熟脂肪细胞组成,也可含有其他间叶组织成分。

临床表现为无痛性肿块,发展较缓慢。

【影像学表现】

**1. X 线表现** 在周围等密度组织衬托下,脂肪瘤呈圆形或类圆形脂肪样低密度影,其界限清晰(图 7-53)。

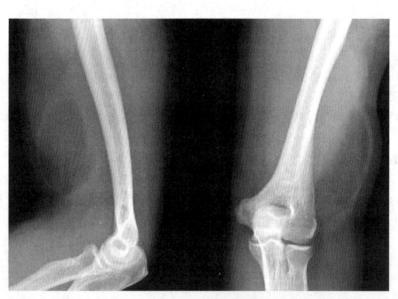

图 7-53 前臂软组织脂肪瘤 X 线表现

**2. CT 表现** CT 平扫可发现软组织中边界清晰的圆形或类圆形脂肪样低密度病灶,其 CT 值通常在 $-100 \sim -40\,HU$,其中可出现纤维分隔;随着肌肉收缩,病灶形态可发生变化;肿瘤内偶可见不规则钙化;增强扫描时,病灶无强化。

**3. MRI 表现** 平扫可发现边界清晰的圆形或类圆形短 $T_1$、中长 $T_2$ 异常信号区,利用脂肪抑制序列检查后,病灶转变为低信号;肿瘤内可出现纤维分隔,厚度一般小于 2 mm,在 $T_1WI$ 与 $T_2WI$ 上均显示为略低信号;增强扫描后,肿瘤无强化,其内纤维分隔,可呈轻度强化。

【诊断与鉴别要点】

脂肪瘤在 CT 与 MRI 上均具有典型的脂肪组织密度与信号特征,不难诊断,一般无须与其他病变鉴别。

（二）脂肪肉瘤

脂肪肉瘤(liposarcoma)是起源于原始间叶组织的软组织恶性肿瘤,为常见的软组织肉瘤之一,占软组织肉瘤的 10%～18%。

【病理与临床】

病理上以黏液样脂肪肉瘤最为常见,由从原始间叶细胞到各种分化阶段的脂肪母细胞组成,部分区域可出现成熟或多形性脂肪细胞,间质内含有大量黏液样基质,有丰富毛细血管网。

多见于中老年,发生于四肢者,可有局限性软组织肿胀;发生于腹膜后者,多表现为肿瘤引起的继发症状。

【影像学表现】

**1. X 线表现** 病灶较大者表现为局限性软组织肿块影,边界不清,分化较好的病灶内可见脂肪性低密度影。

**2. CT 表现** ①分化较好者,病灶内含有脂肪成分,可与脂肪瘤表现类似,但有轻度强化;②分化不良者,呈水样至软组织密度肿块,瘤内常无脂肪组织,形态不规则,边界多不清,扫描增强可见强化。

**3. MRI 表现** ①分化较好者,病灶内含有脂肪成分,在 $T_1WI$ 和 $T_2WI$ 上均为高信号;此外还可含有长 $T_1$、长 $T_2$ 信号灶。②分化不良者,瘤内少有脂肪成分,表现为 $T_1WI$ 中低混杂信号,$T_2WI$ 中高混杂信号,边界常较模糊;增强扫描肿瘤常有显著强化。部分肿瘤可发生钙化、出血和坏死。

【诊断与鉴别要点】

脂肪肉瘤的影像学检查主要靠 CT 和 MRI,虽能确切发现病灶,但定性诊断有较大限度。分化较好的脂肪肉瘤常难与脂肪瘤鉴别,脂肪瘤一般位于皮下,以脂肪成分为主,增强扫描无强化,对于鉴别有一定帮助;分化不良的脂肪肉瘤由于含脂肪组织较少,难与恶性纤维组织细胞瘤、纤维肉瘤、原始神经外胚层肿瘤等鉴别。

（三）血管瘤

血管瘤(hemangioma)为常见的良性软组织肿瘤之一,生长缓慢。

【病理与临床】

依据血管腔的大小与血管类型分为海绵型、毛细血管型、静脉型与混合型 4 型。

海绵状血管瘤可发生于任何年龄,常为单发,其质地柔软,直径多在 10 cm 以下,有假包膜,切面为腔隙状,由囊性扩张管腔与薄壁且较大的血管构成,其中有大量淤滞的血流;肿瘤位于表浅部位时表现为凹凸不平的蓝色隆起,位于深部时表现为颜色较淡的弥漫性肿块。毛细血管瘤通常发生于 1 岁以内,常见于头面部皮肤与皮下组织,以口唇以及眼睑部最为多见,呈边缘清晰的紫红色隆起性包块,无包膜。肌间血管瘤为深部软组织中最为常见的一种血管瘤,于青少年下肢肌肉常见,各型均可发生。

【影像学表现】

毛细血管瘤主要发生于皮肤与皮下,外观具有特征性,通常无须影像学检查。

**1. X 线表现** 血管瘤范围较大,形成块样结构后,可见软组织肿胀或肿块,边界不清。肿块内常有多发、大小不一圆形或椭圆形环状钙化;环状钙化影内有时伴有小点状钙化,呈"纽扣"状影(静脉石),为本病的特征性表现(图 7-54)。周围骨质结构多有压迫性骨质破坏。血管造影呈囊状不规则扩张的血窦或粗细不均、迂曲扩张的血管样结构(供血动脉及引流静脉),对比剂通过缓慢。

**2. CT 表现** 肿块形态不规则,边界不清;常伴有脂肪组织增生,多位于肌间或肌内,呈不均匀低密度。静脉石及钙化常见,为本病重要的诊断依据,CT 显示敏感。CT 动态增强检查时,病变呈逐渐强化的特征,延迟期病变密度更均匀。

**3. MRI 表现** 多呈不均匀长 $T_1$、长 $T_2$ 信号,无明显流空现象及占位效应。其内的脂肪组织呈散在

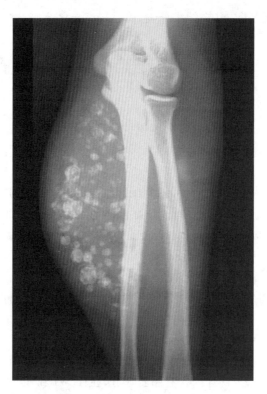

**图 7-54　软组织血管瘤 X 线表现**
前臂软组织肿胀,其内见多发大小不一的"纽扣"状及斑点状钙化

点状短 $T_1$、中长 $T_2$ 信号;静脉石及钙化则均呈低信号。亚急性及慢性反复出血分别表现为不规则斑点状、片状短 $T_1$、长 $T_2$ 信号及含铁血黄素沉着引起的短 $T_2$ 低信号环。动态增强扫描图像与 CT 动态增强检查所见相同。

**【诊断与鉴别要点】**

血管瘤的典型影像学表现为 X 线平片以及 CT 平扫中可发现"纽扣"状静脉石,CT 与 MRI 动态增强检查具有逐渐强化的特征,诊断多不困难。

(林志艳)

# 本章小结

X 线平片是骨关节疾病影像诊断的主要方法和基础,MRI 逐渐成为最重要的补充检查,CT 及其后处理技术在四肢关节、脊柱创伤和肿瘤的影像诊断中也发挥着重要作用。

骨骼软组织病变诊断介绍了四肢骨折、关节创伤、椎间盘突出、急慢性化脓性骨髓炎、骨结核和脊柱结核等的诊断及鉴别诊断要点。①骨关节创伤重点注意骨折类型和骨折移位的判断;②椎间盘突出表现为可见突出于椎体后方的椎间盘结构及硬膜囊、神经根受压;③急性化脓性骨髓炎有急性发病过程,早期软组织肿胀、干骺端骨质破坏、骨膜新生骨和骨膜下脓肿形成等征象;④脊柱结核以椎体骨质破坏、椎间隙变窄和椎旁脓肿为典型影像改变。

在骨肿瘤与软组织肿瘤方面,重点介绍了良、恶性骨肿瘤的鉴别诊断及几种常见的骨肿瘤,良性骨肿瘤重点介绍了良性的骨软骨瘤、骨囊肿和骨巨细胞瘤;恶性骨肿瘤重点介绍了骨肉瘤,同时对骨转移瘤也进行了详细描述。①骨巨细胞瘤主要发生于骨骺闭合后的骨端,以囊状膨胀性破坏、皂泡征为主要诊断依据;②骨肉瘤基本影像学征象是骨质破坏、肿瘤骨形成、软组织肿块和 Codman 三角。

## 思考题

1. 简述小儿长骨的特点及其正常 X 线表现。
2. 简述股骨头缺血性坏死的影像学表现。
3. 何谓骨折对位不良和对线不良？
4. 简述椎体骨折的分型及影像学表现。
5. 简述急性化脓性骨髓炎的影像学表现。
6. 简述脊柱结核的影像学表现。
7. 简述骨巨细胞瘤的影像学表现。
8. 简述骨肉瘤的影像学表现。
9. 简述良、恶性骨肿瘤的影像诊断与鉴别要点。
10. 简述类风湿性关节炎的 X 线表现。
11. 简述强直性脊柱炎的 X 线表现。
12. 简述脊柱退行性变的 X 线表现。
13. 简述椎弓崩裂的 X 线表现。

 病例分析

病例一

患者,男,25 岁。2 h 前因车祸致右小腿疼痛,不能活动(图 7-55)。

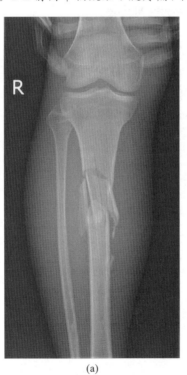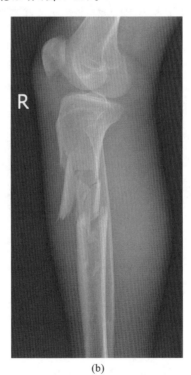

(a)　　　　　　(b)

**图 7-55　右小腿骨折 X 线表现**

【问题及讨论】

(1) 骨关节外伤时进行 X 线检查的目的是什么？

(2) 此病例中 X 线平片的异常发现是什么？

(3) 如何对骨折进行影像学评估？

病例二

患者,女,41岁。腰部及右下肢疼痛1年余并逐渐加重(图7-56)。

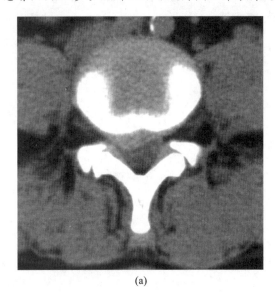

(a)

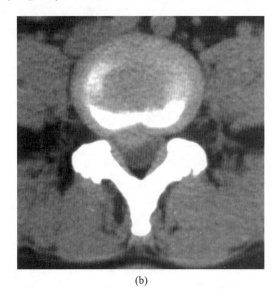

(b)

**图7-56 腰椎CT表现**

【问题及讨论】

(1) 指出病变发生部位。

(2) 初步诊断为什么疾病？试说出诊断依据。

(3) 试述X线、CT和MRI三种检查方法在本病中的应用比较。

# 第八章　中枢神经系统

## 第一节　影像学检查技术

### 一、X 线检查

**1. 头颅 X 线平片**　通常摄取正、侧位,对颅骨骨折、先天性畸形和某些颅骨疾病的诊断有一定的价值,随着 CT、MRI 的普及,逐渐被取代。

**2. 脑血管造影**　包括颈内动脉造影和椎动脉造影,可根据脑血管的分布、形态、位置等变化来判断颅内疾病,并可经导管行介入治疗。主要用于颅内动脉瘤、血管畸形及血管狭窄、闭塞等疾病的诊断,也可用于了解脑肿瘤的供血情况,但由于 CT、MRI 的发展,目前使用已越来越少。

### 二、CT 检查

（一）颅脑

**1. 常规 CT 扫描**　CT 检查一般采用横断面,鞍区病变常重组冠状面。常规扫描包括平扫(图 8-1)和增强扫描。CT 平扫对急性脑出血的敏感性很高,也可明确诊断脑积水、脑萎缩、颅骨疾病等。颅内肿瘤、炎症、动脉瘤、血管畸形等疾病需加做增强扫描。

**2. CT 灌注成像(CT perfusion,CTP)**　主要用于急性脑梗死的诊断。

**3. CT 血管成像(CT angiography,CTA)**　主要用于脑血管疾病的诊断,如动脉狭窄或闭塞、动脉瘤、血管畸形等的诊断。

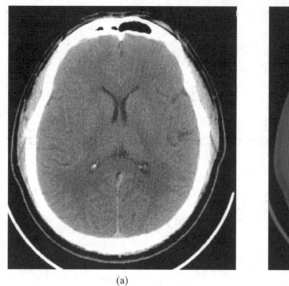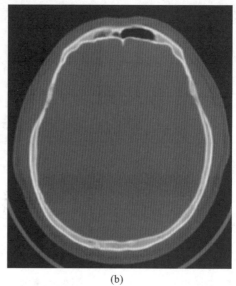

(a)         (b)

图 8-1　常规颅脑 CT 平扫图像

(a) 脑组织窗(WL,40;WW,100);(b) 骨窗(WL,600;WW,2500)

## （二）脊髓

**1. 常规 CT 扫描**　多采用 CT 横断面平扫,必要时可行矢状、冠状面及三维重组,用于确定病变位置,了解病变与邻近组织的解剖关系,但 CT 观察脊髓较困难。

**2. CT 脊髓造影(CT myelography,CTM)**　CTM 是将非离子型碘对比剂注入蛛网膜下腔,然后行 CT 扫描的技术。在高密度蛛网膜下腔的衬托下,可清楚显示硬脊膜囊及脊髓情况,但实际工作中应用较少。

## 三、MRI 检查

### （一）颅脑

MRI 在颅脑疾病的检查和诊断中应用广泛,尤其是 MRI 图像没有颅骨伪影的影响,可清晰显示小脑和脑干。

**1. 常规 MRI 扫描**　常规颅脑 MRI 采用 SE 或 FSE 序列 $T_1WI$ 及 $T_2WI$,$T_1WI$ 显示解剖结构较清晰,$T_2WI$ 显示病变较敏感,FLAIR 也常被选用(图 8-2)。MRI 扫描的基本方位为横断面,根据诊断需要再选择做矢状面或冠状面扫描。通常先做平扫,根据病情加做增强扫描。

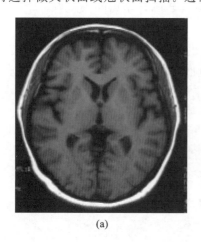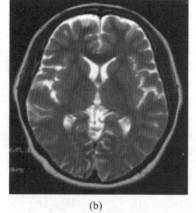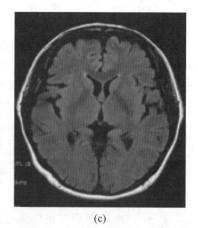

(a)       (b)       (c)

图 8-2　常规颅脑 MRI 横断面

(a) $T_1WI$ 显示组织结构,脑脊液为低信号,脂肪为高信号;(b) $T_2WI$ 显示病理改变,脑脊液为高信号,脂肪为高信号;
(c) $T_2FLAIR$ 显示病理改变,脑脊液为低信号,脂肪为高信号

**2. MRI 血管成像(MRA)**　属无创检查,一般无须使用对比剂,可以清晰显示脑血管的大中分支,对脑

血管疾病的筛查有重要价值,临床应用广泛。常用于脑血管狭窄和闭塞、动脉瘤、血管畸形等疾病的检查。

**3. MRI脑功能成像** 包括扩散加权成像(DWI)、扩散张量成像(DTI)、灌注加权成像(PWI)、磁共振波谱(MRS)成像技术和血氧水平依赖性(BOLD)MRI技术等。DWI主要用于急性和超急性脑梗死的诊断,也可用于诊断颅内肿瘤。DTI是目前唯一能无创性活体显示脑白质纤维束的技术,可定量评价纤维束的受损程度。PWI对早期脑缺血敏感度高,其异常改变早于DWI,能提供组织血流动力学的信息,联合应用PWI和DWI检查有助于推测是否存在缺血半暗带,帮助选择溶栓治疗的适应证。MRS是目前唯一能无损伤探测活体组织化学特性的技术,提供组织成分和代谢信息,主要用于检测肿瘤和癫痫患者的脑组织代谢情况。BOLD是通过脑动脉内去氧血红蛋白的含量变化对脑皮质局部功能活动进行成像,主要用于研究视觉、听觉、运动、感觉及认知功能,临床用于定位脑功能区,指导神经外科手术入路设计,避免手术损伤重要的脑功能区,是目前研究的热点之一。

**4. 磁敏感成像(SWI)** SWI是利用不同组织间磁化率的差异产生图像对比,对于静脉血管、出血后的代谢产物以及铁含量的变化敏感度很高,在脑血管、脑肿瘤、脑外伤、帕金森病等疾病的诊断中具有重要应用价值。已广泛应用于各种出血性病变、异常静脉血管性病变、肿瘤及变性类疾病的诊断及铁含量的定量分析。

（二）脊髓

**1. 常规MRI扫描** 脊髓常规MRI检查选取SE或FSE序列$T_1WI$及$T_2WI$,脂肪抑制序列也常使用。多采用矢状面辅以病变区横断面扫描,必要时也可做冠状面扫描。一般先做平扫,根据病情需要再加做增强扫描。MRI能清晰显示脊髓结构,是目前检查脊髓病变的首选方法。

**2. MRI脊髓成像(MRM)** MRM也称脊髓水成像,是用重$T_2WI$快速自旋回波序列加脂肪抑制序列技术,获取脊髓蛛网膜下腔脑脊液的影像,类似脊髓造影效果,目前已基本替代CT脊髓造影检查。

（韩晓磊）

# 第二节 正常影像学表现

## 一、正常X线表现

（一）头颅X线平片

头颅X线平片常规包括后前位和侧位(图8-3)。

**1. 颅骨** 儿童颅骨较薄,成人较厚,分为内板、外板及板障三层,内板、外板为骨皮质,X线显示为线状高密度,板障位于内外板之间,为较低密度的骨松质。

**2. 颅缝与囟门** 颅缝包括矢状缝、冠状缝、人字缝、颞鳞缝、枕乳缝、顶乳缝和额缝等,颅缝X线表现为锯齿状透亮影。新生儿颅缝较宽,约为1 mm。颅缝随年龄增长逐渐闭合,表现为颅缝边缘出现硬化,勿将颅缝误认为骨折。2岁以内的儿童可见囟门,包括前囟、后囟、前外侧囟和后外侧囟。囟门在X线平片上呈较清楚的不规则多角形透亮区。

**3. 颅壁压迹** 包括脑回压迹、脑膜中动脉压迹、蛛网膜颗粒压迹及板障静脉压迹。

**4. 生理性钙化** 包括松果体钙化、大脑镰钙化、床突间韧带钙化及脉络丛钙化等。

（二）脑血管造影

**1. 颈动脉系统** 颈总动脉在相当于第4颈椎水平分出颈内及颈外动脉。颈内动脉主要由颈段和颅内的虹吸部构成。颅内段的主要分支为眼动脉、脉络膜前动脉、后交通动脉,终段分为大脑前动脉及大脑中动脉(图8-4)。虹吸部在侧位片上呈"C"形,分五段,分别为$C_5$(岩骨段)、$C_4$(海绵窦段)、$C_3$(前膝段)、$C_2$(床突上段)及$C_1$(终段)。大脑前动脉分布于大脑半球的内侧面,顶枕裂之前和大脑半球外侧面的上

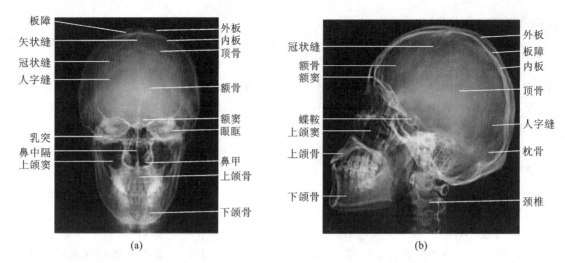

**图 8-3　正常头颅 X 线平片**

（a）正位；（b）侧位

缘；大脑中动脉是颈内动脉的直接延续，分五段。

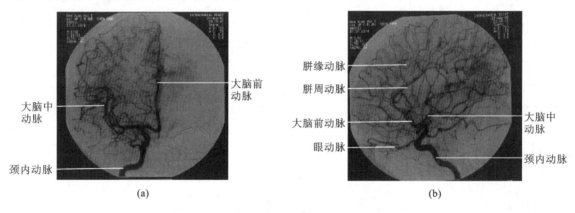

**图 8-4　正常颈内动脉造影**

（a）正位；（b）侧位

**2. 椎-基底动脉系统**　①椎动脉：起自双侧锁骨下动脉，经颈椎横突孔内上行，通过枕大孔入颅，分别发出两侧小脑后下动脉，在脑桥腹侧的下缘汇合成基底动脉。②基底动脉：在脑桥腹侧上行，沿途发出小脑前下动脉、内听动脉、脑桥动脉及小脑上动脉，终末支为两侧大脑后动脉。③大脑后动脉：为基底动脉的终支，向后分出颞支和枕支。

**3. 静脉系统**　①浅静脉：主要收集大脑皮质及皮质下髓质的血液，包括大脑上、中、下静脉等，分别汇入上矢状窦、海绵窦、横窦、岩上窦和岩下窦，其间有交通吻合静脉相沟通。②深静脉：收集深部髓质、基底神经节和丘脑的静脉，丘纹静脉和透明隔静脉在室间孔后壁汇合成大脑内静脉，两侧大脑内静脉及基底静脉汇合成大脑大静脉，最终汇入直窦。③静脉窦：上矢状窦汇入窦汇。下矢状窦与大脑大静脉汇合为直窦，入窦汇。窦汇位于两侧小脑幕游离缘之间，分出左、右横窦并延续为乙状窦，最后均引流入颈内静脉。

## 二、正常 CT 表现

（一）颅脑

**1. 颅骨及含气腔**　用骨窗（WL 300、WW 1000）观察，颅骨为高密度，含气腔及孔道为低密度。颅底层面可显示颈静脉孔、卵圆孔、破裂孔、枕骨大孔及乳突小房和鼻窦等。在枕骨大孔上方层面可观察颈静脉结节、岩骨、蝶骨小翼、蝶鞍、视神经管和内耳道等主要结构。高位层面可显示颅盖诸骨的内外板和颅缝。

**2. 脑实质**　脑实质分皮质和髓质，皮质 CT 值为 32～40HU，髓质 CT 值为 28～32HU，易于分辨。皮质分布于大脑皮层及两侧大脑半球深部的灰质核团，髓质广泛分布于大脑皮层下方的脑实质中。新生儿皮、髓质分界不清，老年人脑髓质密度随年龄增长有下降趋势。

　　基底节是大脑半球中最重要的灰质核团,包括尾状核、豆状核(壳核和苍白球)以及屏状核。尾状核头部位于侧脑室前角的外侧,体部沿丘脑和侧脑室体部之间向后下走行。豆状核位于尾状核与丘脑的外侧,呈楔形,自内而外分为苍白球和壳核。豆状核外侧近岛叶皮层下的带状灰质为屏状核。丘脑位于第三脑室的两侧。尾状核、丘脑和豆状核之间的带状白质结构为内囊,分为前肢、膝部和后肢。豆状核与屏状核之间的带状白质结构为外囊(图 8-5)。

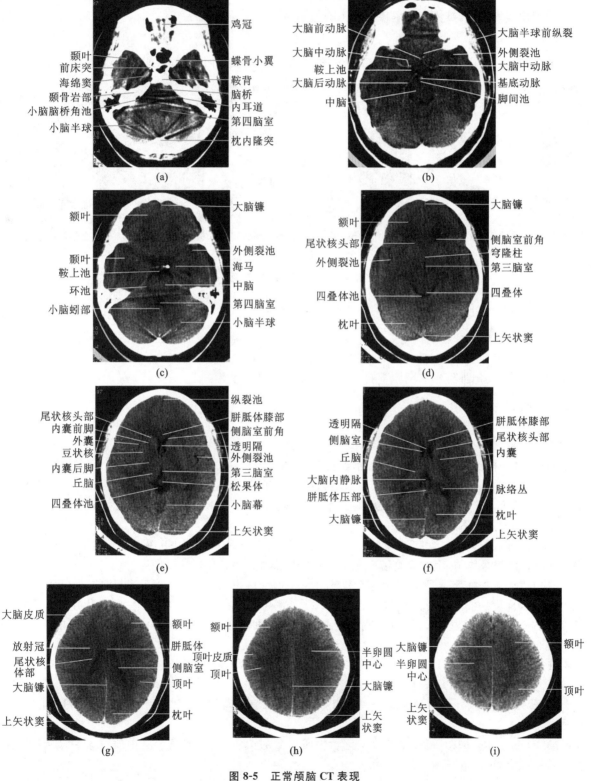

**图 8-5　正常颅脑 CT 表现**

(a)颅底层面;(b)鞍上池层面;(c)中脑层面;(d)第三脑室层面;(e)基底节层面;
(f)丘脑层面;(g)侧脑室体部层面;(h)侧脑室上部层面;(i)脑顶层面

**3. 含脑脊液的腔隙** 脑室、脑池、脑裂和脑沟内因含有脑脊液而呈低密度,CT值为0～20HU。包括双侧侧脑室、第三脑室、第四脑室、纵裂池、侧裂池、枕大池、桥池、桥小脑角池、鞍上池、环池、四叠体池、大脑大静脉池等。新生儿发育期部分脑裂、脑池较宽,老年人因脑萎缩致含脑脊液的腔隙扩大。

**4. 非病理性钙化** CT对颅内非病理性钙化的检出率明显高于X线平片,40岁以上成年人多见,松果体、缰联合、脉络丛、大脑镰、基底核及齿状核等部位钙化常见。

**5. 增强扫描** 注入对比剂后扫描,正常脑实质因血脑屏障而轻度强化,脑内血管明显强化,其他无血脑屏障的结构如硬脑膜、垂体和松果体可发生明显强化。

（二）脊髓

**1. CT平扫** 椎管内硬膜囊呈圆形或椭圆形,脊髓位于硬膜囊内,两者不能区分(图8-6)。

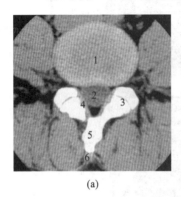 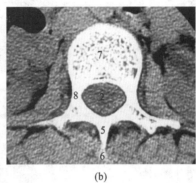 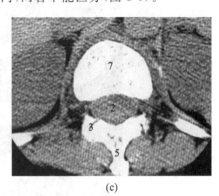

(a) (b) (c)

**图8-6 正常腰椎CT表现**

(a) 椎间盘层面;(b) 椎弓根层面;(c) 椎间孔层面

1-椎间盘;2-硬膜囊;3-椎小关节;4-黄韧带;5-棘突;6-棘上韧带;7-椎体;8-椎弓根;9-椎间孔

**2. CT脊髓造影** 可显示脊髓大小及形态,已较少用。正常颈髓前后径及横径分别为6～8 mm和7～12 mm,颈膨大横径可达12～15 mm,胸腰髓的前后径5～7 mm,横径7～9 mm。脊髓圆锥轻度增粗,逐渐变细成终丝,马尾神经在蛛网膜下腔均匀分布呈点状低密度影。

## 三、正常MRI表现

（一）颅脑

**1. 脑实质** 脑髓质较皮质含水量少而含脂量多,故 $T_1WI$ 髓质信号高于皮质, $T_2WI$ 髓质信号则低于皮质。苍白球、红核、黑质及齿状核等灰质核团因铁质沉积较多,在高场 $T_2WI$ 上呈低信号。基底节内侧为侧脑室,外侧为外囊,在豆状核与尾状核、丘脑间有内囊结构。MRI图像无颅骨伪影干扰,是小脑、脑干病变的最佳检查方法(图8-7)。

**2. 含脑脊液的腔隙** 含脑脊液的脑室系统和蛛网膜下腔表现为 $T_1WI$ 低信号, $T_2WI$ 高信号,FLAIR低信号,信号均匀,但在双侧孟氏孔附近可有局部高信号。

**3. 脑血管、动脉血管** 因"流空效应"多显示为无信号区,即 $T_1WI$、$T_2WI$ 均呈低信号,而血流缓慢(静脉血管)或梯度回波成像时则呈高信号。MRA及MRV可显示脑血管的位置、形态及分布。Willis环通常由颈内动脉的床突上段、大脑前动脉的 $A_1$ 段、前交通动脉、后交通动脉、大脑后动脉的 $P_1$ 段组成(图8-8),但变异较多。

**4 脑神经** 高分辨率MRI(如FIESTA序列)能清晰显示多对脑神经,层面由上向下可依次显示第Ⅲ、Ⅳ、Ⅴ、Ⅱ、Ⅵ、Ⅶ、Ⅷ、Ⅸ、Ⅹ、Ⅺ、Ⅻ对脑神经。

**5. 颅骨** 颅骨内、外板为骨皮质, $T_1WI$、$T_2WI$ 均为低信号,板障内含有脂肪组织, $T_1WI$、$T_2WI$ 均为高信号。

**6. MRI新技术** MRS可提供脑组织化学物质含量的信息;DTI能显示脑白质纤维束;SWI显示脑内微小静脉效果好。

（二）脊髓

**1. 矢状位** 脊髓位于蛛网膜下腔内, $T_1WI$、$T_2WI$ 均呈中等信号,脊髓圆锥始于 $T_{11}$～$T_{12}$ 水平,向下

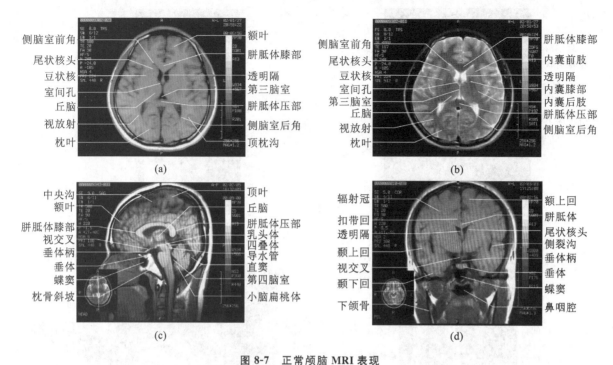

**图 8-7 正常颅脑 MRI 表现**

（a）横断面基底节层面 $T_1WI$；（b）横断面基底节层面 $T_2WI$；

（c）正中矢状层面 $T_1WI$；（d）冠状面视交叉层面 $T_1WI$

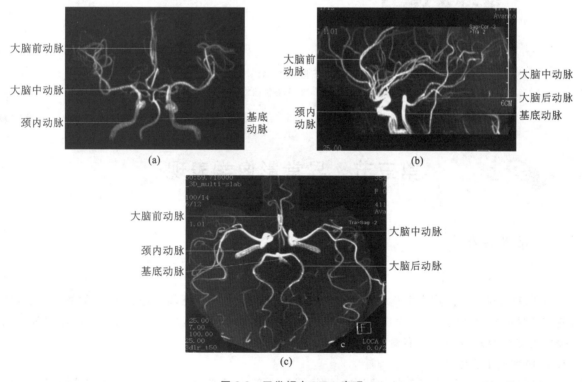

**图 8-8 正常颅内 MRA 表现**

逐渐变细，末端位于 $L_1 \sim L_2$ 水平，马尾神经信号较圆锥略低（图 8-9（a）、图 8-9（b）、图 8-9（c））。

**2. 横断位** $T_1WI$ 脊髓信号较高，蛛网膜下腔周围的静脉丛、纤维组织和骨皮质均为低信号。$T_2WI$ 脊髓信号较低，而周围脑脊液呈高信号，硬膜囊及脊神经根为低信号（图 8-9（d））。

**3. 冠状位** 用于显示脊髓的形态、位置及其两侧的脊神经根。

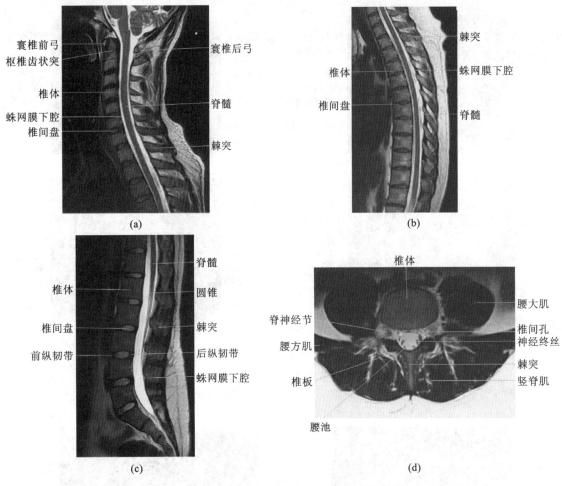

**图 8-9　正常脊髓 MRI 表现**

(a) 颈椎矢状面 $T_2WI$；(b) 胸椎矢状面 $T_2WI$；(c) 腰椎矢状面 $T_2WI$；(d) 腰椎横断面 $T_2WI$

（韩晓磊）

 # 第三节　异常影像学表现

## 一、异常 X 线表现

### （一）头颅 X 线平片

**1. 颅内高压征**　颅内病变引起颅内容物体积增加，进而导致颅内压增高超过正常，称颅内高压，是颅内病变较常见的共同表现。儿童表现为头颅增大，囟门增宽，颅板变薄，颅缝分离及脑回压迹增多。成人主要表现为蝶鞍增大、鞍底和鞍背骨质模糊或消失等蝶鞍改变。

**2. 颅内肿瘤定位征**

（1）局限性颅骨变化：邻近颅骨的肿瘤可引起颅骨改变，表现为局限性增生、破坏或结构变化。脑膜瘤可刺激颅骨增生，三叉神经瘤可造成岩骨尖破坏、缺损，听神经瘤可引起内耳道扩大。

（2）蝶鞍改变：鞍内型，蝶鞍气球样膨大（图 8-10），见于垂体腺瘤；鞍上型，蝶鞍扁平，鞍背缩短，见于鞍上肿瘤；鞍旁型，鞍底受压下陷，形成双鞍底，前床突上翘或破坏，见于鞍旁肿瘤。

（3）钙化：肿瘤的钙化率为 3‰～15‰，根据钙化表现可初步判断肿瘤的部位和性质，根据颅内非病理性钙化的移位情况可大致推断肿瘤的方位。

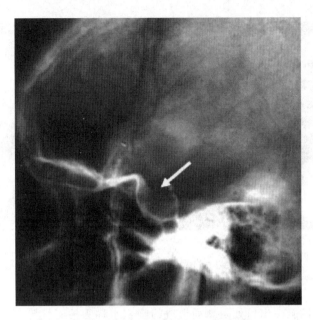

图 8-10 蝶鞍气球样膨大 X 线表现

（二）脑血管造影

**1. 脑血管移位** 颅内占位病变及其周围水肿可推压脑血管移位,移位的方向和程度取决于病灶的位置和大小。表现为局限性弧形移位、迁曲、伸直、聚拢或分离。

**2. 脑血管形态改变** 肿瘤、脑血管畸形、动脉瘤、炎症及脓肿、血肿等可致脑动脉增粗、迁曲,痉挛、狭窄变细或走行僵直。

**3. 脑循环改变** 良性肿瘤局部循环时间可延长,静脉充盈延迟或不显影。恶性肿瘤则局部循环加速,静脉和静脉窦提前显影。颅内高压时,脑循环减慢。有助于定位和定性诊断。

**4. 肿瘤血管的形态与分布** 良性肿瘤的新生血管较为成熟,粗细均匀,轮廓清楚,瘤内小动脉显影如网状。恶性肿瘤的新生血管粗细不均,密度不均,分布弥漫,呈模糊的小斑点状表现。

## 二、异常 CT 表现

（一）颅脑

**1. 脑实质密度改变** 与正常脑组织相比,病灶的密度变化可分为以下几种类型(图 8-11)。

(1)高密度灶:指密度高于正常脑组织的病灶,CT 值常大于 40HU,如钙化、出血、肿瘤病灶等。

(2)等密度灶:指密度类似于正常脑组织的病灶,CT 值常为 28～40HU,如亚急性脑出血、脑肿瘤、脑梗死模糊效应期病灶等。可根据脑室、脑池及中线结构的移位和变形或周围水肿带的衬托来判断病灶的存在。

(3)低密度灶:指密度低于正常脑组织的病灶,CT 值常小于 28HU,如脑梗死、脑囊肿、脑肿瘤、陈旧性脑出血、脑水肿或脑脓肿病灶等。

(4)混杂密度灶:指同时存在两种或两种以上密度的病灶,如颅咽管瘤、恶性胶质瘤和畸胎瘤病灶等。

**2. 占位效应** 颅内占位性病变及其周围脑组织水肿可引起占位效应,以下为常见的占位征象。

(1)中线结构移位:单侧占位性病变可使大脑镰、松果体钙斑、第三脑室、第四脑室、透明隔等中线结构向对侧偏移。

(2)脑室、脑池、脑沟的改变:邻近脑室或脑池的占位性病变可引起脑室、脑池变形或移位,甚至闭塞。脑室或脑池内的占位性病变及其导致的脑积水可引起脑室与脑池扩大。脑内占位性病变常因推压周围脑组织致邻近脑沟变窄、闭塞。

**3. 脑积水** 脑积水是指因脑脊液产生和吸收失衡或脑脊液循环通路障碍所致的脑室系统异常扩大。因脑脊液产生过多或吸收障碍而形成的脑积水称为交通性脑积水,表现为脑室系统普遍扩大,脑沟消失

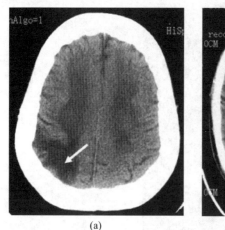
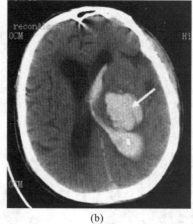
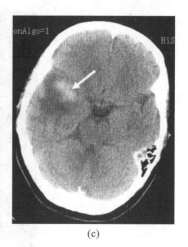

(a)          (b)          (c)

**图 8-11　脑实质密度异常 CT 表现**

（a）低密度灶；（b）高密度灶；（c）混杂密度灶

或正常。因脑室系统或第四脑室出口处阻塞而形成的脑积水称为梗阻性脑积水,表现为梗阻近端脑室系统扩大积水,远端正常或缩小。

**4. 脑萎缩**　脑萎缩是指各种原因引起的脑组织减少而继发脑室和蛛网膜下腔扩大,表现为脑沟、脑池增宽和脑室扩大,脑沟宽度超过 5 mm 可认为扩大。常见于老年性脑萎缩、退行性脑病等。

**5. 颅骨改变**　骨肿瘤可表现为骨质破坏、软组织肿块。脑膜瘤可使邻近颅骨骨质增生变厚。骨折表现为骨质连续性中断,需与正常颅缝鉴别。

**6. 增强改变**　病灶强化程度及形式因病变性质不同有很大差异,亦与病变组织血供是否丰富以及血脑屏障的破坏程度有关。均匀强化常见于脑膜瘤、生殖细胞瘤、髓母细胞瘤等。斑片状强化常见于血管畸形、星形细胞瘤、脱髓鞘疾病、炎症等。环形强化常见于脑脓肿、脑转移瘤、星形细胞瘤等。不规则强化常见于恶性胶质瘤等。脑回状强化多见于脑梗死。

（二）脊髓

平扫可显示脊髓肿胀、断裂和萎缩、脊髓肿瘤及脊髓空洞症等。CTM 有助于病灶定位。脊髓血管病变及肿瘤常需进行增强扫描。

## 三、异常 MRI 表现

（一）颅脑

**1. 脑实质信号异常**　①长 $T_1$、长 $T_2$ 信号:即 $T_1WI$ 低信号,$T_2WI$ 高信号,见于多数脑肿瘤、脑梗死、脱髓鞘病变、颅内炎症及脑脓肿等。②长 $T_1$、短 $T_2$ 信号:即 $T_1WI$、$T_2WI$ 均为低信号,见于动脉瘤、动静脉畸形（AVM）、钙化、纤维组织增生等。③短 $T_1$、长 $T_2$ 信号:即 $T_1WI$、$T_2WI$ 均为高信号,见于脑出血亚急性期、含脂肪类肿瘤等。④短 $T_1$、短 $T_2$ 信号:即 $T_1WI$ 高信号,$T_2WI$ 低信号,见于出血急性期、黑色素瘤等。⑤混杂信号:同时出现两种或两种以上信号的病灶。动脉瘤出现涡流现象,AVM 伴血栓形成,肿瘤合并出血、坏死、囊变、钙化等,表现为混杂信号（图 8-12）。

**2. 结构形态异常**　MRI 对软组织的分辨率较 CT 高,且可行多方位成像和功能成像,可清楚显示颅内病变与邻近解剖结构的关系,有利于颅内病变的定位和定性诊断。

**3. 脑血管改变**　MRI 在显示脑血管的异常变化时有其独特的优势,既可以利用流空效应显示正常和异常血管结构,同时又可以显示血管周围脑实质的病理性改变。脑动脉走行僵硬、节段性狭窄、分支减少,常见于动脉硬化。脑动、静脉狭窄或中断多见于脑血管栓塞、脑梗死。脑血管扭曲成团并见供血动脉及引流静脉多见于脑动静畸形。脑动脉局部增粗或向外突出多见于动脉瘤。脑血管移位多见于肿瘤、血肿等占位性病变。

**4. 增强改变**　同 CT 增强改变表现。

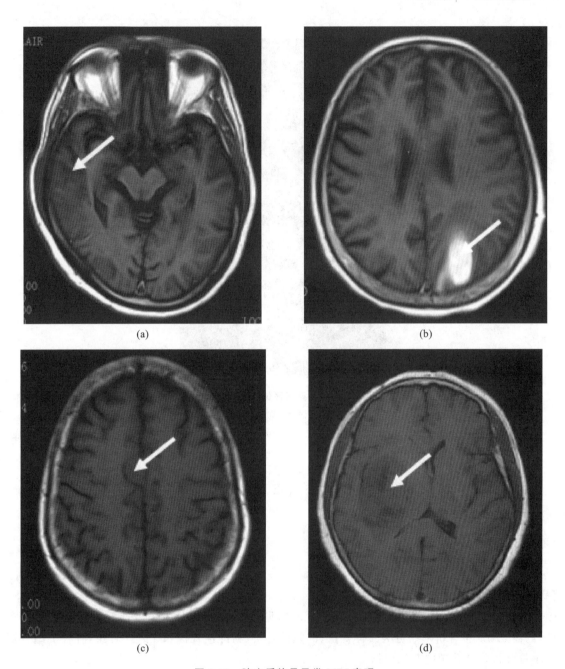

**图 8-12 脑实质信号异常 MRI 表现**

(a) $T_1WI$ 低信号病灶;(b) $T_1WI$ 高信号病灶;(c) $T_1WI$ 中等信号病灶;(d) $T_1WI$ 混杂信号病灶

（二）脊髓

**1. 脊髓增粗** 脊髓局部膨大呈梭形,邻近的蛛网膜下腔对称性狭窄甚至闭塞。常见于脊髓炎症、肿瘤、外伤后血肿及水肿,脊髓血管畸形等,后者常伴有迂曲、粗大的流空血管影。

**2. 脊髓变细** 脊髓损伤后期、髓外硬脊膜下肿瘤引起脊髓萎缩或脊髓空洞症可致脊髓变细,矢状面扫描可直接观察脊髓变细的程度及范围。

**3. 脊髓信号异常** ①脊髓内 $T_1WI$ 低信号、$T_2WI$ 高信号,见于脊髓缺血、感染及脱髓鞘病变、肿瘤等。②脊髓内 $T_1WI$、$T_2WI$ 均为低信号,见于脊髓血管畸形、钙化、纤维组织增生等。③脊髓内 $T_1WI$、$T_2WI$ 均为高信号,见于亚急性期出血、肿瘤内出血等。

**4. 脊髓移位** 椎管内占位可推压脊髓移位。髓外硬脊膜下占位,脊髓局部移位明显,常伴有病灶侧上下方蛛网膜下腔显著增宽(图 8-13)。硬脊膜外占位,脊髓移位范围较长但程度较轻,常伴有病灶上下方蛛网膜下腔变窄。椎间盘后脱,局限性压迫硬膜囊致脊髓局部移位。纤维性椎管狭窄显示韧带肥大增厚,硬膜囊变窄,脊髓受压移位并变形。

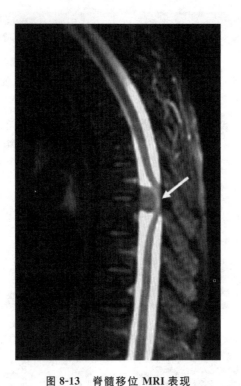

**图 8-13　脊髓移位 MRI 表现**

$T_2WI$ 显示椎管内中等信号占位,边界清楚,脊髓受压向对侧移位,病灶侧相应水平蛛网膜下腔显著增宽

（韩晓磊）

 # 第四节　颅脑外伤

## 一、颅骨骨折

【病理与临床】

颅骨骨折(fracture of skull)在颅脑外伤中比较常见,按骨折部位分为颅盖骨折和颅底骨折,颅盖骨折最常见,约占 4/5。按骨折形态分为线样骨折、凹陷性骨折、粉碎性骨折和穿入性骨折,各种类型骨折可以并存。颅骨骨折常合并颅内其他损伤。

临床表现为局部肿胀、压痛。颅底骨折可出现脑脊液鼻漏、耳漏等症状。合并颅内其他损伤可出现不同程度的头痛、头晕、呕吐等表现。

【影像学表现】

**1. X 线表现**　可呈线样骨折、凹陷性骨折、粉碎性骨折、穿入性骨折和颅缝分离性改变。

**2. CT 表现**　①骨窗显示骨的连续性中断、移位(图 8-14),各型表现同平片。②CT 既可清晰显示骨折的部位、骨碎片分布、骨折凹陷程度等,同时可显示颅骨骨折继发和并发的颅内损伤,此为 CT 检查的优势。③颅底骨折:需行薄层高分辨力扫描以清晰显示骨折线,颅内积气、窦腔积液等间接征象可提示存在颅底骨折。

多层螺旋 CT 颅骨三维重建图像可以清晰、立体、多角度地显示头颅诸骨的解剖形态及与其相邻结构的解剖关系,尤其是对结构复杂的颅底骨的显示具有优势,可提高颅底骨折诊断的准确率,在颅骨骨折的诊断中具有重要的应用价值。

【诊断与鉴别要点】

有颅脑外伤史,X 线或 CT 检查发现颅骨骨折线即可诊断为颅骨骨折。若出现颅内积气或伴窦腔积液,无论是否显示颅底骨骨折线,均可提示颅底骨折。颅骨骨折的骨折线要与正常颅缝相鉴别。正常颅

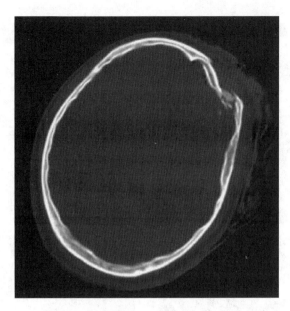

图 8-14　左额骨凹陷性骨折 CT 表现

缝有固定的位置和走行，且双侧对称。

## 二、颅内血肿

### （一）硬膜外血肿

【病理与临床】

硬膜外血肿（epidural hematoma）是指外伤致脑膜动脉破裂，血液聚集于颅骨与硬膜之间的硬膜外间隙形成的血肿，多发生于头颅直接损伤部位，可多发。因硬脑膜与颅骨粘连紧密，故血肿常被局限，呈双凸透镜样，不能跨越颅缝。硬膜外血肿按病程及形成时间不同，分为急性（小于 3 天）、亚急性（3 天～3 周）和慢性（大于 3 周），急性多见，常合并局部颅骨骨折或颅内其他损伤。

典型临床表现为昏迷—清醒—再昏迷，或伴有头痛、呕吐等颅内高压表现，严重者出现脑疝症状。

【影像学表现】

**1. CT 表现**

（1）急性硬膜外血肿：典型表现为颅骨内板下方梭形或双凸透镜形高密度影（图 8-15），多数密度均匀，CT 值为 60～80HU，边缘光滑锐利，范围一般不超过颅缝，多在骨折部位下方，可见中线结构移位、侧脑室受压变形等占位效应及其他颅内损伤。

（2）亚急性、慢性硬膜外血肿：表现为颅骨内板下方梭形或双凸透镜形等、低密度区。

**2. MRI 表现**　MRI 表现与 CT 相似，为颅骨内板下方边缘锐利的梭形异常信号。

（1）急性硬膜外血肿：血肿 $T_1WI$ 信号强度与脑实质相近，其与脑实质相邻的边缘可见线状低信号的硬脑膜，$T_2WI$ 呈低信号。

（2）亚急性硬膜外血肿：血肿 $T_1WI$、$T_2WI$ 均呈高信号（图 8-16）。

（3）慢性硬膜外血肿：血肿 $T_1WI$ 信号逐渐降低，$T_2WI$ 呈高信号，周边现低信号环（含铁血黄素沉积）。

【诊断与鉴别要点】

硬膜外血肿影像学表现为颅骨内板下方梭形或双凸透镜形高密度影或异常信号影，边界清楚，一般不难诊断；有时需与硬膜下血肿鉴别。

### （二）硬膜下血肿

【病理与临床】

硬膜下血肿（subdural hematoma）是指外伤致脑皮质动脉或静脉、矢状窦旁桥静脉或静脉窦破裂，血液积聚于硬脑膜与蛛网膜之间的硬膜下腔形成的血肿。因蛛网膜柔软无张力，血液可沿脑表面分布到硬

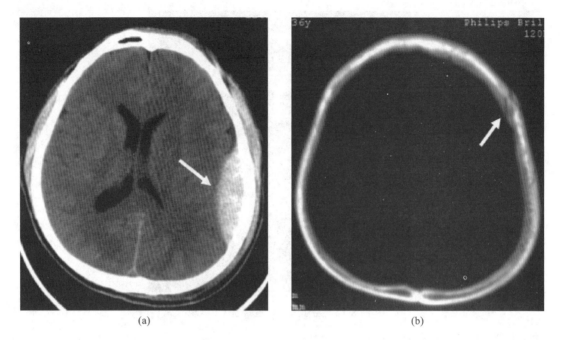

(a) (b)

**图 8-15 急性硬膜外血肿 CT 表现**

（a）CT 软组织窗示左顶部颅骨下方见双凸透镜形高密度影,邻近脑实质受压内移;(b) 骨窗示左侧额骨骨折

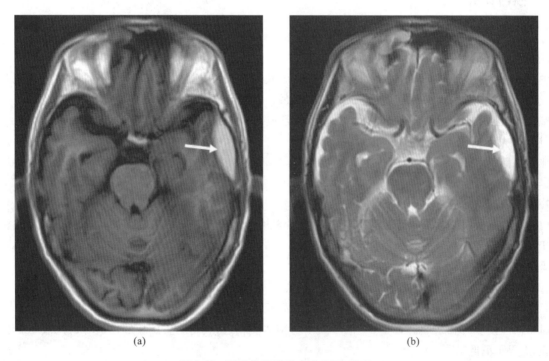

(a) (b)

**图 8-16 亚急性硬膜外血肿 MRI 表现**

左侧颞骨下方边缘梭形异常信号灶。$T_1WI(a)$ 和 $T_2WI(b)$ 均呈高信号

膜下腔的广泛腔隙,形成较大范围的血肿,可跨越颅缝,额、顶、颞叶可同时受累。根据血肿形成时间分为急性(小于 3 天)、亚急性(3 天~3 周)和慢性(大于 3 周)三种。

急性硬膜下血肿病情危重,进展迅速。多为持续性昏迷,且进行性加重,脑疝和颅内高压出现较早。亚急性和慢性硬膜下血肿的特点是有轻微头部外伤史或没有明显外伤史,患者症状轻,可有头痛、头晕、轻度偏瘫等表现,也可无明显症状。

**【影像学表现】**

**1. CT 表现**

（1）急性硬膜下血肿:表现为颅骨内板下新月形高密度影,血肿范围广泛,不受颅缝限制,占位效应明显,脑皮质受压内移,局部脑沟消失,同侧侧脑室受压变形移位,中线结构向对侧移位(图 8-17)。

（2）亚急性硬膜下血肿:病程长短不同表现亦不同,早期呈高密度,之后随血红蛋白逐渐破坏、溶解和吸收,可呈均匀等密度或略低密度,或分为沉淀在下层的血细胞和上浮的血清,表现为新月形血肿的上半部为低密度,而下半部呈高密度,两层之间以平面分界清楚,晚期血肿可呈不均匀密度影,占位效应明显(图 8-18)。

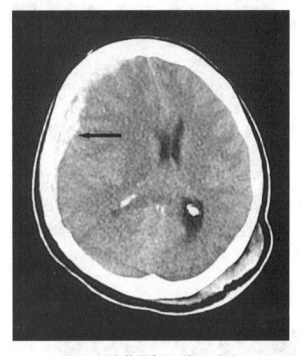 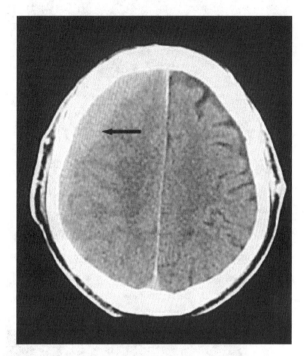

**图 8-17　急性硬膜下血肿 CT 表现**

CT 显示右侧额顶部颅骨下方新月形高密度影,
右侧侧脑室变形,中线结构向对侧移位

**图 8-18　亚急性硬膜下血肿 CT 表现**

右侧额骨下方新月形稍高密度影,脑实质受压内移

（3）慢性硬膜下血肿:呈新月形、梭形或"3"字形低密度影,有占位表现(图 8-19)。

**2. MRI 表现**　表现为颅骨内板下方新月形异常信号灶,各期信号改变同硬膜外血肿。

【诊断与鉴别要点】

有外伤史及典型临床表现,CT 见颅骨内板下方新月形高密度影,可明确诊断。本病需与硬膜外血肿鉴别,主要鉴别要点:①硬膜下血肿呈新月形,而硬膜外血肿呈梭形;②硬膜下血肿范围较广泛,硬膜外血肿较局限;③硬膜下血肿可跨越颅缝,硬膜外血肿不跨越颅缝;④硬膜下血肿常不伴颅骨骨折,而硬膜外血肿常伴颅骨骨折。

（三）创伤性脑内血肿

【病理与临床】

创伤性脑内血肿(traumatic intracerebral hematoma)是指外伤致脑内血管破裂出血,积聚于脑实质内形成的血肿,多发生于受力或对冲部位,额叶、颞叶及顶叶脑表面多见,常合并其他颅内损伤。

创伤性脑内血肿的临床表现与血肿的大小和位置有关,可出现不同程度的颅内高压症状。也可在创伤后数小时至数日出现迟发性血肿及相应表现,应引起注意。

【影像学表现】

**1. CT 表现**　脑实质内类圆形高密度影,边界清楚,位置较表浅,周围可见不同程度的脑水肿(图 8-20)。

**2. MRI 表现**　创伤性脑内血肿的信号常不均匀,周围脑实质受压和水肿情况显示更明显。血肿信号的变化参见硬膜外血肿的演变。血肿的转归同高血压性脑内血肿。(图 8-21)

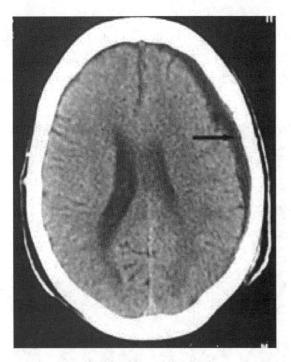

**图 8-19　慢性硬膜下血肿 CT 表现**
CT 显示左侧额顶部颅骨下方条带状低密度影，
脑实质受压内移

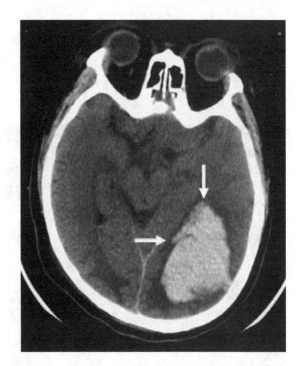

**图 8-20　创伤性脑内血肿 CT 表现**
CT 显示左枕叶大片高密度影，
周边见低密度水肿影，占位效应明显

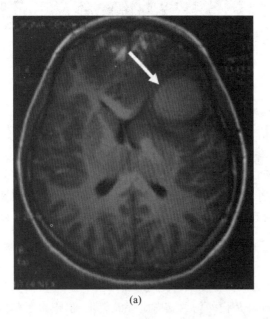

(a)

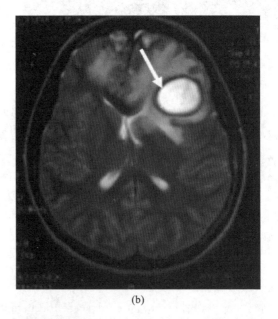

(b)

**图 8-21　创伤性脑内血肿 MRI 表现**
(a) 左额叶类圆形异常信号影，$T_1WI$ 呈稍高信号；(b) $T_2WI$ 呈高信号，周边见大片水肿信号影，占位效应明显

## 三、脑挫裂伤

**【病理与临床】**

脑挫裂伤(laceration and contusion of brain)是指颅脑外伤所致的脑组织器质性损伤，分为脑挫伤和脑裂伤。脑挫伤指脑质表层或深层散在充血、淤血、脑水肿和脑肿胀，脑裂伤指脑和软脑膜血管的破裂，两者常同时发生，故称为脑挫裂伤。

病理改变包括外伤引起的局部脑水肿、坏死、液化和多发散在小灶出血等改变，常伴有蛛网膜下腔出血、脑内血肿、脑外血肿、颅骨骨折等。好发于额叶底部和颞极。

患者伤后常出现头痛、恶心、呕吐、意识障碍等临床表现。

【影像学表现】

**1. CT 表现** ①形态、大小不一的片状低密度区内混杂散发的点片状高密度出血灶,边界不清,白质和皮质常同时受累(图 8-22)。②有占位效应,表现为邻近侧脑室受压变形或完全闭塞,中线结构移位等。③可并发脑内和脑外血肿、蛛网膜下腔出血、颅骨骨折、颅内积气等。④晚期可形成软化灶,表现为局部水样低密度灶,邻近脑沟增宽,脑室扩大。

**2. MRI 表现** ①早期:病灶呈片状,信号不均(病灶内出血与水肿混杂),$T_1WI$ 低信号,$T_2WI$ 及 FLAIR 呈高信号(图 8-23),有占位效应,病灶内出血与脑出血信号变化一致。②晚期:软化灶表现为 $T_1WI$ 低信号,$T_2WI$ 高信号,FLAIR 低信号。病灶内有含铁血黄素沉积,表现为 $T_2WI$ 高信号病灶内散在的低信号区。伴局部脑室扩大,脑沟增宽。

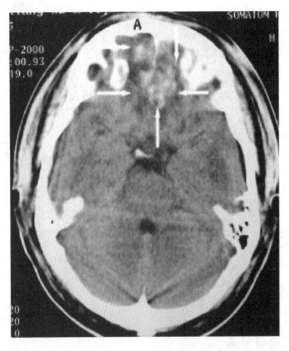

**图 8-22 脑挫裂伤 CT 表现**
CT 显示双侧额叶大片状低密度影,内有多发片状高密度出血灶

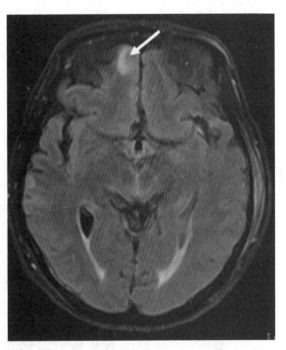

**图 8-23 脑挫裂伤 MRI 表现**
FLAIR 显示右额叶斑片状高信号

【诊断与鉴别要点】

有外伤史、颅内压增高和局灶性脑损伤症状,脑实质内出现片状低密度或长 $T_1$ 长 $T_2$ 信号,伴点片状出血及有占位效应,可诊断脑挫裂伤。主要与脑震荡和颅内血肿鉴别。

(韩晓磊)

 ## 第五节 脑血管疾病

脑血管疾病为临床常见疾病,包括脑梗死、颅内出血、脑血管畸形及颅内动脉瘤等,影像学检查可迅速发现并定位其发病部位。

### 一、脑梗死

脑梗死(cerebral infarction,CI)是缺血性脑血管疾病的总称,包括脑动脉闭塞性脑梗死和腔隙性脑梗死等,约占全部脑血管疾病的 70%。

#### (一)脑动脉闭塞性脑梗死

本病好发于 50 岁以上患有动脉硬化、高脂血症及糖尿病人群。主要病因是脑内大或中等管径的动脉粥样硬化,继发血栓形成,导致管腔狭窄、闭塞,引起病变血管供血区域脑组织坏死。临床上以大脑中动脉闭塞最为多见。

【病理与临床】

脑梗死的病理过程与梗死时间有关,梗死发生后 4~6 h 脑组织缺血、水肿之后出现坏死;1~2 周后脑水肿逐渐减轻,坏死脑组织液化,坏死组织被清除的同时伴有胶质细胞增生和肉芽组织形成;8~10 周后坏死区域形成软化灶。少数缺血性脑梗死在发病 1~2 天后可因再灌注而出现梗死区内出血,形成出血性脑梗死。

本病常于休息或睡眠时起病。因梗死部位不同而出现相对应的临床表现,常见临床症状和体征有偏瘫和偏身感觉障碍、偏盲、失语等,小脑或脑干梗死时常有共济失调、吞咽困难、呛咳等症状。

【影像学表现】

**1. X 线表现** 脑血管造影可早期发现,表现为病变血管闭塞。

**2. CT 表现**

(1)平扫:①发病 24 h 内,CT 检查可无明显阳性表现。②24 h 后 CT 可清楚显示低密度区,且低密度区的范围与闭塞血管供血区相一致,同时累及灰质和白质(图 8-24)。大脑中动脉主干闭塞,病灶呈三角形,基底朝向脑凸面,尖端指向第三脑室;大脑前动脉梗死,表现为大脑镰旁的长条状低密度;大脑后动脉梗死,可表现为半圆形的低密度区,位于顶叶后部及枕叶区域。③脑梗死 2~3 周,此时脑水肿消失而巨噬细胞浸润,CT 上可出现模糊效应,即平扫病灶为等密度,与正常脑组织分界不清。④4~8 周后,坏死组织被清除,病灶区域形成囊腔,CT 上表现为脑脊液样低密度的软化灶。较大范围的病灶可伴有相邻部位的脑萎缩。

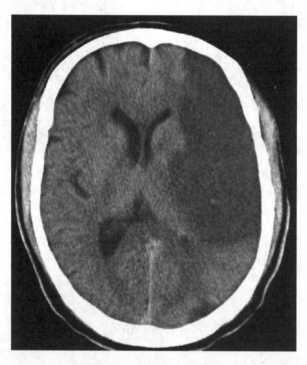

**图 8-24 脑梗死 CT 表现**
平扫示左侧大脑额颞叶大面积低密度区,未见明显占位表现

(2)增强扫描:脑梗死后 3~4 天即可出现强化,第 2~4 周强化出现率最高,多呈不均匀、脑回状、条状强化,与皮质分布一致。梗死区强化是由于血脑屏障被破坏、新生毛细血管和血液灌注过度所致。CT灌注成像(CTPI)对判断血流灌注情况有一定参考价值。

**3. MRI 表现**

(1)平扫:提示脑梗死的早期征象,包括有病变血管内无流空信号,皮、髓质界面消失,脑沟变浅消失。部分梗死在 6 h 之内即可检出,表现为 DWI 高信号,$T_1WI$ 及 $T_2WI$ 可无明显异常信号,之后脑梗死区 $T_1WI$ 可出现低信号,$T_2WI$ 及 FLAIR 出现高信号(图 8-25)。

（2）增强扫描：可见脑梗死区脑回状强化。脑梗死 1～7 天 FLAIR 序列为高信号，$T_1$WI 低信号，$T_2$WI 高信号。脑梗死后期，主要表现为局灶性脑萎缩，大的病灶形成软化灶，小的病灶可不显示，其余征象同 CT。

PWI 和 DWI 成像技术可检出早期梗死灶，区分新旧梗死灶、低血流灌注区和功能区的界限，帮助早期诊断和估计病变的程度，便于治疗。

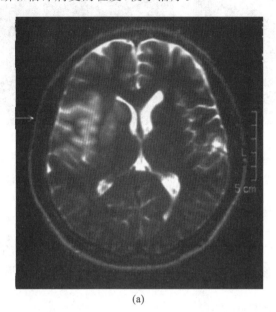 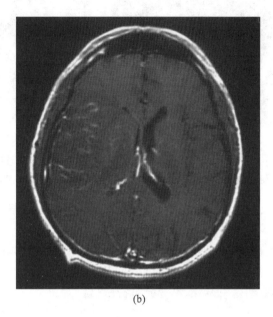

(a)            (b)

**图 8-25 脑梗死 MRI 表现**
平扫示右侧颞叶异常信号灶。(a) $T_2$WI 呈高信号；(b) $T_1$WI 呈低信号

【诊断与鉴别要点】

根据对侧偏瘫、偏身感觉障碍、偏盲等临床表现，CT 显示脑实质片状低密度灶，或 MRI 显示 $T_1$WI 低信号、$T_2$WI 高信号且 DWI 为高信号的病变区，即可诊断脑梗死。MRI 发现脑梗死比 CT 更敏感，对显示脑干、小脑的梗死更胜 CT 一筹。

不典型脑梗死应与脑胶质瘤、脑转移瘤、脑脓肿、脱髓鞘疾病等鉴别。脑胶质瘤多呈不规则强化；脑转移瘤常多发，呈均匀或环形强化；脑脓肿常呈规则的环形强化；脱髓鞘疾病的病灶形态更不规则，多位于侧脑室周围等。结合各种疾病的临床表现，一般可鉴别。

（二）腔隙性脑梗死

腔隙性脑梗死是脑穿支小动脉闭塞引起的深部脑组织较小面积的缺血性坏死。主要病因是高血压、糖尿病、脑动脉硬化等引起的小血管损害，好发部位为基底节区和丘脑区，也可发生于脑干、小脑等区域，常多发。

【病理与临床】

为脑深部穿支小动脉闭塞所致局部脑组织缺血、坏死，最终形成软化灶。病灶直径为 5～15 mm，大于 10 mm 者称为巨腔隙灶，最大直径可达 20～35 mm，是由两个以上穿支动脉闭塞所致。

因梗死部位不同，临床表现各异。可有头痛、眩晕、轻度偏瘫、运动、感觉障碍等局限性症状。部分临床症状不明显。多数患者症状轻且局限，预后也好，但个别严重者可发展为多发腔隙性脑梗死。

【影像学表现】

**1. CT 表现**

（1）平扫：基底节区、丘脑及脑干可见斑片状、类圆形等单发或多发低密度灶，边界较清楚，无明显占位表现。1 个月后形成软化灶，腔隙性脑梗死若累及皮质，可表现为脑沟增宽、脑回变窄或消失。

（2）增强扫描：可均匀或不规则强化，第 2～3 周较为明显，软化灶不强化。

**2. MRI 表现** MRI 比 CT 更敏感，能发现 CT 上难以发现的小病灶。病灶 $T_1$WI 低信号，$T_2$WI 高信号，FLAIR 及 DWI 可敏感地检出早期小梗死灶（图 8-26）。

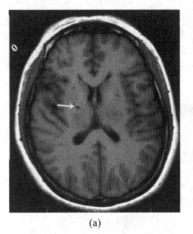
(a)
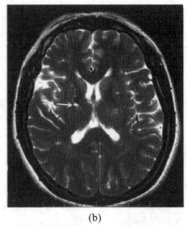
(b)
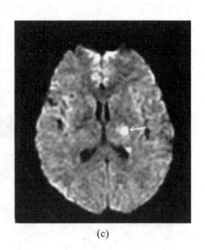
(c)

**图 8-26  腔隙性脑梗死 MRI 表现**

平扫示双侧基底节区多发斑片状异常低信号灶。(a) T₁WI 呈低信号；(b) T₂WI 高信号；(c) DWI 示左侧丘脑病灶呈高或低
信号，提示病灶新旧不一

【诊断与鉴别要点】

基底节区、丘脑及脑干斑片状、类圆形小病灶，在 CT 上低密度，MRI 上表现为 $T_1$WI 低信号，$T_2$WI
高信号，边界清楚，无明显占位表现，结合其病史，可以诊断。腔隙性脑梗死有时难与软化灶、血管周围间
隙鉴别，需结合临床，必要时可行增强扫描。

## 二、颅内出血

颅内出血(intracranial hemorrhage)是临床较为常见的疾病之一，主要包括高血压性脑出血、动脉瘤
破裂出血、脑血管畸形出血和出血性脑梗死等。

### (一) 高血压性脑出血

高血压性脑出血是脑内出血最常见的原因。其发生率约占脑出血的 40%，仅次于脑梗死，但死亡率
却占脑血管疾病的首位。多见于 50 岁以上的中老年人。

【病理与临床】

高血压所致脑小动脉的微型动脉瘤或玻璃样变，是脑血管破裂出血的病理基础。任何原因使血压进
一步升高，均可导致脑出血。出血部位 80% 发生在大脑半球，以基底节区、丘脑最常见，20% 在小脑和脑
干，血肿在不同时期具有不同的病理改变。

(1) 超急性期(<6 h)，是指出血即刻，漏出的血液尚未凝固，血肿主要由完整红细胞内的氧合血红蛋
白组成。该期仅持续数分钟到数十分钟，临床上极少遇到。

(2) 急性期(7 h 至 3 天)，血肿内氧合血红蛋白逐渐向脱氧血红蛋白演化。此期红细胞的细胞膜保持
完整，细胞内的氧合血红蛋白释放出氧变成脱氧血红蛋白。

(3) 亚急性期(4 天至 2 周)，亚急性早期红细胞的细胞膜仍保持完整，细胞内开始出现正铁血红蛋
白，一般从血肿周边向中心逐渐发展。亚急性晚期红细胞完全崩解，血肿内主要以正铁血红蛋白为主，但
血肿周边的巨噬细胞吞噬血红蛋白并形成含铁血黄素。

(4) 慢性期(>2 周)，坏死组织被清除，缺损部分由胶质细胞及胶原纤维形成瘢痕。血肿小可由此类
物质填充，血肿大时则遗留囊腔。此与脑软化相同，唯一特点是血红蛋白产物长久残存于瘢痕组织中，使
该组织呈现棕黄色。

本病常因情绪激动、体力活动和过度疲劳等因素诱发。起病急骤，常有剧烈头痛、频繁呕吐，病情发
展迅速，可在数分钟至数小时内出现不同程度的意识障碍，一般在 24 h 内达到高峰。如脑出血破入脑室，
或并发脑干出血，可转入深昏迷状态，并有明显生命体征变化，出现瞳孔不等大、呼吸深慢、去大脑强直等
症状。当出血量较大，穿破脑室或蛛网膜下腔，腰穿可发现血性脑脊液。

【影像学表现】

**1. CT 表现**

（1）血肿各期表现：①急性期（包括超急性期）：肾形、类圆形或不规则形均匀高密度病灶，CT 值为 50～80 HU，周围水肿及占位效应明显。②亚急性期：高密度血肿向心性缩小，边缘模糊，同时中心区密度逐渐降低，血肿周围水肿在出血两周内最明显，范围最大，占位效应较重，以后水肿及占位效应逐渐减轻。此期有时需增强扫描，可见环形或脑回状强化。③慢性期：较小的血肿由胶质细胞和胶原纤维愈合，大的则残留囊腔，呈脑脊液密度，基底节区的囊腔多呈条带状或新月状。水肿及占位效应消失。

（2）其他表现 ①血液进入脑室，量多时将脑室填满（图 8-27），少量时出现沉积现象，上为脑脊液，下为血液。②血液进入蛛网膜下腔、脑池、脑沟表现为等密度或高密度。③脑积水，可由血肿压迫室间孔、导水管或第四脑室等引起，也可由血块阻塞脑脊液流经通道所致。

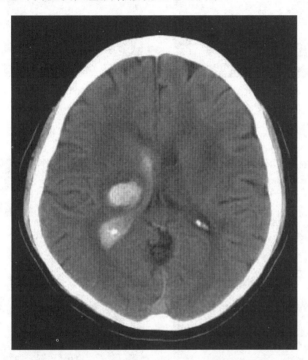

**图 8-27 右侧丘脑出血破入侧脑室 CT 表现**

平扫示右侧基底节区不规则高密度灶，周围可见低密度水肿带环绕，脑室内见高密度影

**2. MRI 表现**

脑血肿的 MRI 信号表现较复杂，主要与血肿内成分的演变有关。血肿内血红蛋白的演变过程为氧合血红蛋白—去氧血红蛋白—高铁血红蛋白—含铁血黄素，可出现重叠。根据脑内血肿的病理及血红蛋白变化规律，血肿的 MRI 信号表现规律如下。

（1）超急性期（<6 h），血肿内红细胞完整，主要成分为氧合血红蛋白，具有抗磁性，$T_1$WI 为中等信号，$T_2$WI 为高信号。

（2）急性期（7 h～3 天），完整红细胞内氧合血红蛋白变为脱氧血红蛋白，为顺磁性，$T_1$WI 为中等或略低信号，$T_2$WI 为低信号。

（3）亚急性期（4 天～2 周），亚急性早期脱氧血红蛋白变为正铁血红蛋白，$T_1$WI、$T_2$WI 均为周边环形高信号，病灶中心低信号（图 8-28）。亚急性晚期红细胞完全崩解，血肿内主要以正铁血红蛋白为主，$T_1$WI 和 $T_2$WI 均为高信号（图 8-29）。

（4）慢性期（>3 周），血肿逐渐吸收或液化，病灶周边的巨噬细胞内有明显的含铁血黄素沉积，血肿逐渐演变为液化灶，$T_1$WI 呈低信号，$T_2$WI 呈高信号，周围的含铁血黄素在 $T_2$WI 上表现为薄层低信号环。

【诊断与鉴别要点】

有高血压病史，急性起病，出现意识障碍、肢体偏瘫、失语等症状，CT 表现为脑内好发部位的高密度

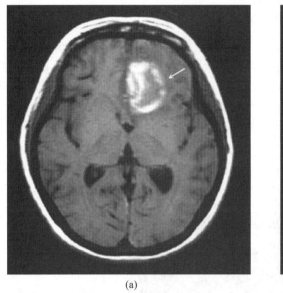
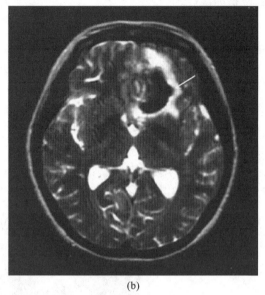

(a)                                              (b)

**图 8-28  亚急性早期血肿 MRI 表现**

左侧额叶异常信号灶。(a) T₁WI 呈周边环形高信号,病灶中心低信号;(b) T₂WI 病灶呈低信号,周边水肿带呈高信号

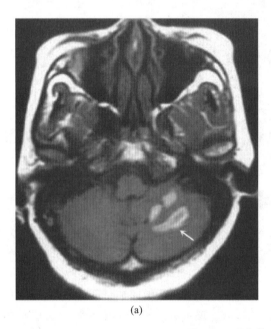
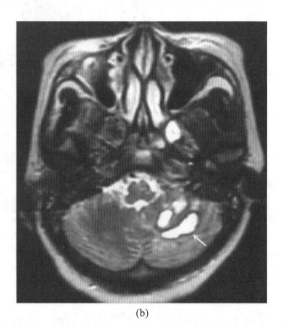

(a)                                              (b)

**图 8-29  亚急性晚期血肿 MRI 表现**

左侧小脑异常信号灶。(a)、(b) T₁WI 和 T₂WI 均为高信号,T₂WI 周边见薄层低信号环

影伴周围水肿,MRI 信号随血肿演变而变化,结合临床可以明确诊断。

高血压性脑出血与外伤性脑出血、动脉瘤破裂出血和动静脉畸形出血形成的脑内血肿具有相似的演变规律,可以结合外伤史、血肿的位置来进行鉴别,必要时可做 MRA 或 DSA 检查。

**(二) 蛛网膜下腔出血**

蛛网膜下腔出血(subarachnoid hemorrhage,SAH)是由于颅内血管破裂,血液进入蛛网膜下腔所致。有外伤性和自发性两种。自发性中以颅内动脉瘤破裂出血、高血压动脉硬化和脑动静脉畸形出血多见。

**【病理与临床】**

病理改变:①无菌性脑膜炎:由脑脊液中的氧合血红蛋白引起。②脑血管痉挛:使脑组织水肿,重者发生梗死、软化。③脑积水:急性期过后形成正压性脑积水,慢性期由于蛛网膜颗粒受阻、脑脊液吸收障碍所致。

临床表现为剧烈头痛、脑膜刺激征、血性脑脊液三联征。

【影像学表现】

**1. CT 表现** 发病几天内，CT 发现率为80％～100％，随着时间的延长，其发现率逐渐降低，出血一周以后 CT 很难查出。

（1）直接征象：表现为蛛网膜下腔、脑沟、脑池密度增高，出血量大时呈铸形（图8-30）。大脑前动脉破裂，血液多积聚于视交叉池、侧裂池前部。大脑中动脉破裂，血液多积聚于一侧的外侧裂池附近，亦可向内流。颈内动脉破裂，出血也多在大脑外侧裂池。椎-基底动脉破裂，血液主要积聚于脚间池和环池。

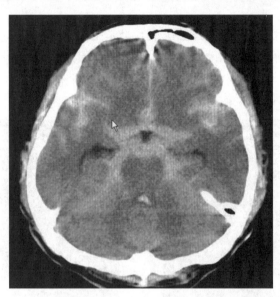

**图 8-30 蛛网膜下腔出血 CT 表现**
平扫示双侧外侧裂池、鞍上池、环池呈高密度影

（2）间接征象：脑积水、脑水肿、脑梗死、脑内血肿、脑室内出血、脑疝等。

**2. MRI 表现** ①急性期：$T_1WI$ 稍高于脑脊液信号，$T_2WI$ 稍低于脑脊液信号。②亚急性期：$T_1WI$ 呈局灶性条形高信号。③慢性期：$T_2WI$ 可见含铁血黄素颗粒形成的低信号影。

【诊断与鉴别要点】

临床根据剧烈头痛、脑膜刺激征及血性脑脊液典型的三联征表现，结合 CT 上蛛网膜下腔密度增高影及 MRI 表现，进行诊断。

### 三、脑血管畸形出血

脑血管畸形（cerebrovascular malformation）是脑的先天性发育异常，一般包括脑动静脉畸形、海绵状血管瘤、静脉畸形及毛细血管扩张症。其中毛细血管扩张症在 CT 和 MRI 上显示困难。

#### （一）脑动静脉畸形

脑动静脉畸形（cerebral arterio-venous malformation）为脑血管畸形中最常见者。畸形血管团的两端有明显的输入动脉和输出静脉，故称为脑动静脉畸形。在自发性蛛网膜下腔出血中占20％～30％，起病年龄多在20～30岁，男性稍多于女性。

【病理与临床】

脑动静脉畸形多发生于皮质下区，多呈圆锥形，锥底在脑表面，锥尖朝向侧脑室。在皮质表面可见粗大迂曲血管。畸形血管团小者为1～2 cm，大者可占大脑半球的1/2。输入动脉和输出静脉一般各一支，也可以多支。输出静脉大多数汇入上矢状窦或深部的大脑大静脉，少数汇入横窦或岩上窦。

主要临床表现有头痛、出血、癫痫、颅内血管杂音以及定位性体征。

【影像学表现】

**1. X 线表现** 脑血管造影是诊断脑动静脉畸形最可靠、最准确的方法。表现为动脉期可见粗细不等、迂曲的血管团,有时还可见网状血管;供血动脉增粗,引流静脉早期显影。

**2. CT 表现**

(1)平扫:表现为脑表浅部位边界不清楚的混合密度病灶,常无占位效应;其内高密度为钙化或出血灶,低密度为软化灶;周围脑组织常有脑沟增宽等脑萎缩改变。

(2)增强扫描:可见点、条状血管强化影,亦可显示粗大引流血管。CTA可见异常血管团,并可见增粗的供血动脉和引流静脉。

(3)脑动静脉畸形合并出血:可表现为颅内血肿或蛛网膜下腔出血。

**3. MRI 表现**

(1)平扫:表现为簇团形扭曲扩张的葡萄状或蜂窝状流空血管团(图 8-31(a)、图 8-31(b))。其中回流静脉 $T_1WI$ 低信号,$T_2WI$ 高信号。供血动脉表现为低或无信号区。周围脑组织萎缩,胶质细胞增生。

(2)增强扫描:异常血管强化明显。MRA 可清晰显示异常血管,包括供血动脉、异常血管团(图 8-31(c)、图 8-31(d))、引流静脉及静脉窦等。

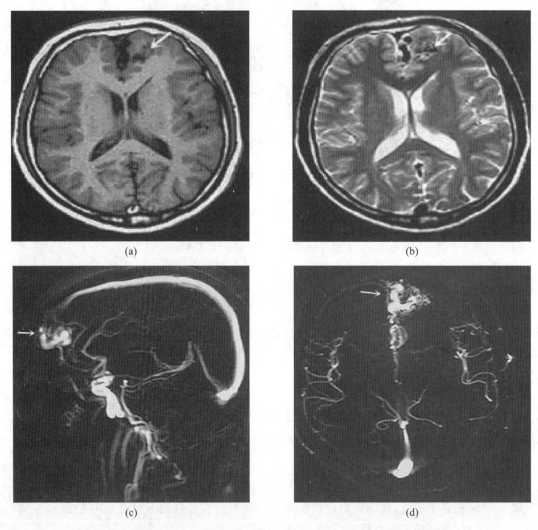

**图 8-31 脑动静脉畸形 MRI 表现**

(a)、(b) $T_1WI$ 及 $T_2WI$ 显示左侧额叶扭曲扩张的流空信号;(c)、(d) MRA 显示排列紊乱的异常血管团

**【诊断与鉴别要点】**

年轻患者有蛛网膜下腔出血、头痛或癫痫病史,有神经功能障碍、头部血管杂音,提示脑动静脉畸形。大脑表面有钙化和软化的不规则混杂密度病灶,点、条状强化,无明显占位效应是脑动静脉畸形的主要CT表现。出血的脑动静脉畸形常只显示血肿,但血肿位置浅,且形态不规则,应行血管造影进一步检查。MRI诊断要点为簇团形、扭曲扩张的葡萄状或蜂窝状流空血管团及继发脑萎缩表现。

（二）海绵状血管瘤

【病理与临床】

海绵状血管瘤（cavernous hemangioma）是指由众多薄壁血管组成的海绵状异常血管团，该病并非真正的肿瘤，而是一种缺乏动脉成分的血管畸形。占所有脑血管畸形的 8%～15%。海绵状血管瘤好发于 30～40 岁，无明显性别差异。

海绵状血管瘤主要临床表现依次为癫痫、颅内出血、神经功能障碍和头痛。还有部分患者无临床症状。有的海绵状血管瘤逐渐增大，产生占位效应而导致神经功能障碍逐渐加重。临床病程变异较大，可以有急性或慢性神经功能障碍，可出现缓解期或进行性加重。

【影像学表现】

**1. X 线表现**　海绵状血管瘤为隐匿性血管畸形，脑血管造影大部分无异常发现。

**2. CT 表现**

（1）平扫：表现为边界清楚的圆形或类圆形等至稍高密度影，可合并斑点状钙化，周围一般无水肿（图 8-32(a)）。

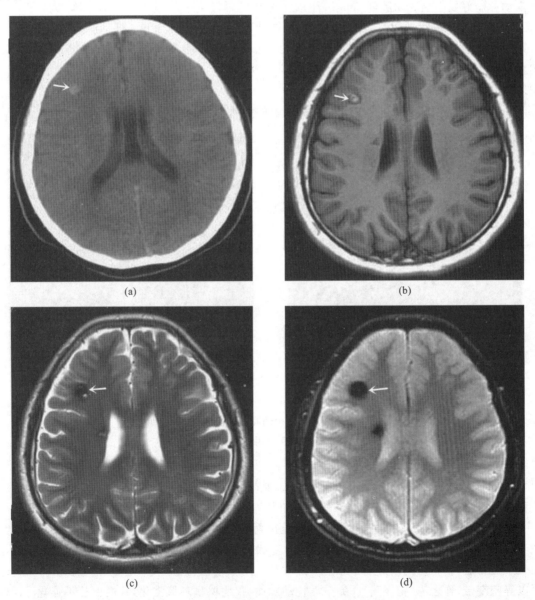

(a)　　　　　　　(b)

(c)　　　　　　　(d)

**图 8-32　海绵状血管瘤 CT、MRI 表现**

(a) CT 平扫示右侧额叶小圆形钙化灶，无占位效应；(b) T₁WI 呈略高信号；(c) T₂WI 呈低信号；(d) SWI 呈低信号

（2）增强扫描：多数可有轻度至中度增强，强化程度与病灶内血栓形成和钙化有关，典型表现为不均

匀的斑点状增强。

**3. MRI 表现** MRI 诊断海绵状血管瘤具有较高的诊断特异性与敏感性。由于瘤巢内反复多次少量出血,使其在所有序列中均呈高信号,病灶内有条状长 $T_1$、短 $T_2$ 信号带分割而形成"爆米花"样或网格状混杂信号团,SWI 呈低信号,周围环以低信号带为典型脑内海绵状血管瘤的 MRI 表现(图 8-32(b))、图8-32(c)、图 8-32(d))。

**【诊断与鉴别要点】**

病变 CT 上呈圆形或类圆形等至稍高密度影,MRI 上呈"爆米花"样改变,周围环为低信号带可诊断为本病。

### 四、颅内动脉瘤破裂出血

颅内动脉瘤(intracranial aneurysm)是造成蛛网膜下腔出血的首位病因,发病与高血压、脑动脉硬化、血管炎等因素密切相关,好发于中老年人。

**【病理与临床】**

颅内动脉瘤好发于脑底动脉环(Willis 环)上,其中 80% 发生于脑底动脉环前半部,大小多为 0.5~2 cm。依据其形态分粟粒状动脉瘤、囊状动脉瘤、假性动脉瘤、梭形动脉瘤和夹层动脉瘤五种类型。

临床上动脉瘤未破裂时常无症状,部分患者可有头痛、癫痫、脑神经压迫等症状;破裂时导致蛛网膜下腔出血、脑内出血,可引起相应的临床症状与体征。

**【影像学表现】**

**1. X 线表现** 脑动脉造影(DSA)显示动脉壁上的囊状动脉瘤(图 8-33)。

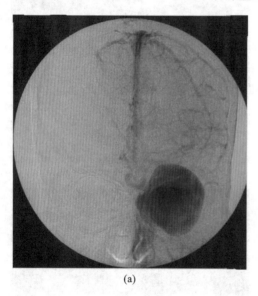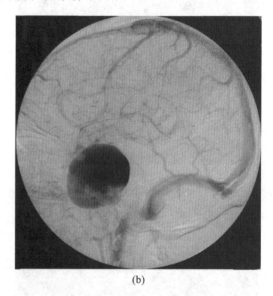

(a) (b)

**图 8-33 颅内动脉瘤 X 线表现**

DSA 示左侧大脑中动脉囊状动脉瘤,瘤腔光滑

**2. CT 表现**

(1) 平扫:①无血栓动脉瘤,呈类圆形稍高密度影,边界清楚(图 8-34(a))。②部分血栓动脉瘤,血流部分呈稍高密度区,血栓呈等密度。③完全血栓动脉瘤,呈等密度灶,其内可见点状钙化,瘤壁可有弧形钙化。④动脉瘤破裂后,CT 多不能显示瘤体,可见出血、水肿、脑积水,甚至脑疝形成。

(2) 增强扫描:①无血栓动脉瘤呈均匀强化。②部分血栓动脉瘤血流部分明显强化,血栓不强化;如果血栓位于血管腔内周边,则动脉瘤中心的瘤腔和外层囊壁均强化,形成中心高密度影和外周高密度环,中间隔以等密度带,称之为"靶征"。③完全血栓动脉瘤,仅瘤壁呈环形强化,其内血栓不强化。④CTA 可清晰显示瘤体与动脉相连,并能显示动脉瘤的部位、大小和形状。

**3. MRI 表现**

(1) 平扫:①无血栓动脉瘤 $T_1WI$、$T_2WI$ 均为低信号(图 8-34(b))。②较大动脉瘤信号不均。③动瘤内血栓,MRI 可为高、低、等或混杂信号。

(2)增强:无血栓部分明显强化,血栓不强化。MRA 能清晰显示动脉瘤。

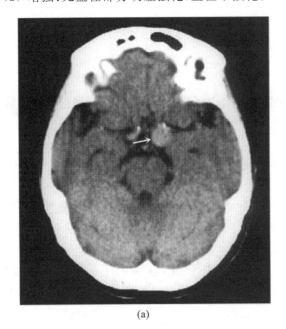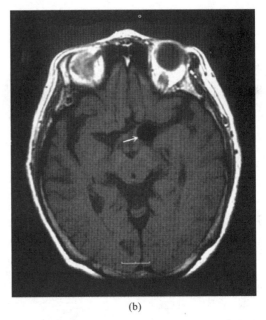

图 8-34 颅内动脉瘤 CT、MRI 表现

(a) CT 平扫示左侧鞍上池区类圆形稍高密度灶,边界清楚;(b) MRI 平扫示 $T_1WI$ 呈类圆形低信号

【诊断与鉴别要点】

根据 DSA、CT 或 MRI 特征性表现,结合病灶位置可明确作出动脉瘤诊断。鞍区附近的动脉瘤有时需与鞍区肿瘤如垂体腺瘤、颅咽管瘤和脑膜瘤鉴别,根据增强扫描结果并结合临床可资鉴别。

(马晓晴)

 # 第六节　颅内肿瘤

## 一、神经上皮性肿瘤

神经上皮性肿瘤(neuroepithelial tumors)在颅内原发肿瘤中最为常见,旧称为神经胶质瘤,起源于神经上皮组织。依据 WHO 分类,可分为星形细胞瘤、少突胶质细胞瘤、室管膜瘤和髓母细胞瘤等。

### (一)星形细胞瘤

星形细胞瘤(astrocytoma)是最常见的神经上皮性肿瘤,占颅内原发肿瘤的 60%,可发生于中枢神经系统的任何部位。成人多发生于大脑半球,以额叶及颞叶最常见,可多发累及两个以上脑叶;儿童多发生于小脑半球,也可见于脑干。

【病理与临床】

肿瘤主要位于白质内,可侵犯皮质及脑内深部结构,恶性度较高的肿瘤可沿胼胝体侵及对侧。星形细胞瘤分类复杂,按 WHO 脑肿瘤分类法,分为毛细胞型星形细胞瘤(Ⅰ级)、弥漫性星形细胞瘤(Ⅱ级)、间变性星形细胞瘤(Ⅲ级)和胶质母细胞瘤(Ⅳ级)。Ⅰ级分化良好,呈良性;Ⅱ级为良恶交界性;Ⅲ～Ⅳ级为恶性,分化不良。分化良好的肿瘤多位于大脑半球白质,肿瘤含神经胶质纤维多,多表现为瘤内囊变,肿瘤血管较成熟。分化不良的肿瘤呈弥漫浸润性生长,边界不清,易发生大片坏死、出血和囊变,肿瘤血管丰富且分化不良。

临床表现与肿瘤部位有关,主要临床表现为抽搐、局灶性或全身性癫痫发作,并且在诊断前数年就可出现。其他还可出现神经功能障碍和颅内压增高等表现,常在病变后期出现。

【影像学表现】

**1. CT 表现**

1)幕上Ⅰ、Ⅱ级星形细胞瘤

(1)平扫:Ⅰ、Ⅱ级星形细胞瘤多数表现为密度均匀的低密度病灶,少数为混合密度病灶,肿瘤边界尚清楚,有一定占位效应,但多无明显水肿(图 8-35(a))。

(2)增强扫描:Ⅰ级星形细胞瘤多无明显强化,少数肿瘤可出现囊壁和囊内间隔轻微强化。Ⅱ级星形细胞瘤可出现连续或者断续的环形强化,少数还可以有肿瘤的壁结节甚至花环形强化。

2)幕上Ⅲ、Ⅳ级星形细胞瘤

(1)平扫:密度不均匀,病灶呈低密度或等密度为主的混合密度。肿瘤内的高密度,常为肿瘤内出血,少部分为钙化。低密度为肿瘤的坏死区或囊变区,肿瘤大多有水肿,有明显占位征象。

(2)增强扫描:几乎所有的Ⅲ、Ⅳ级星形细胞瘤均有强化,可呈不规则环形强化,在环壁上还可见强化不一的瘤结节。肿瘤若沿胼胝体向对侧生长则呈蝶状强化。

3)小脑星形细胞瘤

(1)平扫:肿瘤可为囊性或实性,囊性者表现为均匀低密度灶,囊液 CT 值高于脑脊液,边界清楚,囊壁可有钙化;实性者平扫为以低密度为主的混合密度,多数有坏死囊变区。肿瘤多有水肿,第四脑室受压移位、闭塞,形成梗阻性脑积水。

(2)增强扫描:肿瘤实性部分有明显强化。

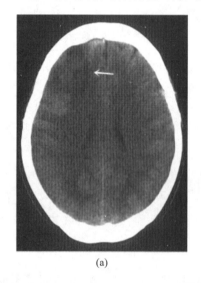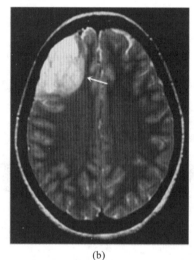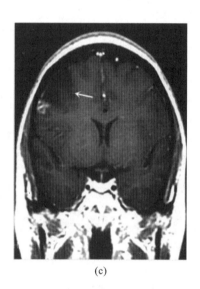

(a)　　　　　　　　　　　(b)　　　　　　　　　　　(c)

**图 8-35　星形细胞瘤(Ⅰ～Ⅱ级)CT、MRI 表现**

(a) CT 平扫见右额叶片状低密度影,边界不清,中线结构无明显移位;

(b) $T_2WI$ 见右额叶占位性病变,呈高信号,边界清;(c) $T_1WI$ 为低信号

**2. MRI 表现**

1)幕上星形细胞瘤

(1)平扫:肿瘤 $T_1WI$ 为略低信号,$T_2WI$ 为高信号(图 8-35(b)、图 8-35(c))。由于肿瘤内坏死、出血、囊变、钙化等导致肿瘤信号常不均匀(图 8-36(a)、图 8-36(b)),肿瘤内出血多数 $T_1WI$、$T_2WI$ 均为高信号,钙化 $T_1WI$、$T_2WI$ 均为低信号。

(2)增强扫描:偏良性的肿瘤多无增强,偏恶性的肿瘤多有增强,可表现为均匀一致性增强,亦可为不均匀或花环状增强(图 8-36(c))。此外,肿瘤周围水肿,$T_1WI$ 为低信号,$T_2WI$ 为高信号,增强扫描时因肿瘤强化明显,可区别水肿与肿瘤。

2)小脑星形细胞瘤

(1)平扫:与幕上肿瘤相比,囊变率高,水肿较轻,边界相对清楚。$T_1WI$ 为低信号,$T_2WI$ 为高信号,囊变区 $T_1WI$ 信号更低。MRI 显示小脑底部星形细胞瘤没有骨质伪影干扰,矢状面能清楚分辨肿瘤与脑干的关系。

(2) 增强扫描:肿瘤实质部分有强化,利于区分肿瘤的囊性和实性。

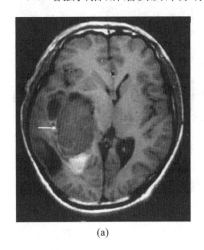 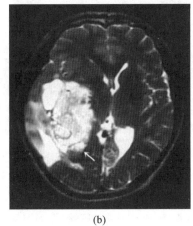 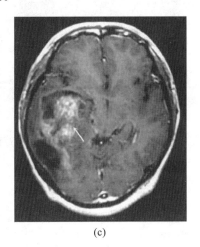

(a)　　　　　　　　　　(b)　　　　　　　　　　(c)

图 8-36　星形细胞瘤(Ⅲ～Ⅳ级)MRI 表现

(a) T₁WI 示右侧基底节区占位性病变,以低信号为主,信号不均,边界不清,右侧侧脑室后角受压变形,中线结构移位;

(b) T₂WI 病灶以高信号为主,信号不均;(c) 增强扫描病灶呈不规则强化

【诊断与鉴别要点】

根据病变的发生部位(白质)、病灶影像学表现及强化特点,结合临床表现,可诊断星形细胞瘤。各级星形细胞瘤虽有一定特征,但由于肿瘤细胞分化程度不一,影像征象互相重叠,因此准确分级有时较难。但总的来说,Ⅰ、Ⅱ级星形细胞瘤密度及信号较均匀,有轻度占位效应,强化不明显;Ⅲ、Ⅳ级星形细胞瘤密度及信号不均匀,有明显占位效应,强化明显。

星形细胞瘤需与脑梗死、脑脓肿、单发脑转移瘤等疾病鉴别。一般脑梗死有一定的血管供应区分布,脑回状强化。脑脓肿环形强化壁厚薄均匀,内壁光滑;此外发病年龄、病史有助于鉴别。单发脑转移瘤需结合病史鉴别。小脑星形细胞瘤尚需与髓母细胞瘤、室管膜瘤等鉴别。髓母细胞瘤常见于小脑蚓部,室管膜瘤多位于第四脑室,两者均强化明显。

## (二) 少突胶质细胞瘤

少突胶质细胞瘤(oligodendroglioma)发病率约占颅内肿瘤的 3%,是颅内较易发生钙化的脑肿瘤之一。发病年龄高峰为 30～40 岁。男女之比为 2:1。绝大多数肿瘤发生在幕上,以额叶最常见。

【病理与临床】

肿瘤位于皮质下区,常累及皮质,当体积增大时可累及白质。肿瘤血运不丰富,钙化发生率非常高。此外,肿瘤深部也可发生出血和囊变,程度随恶性程度增加而增加。

本病大多生长缓慢,病程较长。临床表现与肿瘤部位有关,最常见的首发症状为癫痫,以后逐渐发展为偏瘫及偏身感觉障碍,还可出现精神症状等,颅内压增高症状一般出现较晚。

【影像学表现】

**1. CT 表现**

(1) 平扫:多表现为类圆形混合密度病灶,边缘常不清楚。钙化灶可呈斑点状、斑块状、弯曲条带状等多种形态(图 8-37(a)、图 8-37(b))。肿瘤实性部分多为等密度影,其内可有低密度囊变坏死区。

(2) 增强扫描:肿瘤实性部分呈轻至中度不规则强化。

**2. MRI 表现**

(1) 平扫:肿瘤内部信号不均匀,形态不规整,T₁WI 低信号(图 8-37(c)),T₂WI 高信号。钙化在 T₁WI、T₂WI 上均为低信号。肿瘤边缘常伴有轻至中度瘤周水肿。

(2) 增强扫描:肿瘤实质部分有轻至中度不规则强化。

【诊断与鉴别要点】

本病多发生在靠近脑表面区域,CT 多表现为混杂密度病灶,约 70% 可有钙化,钙化形态不规则,增强

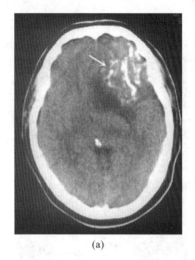
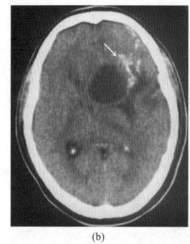
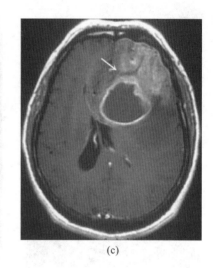

(a)          (b)          (c)

**图 8-37 少突胶质细胞瘤 CT、MRI 表现**

(a)、(b) CT 平扫示左额叶混杂密度肿块,其间可见条片状钙化,边界不清;(c) MRI 平扫示 $T_1WI$ 等低混杂信号,边界不清

时肿瘤实性部分常轻至中度强化。MRI 检查 $T_1WI$ 低信号,$T_2WI$ 高信号。应注意与星形细胞瘤、钙化性脑膜瘤等鉴别。

个别少突胶质细胞瘤可表现为低密度影,CT 不易与星形细胞瘤区别。当发现位于脑表面皮层的低密度区,而病变范围又较小(一般为 2 cm 左右),要考虑少突胶质细胞瘤的可能。

### (三)室管膜瘤

室管膜瘤(ependymoma)的发病率约占颅内肿瘤的 8%。男性多于女性,好发于儿童及青年。可发生于脑室系统的任何部位,幕下多于幕上,发生频率从高到低依次为第四脑室、侧脑室、第三脑室及导水管。

**【病理与临床】**

肿瘤起源于覆盖脑室的室管膜上皮,可突入脑室内或向脑室外生长。肿瘤向脑室内突出部分呈膨胀性生长,界限较清楚,但向脑内生长的部分则呈浸润性生长。肿瘤多呈实性,但可发生囊变、出血及坏死等。肿瘤细胞易脱落随脑脊液循环向其他部位种植转移。

根据肿瘤所在部位不同,患者的临床症状也有很大差别。幕上肿瘤影响脑脊液循环后,可产生颅内压增高的症状。第四脑室肿瘤除早期出现脑积水外,还引起小脑及脑干症状。幕下室管膜瘤易发生椎管内种植,所以部分患者晚期可出现脊髓受损表现。

**【影像学表现】**

**1. CT 表现**

(1)平扫:肿瘤多呈等密度或稍高密度,均匀或混杂密度区(低密度为囊变区,高密度为钙化灶)。肿瘤的位置不同导致脑室表现出不同形态,当肿瘤位于第四脑室时,一般在瘤周可见残存的脑室。若肿瘤发生在侧脑室,则可导致脑室局部扩大。

(2)增强扫描:肿瘤实质区中度强化,囊变区不强化。

**2. MRI 表现**

(1)平扫:室管膜瘤多呈圆形,$T_1WI$ 低信号或中等信号,$T_2WI$ 及 FLAIR 为高信号。肿瘤内小囊变、坏死较常见。偶见室管膜瘤位于脑实质内,顶枕叶常见,此时可有瘤周水肿。

(2)增强扫描:肿瘤一般为实性,常伴有囊变。肿瘤实性部分呈中度强化(图 8-38)。

**【诊断与鉴别要点】**

好发于儿童及青年。肿瘤多呈等密度或稍高密度,$T_1WI$ 低信号或中等信号,$T_2WI$ 及 FLAIR 高信号,实性部分呈中度强化。主要与髓母细胞瘤及脑室内脑膜瘤鉴别。

第四脑室室管膜瘤主要与小脑蚓部的髓母细胞瘤鉴别。有时两者的形态、大小、内部结构以及强化的幅度都无明显差异。第四脑室内的室管膜瘤受重力作用影响常向下方生长,而髓母细胞瘤则多向后上方生长。

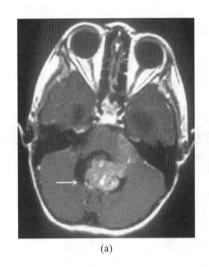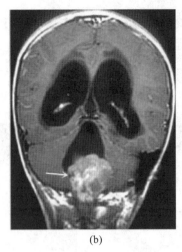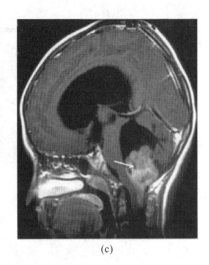

(a) (b) (c)

**图 8-38 室管膜瘤 MRI 表现**

(a)、(b)、(c) 增强显示第四脑室内占位性病变,病灶明显不均匀强化

#### (四)髓母细胞瘤

髓母细胞瘤(medulloblastoma)是一种恶性程度高且预后较差的胚胎性肿瘤,其发病率约占颅内肿瘤的 4%,多见于儿童;男性发病率多于女性,男女之比约为 3:1。

【病理与临床】

髓母细胞瘤是胶质瘤中最幼稚和最原始的胚胎性肿瘤,好发于小脑蚓部,容易突入第四脑室,常致梗阻性脑积水。肿瘤囊变、钙化、出血均少见。肿瘤细胞有沿脑脊液播散种植的倾向。

病情发展较快,临床上主要表现为颅内压增高和小脑损害的症状。发生脑脊液播散种植可出现相应的脊髓症状。本病对放射线敏感。

【影像学表现】

**1. CT 表现**

(1)平扫:表现为后颅凹中线部位可见圆形或卵圆形高密度影,边界较清楚,约一半肿瘤周围有水肿,肿瘤阻塞第四脑室致使幕上脑室积水扩大(图 8-39(a))。

(2)增强扫描:肿瘤呈均匀明显强化,呈"快进快出"现象。病灶中有小的坏死时表现为混杂密度。

**2. MRI 表现**

(1)平扫:肿瘤常位于小脑蚓部,突入第四脑室,$T_1WI$ 表现为低信号,$T_2WI$ 及 FLAIR 为中等信号或高信号(图 8-39(b)、图 8-39(c))。第四脑室向前上移位,伴有中度或重度脑积水,其他征象与 CT 相似。

(2)增强扫描:肿瘤实质部分明显强化(图 8-39(d))。肿瘤信号强度不具有特征性,肿瘤部位及其周围相关改变显得较为重要。

【诊断与鉴别要点】

儿童后颅窝中线区实体性肿块,增强检查有明显均一强化,多为髓母细胞瘤。本病需与星形细胞瘤、室管膜瘤鉴别,尤其当少数髓母细胞瘤发生点状钙化时,与室管膜瘤鉴别困难。CT 和 MRI 对髓母细胞瘤定位和定性都有很高的价值,MRI 鉴别肿瘤与脑干关系,显示肿瘤形态、脑脊液通路梗阻的位置和程度及种植性转移情况均优于 CT。

### 二、脑膜瘤

脑膜瘤(meningioma)是颅内较常见的肿瘤,其发病率居颅内肿瘤的第二位,占颅内肿瘤的 15%~20%,来自蛛网膜粒细胞,与硬脑膜相连。多见于成人,女性发病率是男性的 2 倍。肿瘤多为单发,偶见多发。

【病理与临床】

脑膜瘤为良性肿瘤,大多数居于脑实质外,好发部位包括上矢状窦旁、大脑镰旁、大脑凸面、幕切迹、

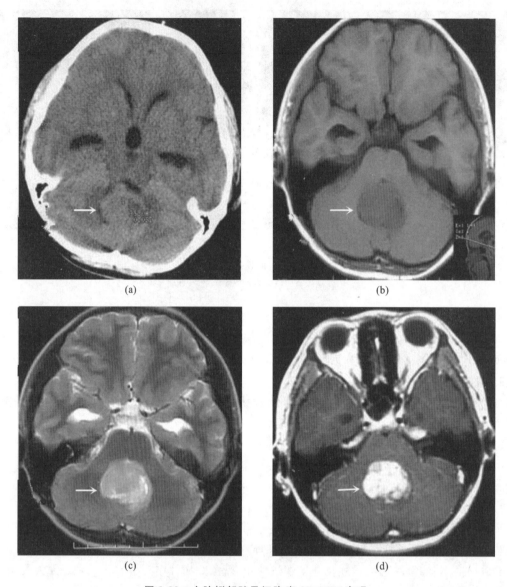

**图 8-39　小脑蚓部髓母细胞瘤 CT、MRI 表现**
(a) CT 平扫显示小脑蚓部卵圆形略高密度肿块；(b) MRI 平扫示 $T_1WI$ 肿块呈低信号；
(c) $T_2WI$ 肿块呈高信号；(d) 增强扫描示病灶明显强化

前中后颅凹底和桥小脑角处。多有完整的包膜，呈球形，表面常有迂曲而丰富的血管，有时可见钙化或小囊变区。肿瘤生长缓慢，血供丰富，供血动脉多来自脑膜中动脉或颈内动脉的脑膜支。脑膜瘤可侵蚀颅骨，导致骨质破坏或反应性骨质增生。少数脑膜瘤呈浸润性生长，边界不清。

　　脑膜瘤生长缓慢，病程较长，头痛、头晕等颅内压增高及局部定位症状和体征出现较晚。肿瘤生长部位不同可引起相应体征，位于大脑凸面者常有癫痫发作，位于功能区者可有局限性体征及神经功能障碍，位于鞍区者可出现视力模糊等症状。

【影像学表现】

**1. CT 表现**

(1) 平扫：脑膜瘤多为圆形、类圆形或分叶状稍高密度影(图 8-40(a))，以广基底与骨板或脑膜密切相连，密度均匀，边界清楚。肿瘤内可见钙化，瘤旁水肿可多或少，有明显占位表现。骨窗可见骨板受压变薄或局限性骨质增生，偶见骨质破坏。

(2) 增强扫描：肿瘤呈均匀一致性明显强化(图 8-40(b))，边缘锐利。

**2. MRI 表现**

(1) 平扫：典型脑膜瘤 $T_1WI$ 为中等信号，$T_2WI$ 为中等或稍高信号，内部信号可不均匀(图 8-41(a)、

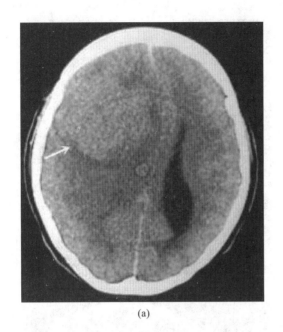 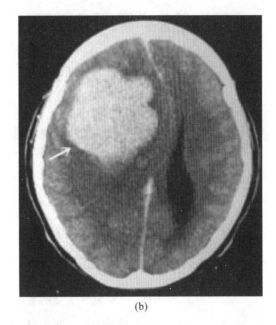

(a)　　　　　　　　　　　　(b)

**图 8-40 脑膜瘤 CT 表现**

(a)平扫示右额部不规则状稍高密度肿块,周围水肿明显;(b)增强扫描示肿块呈明显均匀强化

图 8-41(b))。周围水肿区大小不一,多数情况下为轻至中度,$T_1$WI 低信号,$T_2$WI 高信号。$T_1$WI 常见肿瘤边缘有一低信号带,多为肿瘤纤维包膜或肿瘤血管所致。钙化在 MRI 上呈低信号,因肿瘤血管丰富,其内尚可见流空血管影。脑膜瘤侵及颅骨时,其三层结构消失,原规整弧形的骨结构变得不规则。

(2)增强扫描:脑膜瘤多呈中度或明显强化。肿瘤邻近脑膜呈窄带状或鼠尾状强化,称"脑膜尾征"(图 8-41(c)、图 8-41(d))。

脑膜瘤往往与静脉窦或静脉关系密切,MRA 能明确肿瘤对静脉的压迫程度及静脉内有无血栓,增强后 MRA 可更直观地显示肿瘤与静脉窦的关系。

【诊断与鉴别要点】

典型的脑膜瘤有其好发部位,矢状窦旁、大脑镰、脑凸面等蛛网膜分布区域见等密度或中等信号的肿块,增强扫描明显强化,且见脑膜尾征,可诊断脑膜瘤。

脑膜瘤需与星形细胞瘤鉴别;桥小脑角区脑膜瘤要与听神经瘤鉴别;鞍区脑膜瘤要与颅咽管瘤鉴别;脑室内脑膜瘤要与室管膜瘤鉴别。

### 三、垂体腺瘤

垂体腺瘤(pituitary adenoma)是鞍区最常见的良性肿瘤,约占颅内肿瘤的 10%,可发生在任何年龄段,成人多见,但分泌泌乳素的微腺瘤多见于女性。

【病理与临床】

垂体腺瘤根据有无激素分泌分为功能性和无功能性两类。肿瘤直径≤10 mm 者为微腺瘤,直径>10 mm 者为大腺瘤,可有囊变、坏死、出血。垂体腺瘤有包膜,常突破鞍隔向上生长,甚至进入第三脑室。肿瘤在鞍内常引起骨破坏或蝶鞍扩大、鞍底下陷等,向侧旁生长可侵犯海绵窦。

垂体腺瘤可引起轻度头痛。依内分泌异常出现相应症状,泌乳素腺瘤可引起女性停经、泌乳、血清泌乳素升高,男性乳房发育、阳痿等;生长激素腺瘤在儿童期可引起巨人症,成人出现肢端肥大症;促肾上腺皮质激素腺瘤可引起 Cushing(库欣)综合征。

【影像学表现】

(一)垂体大腺瘤

**1. X 线表现** 可见蝶鞍扩大,前、后床突骨质吸收、破坏,鞍底下陷等。

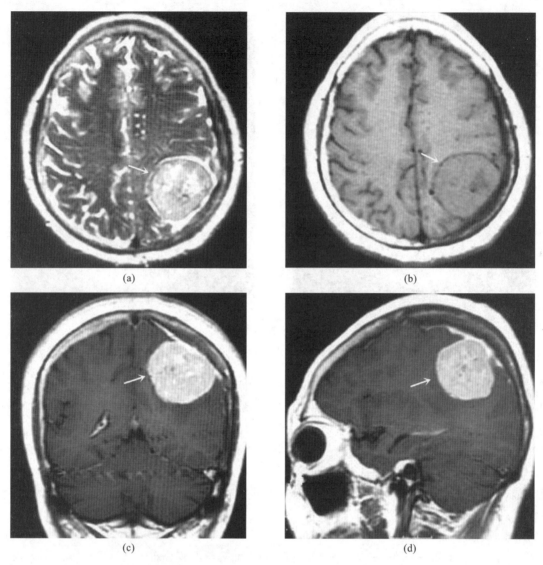

**图 8-41 脑膜瘤 MRI 表现**

（a）$T_2WI$ 显示左顶部稍高信号占位，信号不均匀，周围见高信号水肿带；（b）$T_1WI$ 为中等信号；（c）增强冠状面及
（d）矢状面显示肿瘤明显强化，广基底与脑膜相连，脑膜尾征明显，邻近颅骨质增厚

**2. CT 表现**

（1）平扫：①表现为鞍区肿块，呈圆形、椭圆形或分叶状，边缘光滑，多为等密度或稍高密度肿块，密度均匀或不均匀。②蝶鞍扩大，鞍背变薄后移。③鞍上池闭塞，视交叉受压上移。④冠状面扫描显示肿瘤呈哑铃状。

（2）增强扫描：多呈均匀强化或周边强化；囊变、坏死、出血和钙化灶不强化。

**3. MRI 表现** 瘤体 $T_1WI$ 呈较低或中等信号，$T_2WI$ 呈中等或较高信号，信号均匀或不均匀；若肿瘤内部发生囊变或坏死，在 $T_1WI$ 上肿瘤内部出现更低信号，$T_2WI$ 则呈更高信号；伴出血则在 $T_1WI$、$T_2WI$ 上均呈高信号。增强扫描肿瘤多呈均一强化，坏死、囊变、出血和钙化部分不强化（图 8-42）。肿瘤向外侵犯征象与 CT 检查相似，但比 CT 更清晰。

**（二）垂体微腺瘤**

**1. CT 表现**

（1）平扫：常规为薄层扫描、冠状面多平面重建（MPR）观察，约半数患者无异常表现；有的可表现为垂体高度增加（男性大于 7 mm，女性大于 9 mm），垂体上缘局部膨隆及垂体柄偏移等征象。

（2）增强扫描：快速注入对比剂后立即扫描，肿瘤呈低密度；延迟扫描呈等密度或稍高密度。

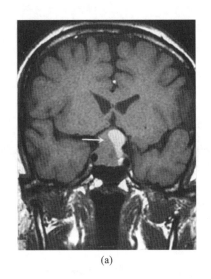
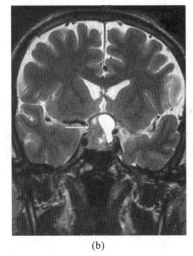
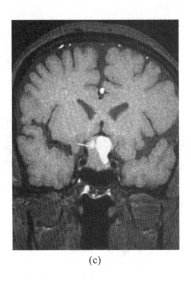

(a)　　　　　　　　　　　　(b)　　　　　　　　　　　　(c)

**图 8-42　垂体大腺瘤出血 MRI 表现**

（a）$T_1WI$ 显示鞍区占位性病变,形态不规则,信号不均匀,其中高信号为出血;

（b）$T_2WI$ 以中等、高信号为主;（c）增强显示病灶不均匀强化

**2. MRI 表现**

（1）平扫:冠状面及矢状面薄层扫描时 $T_1WI$ 呈低信号,伴出血时为高信号;$T_2WI$ 呈高信号或中等信号（图 8-43（a）、图 8-43（b））。肿瘤通常位于垂体一侧,可见垂体高度增加,上缘局部膨隆,垂体柄偏移,鞍底下陷或局部骨质吸收。

（2）增强扫描:增强早期肿瘤信号强度低于正常垂体,晚期信号强度等于或高于正常垂体（图 8-43（c））。

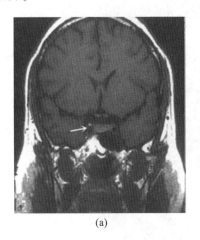
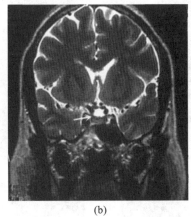
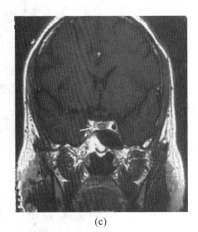

(a)　　　　　　　　　　　　(b)　　　　　　　　　　　　(c)

**图 8-43　垂体微腺瘤 MRI 表现**

（a）$T_1WI$ 显示垂体部为稍低信号;（b）$T_2WI$ 呈中等信号;（c）增强显示正常垂体明显强化,结节呈低信号

**【诊断与鉴别要点】**

鞍内或鞍上类圆形略高或等密度肿块,MRI 上 $T_1WI$ 为中等信号,$T_2WI$ 为高信号,均匀或周边强化,伴蝶鞍扩大、破坏等影像学改变,结合内分泌紊乱可诊断垂体大腺瘤。垂体内低密度或 $T_1WI$ 低信号小病灶,伴垂体柄偏移等间接征象,增强后早期肿瘤信号强度低于正常垂体,晚期信号强度高于正常垂体,结合内分泌紊乱可诊断垂体微腺瘤。

垂体大腺瘤需与发生于鞍区的其他肿瘤进行鉴别,如脑膜瘤、颅咽管瘤及动脉瘤等,主要鉴别点在于能否见到正常垂体。微腺瘤需与青春期或哺乳期妇女正常垂体鉴别,后者也可表现为垂体高度增加,垂体饱满,上缘局部膨隆,但垂体左右对称,垂体柄居中,鞍底无下陷。

### 四、颅咽管瘤

颅咽管瘤(craniopharyngioma)是颅内常见肿瘤,多位于鞍上,是鞍区仅次于垂体腺瘤的常见肿瘤。常见于儿童,也可发生于成人。

**【病理与临床】**

目前普遍认为该肿瘤起自颅咽管在退化过程中的残留上皮细胞,肿瘤可沿鼻咽后壁、蝶窦、鞍内、鞍上至第三脑室前部发生,以鞍上多见。肿瘤可分为囊性、囊实性和实性三种,多为囊性;囊内可为单房或多房,囊液呈黄褐色并漂浮胆固醇结晶;囊壁和肿瘤实性部分多有钙化。

临床主要为颅内压增高的症状如头痛、呕吐、视乳头水肿等。压迫视交叉产生视觉障碍,视野改变常是最早出现的症状。压迫下丘脑可产生尿崩症、体温调节失常、嗜睡、多食、易疲劳等。

**【影像学表现】**

**1. CT 表现**

(1) 平扫:鞍上区见圆形或椭圆形低密度影,边界光滑。囊内密度均匀,囊壁可见斑块样或蛋壳样高密度钙化影。实性肿瘤平扫呈均匀或不均匀等或稍高密度影,边界光滑清楚。若肿瘤较大突入第三脑室可压迫室间孔造成脑积水。

(2) 增强扫描:囊壁或实性部分强化(图 8-44(a)),但如果全部为囊性可无强化。

**2. MRI 表现**

(1) 平扫:信号与囊液成分有关。$T_1WI$ 多为低信号,囊内蛋白质浓度高或出血时可呈高信号,$T_2WI$ 多为高信号(图 8-44(b))、图 8-44(c))。

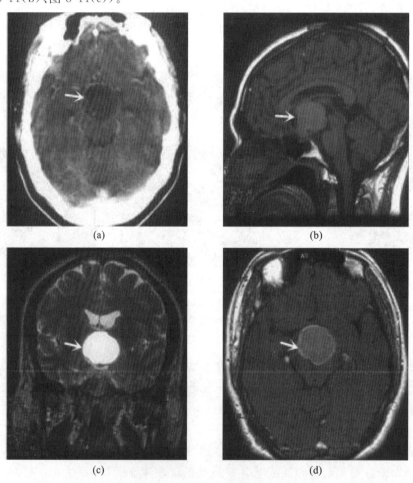

(a)　　　　　　　　　　　　(b)

(c)　　　　　　　　　　　　(d)

**图 8-44　颅咽管瘤 CT、MRI 表现**

(a) CT 增强示鞍上区囊性占位性病变,边界清楚;(b) MRI $T_1WI$ 呈低信号;

(c) MRI $T_2WI$ 呈高信号;(d) MRI 增强病灶周边强化

（2）增强扫描：囊壁及实体部分明显强化（图 8-44(d)）。

【诊断与鉴别要点】

本病儿童多见，结合临床表现，CT 表现为鞍区见圆形或椭圆形低密度影，囊壁可见钙化，囊壁或实性部分强化可诊断。本病有时需与鞍区脑膜瘤、胶质瘤、垂体腺瘤等鉴别。

## 五、听神经瘤

听神经瘤（acoustic neurinoma）是颅内常见肿瘤之一，好发于中年人，占颅内肿瘤的 10% 左右。听神经瘤为良性肿瘤，恶性者罕见。

【病理与临床】

听神经瘤起源于听神经前庭支内听道段，多为神经鞘瘤。肿瘤有包膜，瘤体多为球形或卵圆形，肿瘤较小时边界光滑，较大时呈分叶状。肿瘤内可见坏死区或出血灶，钙化少见。听神经瘤常造成内听道开口扩大，或骨质破坏。

临床主要表现为桥小脑角综合征，即患侧听神经、面神经和三叉神经受损症状及小脑症状，具体表现为单侧耳鸣、听力减退或耳聋等。当肿瘤压迫小脑和脑干时出现颅内压增高症状。

【影像学表现】

**1. CT 表现**

（1）平扫：表现为桥小脑角区类圆形肿块，可呈低密度、等密度或混杂密度。肿瘤居岩骨后缘，以内耳道为中心，与岩骨接触面多成锐角。骨窗显示内耳道呈漏斗状扩大，骨质吸收模糊，甚至骨质破坏。肿瘤增大压迫小脑和脑干时可导致其变形移位，压迫第四脑室使其闭塞形成梗阻性脑积水。

（2）增强扫描：肿瘤增强扫描时多呈明显均匀或不均匀强化，病变边界清楚；肿瘤囊变坏死区不强化。

**2. MRI 表现**

（1）平扫：MRI 上 $T_2WI$ 可清晰显示内耳道内的肿瘤，并可见肿瘤所致的内耳道扩大征象。MRI 亦可见桥小脑角区类圆形肿块，$T_1WI$ 上呈中等、低信号，$T_2WI$ 上呈高信号（图 8-45）。若瘤体内部发生囊变时，囊变区 $T_1WI$ 呈低信号，$T_2WI$ 为高信号。

（2）增强扫描：肿瘤实性部分明显强化，囊变区无强化。

【诊断与鉴别要点】

根据听神经瘤的临床表现及特定的影像学表现，大多数可以确诊。本病需注意与桥小脑角区脑膜瘤相鉴别，脑膜瘤与岩骨夹角成钝角，一般无内听道扩大，邻近岩骨可有骨质增生；MRI 增强明显均匀强化，有脑膜尾征。

## 六、脑转移瘤

脑转移瘤（metastatic encephaloma）比较常见，可发生于任何年龄，中老年人较常见。

【病理与临床】

脑转移瘤多为血行转移，常来自肺癌、乳腺癌、胃癌、结肠癌、肾癌等；转移部位以幕上多见，无包膜，但与正常组织界限清楚，好发于皮、髓质交界区。肿瘤血供较丰富，易发生坏死、囊变和出血；瘤周水肿明显。

临床多有原发恶性肿瘤史，但部分患者以颅脑症状为首发症状。颅脑症状与肿瘤的占位效应有关，常见症状有头痛、恶心、呕吐、视乳头水肿等颅内高压表现，亦可表现为共济失调，进一步加重可出现意识障碍及脑疝等症状。部分患者无明显神经系统症状。

【影像学表现】

**1. CT 表现**

（1）平扫：病灶多位于皮、髓质交界区，表现为脑内多发散在高、等、低或混杂密度肿块（图 8-46(a)），其内可有出血、坏死及囊变；瘤周水肿明显，以"小病灶大水肿"为其特征性表现。

（2）增强扫描：肿瘤多呈均匀或环形强化，环形强化者环壁较厚或可有壁结节；肿瘤坏死、出血区无强化。

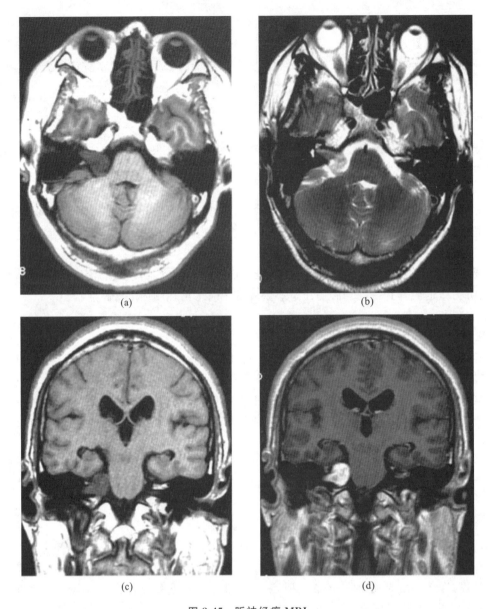

(a)

(b)

(c)

(d)

**图 8-45　听神经瘤 MRI**

MRI 横断面及冠状面平扫见右侧桥小脑角区类圆形肿块实性占位，$T_1WI$ 上呈低信号，$T_2WI$ 上呈高信号

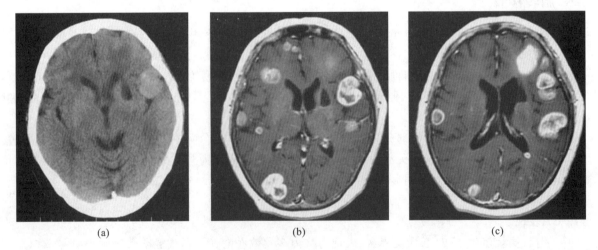

(a)　　　　　　　　　　　(b)　　　　　　　　　　　(c)

**图 8-46　肺癌脑转移 CT、MRI 表现**

（a）CT 平扫示双侧大脑半球多发等、略高密度占位性病变；（b）和（c）MRI 增强示双侧大脑半球多发大小不等类圆形强化灶，多呈环形强化，周围有水肿

**2. MRI 表现**

（1）平扫：肿瘤表现为 $T_1WI$ 低信号，$T_2WI$ 及 FLAIR 高信号；瘤周可见广泛水肿，占位效应明显。

（2）增强扫描：肿瘤可呈结节状或环形明显强化（图 8-46(b)、图 8-46(c)）。

【诊断与鉴别要点】

有原发恶性肿瘤史，脑内多发皮、髓质交界区病灶，病灶周围水肿明显，均匀或环形强化，则可诊断为脑转移瘤。本病需与多发结核球、多中心性脑胶质瘤鉴别；环形强化的脑转移瘤要与星形细胞瘤、脑脓肿鉴别。

（马晓晴）

# 第七节 颅内感染性疾病

## 一、脑脓肿

脑脓肿（brain abscess）是由化脓性细菌引起的局限性脑内炎症并脓肿形成。脑脓肿以幕上多见，感染途径以邻近感染蔓延至颅内居多，其次为血源性感染。

【病理与临床】

病理上分为急性炎症期、化脓期和包膜形成期。

**1. 急性炎症期** 表现为白质区水肿、白细胞渗出、点状出血（小血管栓塞和破裂）和小的软化灶。

**2. 化脓期** 随着坏死、液化区扩大而融合为脓腔，多中心融合的脓腔内可见分隔。周围有不规则的炎性肉芽组织，相邻区有胶质增生，水肿开始减轻。

**3. 包膜形成期** 包膜形成与机体抵抗力和细菌毒力有关。通常在 1~2 周初步形成，4~8 周形成良好，但也有 6~12 个月包膜仍未形成者。

临床上初期患者除原发感染症状外，一般都有急性全身感染症状。包膜形成以后，上述症状好转或消失，并逐渐出现颅内压增高症状，以后可因脑疝形成或脓肿破裂而使病情恶化。

【影像学表现】

**1. CT 表现** 急性炎症期呈大片边界不清的低密度灶，伴占位效应，增强一般无强化。化脓期表现为大片低密度区内出现更低密度坏死灶，呈轻度不均匀性强化。包膜形成期，平扫脓肿壁为等密度环，完整、光滑、均匀，或多房分隔，内为低密度并可有气泡影，脓肿壁呈环形强化（图 8-47）。

**2. MRI 表现** 急性炎症期 $T_2WI$ 见皮层下局部高信号，边界不清楚，增强扫描病灶呈结节状或片状强化。随病程进展，脓肿壁形成和液化、坏死范围扩大，病变中央部分 $T_1WI$ 呈低信号，$T_2WI$ 呈显著高信号，脓肿壁 $T_1WI$ 表现为中等或稍高信号。DWI 上特征表现为高信号，ADC 图上呈低信号（图 8-48）。

在脓肿晚期，脓肿壁因含纤维成分表现为 $T_2WI$ 中等或稍低信号。增强扫描脓肿壁均匀环形强化，中央液化坏死部分不强化。

【诊断与鉴别要点】

典型脑脓肿，CT 平扫显示等密度或高密度的环壁，也可仅显示低密度影。增强扫描强化明显，环壁完整、光滑、薄而均匀，结合局部或全身感染症状，是脑脓肿的诊断要点。DWI 上特征表现为高信号，表观弥散系数（ADC）图上呈低信号，可同星形细胞瘤、脑转移瘤、放射性脑坏死、脑内血肿吸收期、手术后残腔等多数环形强化病变鉴别。

## 二、脑寄生虫病

脑囊虫病（cerebral cysticercosis）是最常见的脑寄生虫病。为猪带绦虫的囊尾蚴寄生于脑内引起的脑病。人误食绦虫卵或节片后，被胃液消化并孵化出蚴虫，经肠道血流而散布于全身寄生，脑囊虫病为其全身表现之一。

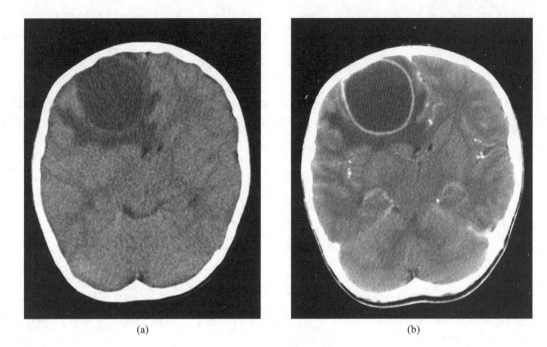

(a)　　　　　　　　　　　　　　　　(b)

**图 8-47　脑脓肿 CT 表现**

（a）CT 平扫示右侧额叶大片状低密度灶；（b）CT 增强示右额叶一薄壁强化影，其内低密度影无强化，脓肿壁周围见明显水肿及占位效应

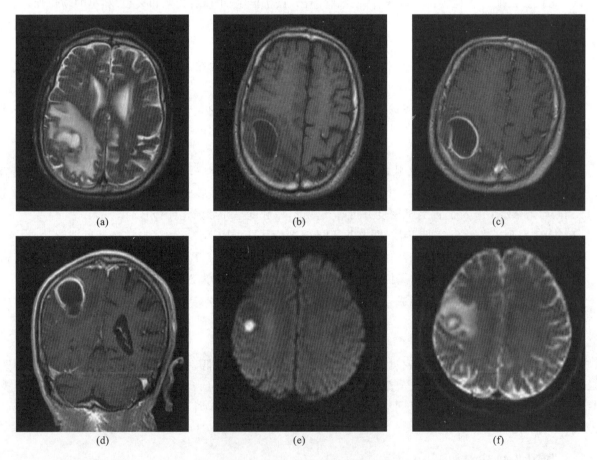

(a)　　　　　　　　　　(b)　　　　　　　　　　(c)

(d)　　　　　　　　　　(e)　　　　　　　　　　(f)

**图 8-48　脑脓肿 MRI 表现**

（a）T$_2$WI；（b）T$_1$WI；（c）横断面增强扫描；（d）冠状面增强扫描；（e）DWI 图；（f）ADC 图

**【病理与临床】**

　　蚴虫在脑内发育成含囊衣的头节，在脑内形成囊泡，囊泡内有液体和白色头节。虫体死亡，则由炎性

细胞包裹,外侧是富含血管的胶原纤维形成的肉芽肿。后期死亡虫体发生钙化。根据病变部位不同可分为:①脑内囊虫病(脑实质型):囊泡多位于皮层及基底核,可从数个到数百个,甚至更多,大小为5～10 mm。②脑室内囊虫病(脑室型):囊泡游离或附在室管膜上,直径为10～20 mm,可形成梗阻性脑积水。③蛛网膜下腔内囊虫病(脑膜型):囊泡位于蛛网膜下腔或脑底,形成脑膜粘连或阻塞脑脊液循环通路。

临床症状复杂多变,主要有意识丧失、精神障碍及各种类型的癫痫发作,颅内高压、脑积水等;查体可触及皮下结节。囊虫补体结合试验多呈阳性。

**【影像学表现】**

**1. CT表现**

(1)脑实质型:急性脑实质型表现为幕上半球广泛密度减低,多位于白质,全脑肿胀,脑沟窄,脑室小,增强扫描不强化。多发小囊型为双侧大脑半球区见散在小圆形或卵圆形低密度影,直径为5～10 mm,其内可见小结节状致密影,为囊虫头节,增强扫描无强化。多发结节或环形强化型表现为散在不规则低密度影,增强扫描时低密度影出现结节或环形强化,直径为3～5 mm。多发钙化型为8个月后囊虫死亡,囊液吸收,虫体机化和钙化,CT平扫显示单发或多发,有1～2 mm致密圆点样钙化头节。

(2)脑室型:脑囊虫寄生于脑室内,第四脑室多见,其次为第三脑室,侧脑室很少,亦可在室间孔和第四脑室侧隐窝。典型者不钙化,密度与脑脊液相仿,增强扫描不强化。脑室形态异常或者脑室局限性不对称扩大,形成梗阻性脑积水。

(3)脑膜型:脑囊虫寄生在蛛网膜下腔,单发或多发,偶尔呈葡萄串样。囊液与脑脊液相似,不强化,无钙化,仅根据患处脑脊液间隙扩大和积水征象诊断。脑囊虫脑膜炎使脑膜增厚、粘连,导致脑积水,并有不同程度的脑膜强化。

**2. MRI表现**

脑实质型脑囊虫病MRI表现有一定特征,多呈圆形,大小为2～8 mm的囊性病变,其内有偏心的小点状影附在囊壁上,代表囊虫头节。小囊主体呈$T_1WI$低信号,$T_2WI$高信号,其内偏心头节呈$T_1WI$高信号,$T_2WI$低信号。囊壁和头节有轻度强化。囊虫死亡时,头节显示不清,周围水肿加剧,占位明显,增强环厚度增加。可出现"白靶征",即在$T_2WI$上囊肿内囊液呈高信号,而囊壁及囊内模糊不清的头节呈低信号,低信号为囊虫逐渐纤维化、机化和钙化。"黑靶征"是指$T_2WI$囊肿内除有一点状高信号外,均呈低信号。脑室、脑沟和脑池的囊虫为2～8 mm的小圆形,呈$T_1WI$低信号,$T_2WI$高信号(图8-49),常见不到头节,对邻近脑实质有光滑压迹。有的呈大囊病变,见分叶、间隔,偶见头节位于边缘。

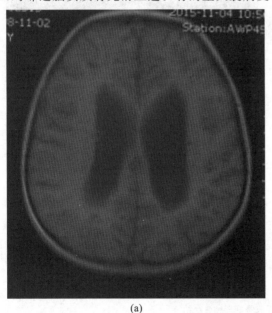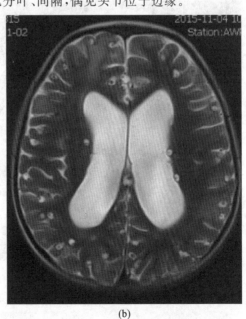

(a)　　　　　　　　　　　　　　　　(b)

**图8-49　脑囊虫病MRI表现**

双侧幕上半球皮层下多发圆形异常信号影;(a)$T_1WI$为低信号;(b)$T_2WI$为高信号,其内见低信号

【诊断与鉴别要点】

临床表现多种多样,主要有癫痫发作、颅内高压表现、精神异常和脑膜刺激征等,有绦虫病史和皮下结节,囊虫补体结合试验呈阳性。鉴别诊断:①脑实质型需和下列病变鉴别,多发性硬化、多发性脑梗死、皮层下动脉硬化性脑病。②单发大囊型需与表皮样囊肿、蛛网膜囊肿、脑穿通畸形、脑转移瘤及脑脓肿等鉴别。

(于 勇)

#  第八节 颅脑先天畸形

## 一、结节性硬化

结节性硬化(tuberous sclerosis)又称为 Bourneville 病,以不同器官错构瘤为特点,是一种常染色体显性遗传性神经皮肤综合征。男女比例约为 2:1。

【病理与临床】

病理特征主要为皮质结节、白质内异位细胞团和脑室内小结节。可阻塞脑脊液通路形成脑积水。易伴发室管膜下巨细胞型星形细胞瘤,亦可伴有视网膜错构瘤及其他内脏肿瘤。皮脂腺瘤常见于面部皮肤。

临床表现为癫痫、智力障碍和面部皮脂腺瘤。皮肤改变主要为棕色痣,常有多发皮脂腺瘤,可并发纤维瘤、先天性视网膜肿瘤和多指及并指畸形等。

【影像学表现】

**1. CT 表现** 位于双侧室管膜下与脑室周围多发的结节或钙化,呈类圆形或不规则形(图 8-50)。少数合并有室管膜瘤、巨细胞型星形细胞瘤。

**2. MRI 表现** 早期脑皮质形态不正常,以后出现皮、髓质界限不清。较大的结节在 $T_1WI$ 呈中等或低信号,$T_2WI$ 高信号,有时结节周围有厚薄不一的高信号环包绕。

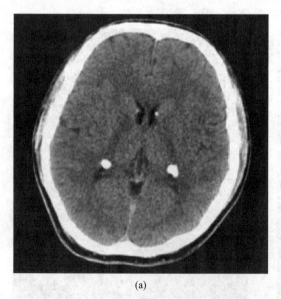
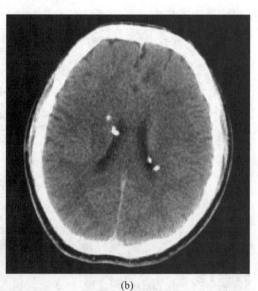

(a)      (b)

**图 8-50 结节性硬化 CT 表现**

室管膜下与脑室周围多发类圆形钙化小结节

【诊断与鉴别要点】

根据癫痫、智力障碍和面部皮脂腺瘤等临床特点,结合影像学表现特征,诊断不难。应与脑囊虫病鉴别,后者钙化或非钙化的结节或小囊多见于脑实质,偶尔可在脑室形成囊肿,两者仍可区分。

## 二、胼胝体发育不全

胼胝体发育不全(agenesis of corpus callosum)是常见的先天性颅脑发育畸形,常合并中枢神经系统其他发育畸形。

【病理与临床】

胼胝体发育不全包括胼胝体部分缺如和胼胝体完全缺如,可表现为单纯的胼胝体发育异常,也可伴有其他的脑发育异常,如脑脂肪瘤、灰白质异位、Chiari畸形、Dandy-Walker综合征、视隔发育不全等脑发育畸形。

临床上部分患者无明显症状,或仅有视觉障碍、触觉定位障碍等表现,严重者主要表现为癫痫、痴呆、发育迟缓等症状,并且随着年龄增长,智力发育迟缓表现越明显。

【影像学表现】

**1. CT表现** 双侧侧脑室分离,侧脑室后角明显扩张,形成典型的蝙蝠翼状侧脑室外形。第三脑室扩大上移,插入双侧侧脑室体部之间。严重者扩大上移的第三脑室可达两侧大脑半球纵裂的顶部。合并脂肪瘤时,CT值呈负值。

**2. MRI表现** 矢状面显示胼胝体最为清楚,正中矢状面可显示胼胝体缺如部位及程度,其中体部及压部发育不良及缺如较常见。横断面及冠状面图像上可见双侧侧脑室分离,侧脑室后角扩张,第三脑室扩大上移(图8-51)并插入双侧侧脑室体部之间。合并脂肪瘤时,$T_1WI$、$T_2WI$均呈高信号。

【诊断与鉴别要点】

依据CT及MRI图像胼胝体显示情况及双侧侧脑室分离、第三脑室扩大上移等征象,可诊断胼胝体发育不全。

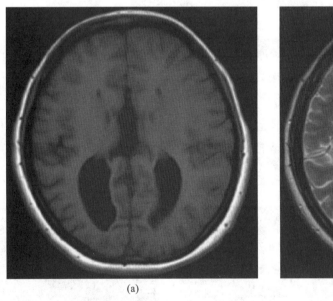
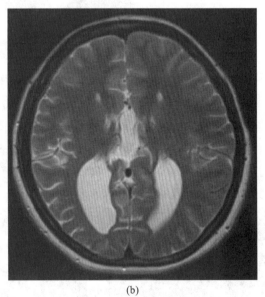

(a)　　　　　　　　　　　　(b)

**图 8-51 胼胝体完全缺如 MRI 表现**

$T_1WI$(a)和 $T_2WI$(b)显示双侧侧脑室分离,后角明显扩大,第三脑室扩大上移

## 三、蛛网膜囊肿

蛛网膜囊肿(arachnoid cyst)是脑脊液在脑外的异常局限性积聚。分为原发性、继发性两种,原发性蛛网膜囊肿为蛛网膜先天发育异常所致,小儿多见;继发性蛛网膜囊肿多由外伤、感染、手术等原因所致。

【病理与临床】

囊壁多由透明而富有弹性的薄膜组成,囊壁通常较薄,囊内充满清亮透明的脑脊液。原发性蛛网膜囊肿多属蛛网膜内囊肿,囊肿与蛛网膜下腔不交通,好发于外侧裂池、大脑半球凸面、鞍上池及枕大池,极少发生于脑室内。继发性蛛网膜囊肿其囊腔多数情况下与蛛网膜下腔之间有狭窄的通道相连,囊腔实际上是蛛网膜下腔的局部扩大,多见于较大的脑池处,如鞍上池、枕大池、外侧裂池和四叠体池等。囊肿可推压邻近脑组织和颅骨,致颅骨变薄、膨隆,原发性者尚可导致脑发育畸形。

临床上部分患者无任何症状,部分患者可出现与其他颅内占位性病变相似的表现,如轻瘫、癫痫发作等。

【影像学表现】

**1. CT 表现** 平扫蛛网膜囊肿表现为局部脑池或脑裂扩大,囊肿内容物与脑脊液密度完全一致,囊壁较薄,CT 常无法显示。增强扫描囊液、囊壁均无强化(图 8-52)。囊肿较大时局部颅骨可受压变薄、膨隆,局部脑组织受压移位,甚至萎缩。

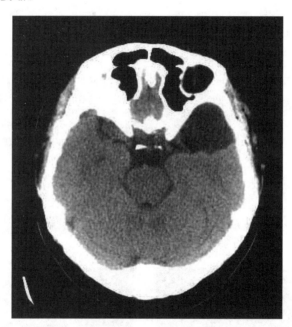

**图 8-52 蛛网膜囊肿 CT 表现**

左侧颞极囊液性低密度灶

**2. MRI 表现** 蛛网膜囊肿 $T_1WI$ 呈椭圆形低信号,$T_2WI$ 呈高信号,水抑制 $T_2WI$ 呈低信号,FLAIR 呈低信号,与脑脊液信号完全一致(图 8-53)。但当囊液内蛋白质和脂类成分较高时,在 $T_1WI$ 和 $T_2WI$ 上信号均可稍高于正常脑脊液。蛛网膜囊肿囊壁较薄,MRI 常无法显示。由于 MRI 可以多轴位观察并且无骨伪影干扰,对中线和颅后窝囊肿显示更佳。

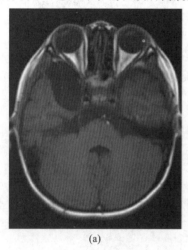 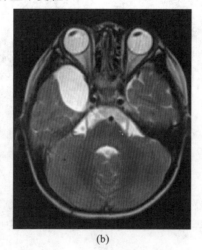 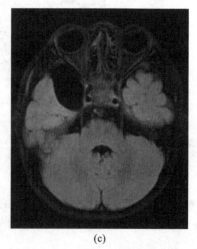

(a)             (b)             (c)

**图 8-53 蛛网膜囊肿 MRI 表现**

(a) $T_1WI$ 示右侧颞极呈椭圆形低信号;(b) $T_2WI$ 呈高信号,与脑脊液信号一致;(c) FLAIR 呈低信号

【诊断与鉴别要点】

根据上述影像学表现,CT 和 MRI 不但可以明确囊肿的性质、部位、大小,还可以了解病灶对周围组织的侵犯情况。在鉴别诊断上,鞍上池的囊肿需与第三脑室扩大鉴别,颅后窝蛛网膜囊肿需与颅后窝肿瘤,如血管网状细胞瘤、表皮样囊肿等鉴别。根据各自的密度、信号及增强情况,鉴别诊断不难。

## 四、先天性脑积水

先天性脑积水(congenital hydrocephalus)又称为婴儿性脑积水(infantile hydrocephalus)。多种病因均可导致先天性脑积水,以先天性畸形如中脑导水管狭窄及闭塞、小脑扁桃体下疝及第四脑室中孔或侧孔闭锁为最常见的病因。

【病理与临床】

正常情况下颅内脑脊液是不断地产生和吸收的,保持着动态平衡,若出现产生过多和(或)吸收回流障碍,则脑室系统和(或)蛛网膜下腔将积聚大量的脑脊液而扩大,形成脑积水。

临床典型表现为进行性头围增大、颅缝增宽、头皮静脉怒张、落泪眼、智力障碍,颅骨透光试验呈阳性。多数在 1 岁内死亡。

【影像学表现】

**1. CT 表现** 脑室系统扩大,以幕上脑室系统为主,双侧侧脑室前后角变钝,周围脑白质密度减低(间质性脑水肿)。额叶、顶叶、颞叶脑实质几乎完全消失或极少残留。部分枕叶、基底节及丘脑保存,大脑镰结构正常存在。

**2. MRI 表现** 脑室系统扩大,呈水样信号,$T_1WI$ 低信号,$T_2WI$ 高信号,大脑镰、基底节、小脑及脑干结构正常(图 8-54)。

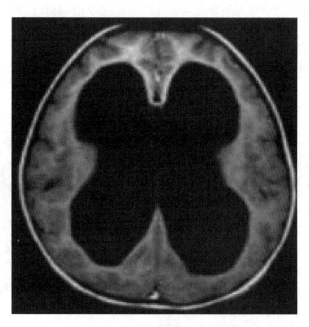

**图 8-54 先天性脑积水 MRI 表现**

【诊断与鉴别要点】

根据临床表现及影像所见,诊断先天性脑积水不难。本病需与重度脑积水以及脑严重缺氧鉴别:①重度脑积水:重度脑积水时,脑室极度扩张,脑实质极度变薄,但仍可见脑室的轮廓,枕叶实质变薄,而先天性脑积水大脑结构几乎完全消失,无脑室残留征象,枕叶一般相对完整。②脑严重缺氧:CT 平扫表现为脑组织密度降低,但仍高于脑脊液的密度,脑室轮廓基本保持。

(于 勇)

# 第九节　脊髓和椎管内病变

## 一、椎管内肿瘤

椎管内肿瘤大致可分为脊髓内肿瘤及脊髓外肿瘤,其中脊髓内肿瘤主要包括脊髓星形细胞瘤及脊髓内室管膜瘤,脊髓外肿瘤主要包括脊髓外神经源性肿瘤及转移瘤。

### (一)脊髓星形细胞瘤

【病理与临床】

神经上皮性肿瘤占所有脊髓肿瘤的 9.5%～22.5%,其中 36%～54% 为星形细胞瘤。脊髓星形细胞瘤的发病高峰年龄是 30～40 岁。常见于胸髓,与室管膜瘤不同的是,星形细胞瘤在低位胸髓及腰髓的发生率较低,很少位于终丝。脊髓星形细胞瘤由星形细胞构成,这些细胞可分化良好或发生间质变性,75%～92% 的成人脊髓星形细胞瘤为良性病变。

患者可出现病变局部或远处疼痛、步态艰难、膀胱功能障碍等。

【影像学表现】

**1. CT 表现**　平扫可见脊髓不规则增粗,病变呈稍低密度,边界多不清晰,难以提供更多诊断信息。

**2. MRI 表现**

(1)平扫:病变常累及多个脊髓节段,严重者可累及整个脊髓,脊髓显著增粗,$T_1WI$ 肿瘤呈稍低信号,当肿瘤内发生坏死囊变时,$T_1WI$ 呈更低信号。$T_2WI$ 肿瘤呈稍高信号,周围水肿信号呈明显高信号,由于肿瘤浸润生长且无包膜,因此与脊髓的分界常不清晰(图 8-55(a)、图 8-55(b))。肿瘤还可继发脊髓空洞形成,空洞位于肿瘤两端,呈 $T_1WI$ 低信号、$T_2WI$ 高信号。

(2)增强扫描:肿瘤强化多不均匀,但至少某一部分出现强化,肿瘤部分可即刻出现强化,坏死、囊变部分表现为延迟强化(图 8-55(c)、图 8-55(d))。

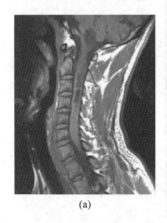 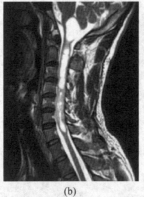 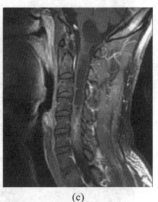 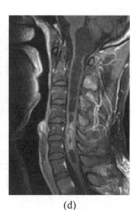

(a)　　　　　　　(b)　　　　　　　(c)　　　　　　　(d)

**图 8-55　脊髓星形细胞瘤 MRI 表现**

(a)、(b)平扫显示 $T_1WI$ 和 $T_2WI$ 颈段脊髓显著增粗,其内见不规则异常信号影,边界不清晰;(c)、(d)增强扫描呈斑片状显著强化,其上下方脊髓内见多发不规则囊性信号影,为脊髓空洞形成

【诊断与鉴别要点】

脊髓星形细胞瘤需与急性脊髓炎鉴别,鉴别要点:脊髓星形细胞瘤多呈缓慢生长,肿瘤范围长时脊髓增粗多较显著,外缘可不规则,凹凸不平;急性脊髓炎病变范围长,肿胀多较轻,均匀一致,外缘光整。脊髓星形细胞瘤容易出现肿瘤囊变或近端和远侧脊髓空洞,说明其生长缓慢,而急性脊髓炎不出现这些合并征象。增强扫描时脊髓星形细胞瘤的实质部分强化显著,而急性脊髓炎一般不强化或呈轻度斑片状强化。发病急、病程短、病变范围长是诊断急性脊髓炎的有力依据,再结合临床有发热、感冒和腹泻等前驱症状,一般鉴别诊断不难。

脊髓星形细胞瘤还需与脊髓内室管膜瘤鉴别,脊髓内室管膜瘤信号常不均匀,而脊髓星形细胞瘤的信号多非常均匀;脊髓星形细胞瘤常见于胸髓,而脊髓内室管膜瘤多见于终丝。

### (二)脊髓内室管膜瘤

**【病理与临床】**

脊髓内室管膜瘤发病年龄为 40~50 岁,平均年龄为 37 岁,男女比例为 3：2。好发于下段胸髓、圆锥、终丝。室管膜细胞内衬在脊髓中央管及中枢神经系统内表面的残留体上,因此,室管膜瘤多位于脊髓中央管,并呈离心性生长。尽管脑内室管膜瘤常出现钙化,但脊髓内室管膜瘤钙化并不常见。

**【影像学表现】**

**1. CT 表现** 平扫见脊髓外形不规则膨大增粗,肿瘤部分的密度通常低于正常脊髓,与硬膜囊密度相似。肿瘤密度也可与脊髓相等,肿瘤可充满椎管,甚或压迫椎体附件骨质引起椎管扩大。

**2. MRI 表现**

(1)平扫:MRI 可反映肿瘤不均匀的病理改变。MRI 平扫显示脊髓增粗,或直接显示肿块,$T_1WI$ 呈中等信号或低信号,$T_2WI$ 呈典型的不均匀信号,肿瘤实质部分呈稍高信号,囊变部分呈明显高信号(图 8-56)。

(2)增强扫描:室管膜瘤出现显著不规则强化,病变边界清晰。囊性部分可为肿瘤内部坏死液化所致,也可为肿瘤近端或远侧脊髓空洞形成。前者因囊内蛋白质含量高,$T_1WI$ 常高于脑脊液,增强扫描时囊壁可强化,后者信号同脑脊液,增强扫描时囊壁不强化。

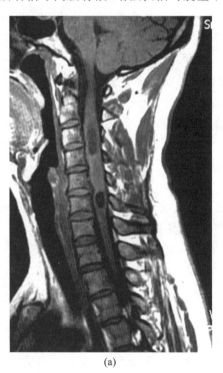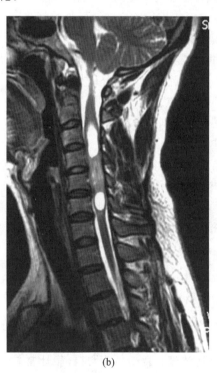

(a)                                    (b)

**图 8-56 脊髓内室管膜瘤 MRI 表现**

(a)、(b) MRI 平扫矢状面示颈 2~6 椎体水平脊髓不均匀增粗,其内多发不规则异常信号及囊性病变,$T_1WI$ 上呈低信号,$T_2WI$ 上呈高信号

**【诊断与鉴别要点】**

脊髓内室管膜瘤首先应与急性脊髓炎鉴别,鉴别要点:脊髓内室管膜瘤多呈缓慢生长,肿瘤范围长时脊髓显著增粗且边缘不规则,而急性脊髓炎病变范围长,而肿胀多较轻,均匀一致,外缘光整。脊髓内室管膜瘤容易出现肿瘤囊变或近端和远侧脊髓空洞,说明其为缓慢生长,而急性脊髓炎不出现这些合并征象。增强扫描时脊髓内室管膜瘤的实质部分强化显著,而急性脊髓炎一般不强化或呈轻度斑片状强化。发病急、病史短、病变范围长是诊断急性脊髓炎的有力依据,再结合临床有发热、感冒和腹泻等前驱症状,一般鉴别诊断不难。

脊髓内室管膜瘤与脊髓星形细胞瘤的鉴别要点:①脊髓内室管膜瘤好发于下段胸髓、圆锥、终丝,脊髓星形细胞瘤多见于上段胸髓。②脊髓星形细胞瘤多位于脊髓的偏心部位,特别是脊髓背侧,而脊髓内室管膜瘤多位于脊髓正中。③脊髓内室管膜瘤比脊髓星形细胞瘤更容易出血。④由于室管膜瘤周围有假包膜,应用薄层扫描可显示肿瘤与脊髓的分界面,而脊髓星形细胞瘤为浸润生长,与脊髓无明显分界。

### (三)脊椎外神经源性肿瘤

**【病理与临床】**

脊髓外神经源性肿瘤主要分为神经纤维瘤和神经鞘瘤。神经纤维瘤起源于神经纤维母细胞,含有纤维组织成分,可发生在脊髓的各个节段,以腰段稍多见,颈胸段次之,肿瘤多单发。神经鞘瘤起源于施万细胞,因此又称施万细胞瘤。

**【影像学表现】**

**1. CT 表现**

(1)平扫:呈圆形或类圆形实质性密度影,脊髓受压移位。肿瘤易沿椎间孔向外生长,引起椎间孔扩大,椎弓根骨质吸收或破坏,肿瘤表现为哑铃状,为本病的特征性改变。

(2)增强扫描:肿瘤呈中等均匀强化。神经鞘瘤可发生囊变,囊变部分呈低密度,增强扫描呈环形强化。

**2. MRI 表现**　MRI 检查明显优于 CT。

(1)平扫:肿瘤常位于脊髓前外侧方,边界清楚、光滑,少数肿瘤上下范围较大,同时累及数个神经根,此时肿瘤呈长方形或长条形。肿瘤可沿神经走行向外生长,呈不规则状或哑铃状,椎间孔扩大。神经纤维瘤 $T_1WI$ 常呈稍低信号,神经鞘瘤 $T_1WI$ 可呈中等信号、稍高信号或稍低信号,$T_2WI$ 神经纤维瘤和神经鞘瘤均呈稍高信号。发生囊变的神经鞘瘤 $T_1WI$ 呈低信号,$T_2WI$ 呈高信号。

(2)增强扫描:肿瘤实质部分呈显著均匀强化。囊变的神经鞘瘤增强扫描呈环形强化。

**【诊断与鉴别要点】**

主要与脊膜瘤鉴别。脊膜瘤常见于胸段,常位于脊髓背侧,钙化多见,很少呈哑铃状表现,但有时鉴别诊断较困难。

神经纤维瘤有时还需与严重的椎间盘突出鉴别。在增强 CT 或增强 MRI 扫描时,肿瘤呈均质显著强化,而突出的椎间盘组织不强化或仅呈环形强化。

神经鞘瘤囊变与椎管内脓肿鉴别困难,两者均呈环形强化,影像学表现类似,但囊变的神经鞘瘤通常病程很长,而椎管内脓肿为急性病变,病程短,可有发热、白细胞增多等感染症状。

### (四)转移瘤

**【病理与临床】**

转移瘤可位于脊髓内、脊髓外硬膜下和硬膜外。脊髓内转移瘤最常见于胸段,其次是颈段和腰段。病变可累及脊髓的某一段,也可同时累及多段脊髓。

**【影像学表现】**

**1. 脊髓内转移瘤**　脊髓显著增粗,瘤灶常较局限,周围水肿常较严重。CT 平扫呈等密度或稍高密度,增强扫描肿瘤实质部分明显均匀强化。MRI 示 $T_1WI$ 瘤灶呈低、中等信号,$T_2WI$ 呈高信号,瘤周水肿呈 $T_1WI$ 低信号,$T_2WI$ 高信号(图 8-57),增强扫描呈均质显著强化,境界清楚。

**2. 脊髓外硬膜下转移瘤**　表现为硬膜下肿块,CT 平扫呈等密度,MRI 示 $T_1WI$ 呈中等信号或稍低信号,$T_2WI$ 呈高信号,增强扫描时肿瘤显著强化。

**3. 硬膜外转移瘤**　常伴邻近椎体附件骨的转移,CT 扫描可清楚显示椎体及附件的骨质破坏,多呈溶骨性破坏,破坏区内骨结构消失,其内软组织肿块并向椎管内浸润,肿块边缘常不规则,脊髓受压移位。MRI 对椎管内侵犯情况的判断明显优于 CT,骨质破坏部分 $T_1WI$ 比正常骨髓信号低,$T_2WI$ 比正常骨髓信号高。侵犯到硬膜外间隙之软组织肿块,信号变化基本与骨质破坏部分相同,可比较局限,也可向上下延伸。增强扫描时肿瘤部分均匀强化。少数硬膜外转移瘤无骨的改变,通过血行转移直接转移到硬膜外间隙,多见于胸段,因无相应椎体附件骨质的改变,故 CT 常难以发现。MRI 表现则有一定的特征性,矢

状面 $T_1WI$ 肿瘤呈中等信号或稍低信号,呈长梭形,长轴与椎管平行,肿瘤与硬膜外高信号脂肪形成明显对比,容易观察。$T_2WI$ 转移瘤常呈中等稍高信号。增强扫描时肿瘤均匀显著强化。

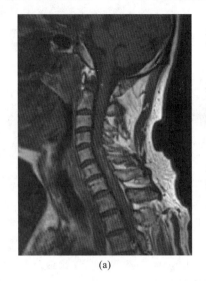 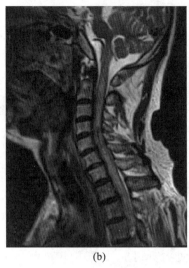 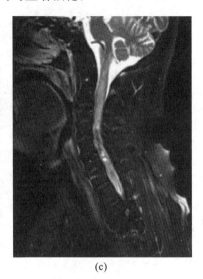

(a)　　　　　　　　　　　　　　(b)　　　　　　　　　　　　　　(c)

**图 8-57　脊髓内转移瘤 MRI 表现**

颈髓不均匀增粗,其内见不规则异常信号影。

$T_1WI$ (a)瘤体呈低信号,瘤内出血呈高信号;$T_2WI$ (b)及 $T_2WI$ 压脂(c)瘤体呈高信号,瘤内出血呈低信号

【诊断与鉴别要点】

脊髓内单发转移瘤需与硬膜外海绵状血管瘤鉴别,后者病变形态可以与转移瘤相似,但 $T_1WI$ 常呈稍高信号,$T_2WI$ 常呈很高信号,与转移瘤不同。其次,还需与淋巴瘤鉴别,淋巴瘤好发部位、CT 密度、MRI 信号及增强表现均与转移瘤相似,但淋巴瘤上下范围常很大,且有呈环状生长包绕脊髓的趋势。

## 二、脊髓损伤

脊髓损伤(spinal cord injury)继发于脊柱外伤后,常因椎体及附件压缩性骨折、椎体滑脱、骨碎块压迫所致,好发于颈段和胸腰段脊髓。

【病理与临床】

脊髓损伤在病理上按损伤轻重程度分为脊髓震荡、脊髓水肿、脊髓内出血、脊髓断裂等。临床上又可分为出血性和非出血性损伤,后者仅表现为脊髓水肿和肿胀,预后较好。脊髓横断损伤可为部分性或完全性两种,伴有出血。损伤后期并发症包括脊髓软化、囊变、蛛网膜粘连和脊髓萎缩等。

临床主要表现为损伤平面以下的运动和感觉功能障碍。

【影像学表现】

**1. CT 表现**　平扫可清晰显示椎体及附件骨折、滑脱等。脊髓震荡多无阳性发现,脊髓水肿表现为脊髓膨大,边界模糊,其内密度不均匀,有时可见点状高密度区。脊髓内出血或髓外血肿呈高密度,髓外血肿常使相应脊髓受压移位。增强扫描后三维重建结合 CTM 对神经根撕脱和脊髓横断损伤诊断意义较大,可见对比剂经撕裂的硬膜囊进入撕脱的神经根鞘膜内,CTM 表现为脊髓结构紊乱,高密度对比剂充满整个椎管。

**2. MRI 表现**　可直观显示椎管狭窄与否及脊髓损伤的类型、部位、范围和程度。脊髓震荡 MRI 多无阳性发现。脊髓水肿可见相应范围内脊髓肿胀,$T_1WI$ 信号不均匀,呈低或中等信号,$T_2WI$ 及 FLAIR 均可见不均匀高信号改变,DWI 呈高信号,可显示早期病变。脊髓损伤出血者,急性期表现为髓内或髓外 $T_1WI$ 中等信号、$T_2WI$ 低信号改变,亚急性期 $T_1WI$、$T_2WI$ 及 FLAIR 均呈高信号。$T_2WI$ 可直接观察到神经根撕脱和硬膜囊撕裂的影像学表现。损伤后期脊髓软化、囊变、空洞形成、粘连性囊肿等,$T_1WI$、$T_2WI$ 均呈低信号。脊髓萎缩见脊髓局限性或弥漫性缩小,伴有或无信号异常。

【诊断与鉴别要点】

根据明确的外伤史和典型的 X 线、CT 椎体和附件骨折表现,以及 MRI 脊髓挫伤水肿、出血、断裂等

表现,可作出明确的脊髓损伤的影像学诊断。外伤后期脊髓空洞需与脊髓软化灶及髓内肿瘤囊变鉴别,主要依据外伤史、脊柱骨折等进行鉴别。

(于 勇)

## 本章小结

本章介绍了脑与脊髓的影像学检查技术、正常影像学表现、异常影像学表现和常见疾病影像学表现。

脑疾病诊断介绍了颅脑外伤、脑梗死、脑血肿、神经上皮性肿瘤、脑膜瘤、垂体腺瘤、听神经瘤、脑转移瘤、脑脓肿等。疾病的影像学特点:①脑梗死急性期 CT 表现为片状低密度,MRI 呈 $T_2WI$ 高信号、$T_1WI$ 稍低信号,超急性期 DWI 显著高信号;②脑血肿 CT 呈类圆形高密度,CT 值为 50HU 左右;③星形细胞瘤表现为颅内占位,Ⅰ~Ⅱ级肿瘤多无强化,Ⅲ~Ⅳ级肿瘤强化;④脑膜瘤表现为广基底与骨板或硬膜相连,颅骨增生,脑膜尾征,明显强化;⑤垂体腺瘤为鞍区肿瘤,微腺瘤呈早期低强化,大腺瘤呈雪人征,鞍底下陷;⑥听神经瘤位于桥小脑角区,可见内听道扩张;⑦脑转移瘤多位于皮髓质交界区,结节状或环形强化,环外壁光滑、厚薄不均匀;⑧脑脓肿呈环形强化,外壁模糊,内部 DWI 显著高信号。

脊髓疾病诊断介绍了星形细胞瘤、室管膜瘤、神经鞘瘤、脊髓损伤等。疾病的影像学特点:①脊髓内肿瘤中星形细胞瘤多发年龄为 30~40 岁,累及节段长,强化程度低;脊髓内室管膜瘤好发年龄为 40~50 岁,累及节段短,中等程度强化,多伴有囊变;②脊髓外肿瘤中神经鞘瘤显著强化,易囊变,常呈哑铃形伸出椎间孔;③脊髓损伤多发生于椎体外伤的节段,脊髓形态不规则,$T_2WI$ 信号增高。

## 思考题

1. 试述各影像学检查技术在颅脑和脊髓疾病诊断中的优选原则。
2. 外伤后颅内出血的影像学表现有哪些?
3. 颅底骨折的影像学征象有哪些?
4. 简述脑梗死的 CT 及 MRI 表现。
5. 简述高血压性脑出血不同时期的 CT 及 MRI 表现。
6. 简述脑动静脉畸形的影像学表现。
7. 试述颅内神经上皮性肿瘤的分类及其影像学特点。
8. 简述脑膜瘤的影像学诊断要点。
9. 试述垂体腺瘤与颅咽管瘤的诊断及鉴别诊断。
10. 简述听神经瘤的影像学表现。
11. 简述脑脓肿的影像学表现及鉴别诊断要点。

## 病例分析

病例一

患者,男,45 岁。被车撞伤后昏迷 19 天,呕吐数次,无发热,查体有病理反射,行影像学检查(图 8-58)。

【问题及讨论】

(1) 以上图像分别为何种影像学检查技术下的哪一部位检查?试对图像进行描述。

(2) 指出病变发生部位,初步诊断为什么疾病?试说出诊断依据。

(3) 应与何种疾病鉴别?鉴别要点有哪些?

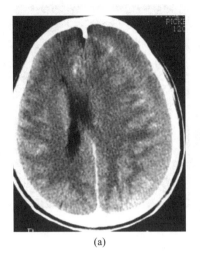 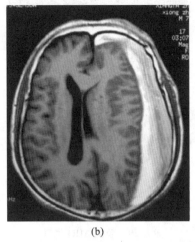 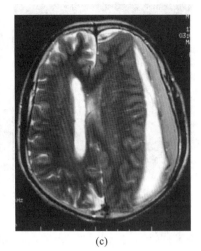

(a)          (b)          (c)

图 8-58 影像学检查表现

病例二

患者，男性，68 岁。突发头痛、呕吐、意识障碍 4 h，患高血压病 10 年，行颅脑 CT 检查（图 8-59）。

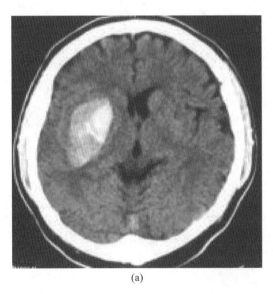 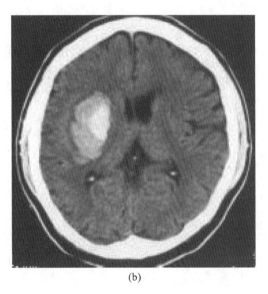

(a)          (b)

图 8-59 颅脑 CT 表现

【问题及讨论】

（1）描述异常影像学表现。

（2）初步诊断为什么疾病？并说明诊断依据。

病例三

患者，男，50 岁。头痛半年。MRI 检查如下（图 8-60）。

【问题及讨论】

（1）指出病变发生部位。

（2）初步诊断为什么疾病？试说出诊断依据。

（3）应与何种疾病鉴别？简要说明鉴别要点。

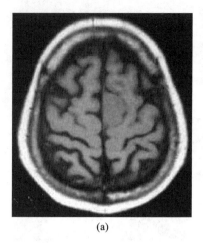

(a)

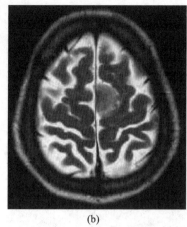

(b)

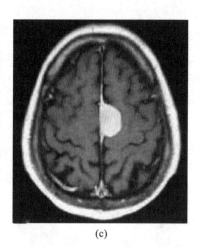

(c)

图 8-60　颅脑 MRI 表现

# 第九章 头 颈 部

## 学习目标

**一、知识目标**

1. 熟悉头颈部常用影像学检查技术。
2. 掌握头颈部正常影像学表现。
3. 熟悉头颈部异常影像学表现。
4. 掌握头颈部常见疾病的影像学表现。
5. 熟悉头颈部常见疾病的病理、临床表现及影像鉴别诊断。

**二、素质目标**

1. 能针对不同的头颈部疾病选择恰当的影像学检查方法。
2. 能观察与分析头颈部常见疾病的影像学征象并作出初步诊断。
3. 具有基本的医患沟通技巧,关心患者,严格遵守影像学检查技术规范。

头颈部主要包括眼与眼眶、耳、鼻与鼻窦、鼻咽部、喉、唾液腺、甲状腺及甲状旁腺等。头颈部常见疾病包括外伤、炎症、肿瘤及先天性异常等。目前 CT、MRI 已成为头颈部的常规影像学检查技术。

## 第一节 眼和眼眶

### 一、影像学检查技术

**(一) X 线检查**

X 线检查可显示眼眶形状及眶骨的改变,主要用于某些先天畸形和眶内高密度异物的判断;泪囊、泪道造影主要用于了解泪囊的形态、大小,泪道是否堵塞和堵塞的程度及部位;数字减影血管造影主要用于各种动静脉畸形、动脉瘤、动静脉瘘的诊断及介入治疗。

**(二) CT 检查**

CT 的应用明显增加了眼部病变的诊断范围,能显示眼球和眼眶病变的大小、位置和结构,尤其是骨质的变化,也能准确显示眼眶骨折的直接、间接征象,以及进行异物定位。

常规采用横断面和冠状面扫描,层厚为 3～5 mm,范围包括全部眼眶,用软组织窗观察。外伤时采用 HRCT 扫描技术,层厚为 2 mm,并行骨算法重建,用骨窗观察。怀疑占位时可行 CT 增强扫描。目前,眼眶多层螺旋 CT 检查已经成为常规的影像学检查技术,由于采集的数据是容积数据,可以利用计算机后处理技术实现一次采集数据后,进行横断面、冠状面和斜矢状面重建及三维重建。

**(三) MRI 检查**

MRI 的特点是多参数、多方位成像,对软组织病变的显示优于 CT,适合诊断眼球及眼眶肿瘤和肿瘤样病变、视网膜脱离、眼肌病变及视神经病变等。

临床应用影像学检查的原则：①横断面及冠状面同时观察，MRI 检查还要再行斜矢状面观察（与视神经走行一致）。②CT 薄层扫描时，层厚最佳为 2 mm。采用软组织窗及骨窗同时观察病变情况。③MRI 检查时使用脂肪抑制技术，更有利于病变显示，特别是增强后 $T_1$WI 联合脂肪抑制技术。④眼眶病变需要增强扫描，特别是动态扫描，客观地显示病变的血供情况，有利于病变的定性诊断。⑤根据临床情况，合理、有序地选择影像学检查方法。

## 二、正常影像学表现

### （一）正常 X 线表现

眼眶后前位显示双侧眼眶呈圆形或钝圆形，眼眶壁结构包括眼眶四壁、眶上裂、蝶骨大翼、蝶骨小翼等。眼眶侧位可见两侧结构重叠，主要显示眼眶顶壁、底壁。目前眼眶 X 线检查已很少应用，基本被 CT 所取代。

### （二）正常 CT 表现

**1. 横断面** 主要显示眶壁、眼球、球后脂肪、眼外肌、视神经等（图 9-1）。

（1）眶壁：内下壁薄，外壁最厚，上壁厚薄不均匀。

（2）眼球：眼环呈均匀浓白色环，厚约为 1 mm。晶状体呈梭形均匀高密度影，前方为房水，呈均匀低密度；后方为玻璃体，呈均匀低密度。

（3）球后脂肪：为球后锥形低密度区，密度均匀，其内可见视神经及血管等结构。

（4）视神经：自球后极中央至眶锥中央，粗细均匀，为 3～4 mm。

（5）眼外肌：呈等密度，其厚度因部位不同而异，肌腹处最厚。

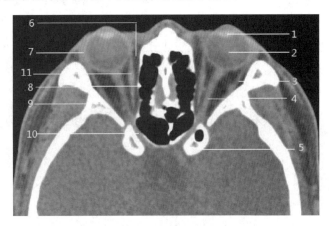

**图 9-1 正常眼部 CT 解剖（横断面）**

1-晶状体；2-玻璃体；3-外直肌；4-视神经；5-前床突；6-泪囊；7-泪腺；8-眼眶内壁；

9-眼眶外壁；10-视神经管；11-内直肌

**2. 冠状面** 分为眼球赤道层面和球后层面。

（1）眼球赤道层面：主要对上直肌及其上方的提睑肌、下直肌及其下方的下斜肌以及眼眶外上方的泪腺显示清晰。此外，对眶骨四周的轮廓结构显示亦清晰。

（2）球后层面：可见四条直肌及上斜肌围成的肌锥内间隙，中间有视神经通过，可清晰显示其位置、形态、大小和密度；同时可见眼动脉和眼上静脉的正常影像（图 9-2）。

### （三）正常 MRI 表现

MRI 图像上，眶壁骨皮质无信号，呈黑色；骨松质因含脂肪呈高信号；眼外肌、视神经、眼环及晶状体呈中等信号；前房及玻璃体 $T_1$WI 呈低信号、$T_2$WI 呈高信号；球后脂肪呈高信号，应用脂肪抑制技术后呈低信号。

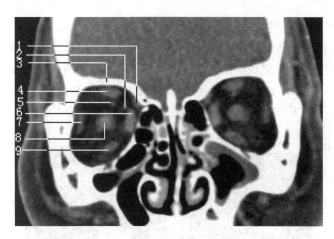

**图 9-2 正常眼部 CT 解剖(球后层面)**

1-上斜肌;2-眼上静脉;3-眼眶上壁;4-上直肌;5-眼上动脉;6-内直肌;7-外直肌;8-视神经;9-下直肌

### 三、异常影像学表现

**1. 形态与大小异常** CT 和 MRI 检查均可观察眼眶形态及大小改变,通常可提示眼部外伤、畸形、肿瘤等病变的存在。

**2. 密度或信号异常** CT 可显示眶内异常密度。低密度提示含脂肪性病变、积气或表皮样囊肿等;等密度多见于炎性或肿瘤性病变;高密度见于骨瘤,钙化可见于视网膜母细胞瘤。MRI 可显示眶内信号异常,眶内大部分病变呈 $T_1WI$ 低信号,$T_2WI$ 高信号;脉络膜黑色素瘤 $T_1WI$ 呈高信号,$T_2WI$ 为低信号;表皮样囊肿或皮样囊肿因含脂类成分,$T_1WI$ 及 $T_2WI$ 均呈高信号,行脂肪抑制扫描后信号强度减低。

**3. 位置异常** 眼球突出见于球后占位性病变、外伤后出血、甲状腺眶病及颈动脉海绵窦瘘等,体位性眼球突出见于脉管性病变;眼球内陷多见于爆裂骨折或眶内静脉曲张;眼外肌或视神经位置异常时,可根据移位方向判断病变的位置或起源。

**4. 眶壁骨质异常** 包括骨质中断、骨质破坏和骨质增生。骨质中断为外伤骨折所致;骨质破坏提示眶内、眶周恶性肿瘤或转移瘤;骨质增生多见于骨纤维异常增殖症、脑膜瘤或炎性病变。

**5. 眼眶通道异常** 视神经管扩大见于视神经胶质瘤、视神经鞘脑膜瘤或神经纤维瘤病;眶上裂增大见于神经鞘瘤和颈动脉海绵窦瘘。

**6. 肿块** 边界光整、密度均匀的软组织肿块多为良性肿瘤;密度不均匀、边界不规则的肿块提示炎性病变;若伴有骨质破坏,多为恶性肿瘤。血供丰富的病变强化明显,见于炎性病变、恶性肿瘤、血管瘤等;缺乏血供的病变强化不明显,见于黏液囊肿、皮样囊肿或表皮样囊肿等。

**7. 邻近解剖结构改变** 需要注意毗邻结构,如鞍区、颅底、鼻窦是否受累,以利于眶内病变的鉴别诊断。

### 四、眼部外伤

#### (一)眼部异物

眼部异物(ocular foreign body)是临床眼部外伤最常见损伤。异物可直接损害眼球、眶内球后及视神经管等,也可因异物存留造成感染或化学性损伤。

【病理与临床】

眼部异物分类:①按位置分类:眼内异物、球壁异物和眶内异物。②按种类分类:金属异物、非金属异物。金属异物包括磁性异物、非磁性异物;非金属异物包括植物性和非植物性异物。

临床上常有外伤史,主要表现有视力障碍、眼球疼痛等。眶内异物若损伤视神经则表现为视力障碍;若损伤眼外肌可出现复视、斜视和眼球运动障碍等。

【影像学表现】

**1. X 线表现**  平片可显示不透性 X 线异物,表现为高密度致密阴影。

**2. CT 表现**  CT 横断面及冠状面可清晰准确地显示眶内异物。①金属异物表现为极高密度影,CT 值在 2000HU 以上;可有明显的放射状伪影(图 9-3)。②高密度非金属异物包括沙石、玻璃和骨片等,CT 值多在 300HU 以上。③低密度非金属异物包括植物类、塑料类异物等,植物类如木质异物 CT 值为 −199～−50HU;塑料类异物 CT 值为 0～20HU;但对木屑、橡胶、塑料、泥沙等 X 线可透性异物,CT 不易检出。

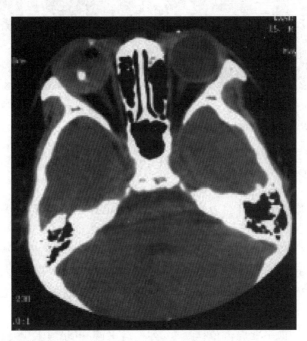

**图 9-3  眼部金属异物 CT 表现**

右眼球内及双眼睑高密度异物影,右眼球玻璃体混浊及积气

**3. MRI 表现**  当怀疑眼内有金属磁性异物时,禁用 MRI 检查,以免异物移动造成二次损伤。因异物缺乏氢质子,MRI 表现为无信号区。MRI 多方向、多参数成像,可显示异物位置及眶内结构与异物的关系,并且能较好地显示颅内并发症,如挫裂伤等。

【诊断与鉴别诊断】

有眼部外伤史,X 线平片或 CT 发现眼眶内异常致密影,即可诊断眼部异物。CT 具有较高的密度分辨率,检出异物敏感性和准确性优于 X 线平片,应作为常规检查。MRI 可显示 X 线及 CT 检查不能显示的植物性异物,对显示眼部异物的并发症优于 CT,可作为补充检查。

(二)眼眶骨折

眼眶骨折(orbital fracture)是头部外伤中的常见病,由直接外力和间接外力所致。

【病理与临床】

眼眶骨折主要是直接暴力打击,当眼部突然遭受打击,骤增的压力经眼球传送至眶壁即可致其骨折,即爆裂骨折。按照受伤机制和骨折类型可分为爆裂骨折、直接骨折和复合骨折。

临床表现为复视,眼部软组织肿胀,眼球内陷或突出,眶内软组织肿胀、出血、视力下降等。

【影像学表现】

**1. X 线表现**  表现为骨壁连续性中断、成角或塌陷变形;可合并患侧鼻窦腔积血而密度增高;眶内侧壁骨折,可致筛窦透光度降低,但对于轻微骨折不易发现,应建议进一步行 CT 检查。

**2. CT 表现**  ①直接征象:眶壁骨质连续性中断、粉碎及移位等改变(图 9-4)。②间接征象:眶内积气;眶内血肿;眼外肌增粗扭曲或移位;筛窦或同侧上颌窦黏膜肿胀;窦腔积液、积血等。

**3. MRI 表现**  主要表现为眼眶骨皮质低信号影连续性中断,显示不如 CT 敏感,但对显示眶内容物

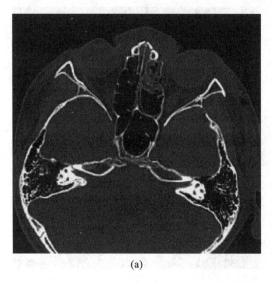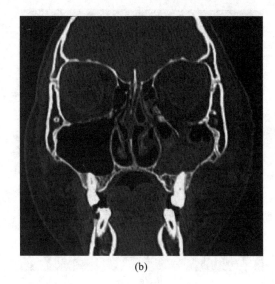

(a)                  (b)

**图 9-4 眼眶骨折 CT 表现**

(a) 横断面骨窗示左侧眼眶内壁骨质不连续,筛窦积液;
(b) CT 冠状面骨窗示左侧眼眶下壁骨质不连续,左上颌窦积液

继发改变及眶内容物有无疝入上颌窦或筛窦内则较直观,还能直接观察视神经情况。

【诊断与鉴别诊断】

只要密切结合外伤史,诊断眼眶骨折一般不难。诊断时要注意不要把眼眶正常结构,如眶下孔或眶内壁的筛前、后动脉走行处及眶壁正常弯曲处误认为骨折。

## 五、甲状腺眶病

甲状腺眶病又称 Graves 病,是一种影响甲状腺、眼肌和皮下软组织的自身免疫性疾病。本病为眼球突出的最常见病因之一,有 15%～28% 单侧眼球突出和 80% 双侧眼球突出。

【病理与临床】

病理改变为眶内脂肪增多、眼外肌间质炎性水肿和淋巴细胞浸润,晚期眼外肌纤维化,肌腱部分不受炎症累及。

临床表现为双侧无痛性突眼,上睑回缩、迟落,眼肌麻痹,部分病例产生复视、眼球突出等症状。

【影像学表现】

**1. CT 表现** 表现为眼外肌增粗,主要为肌腹增粗,附着于眼球壁上的肌腱不增粗,但少数也同时累及眼外肌肌腹和肌腱(图 9-5)。最常累及下直肌,其次为内直肌、上直肌和上睑提肌,偶尔累及外直肌。增强扫描可见受累眼外肌明显强化。

**2. MRI 表现** 受累的眼外肌 $T_1WI$ 呈低信号,$T_2WI$ 呈高信号;晚期眼外肌已纤维化,在 $T_1WI$ 和 $T_2WI$ 均呈低信号。增强扫描显示,病变的早期和中期有轻度至中度强化,晚期眼外肌纤维化时则无强化。

【诊断与鉴别诊断】

眼球突出伴有甲状腺功能亢进症(甲亢)时,临床即可确诊本病。对于甲状腺功能正常的眼型 Graves 病则主要依靠影像学诊断,诊断依据为眼外肌肌腹增粗而附着于眼球壁上的肌腱不增粗,常见双侧受累。CT 横断面上眼外肌增粗可显示为椭圆形肿块,易误诊为肿瘤,需行冠状面 CT 扫描加以区别。应与肌炎型炎性假瘤和颈动脉海绵窦瘘鉴别。

## 六、眼眶炎性假瘤

眼眶炎性假瘤(orbital inflammatory pseudotumor)是一种原因不明的非特异性炎症,是单侧眼球突出的常见原因之一。

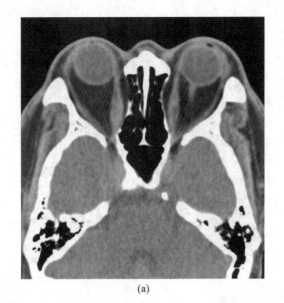
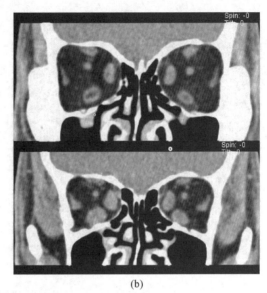

图 9-5 甲状腺眶病 CT 表现

(a) 横断面示双侧眼外肌的内直肌肌腹增粗;(b) 冠状面示双侧多组眼外肌增粗

【病理与临床】

病理上根据炎症累及的范围可分为眶隔前炎型、肌炎型、巩膜周围炎型、视神经束膜炎型、弥漫型、泪腺炎型及肿块型。急性期主要为水肿和轻度炎性浸润,浸润细胞包括淋巴细胞、浆细胞和嗜酸性粒细胞;亚急性期和慢性期为大量纤维血管基质形成,病变逐渐纤维化。

临床上急性期表现为眼周不适或疼痛、眼球转动受限、眼球突出、球结膜充血水肿、眼睑皮肤红肿、复视和视力下降等;亚急性期和慢性期症状和体征可于数周至数月内缓慢发生,持续数月或数年。

【影像学表现】

**1. CT 表现**    根据炎症累及范围分为不同类型:①眶隔前炎型:表现为隔前眼睑组织肿胀增厚。②肌炎型:眼外肌增粗,典型表现为眼外肌肌腹和肌腱同时增粗,以上直肌和内直肌最易受累。③巩膜周围炎型:表现为眼球壁增厚。④视神经束膜炎型:视神经增粗,边界模糊。⑤弥漫型:可为双侧性,病变范围广,典型的 CT 表现为患侧眶内脂肪密度影被软组织密度影取代,形成所谓"冰冻眼眶";眼外肌增粗,泪腺增大,视神经可被病变包绕。⑥泪腺炎型:表现为单侧或双侧泪腺增大,呈椭圆形,可超出眶缘以外,眼球向内下轻度移位。⑦肿块型:表现为边界清楚的软组织密度影,增强扫描呈轻至中度强化。

**2. MRI 表现**    大多数弥漫型淋巴细胞浸润型炎性假瘤在 $T_1WI$ 显示为低或中等信号,$T_2WI$ 为高信号;纤维增生型炎性假瘤 $T_1WI$ 和 $T_2WI$ 均为低信号,且具有一定特异性;混合型炎性假瘤信号强度介于上述两者之间。肿块型炎性假瘤(图 9-6)$T_1WI$ 为中等信号,$T_2WI$ 呈稍高信号,增强扫描肿块呈中度均匀强化。

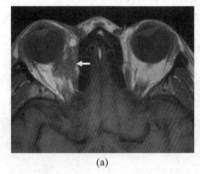
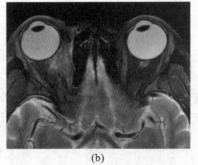
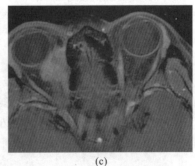

图 9-6 炎性假瘤 MRI 表现(肿块型)

(a) 右眼球后内侧不规则肿块(↑),$T_1WI$ 为中等信号;

(b) 肿块 $T_2WI$ 呈稍高信号;(c) 增强扫描肿块呈中度均匀强化

【诊断与鉴别诊断】

泪腺增大、眼外肌肌腹和肌腱增粗、眼睑软组织肿胀增厚、眶内异常密度或信号影、巩膜增厚和视神经增粗，具有上述任何一项并排除肿瘤病变后即可提示本病。①肌炎型炎性假瘤与甲状腺眶病鉴别：肌炎型眼外肌增粗，外形清楚，以肌腹增厚为主，肌腱附着点正常。②肿块型炎性假瘤与眶内肿瘤鉴别：良性肿瘤多有完整包膜；淋巴细胞浸润型炎性假瘤形态不规则，边界模糊。

## 七、视网膜母细胞瘤

视网膜母细胞瘤（retinoblastoma，RB）为神经外胚层肿瘤，起源于视网膜的神经元细胞或神经节细胞，是儿童最常见的眼球恶性肿瘤，绝大多数见于 3 岁以下婴幼儿。

【病理与临床】

肿瘤起源于视网膜，向玻璃体内或视网膜下生长，多呈灰白色，常有钙化和坏死。肿瘤沿视神经向眶内或颅内扩散较常见，也可直接蔓延到眼眶、眶骨、颅内等；可发生淋巴结转移或血行转移至肺、脑及其他器官。

临床分四期：眼内期、青光眼期、眼外期、全身转移期。主要临床表现为白瞳征，出现斜视、视力逐渐减退甚至丧失；晚期可引起继发性青光眼及球后扩散等。

【影像学表现】

**1. CT 表现** 表现为眼球内圆形或椭圆形软组织密度肿块，密度不均匀，约 95% 的患者肿块内可有团块状或斑片状钙化，钙化是本病的特征性表现（图 9-7）。增强扫描可见肿块轻至中度强化。

肿瘤可直接穿破眼球壁形成球后肿块或沿视神经蔓延致视神经增粗，也可经视神经管侵及颅内。

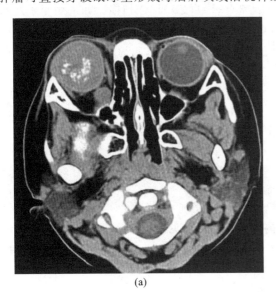 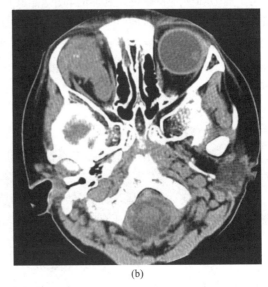

(a)            (b)

**图 9-7 视网膜母细胞瘤 CT 表现**

（a）平扫示右侧眼球内充满软组织密度肿块，内有不规则钙化；（b）右侧视神经增粗

**2. MRI 表现** 在 $T_1WI$ 表现为眼球内形态不规则肿块，信号不均匀，呈低至中高信号不等，在 $T_2WI$ 上呈中等或明显低信号；钙化在 $T_1WI$、$T_2WI$ 上均呈低信号，增强扫描呈不均匀轻至中度强化；若肿瘤内发生坏死，在 $T_2WI$ 上呈片状高信号。

【诊断与鉴别诊断】

钙化和发病年龄是视网膜母细胞瘤的重要诊断依据，婴幼儿眼球内发现钙化性肿块，应首先考虑视网膜母细胞瘤。

（刘 扬）

## 第二节　鼻和鼻窦

### 一、影像学检查技术

#### （一）X线检查

X线平片检查主要显示骨质改变与含气空腔的变化，可作为鼻和鼻旁窦一般性炎症、外伤骨折和有骨质改变的病变的筛查方法，只能观察病变的大致情况，已基本被CT、MRI取代。

**1. 华氏位**　主要用于观察上颌窦、鼻腔及前组筛窦、蝶窦。

**2. 柯氏位**　用于观察前组筛窦及额窦。

#### （二）CT检查

HRCT为鼻腔、鼻窦病变的常规首选影像学检查技术，能准确评估鼻腔、鼻旁窦病变部位、范围、骨质破坏情况、病变与周围重要结构的关系以及颈部淋巴结情况。CT增强扫描可了解病灶血供情况，并且更清晰地显示病灶范围。

#### （三）MRI检查

MRI为CT的重要补充影像学检查技术。检查常规行横断面和冠状面$T_1WI$和$T_2WI$检查，层厚为3～5 mm。疑为肿瘤或肿瘤窦外延伸时，宜行磁共振对比剂（Gd-DTPA）增强扫描。如果病变累及脂肪较多的部位如翼腭窝、眼眶等，同时采用脂肪抑制技术可更好地显示病变范围。MRI检查可较好区分鼻腔、鼻旁窦炎症、肿瘤和纤维瘢痕组织，尤其是对恶性肿瘤的定位、定性极为准确，为鼻腔、鼻旁窦病变最有价值的检查方法。但MRI显示骨质病变和钙化等不及CT敏感。

### 二、正常影像学表现

#### （一）正常X线表现

**1. 鼻骨侧位**　鼻骨呈由后上向前下斜行的条状连续骨影，顶端以鼻额缝与额骨相接。下端因与不显影的软骨相连而呈游离缘。

**2. 华氏位**　鼻窦内含气体，与周围结构形成鲜明对比。上颌窦显示呈三角形，两侧对称，内侧壁较光滑，顶壁在眶下壁下方呈凹面向上的致密影。顶壁与内侧壁夹角区可见后组筛窦投影。

**3. 柯氏位**　可显示额窦形状和大小。额窦多呈扇形，透亮度略高于眼眶，两侧多不对称，大小形态差别较大。筛窦投影于两眶之间，呈多房状，透亮度高于眼眶。

#### （二）正常CT表现

鼻腔和鼻窦内含气体，呈低密度。骨性鼻中隔、鼻甲和窦壁骨质呈高密度。正常鼻腔、鼻窦黏膜呈纤细线状软组织密度影（图9-8、图9-9）。

#### （三）正常MRI表现

鼻腔和鼻窦内的气体，呈无信号。骨性鼻中隔和窦壁骨质呈低信号；骨髓呈高或中等信号；黏膜呈线状影，$T_1WI$为中等信号、$T_2WI$为高信号。

### 三、异常影像学表现

**1. 黏膜增厚**　呈与窦壁平行的软组织影，在HRCT上为等密度条带影；MRI上则呈长$T_2$高信号，见于鼻窦炎症。

**2. 窦腔积液**　表现为窦腔内液体密度或信号影，并可见气-液平面；见于炎症、外伤等。

**3. 软组织肿块**　若密度中等、均匀，边界清楚光整，呈轻中度强化，多为良性肿瘤；若无强化或周边强

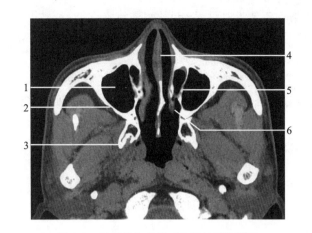

图9-8 正常鼻和鼻窦CT解剖(横断面)

1-上颌窦;2-上颌窦外侧壁;3-翼突外侧板;

4-鼻中隔;5-上颌窦内侧壁;6-下鼻甲

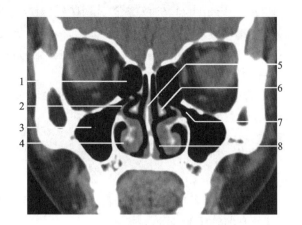

图9-9 正常鼻和鼻窦CT解剖(冠状面)

1-筛窦;2-钩突;3-上颌窦;4-下鼻甲;

5-鼻中隔;6-中鼻甲;7-上颌窦开口;8-总鼻道

化者,提示为黏膜或黏液囊肿;密度不均匀,边界不规则,且明显强化的病变多为恶性肿瘤;密度高且近似于骨密度者,提示为骨瘤或骨化性纤维瘤。

**4. 骨质异常** 骨质破坏见于各种恶性肿瘤、急性炎症、真菌感染及部分良性肿瘤;骨质增生见于长期慢性炎症、骨纤维异常增殖症、成骨性转移瘤;骨质中断、移位、粉碎常见于外伤骨折;骨质吸收见于炎性病变或部分良性肿瘤。

**5. 窦腔大小异常** 窦腔增大多提示病变原发于鼻窦或窦口堵塞;窦腔缩小提示病变来源于窦周结构。

**6. 鼻腔形态异常** 鼻腔狭小或闭塞见于先天发育畸形、鼻甲黏膜肥厚、鼻息肉及各种鼻腔肿瘤。

**7. 邻近解剖结构改变** 鼻和鼻窦病变易累及眼眶、颅底、颅内、口腔及鼻咽部,引起上述部位的形态或骨质异常。

### 四、鼻骨和鼻窦骨折

【病理与临床】

鼻骨骨折是面部最常见的骨折部位,多由直接外力打击形成。可单独发生,也可合并颅面部骨折。可以是单纯线性骨折,也可以是多发粉碎性骨折。

临床多有外伤史,根据受伤部位及程度不同,症状有所不同,主要包括面部青紫肿胀、鼻腔出血、鼻部变形、脑脊液鼻漏、鼻塞及感觉异常等。

【影像学表现】

**1. X线表现** 平片可见骨质断裂、移位变形(图9-10),鼻窦骨折可伴有窦腔密度增高。

**2. CT表现** HRCT能客观显示外伤后鼻和鼻窦各骨骨质的细微改变,为常规首选检查方法;三维重建技术有助于显示骨折及移位情况。

(1)鼻骨区骨折:表现为鼻骨、上颌骨额突,骨性鼻中隔骨质中断和(或)移位,以鼻骨骨折最多见,泪骨骨折常累及泪囊窝;骨缝分离增宽和(或)错位;软组织肿胀增厚。可伴发额骨、筛骨、上颌骨及眼眶等处骨折。

(2)上颌窦骨折:表现为窦壁骨质中断、移位,上颌窦内积血、黏膜肿胀增厚等改变。诊断上颌窦骨折时,需与眶下

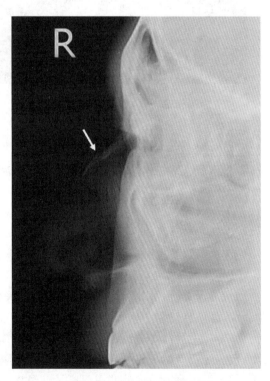

图9-10 鼻骨骨折X线表现

沟、眶下管、后齿槽神经沟等解剖结构区别,对这些解剖结构不熟悉时易误诊为骨折。

**3. MRI 表现** 骨折线常难以显示,但能清楚显示窦腔内黏膜反应性肿胀和积液、积血,表现为 $T_1WI$ 呈中等信号,$T_2WI$ 呈高信号,窦腔内出血则信号混杂。水成像技术可以发现脑脊液鼻漏的位置。

【诊断与鉴别诊断】

结合外伤史,CT 易于明确鼻骨骨折诊断。诊断时须注意与神经血管沟和骨缝等相鉴别,不要将其误认为骨折线。

## 五、鼻窦炎

鼻窦炎(sinusitis)继发于急性鼻炎或上呼吸道感染,也可为邻近器官炎症蔓延。上颌窦发病率最高,其次为筛窦。鼻窦炎常为多发,若一侧或双侧各鼻窦均发病者,称单或双侧性全鼻窦炎。

【病理与临床】

急性期时黏膜血管扩张、充血、分泌物增多,黏膜肿胀。慢性期可见黏膜肥厚、息肉样变、黏膜纤维化萎缩、乳头状增生、窦壁骨质增生。

临床表现主要为鼻塞、流脓涕、头痛和感染鼻窦的压痛及全身症状。鼻镜检查见鼻甲肥大、中鼻道或嗅裂有分泌物或脓液,慢性期可见中鼻甲息肉样变和鼻息肉。

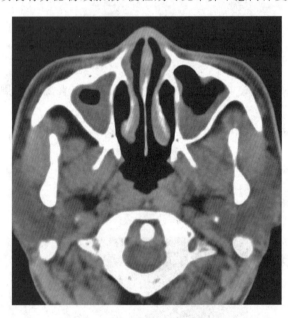

**图 9-11 鼻窦炎 CT 表现**

双侧上颌窦充填液性密度影

【影像学表现】

**1. X 线表现** 急性期表现为窦腔密度增高,坐位或立位水平投照可见窦腔内有液平面,在腔内气体衬托下可显示黏膜增厚。慢性期黏膜肥厚更加明显,沿窦壁呈环形密度增高影。

**2. CT 表现** 急性期显示鼻甲肥大,鼻腔、鼻窦黏膜增厚,如黏膜水肿显著则可呈分叶状息肉样肥厚。窦内分泌物潴留,呈现气-液平面(图 9-11)。平扫分泌物呈低密度或与黏膜密度类似,有时可见坏死组织呈片状较高密度影,增强扫描黏膜明显强化,可与低密度分泌液区别。慢性期常见窦壁骨质硬化增厚或骨质吸收。

**3. MRI 表现** $T_1WI$ 上增厚的黏膜呈中等信号,$T_2WI$ 为高信号。急性期窦腔内渗出液为浆液,$T_1WI$ 低信号,$T_2WI$ 高信号;若蛋白质含量较高,则 $T_1WI$ 为中等或高信号,$T_2WI$ 高信号。增强扫描黏膜呈环形强化。

【诊断和鉴别诊断】

根据临床表现,结合影像学所见窦腔浑浊、积液、黏膜增厚和骨壁改变,诊断并不困难。

## 六、上颌窦癌

上颌窦癌(carcinoma of maxillary sinus)是最常见的鼻窦恶性肿瘤,约占鼻窦恶性肿瘤的 4/5,多见于中老年人,以男性多见。

【病理与临床】

病理上多为原发性,以鳞状细胞癌最多,其次为腺癌、淋巴上皮癌等,肉瘤少见。

早期临床症状不明显,可有鼻塞、流血涕、头痛、面部肿胀不适等,与慢性炎症难以鉴别。晚期可表现为面部畸形、肿胀等,侵及邻近组织器官则引起相应症状及体征;若侵犯眶下神经可引起面颊部疼痛和麻木;侵犯牙槽骨时引起牙痛、牙齿松动;侵犯眼眶引起突眼、复视、充血、运动受限;侵犯翼腭窝引起张口困难;侵犯颞下窝及翼内外肌引起三叉神经痛、面部感觉障碍。

【影像学表现】

**1. X线表现** 可表现为窦腔内不规则肿块,晚期可见窦壁骨质破坏。

**2. CT表现** 主要为上颌窦内不规则软组织肿块,较大肿块可有液化、坏死;部分肿瘤还可见钙化。大多数有不同程度骨质破坏。肿瘤向周围浸润,表现为上颌窦周围脂肪间隙变窄甚至消失。上颌窦癌向内侵犯表现为鼻腔肿块,如上颌窦后壁脂肪垫消失,提示肿瘤侵入颞下窝或翼腭窝(图9-12)。

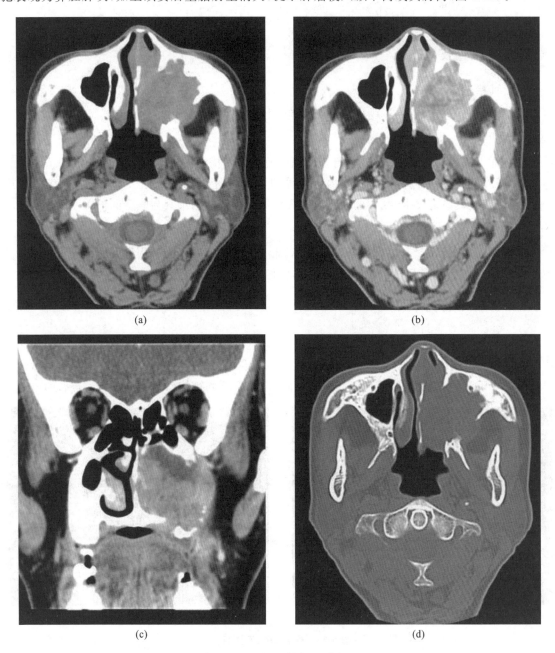

(a)　　　　　　　　　　　　　　　　(b)

(c)　　　　　　　　　　　　　　　　(d)

**图9-12 上颌窦癌CT表现**

(a)横断面示左侧上颌窦内软组织肿块;(b)增强扫描示肿块呈不均匀性明显强化;(c)冠状面示肿块充满整个窦腔,并向外侵犯;(d)骨窗示部分窦壁骨质破坏

**3. MRI表现** MRI可显示肿瘤的范围与周围重要结构的关系,鉴别肿瘤复发与治疗后纤维化作用优于CT。肿瘤 $T_1WI$ 为中等信号,$T_2WI$ 为中等稍高信号。当肿瘤较大时整个窦腔可被瘤体取代,其内可见坏死、囊变区,呈 $T_1WI$ 低信号,$T_2WI$ 高信号;增强扫描肿瘤呈轻至中度强化,其中囊变、坏死区不强化。

【诊断与鉴别诊断】

发现上颌窦内的不规则软组织肿块,伴有窦壁的骨质破坏者可考虑为上颌窦癌。本病需与内翻性乳头状瘤、恶性肉芽肿、淋巴瘤、血管瘤、真菌感染等疾病鉴别,有时鉴别诊断需依赖病理检查。

（刘　扬）

 ## 第三节　耳　部

### 一、影像学检查技术

#### （一）X 线检查

由于耳部结构细小、重叠多,X 线检查分辨率差,目前 X 线检查已被 CT 检查取代。

#### （二）CT 检查

HRCT 扫描是耳部常用的检查方法,行横断面和冠状面扫描能提供丰富的信息。能够清晰地显示乳突窦与气房、中耳及听小骨、内耳骨迷路及内听道等的异常,包括显示病变范围、程度及细节。采用曲面重建、三维成像或仿真内镜技术,可更直观准确地观察耳部解剖结构及其与病变间的关系。

#### （三）MRI 检查

常规行横断面和冠状面 SE 序列 $T_1WI$ 和 $T_2WI$ 检查,层厚为 3 mm;采用梯度回波序列或重 $T_2WI$ 并最大密度投影和三维重建技术法,可获得 MR 迷路成像。

### 二、正常影像学表现

#### （一）正常 CT 表现

耳部常规应用 HRCT,层厚为 1 mm,间距为 1 mm,连续扫描。并联合应用横断面和冠状面 CT 扫描。横断面以听眶上线为基线,冠状面基线垂直硬腭,可显示下列结构（图 9-13）。

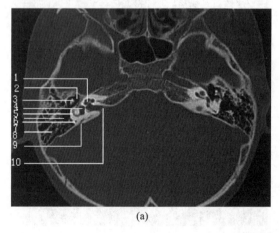
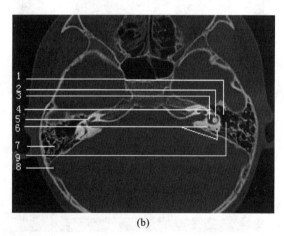

(a) (b)

**图 9-13　颞骨 HRCT 横断面**

(a) 1-耳蜗;2-上鼓室;3-锤骨;4-前庭;5-外半规管;6-乳突窦;7-后半规管;8-乳突气房;9-前庭导水管;10-内耳道

(b) 1-鼓窦入口;2-外半规管;3-前庭;4-面神经管鼓室段;5-面神经管迷路段;6-后半规管;7-乳突气房;8-乙状窦;9-乳突窦

**1. 外耳道**　呈"S"形管道,由骨和软骨组成;软骨占外 1/3,骨部占内 2/3。

**2. 中耳**　由鼓室、鼓窦、咽鼓管、乳突组成。鼓室为不规则含气腔,分为上鼓室、中鼓室、下鼓室,鼓室内有听小骨,包括锤骨、砧骨、镫骨。鼓窦为含气空腔,大小、形状、位置与乳突发育相关。咽鼓管是鼓室与鼻咽相通的管道,外 1/3 为骨性管道,内 2/3 为软骨性管道。

**3. 内耳**　位于颞骨岩部内,又称迷路,由致密骨构成,分为前庭、前庭窗、前庭水管、半规管、耳蜗、耳蜗水管。面神经管走行于颞骨内,分为迷路段、水平段和垂直段。

（二）正常 MRI 表现

鼓室骨壁、听小骨及其中气体均无信号，在 $T_1WI$ 其表面黏膜呈稍高信号的线状影，借此可显示中耳腔轮廓，同样，乳突气房也可由黏膜勾画出泡状结构。内耳骨迷路亦无信号，其中的膜迷路于 $T_2WI$ 上呈稍高至高信号。薄层扫描或内耳水成像可显示膜性耳蜗、前庭及半规管和内耳道内的神经等结构。

### 三、异常影像学表现

（一）异常 CT 表现

**1. 颞骨结构与形态异常**　外耳与中耳的先天性畸形，可表现为颞骨正常结构和形态的改变，如外耳道狭窄、闭锁，听小骨畸形、融合，鼓室腔狭窄等。内耳的先天性畸形，可表现为前庭半规管及耳蜗的结构异常、内耳道狭窄等。内耳道单侧或双侧扩大提示内耳道占位性病变，常见于听神经瘤。

**2. 颞骨骨质异常**　CT 可以清晰地显示有无骨质破坏，及其骨质破坏的部位、范围及分界，以及骨破坏区内有无软组织密度的肿物。

**3. 乳突窦与乳突气房异常**　乳突窦与乳突气房的发育与密度异常，是急性和慢性中耳乳突炎和鼓室内胆脂瘤造成的改变之一。

（二）异常 MRI 表现

**1. 信号异常**　鼓室骨壁、听小骨及其中气体等，MRI 均无信号。若鼓室内有积液、积血、炎症、肉芽肿、新生物及胆脂瘤，可出现异常 MRI 信号。

**2. 结构异常**　内耳畸形在内耳水成像中显示结构异常。听神经瘤表现为内耳道内中等信号占位病变及向脑桥小脑角蔓延。

## 四、化脓性中耳乳突炎

（一）急性化脓性中耳乳突炎

急性化脓性中耳乳突炎是中耳黏膜的急性化脓性炎症。儿童及成人均可发病，但以儿童及婴幼儿多见。

【病理与临床】

细菌多经咽鼓管侵入鼓室，引起鼓室、鼓窦及乳突小房黏膜肿胀、渗出、积脓，小房破坏后形成乳突脓肿。

临床主要表现有耳痛、听力减退、耳鸣，鼓膜穿孔和耳溢液，初为血水样，后为黏液脓性。若并发有乳突炎则乳突部皮肤肿胀、潮红，乳突尖有明显压痛，可伴有全身症状如发热、头痛等。

【影像学表现】

**1. CT 表现**　HRCT 是显示中耳乳突炎的最佳方法，急性中耳乳突炎鼓室和乳突小房内透亮度降低，常伴有液平面，但乳突分隔、听小骨及乳突骨皮质完整（图 9-14）。

**2. MRI 表现**　MRI 可见中耳腔积液，气-液平面，乳突气房信号增高，表现为点片状等长 $T_1WI$、$T_2WI$ 信号；若为积血，则 $T_1WI$ 及 $T_2WI$ 均为高信号。MRI 显示颅底及颅后窝清晰，无骨伪影，是显示颅内并发症的最佳检查方法。

【诊断与鉴别诊断】

急性化脓性中耳乳突炎临床一般可作出诊断，CT 及 MRI 检查的目的主要是了解骨质破坏程度及颅内并发症情况。

（二）慢性化脓性中耳乳突炎

【病理与临床】

慢性化脓性中耳乳突炎多源于未消散的急性或亚急性中耳炎，常与慢性乳突炎合并存在。

病理上分为三型：①单纯型：最常见，致病菌多经咽鼓管反复进入鼓室，导致鼓室、鼓室窦和乳突小房慢性化脓性感染。②肉芽肿型：又称坏死型或骨疡型，多见于气化差的板障型或硬化型乳突，此型组织破

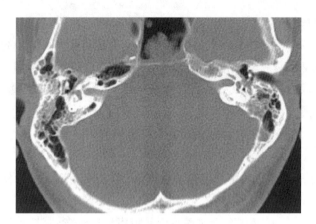

**图 9-14　急性化脓性中耳乳突炎 CT 表现**

HRCT 显示双侧乳突气房、上鼓室及乳突窦内密度增高

坏较广泛,炎症可侵入骨质深部,造成听骨链及乳突窦周围骨质坏死,但范围一般较局限,同时可有肉芽组织或息肉形成。③胆脂瘤型:详见下一疾病胆脂瘤相关内容。

单纯型临床有间歇性外耳道流脓,呈黏液性或黏液脓性,脓量多少不一,一般无臭味;鼓膜穿孔为中央性,周围常有残存鼓膜。肉芽肿型临床多有持续性流脓,并有臭味,偶带血丝;鼓膜紧张部可有较大穿孔,此处无残存鼓膜;鼓室内可见肉芽组织和黏稠的脓液,其他症状同单纯型。

【影像学表现】

**1. CT 表现**

(1)单纯型:可显示中耳异常软组织影,呈网状或弥漫性分布,部分及全部听骨链被包绕;听小骨部分骨质破坏;鼓膜穿孔、增厚、凹陷或钙化。气房间隔及周围骨质增生,表现为气房间隔增粗,密度增加,无骨质破坏(图 9-15)。

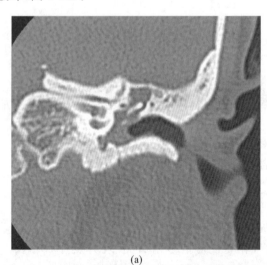
(a)

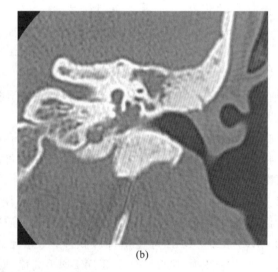
(b)

**图 9-15　慢性化脓性中耳乳突炎 CT 表现**

HRCT 冠状面显示左侧乳突呈板障型,鼓室及乳突窦内可见软组织密度影,并包埋听小骨

(2)肉芽肿型:可见听骨破坏,严重者可致听骨链中断、破碎,上鼓室、乳突窦入口和乳突窦可见骨壁破坏、模糊,密度增加,其中肉芽组织可显示为高密度软组织影;增强扫描因肉芽组织富于血管,可有强化。

**2. MRI 表现**　炎性肉芽组织在 $T_1WI$ 多数为中等信号或稍高信号,$T_2WI$ 多为高信号,增强扫描有强化。

【诊断与鉴别诊断】

CT 检查显示鼓室、鼓室窦和乳突窦气房密度增高,结合临床病史及体征,可诊断为慢性单纯型中耳乳突炎;若发现窦内软组织密度影,骨壁模糊、破坏,可考虑为慢性肉芽肿型中耳乳突炎。慢性肉芽肿型中耳乳突炎需与胆脂瘤型中耳乳突炎及中耳癌鉴别:①胆脂瘤型中耳乳突炎骨质破坏较肉芽肿型严重,上鼓室、乳突窦入口及乳突窦明显扩大,但早期胆脂瘤乳突窦腔尚无明显扩大时,与慢性肉芽肿型中耳乳突炎不易区别。②中耳癌好发于中年以上患者,骨破坏边缘呈虫蚀样,且临床常有耳流血,同侧面瘫,但早期难与本病鉴别。

### 五、胆脂瘤

胆脂瘤(cholesteatoma)并非真性肿瘤,属于慢性中耳炎类型之一。

【病理与临床】

本病为外耳道上皮经鼓膜穿孔处移行长入鼓室,然后脱落堆积成团,形成胆脂瘤。肉眼观本病呈白色牙膏样或豆腐渣样,由角化上皮和胆固醇混合组成,典型表现为上皮呈葱皮样层状堆积。

临床表现为长期持续性耳流脓,脓量多少不等,但有特殊恶臭味;多数为混合性耳聋,听力损失较重。检查示鼓膜松弛部或紧张部后上方有边缘性穿孔,从穿孔处可见鼓室内有灰白色鳞屑状或豆渣样无定形物质,奇臭。

【影像学表现】

**1. CT 表现** CT 示中耳区圆形或类圆形团片状软组织密度影,呈轻度膨胀性改变,通常上鼓室和乳突窦同时受累,窦入口扩大,边缘光滑并有骨质增生硬化(图 9-16)。CT 值不能与肉芽肿鉴别,但胆脂瘤本身无增强,仅其周围炎性肉芽组织有强化环,而肉芽肿则可有强化。其他征象有听小骨骨质破坏、包埋、固定或推移。鼓室盾板破坏,严重者可破坏乙状窦壁、鼓室乳突窦盖、半规管及面神经管等结构。

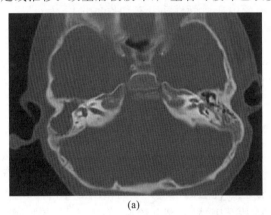 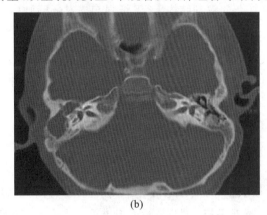

(a)　　　　　　　　　　　　　　　　　　(b)

**图 9-16　胆脂瘤 CT 表现**

(a)和(b)HRCT 显示右侧上鼓室、乳突窦扩大,其内填充软组织密度影,周围骨质硬化,听小骨骨质吸收、破坏

**2. MRI 表现** 胆脂瘤在 $T_1WI$ 上信号与肌肉相似而低于脑组织,信号不均匀者为多;$T_2WI$ 上为高信号。增强后胆脂瘤本身不强化,但其周围的肉芽组织可强化。

【诊断与鉴别诊断】

影像学上发现上鼓室、乳突窦入口及乳突窦内有软组织块影,伴有不规则膨胀性骨质破坏,结合临床病史不难诊断。本病需与下列疾病鉴别:①胆固醇性肉芽肿和炎性肉芽肿:胆脂瘤 $T_1WI$ 呈中等信号,$T_2WI$ 为高信号,增强扫描不强化;胆固醇性肉芽肿 $T_1WI$ 及 $T_2WI$ 均可出现高信号,增强扫描无强化,而炎性肉芽肿有强化。②中耳癌:好发于中老年患者,其骨质破坏以中耳腔为中心向周围发展,骨质破坏呈虫蚀样且强化明显,而胆脂瘤破坏腔边缘光滑锐利,增强扫描无强化。

### 六、中耳癌

中耳癌(carcinoma of middle ear)为临床常见耳部恶性肿瘤。

【病理与临床】

大多为原发的鳞状上皮癌,也可继发于外耳道、鼻咽、颅底或腮腺等处的恶性肿瘤。

本病多见于中老年患者,除有长期慢性化脓性中耳乳突炎表现外,尚有外耳道出血、剧烈疼痛、面瘫等,血性分泌物可呈血水样或脓血。

【影像学表现】

CT 和 MRI 表现为中耳鼓室内可见软组织肿块,强化明显,听骨不规则破坏,鼓室壁吸收破坏,肿瘤增大表现为以鼓室为中心的弥漫性软组织肿块及骨质广泛虫蚀样不规则破坏。

【诊断与鉴别诊断】

CT 横断面及冠状面可较好显示中耳癌的软组织肿块及骨质破坏情况,为常用的检查方法,MRI 虽不能显示骨质破坏细节,但对晚期肿瘤颅内外侵犯显示较好。本病需与慢性肉芽肿型中耳乳突炎、胆脂瘤鉴别。

(刘　扬)

# 第四节　咽　喉　部

## 一、影像学检查技术

### (一)CT 检查

咽喉部多采用横断面扫描,选用软组织窗;颅底部则选用骨窗进行观察。应用图像三维重建技术,可显示更复杂的解剖结构。CT 增强扫描对怀疑肿瘤侵犯颅内或血管性病变有很好的价值。

### (二)MRI 检查

采用 SE 或 FSE 序列,可获取矢状面、横断面及冠状面等不同层面的 $T_1WI$、$T_2WI$ 图像。也可采用 STIR 序列,抑制脂肪信号。对可疑血管性病变、肿瘤侵入颅内或需确定肿瘤形态、大小及邻近组织的浸润范围时,应行增强扫描。

## 二、正常影像学表现

### (一)正常 CT 表现

**1. 咽部平扫**　鼻咽腔在不同层面中形态各异,咽鼓管圆枕层面是较典型的横断面(图 9-17)。

**2. 喉部平扫**　CT 横断面扫描可观察会厌、喉前庭、杓会厌皱襞、梨状隐窝、假声带、真声带、声门下区的形态结构;骨窗可显示舌骨、甲状软骨、杓状软骨、环状软骨的位置、形态及其关系;喉旁间隙的形态与密度;喉外肌肉、血管、间隙等结构。增强扫描喉黏膜明显强化。

### (二)正常 MRI 表现

MRI 所见与 CT 相似,组织分辨率明显优于 CT,MRI 能直接显示黏膜、肌肉、筋膜、脂肪、间隙、血管、神经等结构。$T_1WI$ 上黏膜、肌肉为中等信号,筋膜为低信号,脂肪为高信号;$T_2WI$ 上黏膜、脂肪为高信号,肌肉为较低信号。

MRI 横断面可见两侧咽隐窝对称,鼻咽圆枕和咽鼓管咽口清楚,鼻咽黏膜、黏膜下层外肌群形态及咽旁间隙组织显示良好,如颈内动脉、颈内静脉等结构。

MRI 可直接显示喉部矢状面、横断面和冠状面的影像,喉软骨未钙化前在 $T_1WI$、$T_2WI$ 呈中等信号,钙化后呈不均匀低信号;喉肌在 $T_1WI$ 和 $T_2WI$ 呈偏低信号;喉黏膜在 $T_1WI$ 呈中等信号,$T_2WI$ 呈明显高信号;喉旁间隙在 $T_1WI$ 和 $T_2WI$ 均呈高信号;喉前庭、喉室和声门下区均呈极低信号。

## 三、异常影像学表现

**1. 咽腔改变**　咽腔狭窄或闭塞,常见于肿瘤、异物和外伤等。

**2. 咽壁改变**　咽壁增厚或不对称,可见于炎症、肿瘤;炎症常见表现为弥漫性软组织增厚,肿瘤表现

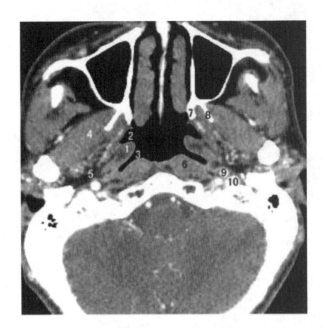

**图 9-17 咽部正常 CT 表现(咽鼓管圆枕层面)**

1-咽鼓管圆枕;2-咽鼓管咽口;3-咽隐窝;4-翼外肌;5-咽旁间隙;6-头长肌;

7-翼内板;8-翼外板;9-颈内动脉;10-颈内静脉

为局限性软组织增厚。

**3. 咽喉旁间隙改变** 正常咽喉旁间隙两侧对称,其位置和形态的改变有助于肿瘤定位,如来源于鼻咽部肿瘤,咽旁间隙向外移位;咀嚼肌间隙或腮腺深叶的占位性病变,咽旁间隙向内或前内移位。

**4. 颅底骨质改变** 常见于鼻咽部恶性肿瘤,少数病变可见颅底骨质增生。

**5. 喉软骨的破坏** 喉软骨的破坏是诊断喉部肿瘤的重要征象,提示肿瘤已广泛浸润。CT 表现为骨质破坏或消失;MRI 表现为 $T_1WI$ 上喉软骨出现异常信号或高信号,骨髓中出现中等、低信号。

**6. 增强改变** 脓肿壁强化而中心液化区不强化;肿瘤可有不同程度强化。

## 四、鼻咽血管纤维瘤

鼻咽血管纤维瘤(nasopharyngeal angiofibroma)又称为青少年出血性纤维瘤,为鼻咽部最常见的良性肿瘤。常发生于 10～25 岁的男性。

【病理与临床】

瘤内血管丰富,易出血,由增生的血管和纤维结缔组织组成,组织学上虽属良性,但其具有侵袭性,可沿颅底自然孔道或骨缝延伸、扩展至周围器官,甚至破坏颅底,造成严重后果。

临床症状以进行性鼻塞和反复顽固性鼻出血为主;肿瘤较大时,可压迫周围组织而出现鼻、鼻窦、耳、眼等相应症状。鼻咽检查可见突向鼻咽腔粉红色肿块,易出血。

【影像学表现】

**1. CT 表现** 平扫可见鼻咽顶部密度较均匀的软组织肿块影,与肌肉分界不清;鼻咽腔变形,可经后鼻孔长入同侧鼻腔;蝶腭孔扩大,肿瘤长入翼腭窝、颞下窝,向上可破坏颅底骨质,侵入蝶窦或海绵窦。增强扫描肿瘤强化显著,其 CT 值可超过 100HU。

**2. MRI 表现** 肿瘤在 $T_1WI$ 呈均匀的中等信号或稍高信号,$T_2WI$ 呈明显高信号。瘤内或周围大血管因流空效应,MRI 可呈低信号条状影。增强扫描病灶明显强化。

【诊断与鉴别要点】

鼻咽血管纤维瘤的主要影像学检查为 CT 和 MRI 扫描,MRI 为首选检查方法,增强扫描有助于诊断。本病主要与鼻咽癌、腺样体增生鉴别。

### 五、鼻咽癌

鼻咽癌(nasopharyngeal carcinoma)是我国鼻咽部最常见的恶性肿瘤,发病因素包括种族、遗传、环境及 EB 病毒感染等。好发于咽隐窝和顶壁,男性多见。

【病理与临床】

鼻咽癌多数起源于呼吸道柱状上皮,分为鳞癌、腺癌、泡状细胞癌和未分化癌。

临床表现主要有流血涕、鼻出血、耳鸣、听力减退、鼻塞、头痛等。部分患者以颈部淋巴结肿大为首发症状。晚期可引起视力障碍、视野缺损、突眼、复视、眼球活动受限;可侵犯脑神经,以三叉神经、外展神经、舌咽神经及舌下神经损害多见。

【影像学表现】

**1. CT 表现** 依肿瘤大小及其侵及范围而异。

(1)咽隐窝变浅、消失:鼻咽癌最好发于咽隐窝,肿瘤向黏膜下浸润生长致黏膜增厚,引起咽隐窝变浅、消失。

(2)鼻咽腔内软组织肿块:中、晚期鼻咽腔内可见明显软组织肿块,肿块常突入鼻咽腔,使鼻咽腔呈不对称性狭窄或闭塞;肿块平扫多为等密度,与颈部肌肉密度大致相仿,呈浸润性生长,与周围组织分界不清(图 9-18)。

(3)咽周软组织及间隙改变:肿瘤向周围蔓延,容易侵入周围软组织及其间隙。

(4)颅底骨质破坏:鼻咽癌可沿神经、血管周围间隙蔓延,使颅底骨性孔或管道扩大或破坏,好发于卵圆孔、破裂孔、颈动脉管、蝶骨大翼等;向后发展可破坏颈静脉孔,向顶部发展可破坏斜坡、蝶骨等。

(5)增强扫描:肿块多为轻至中度强化,强化密度不均匀。

(6)淋巴结转移:早期即可有淋巴结转移,多见于颈上深淋巴结及颈外侧区淋巴结等,增强扫描呈轻至中度强化。

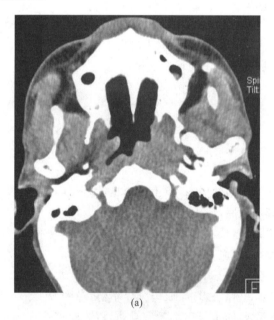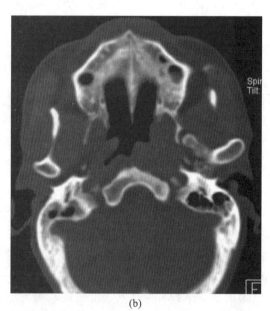

(a) (b)

**图 9-18 鼻咽癌 CT 表现**

(a)平扫示鼻咽左侧壁增厚,左侧咽隐窝变浅、消失;(b)骨窗示左侧翼内板骨质破坏

**2. MRI 表现** 肿瘤 $T_1WI$ 呈中低信号,$T_2WI$ 呈中高信号;增强扫描呈轻至中度强化。MRI 检查有利于显示病灶范围、侵犯程度及与周围组织结构的关系等(图 9-19)。

【诊断与鉴别要点】

鼻咽部影像学表现为不规则软组织肿块,颅底骨质破坏,颈部淋巴结肿大,结合临床表现,即可诊断为鼻咽癌。MRI 可作为鼻咽癌的首选检查方法,由于其组织分辨率高,显示肿瘤侵犯范围及病变周围神经和软组织的延伸情况优于 CT。

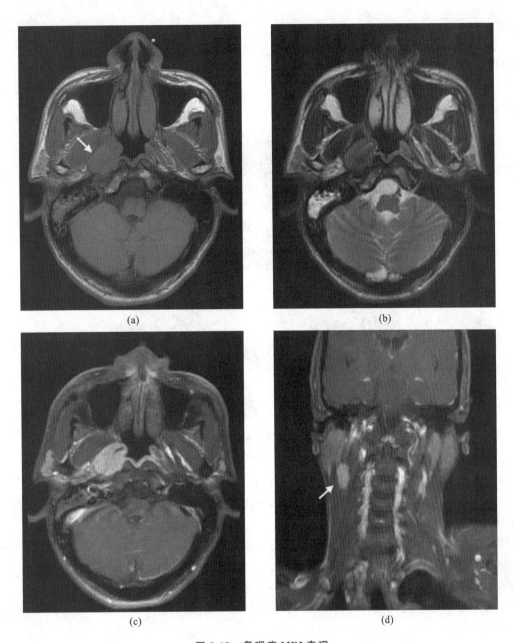

**图 9-19 鼻咽癌 MRI 表现**

(a) 右侧鼻咽部肿块(↑)，$T_1WI$ 呈中等信号；(b) 肿块 $T_2WI$ 呈中高信号；

(c) 增强示肿块呈均匀性明显强化；(d) 右侧颈上深淋巴结肿大(↑)

## 六、喉癌

喉癌(laryngeal carcinoma)是常见的恶性肿瘤之一，90％以上为鳞癌。多发于声门区，声门上区次之，声门下区最少。常见于 40 岁以上男性。

【病理与临床】

病理上以鳞癌多见。根据肿瘤发生的解剖部位分为：①声门上型癌，发生于会厌、喉室及杓会厌皱襞等处；②声门型癌，发生于声带的喉室层面；③声门下型癌，发生于声带下缘至环状软骨下缘之间；④贯声门型癌(混合型)，主要侵犯喉旁间隙，并跨越两个喉解剖区，为喉癌晚期表现。

临床表现为喉部异物感、喉痛、声嘶、呼吸困难、喉部肿块和淋巴结肿大等。

【影像学表现】

**1. CT 表现** 共性表现为喉部不规则软组织肿块或喉壁不规则增厚；喉腔变形和功能异常；喉旁间隙水肿及软组织浸润；增强扫描肿块有不同程度强化。

（1）声门上型癌：表现为声门上区不规则软组织肿块，喉腔变形、狭窄。会厌前间隙和喉旁间隙受侵，表现为脂肪密度影消失；喉软骨受累表现为不规则骨破坏。

（2）声门型癌：多数位于声带前部邻近前联合处。早期表现为一侧声带增厚，外形不规则；喉癌较明显时表现为声带显著增厚变形，有软组织肿块，声带固定在内收位，并可见杓状软骨移位和周围软组织及喉软骨破坏（图9-20）。

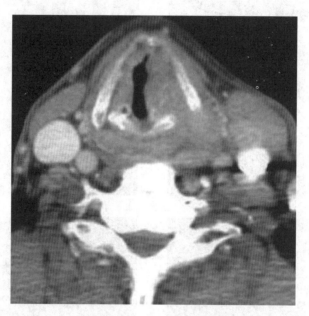

**图 9-20　喉癌 CT 表现**
增强示左侧声带呈不规则软组织肿块，左侧喉旁间隙消失

（3）声门下型癌：表现为声门下区偏心性结节或肿块。

（4）贯声门型癌：肿瘤累及声门区及声门上区，真声带和假声带多同时受累；常伴周围软组织广泛浸润及颈部淋巴结转移。

**2. MRI 表现**　肿瘤 $T_1$WI 呈中等信号，$T_2$WI 呈高信号；肿瘤强化明显。MRI 检查对显示肿瘤累及的范围和淋巴结转移更加准确。

【诊断与鉴别要点】

影像上显示喉部肿块或喉壁不规则增厚，结合临床表现，诊断本病不难。临床上常依据喉镜和活检，对喉癌作定性诊断。

（徐　明）

# 第五节　口腔颌面部

## 一、影像学检查技术

### （一）X 线检查

X 线检查简捷、快速和经济，在口腔颌面部检查中仍具有一定作用。目前较常用的口腔颌面部 X 线检查技术有口内齿科 X 线摄影、咬颌片摄影、下颌骨侧位摄影、下颌骨后前位摄影、颞颌关节张闭口位摄影、上下颌骨曲面体层摄影和涎腺导管造影等。

### （二）CT 检查

**1. 锥形束 CT**　锥形束 CT 的特点是硬组织空间分辨率高，X 射线剂量少，但软组织分辨率低。目前主要用于齿科结构及其病变的检查和评价。

**2. 螺旋 CT** 螺旋 CT 广泛应用于颌面部病变的检查和诊断,颌面部 CT 影像需要软组织窗和骨窗显示;CT 增强检查多用于明确病变的范围和性质,并有助于区别颌面部病变与血管。

（三）MRI 检查

采用 SE 或 FSE 序列获取 $T_1WI$ 和 $T_2WI$ 像,常规矢状面、横断面和冠状面观察;脂肪抑制序列可降低脂肪的高信号,有利于部分病灶的观察。平扫发现病变后可做 $T_1WI$ 增强扫描。

## 二、正常影像学表现

（一）正常 X 线表现

**1. 牙片、咬颌片** 可见牙的整体形态,牙周膜及牙槽骨,牙髓腔的大小、形态,边缘光滑,轮廓清楚。

**2. 下颌骨侧位片** 可见下颌骨呈马蹄形,体部横行,升支部上下走行。

**3. 下颌骨后前位片** 下颌骨左右对称,喙突位于髁状突内。

**4. 上下颌骨曲面体层摄影** 可显示上、下颌骨的全貌。

**5. 颞颌关节侧斜位片** 可见低密度的颞颌关节,位于关节凹和髁状突之间,包括关节凹表面软骨、纤维组织、上下关节腔、关节盘等。

**6. 腮腺导管造影** 主导管长为 5～7 mm,管径为 1～2.5 mm,其分支变细,自然走行。

（二）正常 CT 表现

**1. 腮腺** 位于下颌骨后、胸锁乳突肌前,上有颅底,下至下颌角。在横断面 CT 图像上,腮腺呈近似三角形低密度影,低于周围肌肉密度,但高于皮下、颞下窝及咽旁间隙内的脂肪;CT 值为 −25～−10HU（图 9-21）。腮腺实质内的血管可清晰显示,尤其是在增强扫描时显示更为清楚。

**2. 颌下腺** 位于舌骨的外上,颌下三角的下颌骨体与舌骨舌肌之间,颌下腺的位置可随颜面部的伸屈而上下移动。在横断面 CT 图像上,颌下腺显示为圆形或卵圆形,与邻近肌肉密度相似或略低,高于腮腺密度,位于下颌角的前方（图 9-22）。

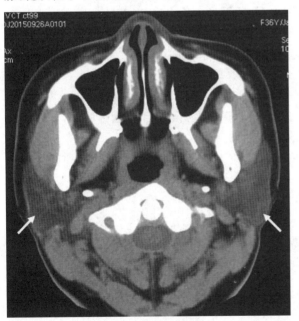

图 9-21 正常腮腺 CT 表现

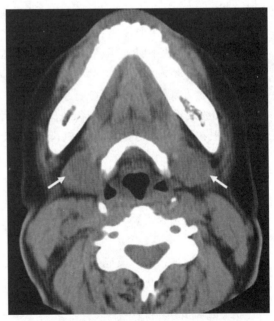

图 9-22 正常颌下腺 CT 表现

（三）正常 MRI 表现

腮腺因富含脂肪成分,在 $T_1WI$ 上呈高信号,在 $T_2WI$ 上呈略高信号,其内后静脉及颈外动脉呈圆点状无信号区,面神经则呈相对低信号,周围肌肉组织则呈略低信号;颌下腺一般不含脂肪,信号与肌肉相近;咽旁间隙脂肪呈高信号;下颌骨骨皮质呈低信号,髓腔部分呈高信号。

### 三、异常影像学表现

#### （一）异常 X 线表现

**1. 牙与牙周组织改变** 表现为出牙时间、形态结构的异常，牙根及牙槽骨的变化，牙槽骨增生、吸收和破坏。

**2. 下颌骨骨质结构改变** 炎症和肿瘤等可导致下颌骨的骨质结构模糊、破坏。

**3. 颞颌关节改变** 关节脱位及功能紊乱时，可见关节间隙异常，髁状突与下颌关节相对关系改变，关节活动受限。

#### （二）异常 CT 表现

**1. 涎腺腺体改变** 涎腺弥漫增大常为炎症性改变；局限增大常为肿瘤性改变。良性肿瘤呈类圆形，边缘光整，密度均匀，血管瘤的强化明显。恶性肿瘤形态不规则，边缘模糊，密度不均，肿块常有出血、坏死或囊变，侵犯周围软组织、脂肪间隙及颅底骨质，常有淋巴结的转移。

**2. 颞颌关节改变** 下颌及颅面部发育障碍、类风湿、肿瘤、炎症或外伤等可导致颞颌关节形态、骨质等发生改变。

#### （三）异常 MRI 表现

**1. 涎腺腺体改变** 包括腺体形态、大小、信号改变及其周围结构的位置与信号改变。

**2. 颞颌关节改变** 包括关节盘的移位及其信号改变，髁状突及关节面下骨质信号改变，关节腔内积液造成的信号改变等。

### 四、牙源性囊肿

牙源性囊肿（odontogenic cyst）与成牙组织或牙有关。好发于青壮年。

**【病理与临床】**

牙源性囊肿包括根尖囊肿、含牙囊肿、角化囊肿三种类型。①根尖囊肿，是由于根尖慢性炎症组织坏死而形成的囊肿。②含牙囊肿，是发生于牙冠或牙根形成之后，牙冠尚未长出之前，在残余釉上皮与牙冠面之间出现液体渗出而形成含牙囊肿。③角化囊肿，来源于原始牙胚或牙板残余，也称为始基囊肿。

临床早期症状不明显，随着囊肿生长，可见局部隆起，可触及乒乓球样或波动感。囊肿可突入鼻腔或上颌窦。

**【影像学表现】**

**1. X 线表现** 平片可见圆形或卵圆形囊性透光区，边缘光滑，周围有白线环绕。含牙囊肿，其牙冠在囊内，牙根在囊外；根尖囊肿，可见龋齿、残根及死髓牙，牙根在囊内。

**2. CT 表现** 平扫可见颌骨内圆形或椭圆形低密度区，CT 值为 20～40HU，边缘光滑，如有骨质增生，则表现为周围骨质密度增高（图 9-23）。

**3. MRI 表现** 囊肿表现为长 $T_1$、长 $T_2$ 的液体信号。

**【诊断与鉴别要点】**

结合病史、临床及影像学表现，一般可明确诊断牙源性囊肿。本病应与成釉细胞瘤鉴别，成釉细胞瘤以囊性多见，增强扫描实质成分可强化，多房者分房常不规则，大小不一，间隔较厚，而牙源性囊肿一般无实质成分，多房者分房规则，间隔较薄。

### 五、成釉细胞瘤

成釉细胞（ameloblastoma）又称为造釉细胞瘤，为最常见的上皮性牙源性颌骨肿瘤。多见于青壮年，肿瘤生长较慢，多发生在下颌骨。

**【病理与临床】**

肿瘤主要来源于牙板和造釉器的残余上皮，亦可来源于含齿囊肿和牙源性角化囊肿上皮或口腔黏膜上皮。病理上分为实质性和囊性两种类型，以囊性多见，边缘常有骨质硬化。肿瘤多为良性，生长缓慢，

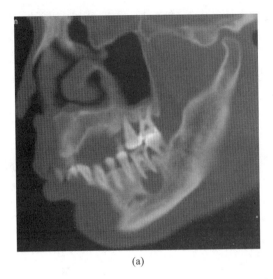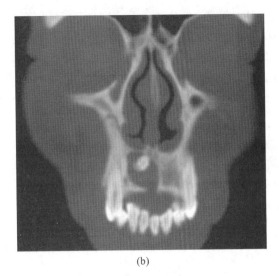

(a)　　　　　　　　　　　　　　　　(b)

**图 9-23　牙源性囊肿 CT 表现**

（a）上颌骨根尖囊肿；（b）上颌骨含牙囊肿

可达数年或更长。

早期临床上无明显症状，肿瘤长大后可表现为疼痛和颌面部肿块，触诊有乒乓球感；可有面部畸形，牙齿松动、移位或脱落等。合并感染时可有疼痛及瘘管。

【影像学表现】

**1. X线表现**　表现为大小不等的多囊状或肥皂泡状骨质破坏，边缘有明显硬化带，此为多囊型；若表现为单囊状低密度骨质破坏区，边缘呈分叶和切迹，内有牙齿，则为单囊型；局部恶性成釉细胞瘤可见颌骨溶解性破坏，外形消失，周围软组织肿胀。

**2. CT表现**　平扫表现为颌骨内囊性骨质破坏区，可为单房、多房或蜂窝状，边界清楚，周围有一层致密硬化带，少数可见牙齿影；因肿瘤膨胀生长可致颌骨皮质膨胀变薄（图 9-24）。增强扫描病灶强化不明显。若肿瘤向外呈浸润性生长，可穿破骨皮质形成骨外软组织肿块，CT可清晰显示病变浸润的范围，增强扫描软组织肿块强化。

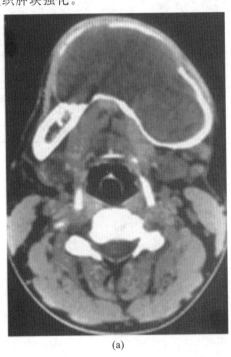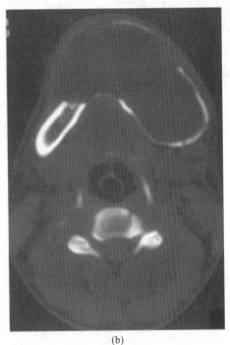

(a)　　　　　　　　　　　　　　　　(b)

**图 9-24　成釉细胞瘤 CT 表现**

（a）、（b）下颌骨内囊性骨质破坏，颌骨皮质膨胀变薄

**3. MRI 表现**　在 $T_1WI$ 上，囊性成分呈低信号，实质成分呈中等、低信号；在 $T_2WI$ 上，囊性成分呈高信号，实质成分和囊壁及其间隔呈中等信号。增强检查，实质成分、囊壁和间隔可强化。

【诊断与鉴别要点】

平片见颌骨内单囊或多囊低密度骨质破坏，呈分叶状和切迹，内见牙齿，结合临床表现可诊断本病，CT 和 MRI 可更清晰地显示病变浸润范围及与周围组织关系，有助于明确诊断。

### 六、涎腺肿瘤

多形性腺瘤（pleomorphic adenoma）又称为混合瘤，起源于黏膜腺的腺上皮和肌上皮细胞，是涎腺肿瘤中最常见的良性肿瘤，约占 70%。

【病理与临床】

多形性腺瘤最好发于腮腺，约占 80%，其次为下颌下腺。多形性腺瘤多呈圆形或椭圆形，包膜较完整，可为分叶状，边界清楚，肿瘤增大后可发生钙化和出血。肿瘤虽为良性，但易复发且具有恶性变的危险性。

肿瘤生长缓慢，常体检时发现腮腺或下颌下腺内无痛性肿块。

【影像学表现】

**1. CT 表现**　平扫表现为腮腺内呈圆形或椭圆形软组织密度肿块，其密度一般高于正常腮腺组织，密度较均匀或不均匀，边缘光滑，与正常低密度的腺体分界清楚；较大的肿瘤内可见出血、坏死、囊变和钙化。增强扫描时较小的肿块无明显强化或均匀强化；较大的肿块可呈不均匀强化（图 9-25）。若肿瘤轮廓不规则或呈分叶状，边界不清，密度不均匀，伴有颈部淋巴结肿大，提示恶性肿瘤。

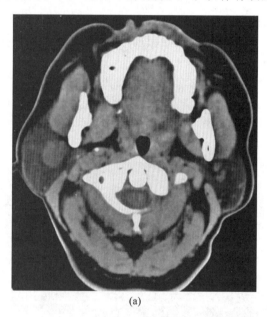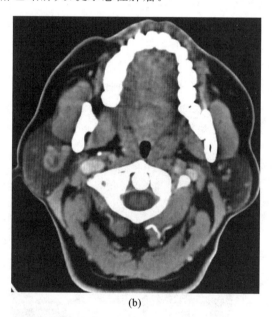

(a)　　　　　　　　　　　　　　　　　(b)

**图 9-25　腮腺多形性腺瘤 CT 表现**

(a) 平扫示右侧腮腺内一椭圆形软组织密度肿块；(b) 增强较大的肿块呈不均匀强化

**2. MRI 表现**　在 $T_1WI$ 上多呈均匀低信号，在 $T_2WI$ 上可呈中等信号或不均匀高信号；增强扫描病变呈不均匀强化。

【诊断与鉴别要点】

根据腮腺内无痛性肿块，CT 显示腮腺内软组织密度肿块，分界较清楚；增强扫描有强化，一般可诊断腮腺多形性腺瘤。

（徐　明）

## 第六节 颈部疾病

### 一、影像学检查技术

**（一）X 线检查**

颈部解剖结构复杂,传统的 X 线检查已不能提供足够的诊断信息。目前 X 线平片多用于观察颈椎病变,还可以观察气管有无狭窄、移位和软组织内有无钙化等。

**（二）CT 检查**

颈部 CT 检查主要用于观察颈部肿瘤、甲状腺肿大、喉部肿瘤和各种原因引起的颈部淋巴结肿大等;通常采用横断面 CT 扫描。

**（三）MRI 检查**

MRI 检查具有多平面成像、软组织分辨率高、无骨质伪影等特点,能很好地显示颈部解剖形态;可区分血管与淋巴结;对纤维瘢痕与肿瘤复发等可提供多方面信息。因此,颈部 MRI 检查应用越来越广泛。

### 二、正常影像学表现

**（一）正常 X 线表现**

颈部正、侧位片可显示颅底及颈椎骨质,在咽喉与气管影衬托下,可见周围软组织结构。

**（二）CT 检查**

颈部解剖结构复杂,CT 检查对颈椎、食管、喉部及气管、甲状腺及甲状旁腺、颈筋膜间隙、淋巴结等病变均可提供重要的诊断信息。在此,简单介绍正常颈部几个典型横断面的正常 CT 表现(图 9-26)。

**1. 舌骨层面** 可见呈半环形的舌骨、颌下腺、会厌及会厌软骨、梨状窝、颈内及颈外动静脉、胸锁乳突肌等结构。

**2. 甲状软骨层面** 可见呈三角形的甲状软骨、颈动脉鞘、喉前庭及梨状窝等结构。

**3. 环状软骨层面** 可见软骨弓及软骨板显示完整的环状软骨、甲状软骨下角、甲状腺、颈内动静脉等。

**4. 甲状腺体部层面** 可见甲状腺、颈内动静脉、气管及增强扫描强化明显的甲状腺。

**（三）正常 MRI 表现**

喉部、气管、食管等为无信号的空腔;甲状腺显示为 $T_1WI$ 稍高信号、$T_2WI$ 较高信号;颈动脉鞘为低信号;颈内淋巴结表现为 $T_1WI$ 中等信号、$T_2WI$ 稍高信号。

### 三、异常影像学表现

**1. 异常 X 线表现** 颈部的 X 线正、侧位平片检查可以观察颈椎改变,如骨质破坏可见于肿瘤及结核;骨质增生、椎间隙变窄则为颈椎关节退行性改变。可观察颈部软组织肿块有无钙化,如沙粒样钙化影较常见于甲状腺乳头状癌。还可了解气管有无移位、狭窄等情况。

**2. 异常 CT 表现** 通过病变部位和密度改变,对颈部肿块的定位和鉴别具有重要的诊断意义。对于发生在颈前甲状腺区域的甲状腺肿瘤等、颈外侧的腮裂囊肿等和颈后部的神经源性疾病,在周围组织与一定密度肿物对比尚小时,可通过增强扫描,提高对囊性、实性肿物的区别,血管与非血管病变的区别,多血供和少血供病变的区别。对于判断肿块的良、恶性,以及了解肿块与周围组织、颈部大血管的关系上,CT 均有独到的优越性。

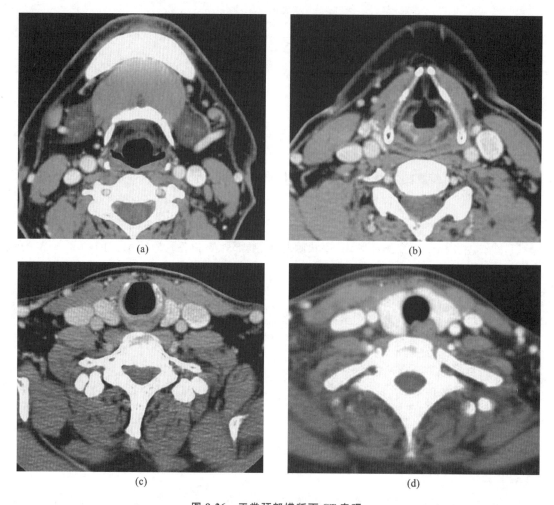

**图 9-26  正常颈部横断面 CT 表现**

（a）舌骨层面；（b）甲状软骨层面；（c）环状软骨层面；（d）甲状腺体部层面

**3. 异常 MRI 表现**  包括颈部结构形态及大小改变、肿块、病变信号、颈部脂肪间隙改变等可通过病变在解剖结构和信号的变化等方面显示出来，如颈部肿瘤与转移性淋巴结肿大、邻近脂肪间隙受压移位、恶性肿瘤信号不均匀且与周围组织分界不清，多数病变为 $T_1WI$ 低信号、$T_2WI$ 高信号等。

## 四、甲状腺肿瘤

### （一）甲状腺腺瘤

甲状腺腺瘤（thyroid adenoma）是起源于甲状腺滤泡细胞的良性肿瘤，是最常见的甲状腺肿瘤，占甲状腺肿瘤的 60%，多发于 20～40 岁女性。

【病理与临床】

病理上甲状腺腺瘤可分为滤泡性腺瘤和乳头状腺瘤两型，以滤泡性最常见。肿瘤生长缓慢，呈膨胀性生长，有完整包膜；当肿瘤较大时，可有出血、坏死、囊变和钙化。

临床一般无明显症状，常因发现甲状腺结节而就诊。结节质韧，边界清楚；肿瘤较大时，可引起声音嘶哑（声嘶）、呼吸困难等症状；个别可伴有甲状腺功能亢进（甲亢）症状。

【影像学表现】

**1. CT 表现**  平扫可见甲状腺组织内圆形或椭圆形的低密度灶，多为单发，少数多发，边界清楚，密度均匀。部分腺瘤可出现坏死、囊变及钙化，坏死、囊变表现为更低密度，钙化多表现为片状或弧形密度。增强扫描病灶均匀强化，强化程度低于周围正常甲状腺组织，病变的边界更清楚，坏死、囊变区不强化（图 9-27）。

**2. MRI 表现**  甲状腺内单个或多个结节，边界清楚，$T_1WI$ 为略低信号或中等信号，$T_2WI$ 为高信号，

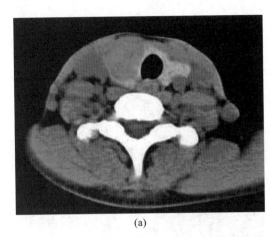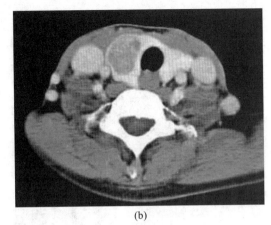

(a)                                    (b)

**图 9-27　甲状腺腺瘤 CT 表现**

(a) 平扫示甲状腺右侧叶内见一类椭圆形略低密度肿块影,密度欠均匀,边界清楚;
(b) 增强扫描示肿块部分轻度强化,周围正常甲状腺组织强化明显,使病变的边界显示更清楚

可因病灶出血、坏死、囊变等而出现混杂信号。增强扫描见病灶强化均匀,强化程度低于周围正常甲状腺组织,可见到完整的强化环。

**【诊断与鉴别要点】**

临床上有甲状腺结节或肿块,CT 显示甲状腺内有边界清楚的低密度肿块影,应首先考虑甲状腺腺瘤。本病需与甲状腺癌鉴别,见下一疾病。

**（二）甲状腺癌**

甲状腺癌(thyroid carcinoma)是最常见的甲状腺恶性肿瘤,占全身恶性肿瘤的 2%～3%,占甲状腺肿瘤的 10% 左右,多发于老年女性。

**【病理与临床】**

组织学上分为乳头状癌、滤泡状癌、未分化癌和髓样癌,乳头状癌占 60%～80%,多为孤立结节,无包膜或包膜不完整,边界不清,生长缓慢;滤泡状癌占 15%～20%,较乳头状癌恶性程度高,生长较迅速,呈孤立性或多结节性;未分化癌及髓样癌少见,恶性程度高,预后差。

临床主要表现为甲状腺肿块,质硬,边界不清,位置较固定;肿块较大可引起声音嘶哑、呼吸困难,约半数可出现颈部淋巴结肿大。

**【影像学表现】**

**1. CT 表现**　平扫表现为甲状腺内低密度结节或团块,形态不规则,边界不清,密度不均匀,可有更低密度的坏死、囊变区;30%～50% 可见钙化;常伴有转移的颈部淋巴结肿大。增强扫描肿块呈不均匀明显强化,但不如周围正常甲状腺组织强化明显(图 9-28)。

对较大肿瘤 CT 可以显示甲状腺癌是否侵犯喉、气管和食管,发现有无气管或食管旁淋巴结转移,判断喉返神经是否受累;也可显示颈部或上纵隔有无淋巴结转移。

**2. MRI 表现**　多为单发的边界不清的不规则肿块,$T_1WI$ 中等信号或稍低信号为主的混杂信号影,$T_2WI$ 见以高信号为主的混杂信号影。增强后明显强化。晚期可发现癌肿突破包膜侵犯邻近器官及局部肿大淋巴结。

**【诊断与鉴别要点】**

临床上查体有甲状腺肿块,边界不清,伴颈部淋巴结肿大;CT 表现为甲状腺内不规则低密度肿块,密度不均匀,呈不均匀明显强化,并侵犯周围组织结构,应考虑甲状腺癌。本病主要与甲状腺腺瘤、弥漫性甲状腺肿大鉴别。

**五、颈部肿瘤**

**（一）淋巴结转移瘤**

颈部恶性肿瘤中约 20% 为原发性肿瘤,80% 为转移瘤。头颈部、胸腹部肿瘤均易发生颈部淋巴结

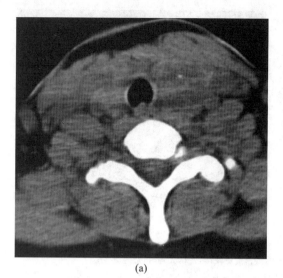
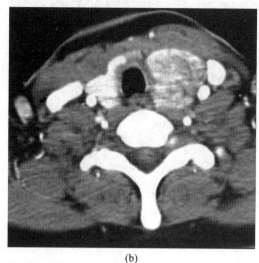

(a)                            (b)

**图 9-28　甲状腺癌 CT 表现**
(a) 平扫可见左叶甲状腺呈肿块状增大,密度稍降低,边界不清;
(b) 增强扫描见肿块呈不均匀明显强化,但强化程度低于右侧周围正常甲状腺组织

转移。

**【病理与临床】**

颈部淋巴结转移瘤的 80% 来源于头颈部恶性肿瘤,淋巴结转移主要分布于颈内静脉区、胸锁乳突肌周围淋巴结。多为鳞状细胞癌,主要来源于口腔、鼻窦、喉及咽等处的恶性肿瘤;腺癌则多来源于甲状腺癌及涎腺肿瘤、鼻腔肿瘤。20% 来源于胸腹部恶性肿瘤,淋巴结转移以腺癌居多,多来自乳腺、胃、肠道等的恶性肿瘤,常见于锁骨上区淋巴结。

临床上以中老年多见,主要表现为颈部结节或肿块,可单发或多发,质硬、固定、边界不清,症状多不明显;少数可伴有局部疼痛和/或压痛。

**【影像学表现】**

**1. CT 表现**　平扫时在乳突下区、颏下区及颈动脉间隙等处,可见多个结节样软组织影,边界尚清楚,病灶可融合,有些呈分叶状,或坏死。增强扫描淋巴结轻度或呈环形强化,坏死区无强化,可累及周围邻近组织。

**2. MRI 表现**　肿大淋巴结在 $T_1WI$ 呈中等或稍低信号,$T_2WI$ 呈稍高信号;增强扫描未坏死的淋巴结呈均匀中等强化,坏死、囊变者呈不规则环形强化。

**【诊断与鉴别要点】**

中老年患者,单侧或双侧结节及肿块,边缘规则或不规则,质硬、固定,结合原发肿瘤病史,一般不难诊断。主要与下列疾病鉴别:①颈部淋巴结结核:青少年多见,特征性改变为肿大淋巴结呈环形强化,严重者可有窦道或“冷脓肿”。②淋巴瘤:淋巴结受侵范围较广泛,主要为咽后组、颈静脉链周围及颈后三角区淋巴结,常为双侧侵犯;淋巴结边界常较清楚,密度均匀,增强检查常无明显强化。

**(二) 神经鞘瘤**

神经鞘瘤(schwannoglioma)为起源于神经鞘的良性肿瘤。源于迷走神经、舌下神经及颈交感神经丛,在颈动脉间隙最常见,发病年龄多为 30～40 岁。

**【病理与临床】**

肿瘤主要由细胞成分和疏松的黏液样成分组成,呈圆形或椭圆形,有完整包膜。

一般病程较长,临床表现为颈外侧肿块,表面光滑,质地柔软,压迫邻近组织引起疼痛等症状。

**【影像学表现】**

**1. CT 表现**　表现为颈动脉间隙内软组织密度影,圆形或椭圆形,边界清楚,病灶较大时易出现坏死及囊变;增强扫描病灶实性部分有一定的强化,坏死及囊变区无强化,可见颈部血管受压移位。

**2. MRI 表现**　肿块位于颈动脉间隙,呈梭形,呈中等信号,$T_2WI$ 为高信号,增强扫描病灶实性部分有强化,坏死及囊变区无强化(图 9-29)。

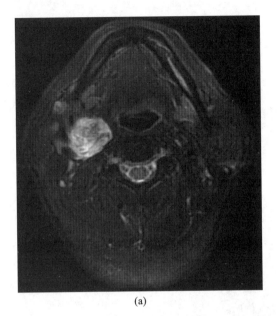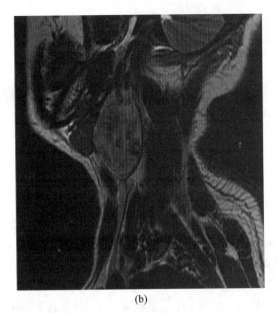

　　　　　　　　　(a)　　　　　　　　　　　　　　　　　　(b)

**图 9-29　神经鞘瘤 MRI 表现**
(a) $T_2WI$ 轴位可见右侧颈动脉间隙肿块状高信号,邻近血管受压外移;
(b) $T_1WI$ 矢状位上,病灶呈梭形中等信号,边界清楚

【诊断与鉴别要点】

　　颈动脉间隙处囊性、实性肿块,压迫颈部血管移位,则提示为本病。注意与颈动脉体瘤鉴别,颈动脉体瘤发生在颈动脉分叉处,颈内、外动脉间距离呈杯口状扩大,血供丰富,MRI 上可见流空信号血管影。CT 和 MRI 增强扫描呈明显强化。

(徐　明)

## 本章小结

　　本章介绍了头颈部的影像学检查技术、正常及异常影像学表现和常见病的影像学诊断。

　　眼部病变介绍了眼部外伤、眼眶炎性病变及眼部肿瘤。疾病的影像学特点:①眼眶骨折表现为眶壁骨质不连续,邻近软组织肿胀;②眼眶炎性假瘤累及眼眶内多个结构,可表现为泪腺肿胀、眼外肌增粗、视神经鞘增厚、眶内肿块等;③视网膜母细胞瘤好发于婴幼儿,表现为眼球内高密度影伴有钙化。

　　鼻和鼻窦病变介绍了鼻部外伤、鼻窦炎及鼻窦肿瘤。疾病的影像学特点:①鼻骨和鼻窦骨折表现为骨质中断、移位,外鼻或窦腔变形,黏膜及邻近软组织肿胀;②急性鼻窦炎多表现为单个或多个窦腔内积液,慢性鼻窦炎表现为鼻窦黏膜增厚或黏膜下囊肿,窦壁骨质增生硬化;③鼻窦肿瘤表现为局限或弥漫软组织肿块,良性占位,邻近骨质吸收或硬化,无破坏,恶性肿瘤导致窦壁骨质破坏,易侵犯周围结构。

　　耳部病变介绍了化脓性中耳乳突炎、胆脂瘤及中耳癌。疾病的影像学特点:①中耳乳突炎表现为乳突气房及鼓室内充填软组织密度影,邻近骨质增生或侵蚀;②中耳癌表现为鼓室内肿块,邻近听小骨及鼓室壁骨质破坏。

　　咽喉部疾病诊断介绍了鼻咽血管纤维瘤、鼻咽癌及喉癌。疾病的影像学特点:①鼻咽血管纤维瘤典型表现为鼻咽部肿块增强呈明显均匀强化;②鼻咽癌表现为鼻咽壁增厚或肿块形成,咽隐窝消失,咽旁间隙变窄;③喉癌表现为病变部位软组织不规则增厚、肿块影及喉腔变形。

　　颈部疾病诊断介绍了甲状腺肿瘤和颈部肿瘤。疾病的影像学特点:①颈部淋巴结转移瘤表现单发或多发软组织密度结节影;②甲状腺腺瘤表现为甲状腺内低密度结节,轮廓光滑,可有钙化,呈结节状或环形强化;③甲状腺癌表现为分叶状或团状肿块,边界不清,常因出血、囊变和钙化而密度不均匀,增强扫描呈不均匀或环形强化。

## 思考题

1. 简述眼部疾病各种影像学检查方法的优缺点。
2. 简述眼眶炎性假瘤的分型及 CT 表现。
3. 简述慢性化脓性中耳乳突炎的 CT 表现。
4. 简述鼻窦炎的影像学表现。
5. 简述鼻咽癌的影像学表现。
6. 简述喉癌的分型及其 CT 表现。
7. 简述牙源性囊肿与成釉细胞瘤的影像鉴别。

病例分析

病例一

患者,男,30 岁,反复流脓涕 8 年,行鼻部 CT 平扫(图 9-30)。

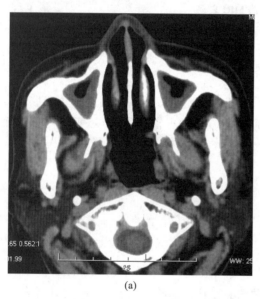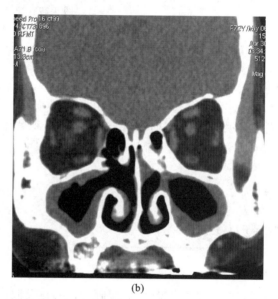

(a)　　　　　(b)

**图 9-30　鼻部 CT 表现**

【问题及讨论】

(1) 指出病变发生部位。

(2) 初步诊断为什么疾病? 试说出诊断依据。

(3) 应与何种疾病鉴别?

病例二

患者,男性,50 岁,痰中带血,颈部淋巴结肿大,行 CT 增强扫描(图 9-31)。

【问题及讨论】

(1) 指出病变发生部位。

(2) 初步诊断为什么疾病? 试说出诊断依据。

(3) 应与何种疾病鉴别?

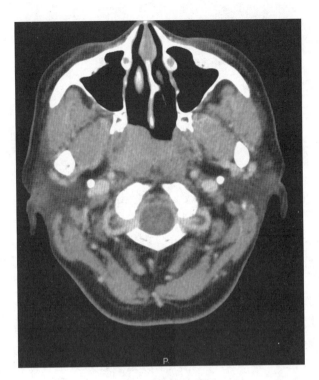

图 9-31  颈部 CT 表现

# 参考文献

CANKAOWENXIAN

[1] 白人驹,徐克.医学影像学[M].7版.北京:人民卫生出版社,2013.

[2] 郭启勇.放射诊断学[M].北京:人民卫生出版社,2014.

[3] 廖伟雄,孟祥,夏正超.医学影像诊断学[M].北京:科学出版社,2017.

[4] 覃杰,刘凌云,孟晓春,等.320排动态容积CT冠状动脉成像的临床应用[J].中国医学影像技术,2009,25(9):1598-1600.

[5] 李扬彬,谭理连.多层螺旋CT血管造影技术的临床应用[J].广东医学,2006,27(5):611-612.

[6] Kalm MK,Brady TJ. Current status and future directions intechnical development of cardiac computed tomography[J].Cardiovascular Compute Tomography,2008,2(2):71-80.

[7] 张鹏,刘禄明,田英军,等.64排螺旋CT冠状动脉造影技术及成像质量研究[J].中国医学影像技术,2008,24(10):1657-1660.

[8] 刘玉清.心血管病影像诊断学[M].合肥:安徽科学技术出版社,2000.

[9] 谭理连,何国满,李扬彬,等.16层螺旋CT血管造影在诊断与评价冠状动脉疾病中的应用价值[J].广东医学,2006,27(5):617-619.

[10] Tamer G,David A,Basil S ,et al. Diagnosis of coronary instent restenosis with multidetector row spiral computed tomography coronary angiography to assess in-stent restenosis[J]. J Am Coll Caridiol,2007,49(22):2204-2210.

[11] 何伟红,谭理连,李志铭,等.320排螺旋CT观察正常心脏二尖瓣[J].中国医学影像技术.2010,26(11):2099-2102.

[12] Manghat NE,Rachapalli V,MrcsR,et al. Imaging the heart valves using ECG-gated 64-detector row cardiac CT[J].BJR,2008,81(4):275-290.

[13] 郭航远.新编心肌病学[M].杭州:浙江大学出版社,2007.

[14] 杜靖,姜涛,周杰,等.320排动态容积CT对婴幼儿复杂型先天性心脏病的应用价值[J].中国医学影像技术,2011,27(6):1174-1177.

[15] Wiant A,Nyberg E,Gilkeson RC,et al. CT evaluation of congenital heart disease in adults[J].AJR,2009,193(2):380-396.

[16] 夏瑞明,刘林祥.医学影像诊断学[M].3版.北京:人民卫生出版社,2014.

[17] 廖伟雄,黄晓.医学影像技术与诊断[M].武汉:华中科技大学出版社,2011.

[18] 白人驹,张雪林.医学影像诊断学[M].3版.北京:人民卫生出版社,2010.

[19] 尚克中,程英升.中华影像医学——胃肠卷[M].2版.北京:人民卫生出版社,2011.

[20] 龚洪翰,白人驹,张雪林.医学影像诊断学——学习指导与习题集[M].北京:人民卫生出版社,2011.

[21] 袁明远,肖剑.临床创伤放射学[M].北京:第二军医大学出版社,2012.